T0211169

Sozialwissenschaftliche Gesundheitsforschung

Reihe herausgegeben von
A. Hanses, Dresden, Deutschland
H. Schmidt-Semisch, Bremen, Deutschland

Sozialwissenschaftliche Gesundheitsforschung untersucht gesellschaftliche Verhältnisse auf der Makro-, Meso- und Mikroebene in ihren Auswirkungen auf Gesundheit und Krankheit. Im Fokus der Betrachtung stehen die staatlichen und sozialen, die kulturellen und gemeinschaftlichen, die individuellen und biographischen Be- und Verarbeitungen von Gesundheit und Krankheit sowie von gesundheitlichen Risiken und Krisen. Dabei nimmt eine sozialwissenschaftliche Gesundheitsforschung sowohl die sozialen und psychosozialen Wechselwirkungen zwischen Gesundheit und Gesellschaft in den Blick als auch das Verhältnis von individuellem Handeln und gesellschaftlichen Rahmenbedingungen. Besondere Bedeutung kommt hier den gesellschaftlichen und diskursiven Aushandlungsprozessen von Gesundheit und Krankheit und den damit verbundenen sozialen Konstruktionen von Normalität und Abweichung zu. In der Reihe erscheinen gleichermaßen theoretisch wie auch empirisch orientierte Bände.

Weitere Bände in der Reihe http://www.springer.com/series/15849

Susanne Fleckinger

Hospizarbeit und Palliative Care

Zum wechselseitigen Arbeitsverhältnis von Haupt- und Ehrenamt

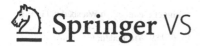

Springer VS

Susanne Fleckinger
Bremen, Deutschland

ISSN 2523-854X   ISSN 2523-854X   (electronic)
Sozialwissenschaftliche Gesundheitsforschung
ISBN 978-3-658-22439-4   ISBN 978-3-658-22440-0   (eBook)
https://doi.org/10.1007/978-3-658-22440-0

Die Deutsche Nationalbibliothek verzeichnet diese Publikation in der Deutschen National-
bibliografie; detaillierte bibliografische Daten sind im Internet über http://dnb.d-nb.de abrufbar.

Springer VS

Gedruckt auf säurefreiem und chlorfrei gebleichtem Papier

Springer VS ist ein Imprint der eingetragenen Gesellschaft Springer Fachmedien Wiesbaden GmbH
und ist ein Teil von Springer Nature
Die Anschrift der Gesellschaft ist: Abraham-Lincoln-Str. 46, 65189 Wiesbaden, Germany

Danksagung

Das vorliegende Buch ist als Dissertation im Rahmen des Doktoratsstudiums ‚Philosophie' an der Alpen-Adria-Universität Klagenfurt|Graz|Wien am Institut für Palliative Care und Organisationsethik der IFF-Fakultät für Interdisziplinäre Forschung und Fortbildung in Wien entstanden und gegenüber dem Dissertationsmanuskript nur geringfügig verändert worden.

Zu danken habe ich an dieser Stelle zunächst der Hans-Böckler-Stiftung, die mir für dieses Projekt ein Promotionsstipendium gewährte.

Mein besonderer Dank gilt meinen Interviewpartner_innen, die mir Offenheit und Vertrauen entgegenbrachten und mir so die unterschiedlichsten Perspektiven auf das wechselseitige Arbeitsverhältnis von Haupt- und Ehrenamt in Hospizarbeit und Palliative Care ermöglichten.

Ganz besonders möchte ich auch meinem Doktorvater Andreas Heller (seit März 2018 an der Karl-Franzens-Universität Graz) danken, der mir alle Freiheiten ließ und mich zugleich immer wieder ermunterte und zum Schreiben einlud. Darüber hinaus geht mein Dank auch an die Mitarbeiter_innen des Instituts für Palliative Care und Organisationsethik in Wien, die eine Kultur lebendiger Gemeinschaft erfahrbar machten.

Schließlich gilt mein Dank der interdisziplinären Forschungswerkstatt der Abteilung ‚Gesundheit & Gesellschaft' im Institut für Public Health und Pflegeforschung der Universität Bremen, deren Mitglieder – und hier insbesondere Henning Schmidt-Semisch – mich mit kontinuierlicher Offenheit, vor allem aber auch mit vielfältigen Anregungen, Ermutigungen, kritischen Diskussionen und Humor begleitet haben.

Bremen, im März 2018

Susanne Fleckinger

Inhalt

1 Einleitung

Das Ehrenamt spielt im Kontext von Hospizarbeit und Palliative Care – zumindest in Deutschland – seit jeher eine zentrale Rolle. Galt dies in den 1980er Jahren vor allem für den Hospizbereich und einzelne Modellprojekte, so sind seit Ende der 1990er Jahre unterschiedlichste Versorgungsbereiche auszumachen, in denen Ehrenamtliche gemeinsam mit Hauptamtlichen tätig sind: Neben der ambulanten und stationären Hospizarbeit, den Palliativstationen und der spezialisierten ambulanten Palliativversorgung zählen dazu seit 2014 auch sektorenübergreifende Handlungsfelder. Mit Verabschiedung des Hospiz- und Palliativgesetzes (HPG) gelten seit Ende 2015 auch sämtliche Stationen von Krankenhäusern als (potenzielles) Handlungsfeld der Zusammenarbeit von Ehren- und Hauptamt, wenn ambulante Hospizdienste im Auftrag des jeweiligen Krankenhausträgers Sterbebegleitung für Patient_innen erbringen (Art. 2 HPG 2015, S. 2114). Im März 2016 folgten bereits erste Rahmenvereinbarungen zum HPG auf Verbandsebene: Seitdem ist in den ambulanten wie stationären Settings von Hospizarbeit und Palliative Care zu beobachten, dass sich die organisationalen Strukturen rasant verändern, etwa durch die neue Krankenkassenfinanzierung für stationäre Begleitungen Sterbender (in Kliniken) durch Ehrenamtliche von ambulanten Hospizdiensten (§39a Abs. 2 Satz 2 SGB V). Mit diesem Novum der sektorenübergreifenden Begleitung sind in der alltäglichen Sorgepraxis auch die Rollen von Haupt- und Ehrenamt neu zu verhandeln, zum Beispiel das Selbstverständnis des hospizlichen Ehrenamtes (welches sich in Deutschland historisch ausschließlich im ambulanten Sektor verortete) oder die Fachlichkeit von ‚Health und Social Care Professionals' in Kliniken (in deren Alltagspraxis sich zwar stets die Interaktion mit Sterbenden fand, aber bislang eher keine Zusammenarbeit mit zivilgesellschaftlich Engagierten).

Vor diesem Hintergrund ist ein wachsender Bedarf an Regelungen hinsichtlich der Strukturen für die gemeinsame Sorgearbeit von Ehrenamtlichen und Hauptamtlichen zu konstatieren und damit auch ein entsprechender Forschungsbedarf (Leopoldina 2015)[1]. Dies wird auch noch einmal dadurch unterstrichen, dass etwa der GKV-Spitzenverband bereits 2013 beabsichtigte, „die Grundwerte von Hospizkultur und Palliativversorgung überall dort stärker zu verankern und

---

[1] Vgl. ergänzend dazu DHPV (2015b).

© Springer Fachmedien Wiesbaden GmbH, ein Teil von Springer Nature 2018
S. Fleckinger, *Hospizarbeit und Palliative Care*, Sozialwissenschaftliche
Gesundheitsforschung, https://doi.org/10.1007/978-3-658-22440-0_1

in das Bewusstsein zu rücken, wo die Betreuung und Versorgung sterbender Menschen ausgestaltet wird, ob spezialisiert oder nicht" (Kukla 2013, S. 3)[2]. Das spiegelt sich auch im HPG (2015), welches die Bedeutung einer noch stärkeren Zusammenarbeit von Medizin, Pflege und (ehrenamtlicher) Hospizarbeit in den Vordergrund stellt (BMG 2016, S. 2ff.; vgl. auch Klie 2016, S. 102f.). Vor diesem Hintergrund ist anzunehmen, dass auch die Weiterbildung der im Feld von Hospizarbeit und Palliative Care tätigen Hauptamtlichen mit Blick auf die Zusammenarbeit ausgebaut werden sollte. Insofern stellt sich die Frage, ob die Fachgesellschaften Deutsche Gesellschaft für Palliativmedizin (DGP) und Deutscher Hospiz- und PalliativVerband (DHPV) entsprechende Inhalte bei der gegenwärtig zu beobachtenden Neustrukturierung der entsprechenden Curricula berücksichtigen (DGP 2017a, 2017c; Hildebrandt et al. 2013, S. 80ff.).

Parallel zu diesen spezifischen Entwicklungen in Hospizarbeit und Palliative Care erlebte das Ehrenamt seit den 1980er Jahren insgesamt einen regelrechten ‚Boom', indem Politik, Öffentlichkeit und Wissenschaft seine Bedeutungen und Funktionen von gewissermaßen neu entdeckten. Dabei rückte insbesondere sein Potenzial in den Vordergrund, das gesellschaftliche Zusammenleben zu gestalten und soziale Probleme zu bearbeiten (Priller 2010, S. 196; vgl. auch Klie 2011a, S. 391ff.). Durch diese Einordnung hat die Ehrenamtlichkeit bzw. das zivilgesellschaftliche Engagement eine gleichsam gesellschaftlich-öffentliche Bedeutung erfahren, der allerdings mit Blick auf Palliative Care lange Zeit nur wenig Aufmerksamkeit geschenkt worden ist. Und obwohl die Ehrenamtlichkeit in Hospizarbeit und Palliative Care im zivilgesellschaftlichen Raum vielfältige elementare Aufgaben und Funktionen im Rahmen der gesundheitlichen und sozialen Versorgungsstrukturen übernimmt, bleibt die Frage der Verortung der Ehrenamtlichkeit im wechselseitigen Arbeitsverhältnis von Ehren- und Hauptamt weitgehend offen.

An diesem Punkt setzt die vorliegende Arbeit an, indem sie empirisch die Frage zu klären versucht, wie das Verhältnis von Haupt- und Ehrenamtlichen in Hospizarbeit und Palliative Care von den beteiligten Akteuren (also sowohl von den Haupt- und Ehrenamtlichen selbst, wie auch von den Betroffenen) aktuell und perspektivisch gedeutet und eingeschätzt wird. Damit verbindet sich das Ziel, die gewonnenen Erkenntnisse für das wechselseitige Arbeitsverhältnis von Haupt- und Ehrenamtlichen und damit für eine bedarfs- und bedürfnisgerechte Sorge für Schwerstkranke und Sterbende sowie ihrer Bezugspersonen nutzbar zu machen.

Um diesem Anspruch gerecht zu werden, werden im folgenden Kapitel 2 zunächst der Hintergrund und der Forschungsstand der Thematik aufgearbeitet.

---

[2] Vgl. zur Entwicklung der Gesundheitsberufe insgesamt auch Kälble/Pundt (2018, S. 2ff.); Kälble (2012, S. 2.e1ff.); Simon (2012, S. 13e1ff.); Ewers et al. (2012, S. 37ff.).

Da in der Literatur in aller Regel von einer historischen Kontinuität der Hospizidee ausgegangen wird, deren Ursprünge mindestens bis ins frühe Mittelalter zurückreichen, werden in einem ersten Schritt die historischen Vorläufer der heutigen Hospiz- und Palliativarbeit betrachtet (2.1), um im Anschluss daran die jüngere Geschichte der modernen Hospiz- und Palliativarbeit nachzuzeichnen (2.2). Sodann widmet sich die Arbeit den Veränderungen des Begriffes und der Bedeutung des Ehrenamtes im Allgemeinen und den spezifischen Aspekten des Ehrenamtes in Hospizarbeit und Palliative Care im Besonderen (2.3). Anschließend wird das wechselseitige Arbeitsverhältnis von Ehren- und Hauptamt betrachtet und gefragt, inwiefern sich dieses Interaktionsgefüge verändert hat, wobei als Kristallisationspunkte solcher Veränderungen und Verschiebungen exemplarisch Curricula von Weiterbildungen gelten können: Es werden daher Weiterbildungs-Curricula für Hauptamtliche und Erstqualifizierungs-Curricula für Ehrenamtliche in Hospizarbeit und Palliative Care daraufhin analysiert, ob und wie das wechselseitige Arbeitsverhältnis von Ehrenamt und Hauptamt hier thematisiert wird (2.4).

In Kapitel 3 werden sodann zunächst die zentralen Aspekte des Forschungsstandes knapp zusammengefasst sowie die Fragestellungen und das Erkenntnisinteresse für den empirischen Teil der Arbeit entwickelt. Im Anschluss daran wird das Forschungsdesign und das methodische Vorgehen der vorgelegten, qualitativen Studie dargestellt (methodologische Einordnung der Untersuchung, Rekrutierung der Interviewpartner_innen, Beschreibung des Samples, Methoden der Datenerhebung sowie -auswertung).

In Kapitel 4 werden die Ergebnisse der empirischen Untersuchung präsentiert, wobei die Aussagen und Einschätzungen der Befragten weitgehend entlang der bei der Auswertung benutzten Oberkategorien dargestellt werden: Entwicklung und Bedeutung des Ehrenamtes in Hospizarbeit und Palliative Care (4.1); Verhältnis Ehrenamt/Hauptamt (4.2); Institutionalisierung und Professionalisierung des Ehrenamtes (4.3); Selbstwahrnehmung der eigenen Rolle (4.4); wechselseitige Wahrnehmung von Hauptamt und Ehrenamt (4.5); Einschätzung der Möglichkeiten und Grenzen von Hauptamt und Ehrenamt aus Betroffenen-Sicht (4.6); Einschätzungen der Befragten zur gelingenden Kooperation von Ehrenamt und Hauptamt (4.7).

Eine Zusammenfassung und Diskussion der zentralen Ergebnisse vor dem Hintergrund der Fragestellungen der Arbeit und des Forschungsstandes findet sich schließlich in Kapitel 5, wobei insbesondere die folgenden Themenbereiche fokussiert werden: Die Motivationen der ehren- und hauptamtlichen Akteure (5.1), die Bedeutung des Ehrenamtes in der Hospiz- und Palliativarbeit (5.2), das wechselseitige Arbeitsverhältnis von Ehren- und Hauptamt (5.3), die Prozesse der Institutionalisierung und Professionalisierung (5.4) sowie Perspektiven der Zusammenarbeit von Ehren- und Hauptamt (5.5).

Abschließend wird in Kapitel 6 ein Fazit gezogen.

2 Problemaufriss und Forschungsstand

2.1 Zur historischen Kontinuität der Hospizidee

In der aktuelleren Hospiz- und Palliativ-Literatur wird häufig im Sinne einer historischen Kontinuität auf so etwas wie eine allgemeine Hospizidee verwiesen, die auf Entwicklungen bzw. Einrichtungen des frühen Mittelalters zurückbezogen wird. Dabei werden als historische Vorläufer insbesondere mittelalterliche Hospize (lat. hospitium) genannt, wobei nicht nur auf die Einrichtungen selber Bezug genommen wird, sondern vor allem auch auf die für diese Herbergen für Fremde bzw. Gäste (beides lat. hospes) angenommene (christliche) Haltung der Gastfreundschaft (lat. hospitium): Für einige Autor_innen gilt diese Gastfreundschaft als der Kern des heutigen Hospizbegriffes (etwa Saunders 1988, S. 169; 2006, S. 270; Heimerl et al. 2012, S. 408; Gronemeyer/Heller 2014a, S. 48ff.). Auch wenn es im Folgenden nicht darum gehen kann, eine Geschichte der Hospiz- und Palliativarbeit zu schreiben (was den Rahmen dieser Arbeit sicherlich sprengen würde), so soll doch zunächst versucht werden, einen reflektierenden Blick auf diese historische Kontinuität zu werfen. Dabei kommen allerdings neben den mittelalterlichen Hospizen und den so genannten ‚Ars Moriendi‘-Schriften auch noch andere historische Vorläufer der modernen Hospiz- und Palliativarbeit in den Blick, wie etwa die ‚Cura infirmorum‘, die Nürnberger ‚Hundertsuppe‘ oder die frühe Sorgepraxis der Diakonissen.

2.1.1 Xenodochium, Hospital und Hospizidee: Zur Metapher der Gastfreundschaft und Herberge für Reisende

Liest man die aktuellere Hospiz- und Palliativ-Literatur mit Blick auf die historischen Vorläufer, so findet man häufig Verweise auf mittelalterliche Hospize (lat. hospitium). Bezug genommen wird dabei nicht nur auf die Einrichtungen selber, sondern vielmehr auf die in diesen Herbergen für Fremde bzw. Gäste (beides lat. hospes) angenommene (christliche) Haltung der Gastfreundschaft (lat. hospitium), die für einige Autor_innen als der Kern des heutigen Hospizbegriffes gilt (etwa Saunders 1988, S. 169; 2006, S. 270; Heimerl et al. 2012, S. 408; Gronemeyer/Heller 2014a, S. 48ff.).

© Springer Fachmedien Wiesbaden GmbH, ein Teil von Springer Nature 2018
S. Fleckinger, *Hospizarbeit und Palliative Care* , Sozialwissenschaftliche
Gesundheitsforschung, https://doi.org/10.1007/978-3-658-22440-0_2

Dabei wird der Namensursprung der modernen Hospizbewegung durchgehend im Begriff „hospitium" verortet, der mit „Herberge" (Student et al. 2007, S. 136), „Gastfreundschaft" (Pleschberger 2007, S. 25; Lüttgenau/Grützmann 2011, S. 253; Weiß 1999, S. 13), „Herberge/Bewirtung" (Graf 2011, S. 11) oder „gastfreundliches Haus" (Lüttgenau/Grützmann 2011, S. 253) übersetzt wird. Mit Blick auf die konkreten Orte dieser Gastfreundschaft wird in diesem Zusammenhang meist auf die christliche Tradition der mittelalterlichen Hospize verwiesen, „die in Kleinasien als Xenodochium (Haus für Fremde) begannen und im Mittelalter als Hospital weite Verbreitung fanden" (Student et al. 2007, S. 136; vgl. auch Seitz/Seitz 2002, S. 11ff.; Lüttgenau/Grützmann 2011, S. 254).

Auch in einschlägigen historischen (Boshof 1984; Schmitz 1995; zur Nieden 2008; Kolling 2007, S. 70f.), medizinhistorischen (Schadewaldt 1986; Jetter 1987; Granshaw/Porter 1990; Ruess 1957; Dörnemann 2003; Stolberg 2009, S. 153ff.; 2013), pflegehistorischen (Nutting/Dock 1913b; Nolte 2006a, S. 165ff.; 2010a, S. 87f.; Feldle 2013) und sorgeethischen (Haas 2000) Arbeiten ist von diesen mittelalterlichen Hospizen, respektive Xenodochien, die Rede, wobei sie in diesen Schriften allerdings allgemein als Orte karitativer Krankenbetreuung charakterisiert werden. Als Zielgruppen der Xenodochien werden in diesen Arbeiten nicht ‚Sterbende', sondern allgemein „Arme, Kranke, Reisende und Pilger" benannt (Boshof 1984; Schmitz 1995; Jetter 1987; vgl. auch zur Nieden 2008, S. 386).[3]

Folgt man Seitz und Seitz (2002, S. 13), dann waren Xenodochien (altgriechisch ξενοδοχεῖον) frühmittelalterliche byzantinische Herbergen, die mit Entwicklung des Christentums eine „zunehmend sozialkaritative Ausrichtung" erhielten. Die Entstehung dieser öffentlichen Herbergen wird unterschiedlich datiert. Nach Seitz/Seitz (2002, S. 13; vgl. auch Haas 2000, S. 237) werden sie mit dem Mailänder Toleranzedikt[4] im Jahr 313 nach Christus in Verbindung gebracht, denn dieses habe den Menschen die Erlaubnis zur freien Religionswahl und -ausübung gegeben sowie das Ende der Christenverfolgung im römischen Reich bedeutet. Vor diesem Hintergrund habe sich eine „christliche Krankenfürsorge-Kultur [...] in aller Öffentlichkeit" entwickeln können (Haas 2000, S. 237). Dabei zitiert Haas (2000, S. 237) Veyne (1990), der das Motiv der karitativen Tätigkeit der Christus-Gläubigen[5] mit dem Heidentum kontrastierte, das bis

---

[3] Schadewaldt (1986, S. 17) beschreibt „spezielle Quarantäneanstalten, die Pest- oder Siechenhäuser", die nicht für „‚normale[...]' Kranke[...]", sondern ausschließlich für „Siechengruppen, die Lahmen und Tauben ebenso wie die Verpesteten und Leprösen" vorgehalten worden seien.
[4] Rosen (2013, S. 185) spricht alternativ vom Edikt von Nikomedia. Aufgrund von Verhandlungen (in Mailand) von Konstantin als Kaiser des Westens und Licinus als Kaiser des Ostens sei es im Jahr 313 zur Verkündung des Edikts in Nikomedia gekommen.
[5] Als Motiv des karitativen Handelns gilt gemeinhin die Identifikation mit Christus (Boshof 1984, S. 168; Nahmer 2013, S. 122ff.). Haas (2000, S. 237) gibt dafür das malerische Bild des heiligen Mar-

dato „ohne große Gewissensbisse [...] die Kranken ihrem Schicksal überlassen" habe. Mit dem Christentum habe, so Haas (2000, S. 237), die Sorge für arme, alte und kranke Menschen eine neue – weil sich institutionalisierende – Qualität erhalten.

Boshof (1984, S. 157f.) wiederum gibt an, dass der Begriff „xenodochium" (in der Form „exenodocium") erstmals in den Kanones der Synode von Orléans 549 n.Chr. aufgetaucht sci.[6] Ab dem 9. Jahrhundert wurden nach Boshof (1984, S. 163) die Begriffe „hospitale" und „xenodochium" synonym verwandt. Hintergrund dafür sei eine Erinnerung der westfränkischen Bischöfe an den ostfränkischen Herrscher ‚Ludwig den Deutschen' auf der Synode von Quierzy (858 n.Chr.) gewesen, das neu (von seinem Halbbruder Karl) einzunehmende Reich doch mit Herrscherpflichten zu regieren. Unter anderem sei es dabei um die Bestellung von Vorstehern für Xenodochien gegangen. Diese seien ihm erläutert worden durch „eine ihm geläufigere Bezeichnung – nämlich das Wort ‚hospitale'" (Boshof 1984, S. 163).

Aber auch wenn sich die genaue Datierung der Entstehung der Xenodochien mit Blick auf die Literatur uneinheitlich darstellt, so besteht hinsichtlich der Zielgruppe der von ihnen Aufgenommenen doch weitgehend Einigkeit, denn das Bild der (christlich) hospizlichen Gastfreundschaft wird historisch in der Regel an Pilgerreisende geknüpft. Nach Weiß (1999, S. 13) korrespondiert der Hospizbegriff dabei mit einem Glaubensverständnis aus jener Zeit, nach dem das Leben als „kurzzeitiger Aufenthalt in der Fremde und stete Pilgerfahrt [...] auf dem Weg zu Gott in die Ewigkeit" betrachtet worden war. Entsprechend habe, so Weiß (1999, S. 13), die Vorgabe gegolten, „auch auf dem letzten Abschnitt dieser Reise Herbergen im weiteren Sinne zu schaffen."

Pleschberger (2007, S. 25) sieht diese Gastfreundschaft erstmals in der Aufnahme von Pilgern in einer Unterkunft in Rom realisiert, deren Gründung durch Fabiola, einer Schülerin des heiligen Hieronymus, „über 2000 Jahre zurück" reiche. Auch die Pflegehistorikerinnen Nutting und Dock (1913b, S. 144) verbinden die Gründung des ersten öffentlichen Hospitals mit dem Namen Fabiola, datieren diese Gründung allerdings auf die Zeit um 390[7]. Fabiola wird als eine weltliche und nach ihrer Hinwendung zum Christentum als eine sehr christliche Frau beschrieben: Als „Sühne für ihr früheres Leben und ihre zweite Heirat, die

---

tins an, der ein Stück seines Mantels einem Bettler gegeben habe, „und mit dem bekleidet ihm nachts darauf Christus erschien" (Haas 2000, S. 237).

[6] Ursächlich sei eine Xenodochien-Gründung in Lyon durch den König Childebert I. und seine Gemahlin Ulthrogota (Boshof 1984, 157f.).

[7] Es scheint wahrscheinlich, dass diese Datierung die zutreffendere ist, da die Anfänge zumindest des christlichen Pilgerns in der Regel auf das 4. Jahrhundert datiert werden. Diese Datierung findet sich im Übrigen auch bei Saunders (1988, S. 167), Weiß (1999, S. 13) und Lüttgenau/Grützmann (2011, S. 253).

sie jetzt als Sünde betrachtete" (Nutting/Dock 1913b, S. 144), habe sie sich fort-
an in Nächstenliebe und in Selbstverleugnung um Kranke gekümmert und im
Jahre 390 in Rom das erste allgemeine öffentliche Hospital („nosocomium"),
„ein Asyl für Kranke" gebaut und darin auch selber Kranke gepflegt (vgl. auch
Saunders 1988, S. 169). Der Kirchenvater Hieronymus habe lobend über Fabio-
las Trost- und Hilfespende geschrieben: „Sie fütterte die Kranken mit eigener
Hand und belebte die Sterbenden mit kleinen und häufigen Mahlzeiten [...] Die
Armen, welche gesund waren, beneideten die Kranken" (Nutting/Dock 1913b, S.
145). Seitz/Seitz (2002, S. 15) sprechen in diesem Zusammenhang (und mit
Verweis auf Angenendt 2000, S. 591) auch von einem „atmenden Leichnam",
den Fabiola versorgt habe. Ob aber nun unter dem „nosocomiom" Fabiola's eine
Herberge für Sterbende zu verstehen ist oder aber für Genesende, bleibt aus der
Quellenlage unklar.[8] Gleichwohl aber, so Pleschberger (2007, S. 25; vgl. auch
Student/Napiwotzky 2011, S. 6; Lüttgenau/Grützmann 2011, S. 253; Carlin
1990, S. 21), sei mit dieser Einrichtung eine Tradition begründet worden, die
sich im Mittelalter durch Hospiz-Häuser von Mönchsorden „entlang von Pilger-
wegen" fortgesetzt habe. Diese Einrichtungen hätten für alle offen gestanden,
„die unterwegs und hilfebedürftig waren" (Stoddard 1987, S. 6, zitiert nach Pleschberger 2007, S. 25), und seien überdies weitgehend identisch gewesen (Stoddard 1987, S. 6, zitiert nach Pleschberger 2007, S. 25).

Das Gemeinsame dieser ersten Einrichtungen wird dabei in zweierlei gesehen: Zum einen in einem „Verständnis vom Leben als einer Reise mit dem Ziel
ersehnter Ruhe und Glückseligkeit" (Pleschberger 2007, S. 25); zum anderen in
einem Verständnis von Gastfreundschaft, „die allen zukommt, weshalb Hilfe
Suchende als ‚Gäste' aufgenommen werden." In diesem Sinne, so Pleschberger,
hätten diese Einrichtungen einen „konzeptionellen Eckpfeiler" der Hospizbewegung begründet, denn diese „christentümlichen Wurzeln" seien kennzeichnend
für das moderne Hospizkonzept (Pleschberger 2007, S. 25; vgl. auch Hel-
ler/Pleschberger 2012, S. 17f.).

Auch für Graf (2011, S. 11) geht der Hospizgedanke ursprünglich auf eine
„Herberge für Wanderer" zurück. Mit der Verbreitung des Christentums und der
damit verbundenen altruistischen Bedeutungszuschreibung sei dann „das Hospiz
zur Herberge, sprich Bewirtung" geworden. Damit ist für Graf (2011, S. 11) die
eigentliche Bedeutung des heutigen Hospizgedankens verbunden: „Eine Raststät-
te also mit der Möglichkeit auszuruhen, zu essen und zu übernachten, um neue

---

[8] Seitz/Seitz (2002, S. 15) nehmen aufgrund der Beschreibung „atmender Leichnam" allerdings an,
dass wohl kaum viele Pilger „in einer solchen Herberge" Aufnahme gesucht hätten. Und Saunders
(1988, S. 169) beschreibt bzw. begründet das Handeln von Fabiola lediglich allgemein: „[T]o fulfil
the Christian ‚works of mercy': feeding the hungry and thirsty, visiting the sick and prisoners, cloth-
ing the naked and welcoming strangers."

Kräfte zu sammeln für die weiteren Stationen der Reise." Graf (2011, S. 11) konstatiert, dass alle Besucher aufgenommen worden seien, „aber in zunehmendem Maße – der Zeit entsprechend – immer häufiger Pilger auf der Durchreise zum ‚heiligen Land'. So verwundert es nicht, dass infolge der strapaziösen Reisen im Mittelalter auch Kranke und Sterbende im Hospiz Zuflucht fanden." Heimerl et al. (2012, S. 408) zeichnen das Bild der europäischen und altorientalischen Gastfreundschaft, die für sie in der Idee von Hospiz bzw. in einer spezifischen hospizlichen Haltung fortbesteht: Verstünde man menschliches Leben als Pilgerschaft, so sei dieses „auf Gastfreundschaft angewiesen, um Weg und Ziel zu finden." Hospize böten eine „absichtslose Gastfreundschaft an, im bedingungslosen Interesse am Anderen, an der Anderen um seines/ihrer selbst willen. Diese Hospizlichkeit ist zunächst eben kein Gebäude, sondern eine Haltung von Personen und eine Kultur in der Gesellschaft"; mit dieser Hospizidee würde die „sorgende Aufmerksamkeit für Menschen in Not und für Menschen mit Unterstützungsbedarf am Lebensende gegenwärtig" gehalten (Heimerl et al. 2012, S. 408).[9]

Nach Lüttgenau/Grützmann (2011, S. 254) ist es genau diese „Zuwendung zum Nächsten", die das den Pilgerherbergen zugrundeliegende Prinzip bilde. Dieses Gebot der Caritas, den „Kranken als Nächsten" zu betrachten, beinhalte, sich dem Bedürftigen ungeachtet seines sozialen Status oder der Ursache seines Leidens in „bedingungsloser Nächstenliebe" zuzuwenden. Aus diesem Grund sei „die heutige Hospizarbeit noch immer zumeist eng mit christlichen Institutionen verbunden" (Lüttgenau/Grützmann 2011, S. 254). Auch für Weiß (1999, S. 13ff.) steht die christliche Tugend der Gastfreundschaft „[v]om 4. Jahrhundert bis Ende des 19. Jahrhunderts" Pate für die „Idee, die Haltung, die sich in einem [modernen, SF] Hospiz ausdrückt" (Weiß 1999, S. 13). Eine Gastfreundschaft gegenüber Fremden und Hilfsbedürftigen, die „als bewußte karitative Aufgabe in den meisten Orden des Mittelalters ausgeübt wurde" (Weiß 1999, S. 13).

Das Motiv dieser christlichen Sozialethik bestand, so Seitz/Seitz (2002, S. 12), darin, sich mit Christus zu identifizieren, und zwar über die sieben leiblichen Werke der Barmherzigkeit, die in der Aussage münden: „Was ihr einem meiner geringsten Brüder getan habt, das habt ihr mir getan" (Matthäus 25, Verse 36-40, zitiert nach Seitz/Seitz 2002, S. 12). Demgegenüber habe die antike Ethik „eine fehlende Würdigung der Hingabe zugunsten des Nächsten" ausgezeichnet (Seitz/Seitz 2002, S. 12).

---

[9] Ähnlich verorten Graf/Höver (2006, S. 145) die „Kraft der Hospizidee" in der Bildung von Strukturen der Zwischenmenschlichkeit, wo „Beherbergung und Begleitung auf dem letzten Stück des Lebensweges […] gefordert sind." Damit würde der Hospizidee als „genuines und unabdingbares Erkenntnisprinzip der humanen ‚Qualität' einer Gesellschaft" (Graf/Höver 2006, S. 151) Ausdruck und institutioneller Sinngehalt verliehen (Graf/Höver 2006, S. 145).

2.1.2 Die ‚Cura infirmorum' der Benediktsregel: Die Pflege für kranke und sterbende Ordensbrüder

Die große Bedeutung von christlicher Nächstenliebe und Gastfreundschaft kommt auch in der sogenannten ‚Cura infirmorum' zum Ausdruck. Diese Cura ist Teil der Benediktsregel[10], in deren Kapitel 36 konkrete Angaben zur Sorge für den kranken Mitbruder gemacht werden. Der „Cura infirmorum", so Nürnberg (1988, zitiert nach Haas 2000, S. 238), werde in der Benediktsregel sogar ein besonders hoher Stellenwert eingeräumt: „[I]m klösterlichen Lebens- und Arbeitsvollzug [sind] Nachtwachen, Schriftlesung, Betrachtung zu unterbrechen, wenn arme und kranke Menschen der Hilfe bedürfen." Sie ist vor allem deswegen von Bedeutung, weil über sie die Inhalte eines christlich fundierten Leitbegriffes für „medizinisches, pflegerisches und seelsorgerliches Handeln" (Haas 2000, S. 243) für kranke Ordens-Brüder und -Schwestern zugänglich werden. Folgt man Haas (2000, S. 243), dann rückte die ‚Cura infirmorum' als Teil der monastischen Medizin sowohl die Person des Erkrankten wie auch die Sorge für den Kranken neu in den Fokus des Interesses, weshalb er die ‚Cura infirmorum' als Ursprungsbegriff für das sorgende Mitsein einordnet, das bis zum letzten Augenblick des menschlichen Lebens über die Mitmenschen erfahren werden könne.

Indem der Reform-Abt Benedikt von Aniane im Jahr 817 (fast 280 Jahre nach dem Verfassen der Regel durch Benedikt von Nursia) alle Klöster des fränkischen Reiches der Benediktsregel unterstellte (Boshof 1984, S. 168), brachte er dem Mönchtum des 9. Jahrhunderts die monastische Tradition der hospitalitas – als Versorgung der Kranken, Armen und Notleidenden – wieder so eindringlich zu Bewusstsein, dass Haas (2000, S. 238) in diesem Zusammenhang von einer „Institutionalisierung der Armen- und Krankenfürsorge"[11] spricht. Jeder ankommende Gast sei „gleichsam als Christus selbst – tamquam Christus – aufzunehmen" gewesen; diese Regel habe im Besonderen für Arme gegolten, „weil in ihnen Christus in höherem Grade empfangen wird" (Boshof 1984, S. 168). Bei

---

[10] Die Benediktsregel wurde um 540 vom Heiligen St. Benedikt von Nursia als Anleitung zum christlichen Leben verfasst (vgl. dazu Haas 2000, S. 186ff.; vgl. auch von der Nahmer 2013, S. 122ff.). Sie „ist nach der Heiligen Schrift für uns Nonnen und Mönche bis heute das wichtigste Buch (übrigens ist es nach der Bibel auch das weitverbreitetste Buch in der ganzen Welt überhaupt). Aus ihr schöpfen wir die Quellen unseres klösterlich-monastischen Lebens, aus ihr leben wir als einzelne und als Gemeinschaft", so auch heute noch der Wortlaut auf der Website einer Klosterabtei im Jahr 2018, siehe unter http://www.abtei-st-hildegard.de/?p=1530 (05.03.2018).

[11] Im Jahr 816 (bis 819) seien – unter Regierung des Kaisers ‚Ludwigs des Frommen' – auf einer Synode in Aachen weitere ‚monastische Canones' nach der Regel des Benedikt verkündet worden, die die Sorge für kranke Brüder und Schwestern in Klöstern des Frankenreichs vorsahen (Haas 2000, S. 238f.).

Angenendt (1990, zitiert nach Haas 2000, S. 238) wird ausgeführt, dass die Klöster dieser karitativen Verpflichtung je nach ihren Möglichkeiten auch nachgekommen seien: „Die Abtei Centula/St. Riquier verköstigte täglich 300 Arme, dazu 150 Witwen und 60 Kleriker, insgesamt also 510 Personen. Im Kloster Corbie belief sich der tägliche Verbrauch im Hospiz auf 50 Brote zu je dreieinhalb Pfund, ferner auf 30 Stück Käse und ebensoviele Portionen Gemüse mit Speck."

Ergänzend hierzu sind auch die Arbeiten von Boshof (1984, S. 170) und Jetter (1987, S. 38f.) zur klösterlichen Liebestätigkeit und Gastfreundschaft unter der Benediktsregel zu betrachten: Anhand zahlreicher Urkunden konnte Boshof (1984, S. 172) zeigen, dass wohl „für jedes Kloster und Stift mit der Existenz eines leistungsfähigen Xenodochiums oder hospitale pauperums zu rechnen" war. Boshof (1984, S. 172) kommt allerdings zu dem Schluss, dass die Xenodochien den Klöstern und Stiften durchaus Geld eingebracht hätten, vor allem, weil eine „Differenzierung der hospitalitas nach sozialen Kriterien" der Wirklichkeit in Klöstern und Stiften entsprach. Diese Unterscheidungsmaßstäbe bestätigt auch Jetter (1987), denn laut des Klosterplans von Sankt Gallen[12] habe es in Klosterhospitälern in der Regel mindestens drei streng voneinander getrennte Institutionen gegeben: das „Hospitale Pauperum" für Arme und Pilger, das „Hospitium", in dem Reiche, „die zu ‚Pferde' kamen", aufgenommen wurden sowie das „Infirmarium", das kranken Mönchen als Ort diente (Jetter 1987, S. 39).

Darüber hinaus rückt Jetter (1987, S. 38) die christlich-klösterliche Liebestätigkeit und Gastfreundschaft in den mittelalterlichen Herbergen in ein kühles bzw. nur auf das eigene Seelenheil (der Ordensbrüder) fokussierte Licht. Am Beispiel des Bettlers, der an die Pforte (der Klosterherberge) pochte, führt er aus: „Es wäre völlig verfehlt, in diesen benediktinischen Herbergen […] soziale Einrichtungen für Arme zu sehen. […] Wenn der Arme am Kloster immer wieder wie Christus selbst aufgenommen wurde, dann geschah dies keineswegs nur, um ihm zu helfen oder gar um die Bevölkerung zu versorgen, sondern damit der Spender der guten Taten und der barmherzigen Werke sein eigenes Guthaben im Jenseits vermehren konnte" (ebd.). Jetter (1987, S. 38) kommt vor diesem Hintergrund sogar zu dem Schluss, dass man den Benediktinern – statt ihre Selbstlosigkeit zu loben – „lieber transzendentalen Egoismus vorwerfen" sollte.

Auch die Annahme einiger Autor_innen, dass in den Pilgerherbergen und Hospitalorden „Kranke und Sterbende gepflegt wurden" (Lüttgenau/Grützmann 2011, S. 253; vgl. auch Graf 2011, S. 11) und dass „in Zeiten großer Seuchen

---

[12] Der Klosterplan von St. Gallen gilt als das älteste überlieferte Architekturdokument des Abendlandes; es heißt, dass den Bauplan Mönche vor dem Jahr 830 angefertigt hätten. In der St. Galler Stiftsbibliothek ist das Original verwahrt, siehe unter http://www.campus-galli.de/klosterplan/ (05.03.2018).

[...] hospizartige Einrichtungen jedoch lediglich den Sterbenskranken vorbehalten waren, [...] die sich in Form der Pest- und Siechenhäuser vor den Mauern der Städte" (Lüttgenau/Grützmann 2011, S. 253f.) befunden hätten, wird auch von der Pflegehistorikerin Karen Nolte (2010a, S. 87) zumindest infrage gestellt: „Mittelalterliche Hospize [sind, SF] multifunktionale Einrichtungen für bedürftige Kranke, Gebrechliche und Arme" gewesen, die lediglich „unter anderem auch arme Sterbende versorgten." Vor diesem Hintergrund kritisiert Nolte (2010a, S. 87), dass als historische Wurzeln von Palliative Care „immer wieder mittelalterliche Hospize als Vorläufer heutiger Hospize und Palliativstationen angesehen" würden, wie zum Beispiel in den Arbeiten von Pleschberger (2007, S. 24ff.) und Student (2007, S. 13ff.).

Allerdings wird die Quellenlage von Haas (2000, S. 238), Boshof (1984, S. 172) und auch Jetter (1987, S. 39) insgesamt als spärlich eingeschätzt. Insbesondere die Frage nach der Art der Sorge, Betreuung und Pflege Alter und Kranker finde in den historischen Schriften kaum Berücksichtigung (Haas 2000 S. 238f.). Aus dem Klosterplan der Stiftsbibliothek St. Gallen gehe jedoch hervor, dass in einem Flügel eines Hospitale pauperum auch ein Saal für Schwerkranke vorhanden gewesen ist, und dass diese darin „unter ständiger ärztlicher Aufsicht" gewesen seien (Haas 2000, S. 233).

Für einen Krankenbesuch, so Resch (2006, S. 30), habe es von der Kirche festgelegte Regeln gegeben, nach denen der Priester mit der Krankensalbung[13] und Kommunionsspendung dem Sterbenden geistlichen Beistand leistete – nicht nur im Rahmen von klösterlichen Gemeinschaften, sondern auch bei Besuchen zu Hause (Resch 2006, S. 31). Bis tief ins 12. Jahrhundert hinein galten die Klöster als der Ort, an dem Menschen das Sterben mit priesterlichem Beistand ermöglicht wurde (Imhof 1999, S. 34f.; Resch 2006, S. 30f.). Die Orte mittelalterlicher Sorge um Kranke werden als „Stätten der Barmherzigkeit und der Dienste" (Kolling 2007, S. 84f.; vgl. auch Knefelkamp 1999, S. 175) bezeichnet, denn trotz der Entwicklung von Bettelorden[14], Ritterorden[15] und weltlichen[16] Pflege-

---

[13] Diese – auch ‚letzte Ölung' genannte – Salbung des Priesters in den Häusern der Sterbenden trat Resch (2006, S. 30f.) zufolge im Spätmittelalter und in der Neuzeit aus mehreren Gründen in den Hinter-grund. Als zentral wird genannt (Resch 2006, S. 30), dass a) Priester es nicht gewohnt gewesen wären, diese Sakrament-Spende zu geben, b) Sterbende es nicht als ihre Pflicht empfunden hätten, dieses Sakrament zu empfangen, und c) die Krankensalbung mit einem großen Aufwand und einem (aufzubringenden) Entgelt verbunden gewesen sei. Das andere Sterbesakrament, die letzte Kommunion, sei hingegen weiterhin gespendet worden (Resch 2006, S. 30).

[14] Zum Beispiel der auf den Lehren von Franz von Assisi gründende Bettelorden, dessen Mitglieder in Armut, Keuschheit und Gehorsam Kranke und Arme pflegten (Kolling 2007, S. 77).

[15] Eine karitative Gemeinschaft, die sich unter den Schutz der Kirche stellte, war zum Beispiel der Ritterorden der „Malteser" (Kolling 2007, S. 74). Ebenso der Orden der „Johanniter", wobei nach Kolling (2007, S. 72f.) die eigentlichen Pflegetätigkeiten die Gruppe der „dienenden Brüder" und nicht die Priester oder die adligen Ritter übernahmen.

orden[17] im 11. bis 13. Jahrhundert (Kolling 2007, S. 77f.) galt die institutionalisierte Krankenpflege gemeinhin als religiös motiviert (Kolling 2007, S. 84). Die Hauptakteure dieser Hospitäler[18] waren bis zur frühen Neuzeit Laien (Kolling 2007, S. 65ff.; Knefelkamp 1999, S. 175ff.; Nutting/Dock 1913a, S. 305f.), wobei zum Beispiel „das Quellenmaterial für das späte Mittelalter in der Regel keine Informationen" (Knefelkamp 1999, S. 179) über die in den Spitälern der Ordensgemeinschaften versorgten Menschen oder deren Krankheiten enthielt.

Auch Stolberg (2013; vgl. auch 2007, S. 7ff.; 2009, S. 153ff.; 2011, S. 71ff.), der für den Zeitraum seit 1500 a) die alltägliche ärztliche und pflegerische Praxis und die theoretische Diskussion der Sterbebegleitung untersucht, b) die Geschichte der institutionellen Versorgung Sterbender nachzeichnet und c) den Wandel im Umgang mit ethischen Dilemmata verfolgt[19], kommt in der Frage nach den Hospiz-Vorläufern zu keinem so eindeutigen Ergebnis. So konnte Stolberg (2013, S. 226ff.; vgl. auch Nolte 2010a, S. 87; Feldle 2013, S. 4ff.) beispielsweise zeigen, dass in der Frage nach den Vorläufern der heutigen Hospiz- und Palliativarbeit „in der Forschungsliteratur widersprüchliche und nachweislich falsche Angaben" kursieren.[20] „Die allgemeinen Krankenhäuser und die Unheilbarenhäuser ebenso wie die auf Krebs- oder Lungenerkrankungen spezialisierten Häuser und Krankenhausabteilungen dienten nicht primär der Versorgung Sterbender, ja, sie waren teilweise sogar denkbar schlecht darauf eingestellt. Einrichtungen, die sich nach heutigem Verständnis im engeren Sinne als

---

[16] Die ‚Beginen' waren zum Beispiel ein solcher weltlicher Orden, der sich in den Niederlanden gründete, eine Vereinigung von Mädchen und Frauen (Nutting/Dock 1913a, S. 275), die insbesondere die Pflege von Seuchenkranken übernahmen. Kolling (2007, S. 78) zufolge übten sie im Späteren in Deutschland die Hauskrankenpflege in den Städten aus.

[17] Ausführlich werden Ziele, Aufgaben und Ausrichtung der jeweiligen Hospitaliterorden bei Kaster (2007, S. 35ff.) dargestellt.

[18] Zur Organisationsstruktur des mittelalterlichen Hospitalwesens gibt der Herausgeberband von Aumüller et al. (2007) detailliert Auskunft.

[19] Stolberg (2015, S. 63) rekonstruierte zum Beispiel aus Aufzeichnungen des „little known Bohemian physician Georg Handsch (1529-1578)" Aspekte der Arzt-Patient_innen-Kommunikation im 16. Jahrhundert, das heißt „terms, concepts and images to which sixteenth-century physicians resorted when they explained the nature of a patient's disease and justified their treatment" (Stolberg 2015, S. 63). Auch im Rahmen seiner Fachbuchreihe „Medizinhistorische Studien" erschienen in den letzten Jahren einige Arbeiten zur Sorgepraxis und -ethik bei sterbenden Menschen. Michael Ernst (2012) etwa befasst sich mit ärztlicher Sorgeethik in der Arbeit am Sterbebett im 17. Jahrhundert und Katharina Schilling (2011) mit ärztlicher Palliativtherapie bei Schwindsüchtigen im frühen 19. Jahrhundert.

[20] Hier bezieht sich Stolberg (2013, S. 227) u.a. auf Forschungsarbeiten von Saunders (1988, S. 169) bzw. Clark (2000, S. 50ff.), die als „älteste Einrichtung, die spezifisch der Versorgung Sterbender diente", u.a. das „1843 gegründete ‚Hospice' der ‚Dames du Calvaire' unter Jeanne Garnier in Lyon angeführt" hätten. Dieses „Hospice" hat sich jedoch laut Stolberg (2013, S. 227 mit Verweis auf die Dissertation von Reymond 2002) als „Einrichtung für pflegebedürftige Frauen, insbesondere für solche, die an chronischen Geschwüren litten und regelmäßig verbunden werden mussten" erwiesen: „Es war keineswegs eine Einrichtung für Todkranke und Sterbende."

‚Sterbehospize' begreifen lassen, bildeten sich nur langsam und vereinzelt heraus" (Stolberg 2013, S. 226; vgl. auch 2011, S. 71). Als Vorläufer-
„Prototyp[...]" kann nach Stolberg (2011, S. 74) das 1744 mit 24 Betten in Dub-
lin-Donnybrook gegründete „Hospital for Incurables"[21] gelten. Aber insbesondere benennt er in diesem Zusammenhang auch die ebenfalls im ausgehenden 18.
Jahrhundert in Nürnberg gegründete ‚Hundertsuppe'[22].

2.1.3 Erstes Hospiz mit palliativmedizinischer Praxis – Die Nürnberger
‚Hundertsuppe'

Dieses Nürnberger „Stadtalmosenamts-Krankenhaus in der Judengasse", das im
Volksmund ‚Hundertsuppe' genannt wurde, hat sich laut Stolberg (2009, S. 153)
aus der Erkenntnis entwickelt, dass es für die chronisch Kranken in Nürnberg –
anders als für die akut fieberhaft Erkrankten – keine ausreichende stationäre
Betreuung gab. Den Grund hierfür sieht Stolberg (2009, S. 174) darin, dass für
diese Personengruppe die „häusliche Versorgung und Pflege in besonderem
Maße an zeitliche und finanzielle (und womöglich auch emotionale) Grenzen
stieß und von den übrigen Häusern der Stadt – die später ihrerseits sogar Todkranke und Sterbende in die ‚Hundertsuppe' verlegten – nicht ausreichend gesichert wurde."
Auch der Begriff ‚palliativ' war laut Stolberg (2007, S. 18) bereits in den
medizinischen Wörterbüchern vertreten: In einem medizinischen Lexikon heißt
es Ende des 17. Jahrhunderts (s. Abb. 1): „Palliatio, palliativa cura, wird es von
den Ärzten genannt, wenn bei verzweifelten und unheilbaren Krankheiten und
nach der Prognose eines infausten Ausgangs, gewisse Mittel gegeben werden,
die den Schmerz oder andere bedrängende Symptome mildern, wie bei Krebsge-
schwüren, kanzerösen Fisteln und anderen" (Bruno 1682, S. 875f., übersetzt von
Stolberg 2007, S. 18f.).

---

[21] Ausführlich zur Gründung der Unheilbarenhäuser siehe Stolberg (2011, S. 74f.).
[22] Vgl. Stolberg (2009, S. 153ff.; 2011, S. 74). Stolberg (2009, S. 157) gibt an, sich in der Analyse
der ‚Hundertsuppe' auf eine „vergleichsweise gute archivalische Überlieferung" stützen zu können;
er verweist auf detaillierte Informationen, die für seine Forschung zusätzlich zu Untersuchungsbe-
richten, ärztlichen Gutachten, Budgetaufstellungen, Aufzeichnungen über die vorhandenen Betten,
Nachlassverzeichnissen, Aussagen von ehemaligen Patienten in Form von handschriftlichen Auf-
nahmebüchern (Zeitraum 1770 bis 1813) zur Verfügung gestanden hätten (Stolberg 2009, S. 157).

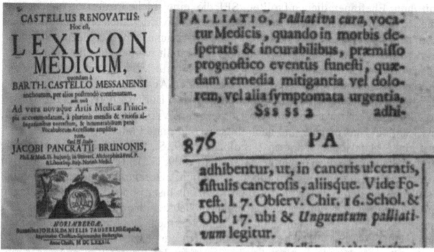

Abbildung 1: Die Termini „Palliatio"/„Palliative cura" in einem medizinischen Lexikon des ausgehenden 17. Jahrhunderts (Bruno 1682, S. 875f.), Quelle: Bayrische Staatsbibliothek

Im Unterschied zur heutigen Praxis wurde die vormoderne sogenannte „Palliativkur" allerdings nicht erst terminal, sondern bereits im Lebensverlauf zum Beispiel bei „chronischen unheilbaren Krankheiten" und den damit zusammenhängenden Beschwerden angewendet (Stolberg 2007, S. 20). Die Linderung der Leiden explizit bei Sterbenden, die „Cura mortis palliativa", wird dabei laut Stolberg (2007, S. 20, mit Verweis auf eine medizinische Dissertationsschrift aus dem Jahr 1723) als ein Teilbereich der Cura palliativa erwähnt.

Ob man sich in der ‚Hundertsuppe', der Einrichtung „für arme Todkranke und Sterbende"[23] (Stolberg 2009, S. 174), also nun bewusst der palliativen Linderung von Schmerzen und anderen Symptomen widmete oder die Krankheit bis zum Ende zu heilen versuchte, wird laut Stolberg (2009, S. 171) aus den Quellen nicht eindeutig ersichtlich; gleichwohl deuteten diese „eine intensive medizinische Betreuung" an. Insgesamt, so Stolberg (2009, S. 156), sei die ‚Hundertsuppe' ein Ort gewesen, „an den schwerkranke Menschen kamen, um ‚unter wolthätiger Pflege zu sterben'." Zur Organisation der Pflege in der ‚Hundertsuppe' habe man sich im Vorfeld überlegt, so Stolberg (2009, S. 158), dass als Krankenwärter „zwei gut beleumundete, verheiratete kinderlose Bürger

---

[23] Bis auf wenige Fälle seien die meisten der aufgenommenen Menschen arm gewesen und die ‚Hundertsuppe' habe die Funktion der Armenfürsorge wahrgenommen (Stolberg 2009, S. 170).

mit ihren Ehefrauen dienen [sollten, SF], die ‚eine solche Profession haben, welche sie dabey zu treiben im Stande wären'. Man würde ihnen ‚ein gewisses Ein-
kommen verschaffen', das sie durch ihre gewerbliche Arbeit ergänzen könnten."
In der Praxis sei dann ein Wärterehepaar eingestellt worden, das für die Kranken
zuständig war. Stolberg (2009, S. 159) benennt mit Verweis auf die Quelle des
Stadtalmosenamtes von 1770, dass die laufenden Ausgaben durch die „wöchent-
lich eingesammelten, freiwilligen Spenden der Bürgerschaft" getilgt worden
seien. Die „Verantwortung für Wart, Pflege und Verköstigung" habe in der Zeit
bis 1800 ein Hausmeister und nach dessen Tode seine Frau („offenbar allein [...]
mit einer Magd oder Wärterin"; Stolberg 2009, S. 159f.) übernommen. Beide
Frauen hätten, so die Annahme Stolbergs (2009, S. 160), gemeinsam mit den
Patient_innen in den Krankenstuben geschlafen: „Geschultes Pflegepersonal gab
es damals an den meisten städtischen Krankenhäusern noch nicht. Bemühungen
um eine geregelte Krankenpflegeausbildung steckten erst in den Anfängen." Die
jungen Krankenwärterinnen seien aus ähnlich armen Verhältnissen wie die Pati-
ent_innen gewesen, vielfach seien auch Patient_innen im Anschluss an ihre Heilung selber zu Krankenwärter_innen geworden. Im Kontrast zu anderen Krankenhäusern, so Stolberg (2009, S. 161), hätten die Kranken in der
‚Hundertsuppe' ihr eigenes Bett gehabt; diese „Bettstatt" habe aus „einem Stroh-
sack, Unter- und Oberbett und mehreren großen und kleinen Kissen und Pols-
tern" bestanden, manche hätten ihr Bett auch mitgebracht. Zugleich seien sie
allerdings aufgrund der engen räumlichen Verhältnisse über mehrere Jahrzehnte
zu mehreren („Frauen, Männer, Jugendliche") in einer Krankenstube unterge-
bracht gewesen und hätten so „das Leiden und Sterben ihrer Mitpatient_innen
fast hautnah miterleben" können (Stolberg 2009, S. 162).[24] Dabei hätten die
meisten der Patient_innen unter einer Lungentuberkulose gelitten; aber auch
Diagnosen wie „Leibsentkräftung", „Mattigkeit", „unvermöglich" oder „Alter"
seien verzeichnet gewesen, die auf eine mögliche Grunderkrankung des Herzens,
der Nieren oder der Leber hindeuteten (Stolberg 2009, S. 166f.).[25]

Mit Blick auf die konkrete Sorgepraxis verweist Stolberg (2009, S. 161) auf
seine Quellen, die belegten, dass ehemalige Patient_innen „den Wärter und seine
Leute als freundlich beschrieben und die Wartung als gut" bezeichnet hätten;
auch von den gekochten Speisen sei – bis auf einige Ausnahmen – Gutes berichtet worden; auf die Bedürfnisse der Schwerstkranken sei bei der Verpflegung
umfassend Rücksicht genommen worden, zitiert Stolberg (2009, S. 160) Auf-

---

[24] Stolberg (2009, S. 162) schildert differenziert und stets mit Verweis auf die jeweiligen Original-
quellen die Situationen in den Krankenstuben.
[25] Zu weiteren Aufnahmediagnosen, Liegezeiten und Sterblichkeit vgl. Stolberg (2009, S. 169ff.).
Insgesamt gelte aber, so Stolberg (2009, S. 166), dass der Diagnosestellung im 18. Jahrhundert nicht
mit Begrifflichkeiten der modernen Medizin begegnet werden könne.

zeichnungen des Almosenamtes von 1801.[26] Die seelsorgerliche Begleitung der Patient_innen, die laut Stolberg (2009, S. 164) „allen christlichen Konfessionen" angehören durften, hätten Geistliche aus Nürnberg übernommen.[27] Hinsichtlich der medizinischen Versorgung gibt Stolberg (2009, S. 163) an, dass etwa der Krankenhauschirurg nahezu täglich zu Besuch gekommen sei, was die Patient_innen als „überwiegend gut" eingeordnet hätten. Zwar sei über die Art der medizinischen Behandlung „leider nichts Genaues überliefert", gleichwohl aber könne vor dem Hintergrund der Anwendungspraxis der Cura palliativa (Stolberg 2007, S. 7ff.) und angesichts des Interesses an einer Behandlung „Todgeweihter" davon ausgegangen werden, dass mit gezielten Mitteln Symptome wie „Schmerzen, Atemnot, Übelkeit, Schlaflosigkeit" behandelt worden seien (Stolberg 2009, S. 164). Vor diesem Hintergrund zieht er für die ‚Hundertsuppe' einerseits den Vergleich zu einem Akutkrankenhaus und andererseits zu einem Alten- und Pflegeheim, wobei er auf „Überschneidungen" hinweist, die „breiter [sind, SF], als wir das heute von einem Sterbehospiz erwarten" (Stolberg 2009, S. 171f.). Das alte Modell eines Hospitals sei eher das einer „Vielzweckeinrichtung für Bedürftige aller Art" gewesen, gegen das sich im 18. und 19. Jahrhundert ein ausschließlich auf Kuration angelegtes Krankenhaus durchgesetzt hätte, in welchem „die Unheilbaren und Todkranken zu einer unwillkommenen und vielfach vernachlässigten Restkategorie" geworden seien, die in den bestehenden Einrichtungen keine Aufnahme mehr fanden (Stolberg 2009, S. 175). Die ‚Hundertsuppe' sei also aus dem Druck der Verhältnisse entstanden und bot dabei die „Chance, den Bedürfnissen dieser Patienten besser Rechnung zu tragen, als ein gewöhnliches Hospital oder Krankenhaus dies vermochte" (Stolberg 2009, S. 175). Stolberg (2007, S. 27) zufolge blickt die palliative Praxis[28] auf eine „jahrhundertealte Tradition" zurück, die bestimmt gewesen sei von der „Wertschätzung für eine Leidensminderung bei Sterbenden als eine der höchsten ärztlichen Aufgaben, d[er] Warnung vor übertriebene[m] ärztlichen Aktionismus, d[er] große[n] Aufmerksamkeit für pflegerische Aspekte, d[em] Bemühen um eine individuelle, persönliche Betreuung, [...] und d[er] Rücksichtnahme auch auf die Bedürfnisse der Angehörigen."

---

[26] Für detaillierte Angaben zur Ernährung in der ‚Hundertsuppe' vgl. Stolberg (2009, S. 163).

[27] Vgl. ausführlich Stolberg (2009, S. 164f.).

[28] Der Hinweis des Arztes Ignatius Zach im Jahr 1792 an seine ärztlichen Kollegen, dass Sterbenden mit Opium zur Linderung ihrer Schmerzen geholfen werden könne, wie auch die Diskussion der Fragen, wie die Zeichen des bevorstehenden Todes diagnostiziert würden (Feldle 2013, S. 67ff.), wie ein „guter Tod" aussehen könne und ob den Kranken die Wahrheit über ihren Zustand gesagt werden solle (Feldle 2013, S. 70ff.), spiegeln für Feldle (2013, S. 99) die inhaltlichen Auseinandersetzungen mit palliativer Medizin wider, die bereits im ausgehenden 18. Jahrhundert zur Alltagspraxis gehört habe.

2.1.4 Ein Zeugnis der ersten Palliativpflege-Praxis: „De cura, quam moribundis debent, qui aegrotis sunt a ministerio"

Von der Pflege Sterbender zeugt auch die medizinische Dissertationsschrift des gebürtigen Wiener Arztes Ignatius Zach, die dieser 1792 bei einem Verlag in Frankfurt/Oder veröffentlichte. Deren Titel lautet „De cura, quam moribundis debent, qui aegrotis sunt a ministerio", zu Deutsch „Von der Sorge, welche diejenigen den Sterbenden schulden, die die Kranken pflegen." Feldle (2013), der die Arbeit Zachs übersetzte und historisch einordnete, orientiert sich in seiner Analyse im Wesentlichen an den Ergebnissen der Pflegehistorikerin Panke-Kochinke (2003), die die Geschichte der Krankenpflege im Zeitraum 1679-2000 rekonstruierte. Folgt man Panke-Kochinke (2003, S. 23), kam die Krankenwartung (als die historische Vorstufe der Pflege) erstmals im ärztlich-wissenschaftlichen Schrifttum des 18. Jahrhunderts in den Fokus der Ärzte, weil nun unter anderem auch die Medizinalordnungen zur Krankenversorgung festgelegt wurden. Denn der Arzt, so Panke-Kochinke (2003, S. 23), „benötigt, um seinen eigenen Stand und Status zu definieren und zu sichern, den Menschen, der die Pflege der Kranken so übernimmt, wie er es sich vorstellt"; in diesem Zusammenhang ist das „Ampt des unterwiesenen Kranken-Wärters [...] in das Blickfeld des Arztes" getreten.

Die Schrift von Ignatius Zach aus dem Jahr 1792 spiegelt laut Feldle (2013, S. 3) dieses ärztliche Interesse an der Krankenpflege wider, das allerdings noch von dem in zeitgenössischen Werken[29] üblichen ärztlichen Selbstverständnis geprägt ist, den Pflegebereich vom ärztlichen Tätigkeitsfeld streng abzugrenzen bzw. diesem unterzuordnen (Feldle 2013, S. 65). Zach habe damit zwar auch die allgemeine Krankenpflege durchaus ein wenig weiterentwickelt, schwerpunktmäßig habe Zach in seiner Dissertationsschrift jedoch einem Feld Beachtung geschenkt, das zuvor wenig Aufmerksamkeit[30] in der ärztlich-wissenschaftlichen Literatur gefunden habe: der palliativen Pflege Sterbender (Feldle 2013, S. 99). Laut Feldle (2013, S. 93) ordnet Zach selber diese Palliativ-Pflege als „wissenschaftliches Neuland" ein. So habe er zunächst den Ist-Zustand in der Praxis der

---

[29] Feldle (2013, S. 26ff.) setzt die drei zeitgenössischen medizinisch-wissenschaftlichen Schriften zur allgemeinen Krankenpflege: „Unterricht für Krankenwärter" (Mai 1782), „Handbuch zur Krankenpflege" (Carrère 1787) und „Die wohl-unterrichtete Krancken-Wärterin" (Storch 1746) in Bezug zu der Schrift von Ignatius Zach (1792).

[30] Als eine „dieser seltenen Quellen" nennt Feldle (2013, S. 91) die Rede von Nikolaus Paradys (1796); dieser habe postuliert – allerdings ohne dies dem Pflegebereich als Aufgabe zuzuordnen: „Sanft muß ihr Körper gelegt werden, und alles Unreine, was vielleicht unwillkürlich abgegangen, muß von ihrem Lager entfernt werden. Sie müssen eine reine, gute Luft einathmen, den Mund und trockenen Rachen muß man immer anzufeuchten suchen u.f.m." (Paradys 1796, zitiert nach Feldle 2013, S. 91).

pflegerischen Versorgung Sterbender kritisiert oder besser: die „Sorglosigkeit [illa incuria]": Die Pflegenden würden den Patienten „komplett vernachlässigen, sobald ihnen zu Ohren gekommen sei, ‚dass es um den Kranken geschehen ist'" (Zach 1792, S. 28, zitiert nach Feldle 2013, S. 91). Als Grund für diese Untätigkeit führt Zach an, dass die Pflegenden glaubten, mit aufbauender Pflege den göttlich vorgesehenen Todeszeitpunkt womöglich hinauszuzögern und damit Gottes Willen zu missachten. Zach habe diese Zustände grundlegend ändern wollen und deshalb empfohlen, die Palliativ-Pflege als „spezielles Segment der Krankenpflege" zu betrachten (Feldle 2013, S. 100). Und er habe den Pflegenden Handlungsanweisungen gegeben, damit sie dem Sterbenden „Linderung von außen" verschaffen könnten (Feldle 2013, S. 94). Denn Zach sei der Überzeugung gewesen, dass kleine Verbesserungen große Unterschiede „für die Lebensqualität der Patienten bewirken können und die Pflege hier einen erheblichen Beitrag leisten kann" (Feldle 2013, S. 94). Zum Beispiel sei „dem Sterbenden […] eben nicht der Wein oder andere angenehme Mittel zur Stärkung zu verwehren und wenn sie diese nicht mehr schlucken könnten, so müsse man diese eben ‚tropfenweise' zuführen" (Zach 1792, S. 29, zitiert nach Feldle 2013, S. 94). Die Sterbenden sollten die Krankenwärter stets genau beobachten und bei jeglicher Veränderung des Zustandes unverzüglich den Arzt rufen, „um schnelle Hilfe bereitstellen zu können" (Feldle 2013, S. 75). Insgesamt empfahl Zach, sich auf die besondere Situation am Lebensende einzulassen; hier sollten (neben den Ärzten auch) die Krankenwärter „Angst und Furcht" nehmen und Trost spenden (Feldle 2013, S. 76). Von dem – in der vormodernen Zeit üblichen – öffentlichen Sterbe-Ereignis mit Verwandten und zum Teil Fremden (Stolberg 2013, S. 101), bei dem „Menschenansammlungen im Krankenzimmer" entstanden, habe Zach (1792, S. 30f., zitiert nach Feldle 2013, S. 95) abgeraten. Zum einen habe er im Hinblick auf die Atemproblematik der Sterbenden mit dem Vorhandensein besserer Luft argumentiert, zum anderen habe er vermutet, dass die Sterbenden durch den „Anblick dermaßen vieler abergläubischer Beobachter" zusätzlich gequält würden (Zach 1792, S. 30f., zitiert nach Feldle 2013, S. 95). Auch wenn viele Maßnahmen aus der Sorgepraxis für heilbare Kranke bereits bekannt gewesen seien, stellt Zachs Arbeit für Feldle (2013, S. 100) ein Novum dar, da es sich um ein „sehr frühes Zeugnis von Palliativ-Pflege im Focus einer ärztlich-wissenschaftlichen Schrift" handele.

2.1.5 ‚Ars moriendi'-Schriften

Eine andere mögliche Quelle, die den (christlichen) Umgang mit dem Sterben bzw. den Sterbenden abbildet, sind die ‚Ars moriendi'-Schriften, die seit einigen

Jahren zum Beispiel von Rudolf (1957), Schottroff (2012 [1958])[31], Neher (1989), Blöcker (1993), Rolfes (1999), Imhof (1999), Jordahn (2004), Türmer (2004), Mielke (2007), Wils (2007; 2010), Reinis (2007), Resch (2006; 2009; 2012) sowie Eckart (2012) untersucht werden und auch in die jüngere hospizliche Bildungsarbeit Eingang gefunden haben (vgl. Stähli 2010; Weiß 1999).

Aus ‚Ars moriendi'-Schriften[32] ist das christliche Ideal eines Sterbens zur Vorbereitung auf einen „guten Tod" (Resch 2006, S. 36) zu rekonstruieren: Sofern der Tod vorausgeahnt wurde, sei das Ereignis in den Sterbezimmern ab Mitte des 13. Jahrhunderts regelhaft auch von „Vmbstendern"[33] (Resch 2009, S. 189ff.) begleitet gewesen. Diese – sich um das Siechen- oder Sterbebett ver-

---

[31] In dieser Publikation hat Luise Schottroff (2012 [1958]) ihre Dissertation aus dem Jahr 1958 veröffentlicht; seinerzeit verfasst unter dem Namen Klein, Luise.

[32] Die mittelalterliche ‚Ars moriendi' (lat. ‚Die Kunst des Sterbens'; von Resch [2006, S. 17] als „Lehrbuch des Sterbens" interpretiert) bezeichnet eine Literaturgattung (Holztafeln, Büchlein) zur christlichen Vorbereitung auf einen guten Tod. Die Autoren der ursprünglichen Schriften bzw. Holztafeln sind unbekannt (Resch 2006, S. 36). Ein als bedeutsam geltendes (Resch 2006, S. 33; vgl. auch Türmer 2004, S. 567ff.) Werk aus dem Jahr 1408/1475 (Titel: „Opusculum tripartitum de praeceptis decalogi, de confessione, et de arte moriendi") wird dem französischen Reformtheologen und Mystiker Jean Gerson (1363-1429; 1395 zum Kanzler der Universität Sorbonne, Paris, gewählt) zugeschrieben (Hamm 2010, S. 119). 1481/82 sei der dritte Teil des Werkes Gersons vom deutschen Theologen und Volksprediger Johannes Geiler von Kaisersberg (1445-1510; 1476 zum Rektor an der Universität Freiburg im Breisgau gewählt) übersetzt und zunächst anonym veröffentlicht worden unter dem Titel „Wie man sich halten sol by eym sterbenden Menschen" (Resch 2009, S. 193). 1497 verfasst Geiler eine eigene ‚Ars moriendi'-Schrift mit dem Titel: „Ein ABC, wie man sich schicken sol, zu einem kostlichen seligen tod", so Eckart (2012, S. 62). In der frühen Neuzeit bzw. zum 17. Jahrhundert seien noch viele ‚Ars moriendi'-Werke mit unterschiedlichem Fokus verfasst worden (Becker et al. 2004a; 2004b): Das Themenspektrum reichte von Erbauung über Unterweisung bis Trost und Sterbebegleitung durch Laien (Resch 2006, S. 19; vgl. auch Eckart 2012, S. 62f.; Becker et al. 2004a). Stähli (2010, S. 194ff.) entwickelt gar eine antike philosophische ‚Ars moriendi', die vor allem der Auffassung abendländischer Philosophie als „Sterben lernen" folgt. Die Grundlage dafür bilden für Stähli (2010) neben einigen antiken östlichen Lehren (zum Beispiel des frühen Buddhismus und des Daoismus, Stähli 2010, S. 137ff.) vor allem die Lehren Platons (Stähli 2010, S. 17ff.), Aristoteles (Stähli 2010, S. 45ff.), Epikurs (Stähli 2010, S. 69ff.) und Senecas (Stähli 2010, S. 100ff.). Stähli (2010, S. 231) geht von einer „anthropologische[n] Konstante" aus, mit der die abendländische philosophische und östliche antike ‚Ars moriendi' Antworten bereit halte auf die Frage nach dem Umgang mit der eigenen Endlichkeit. Dabei habe sie es immer mit dem Unverfügbaren als deren Grenzwert zu tun. Antike ‚ars moriendi' geschehe in der Absicht, iterativ deren machtvollen Raum zu minimieren (und damit die Angst). Stähli (2010, S. 195) verortet seine antike philosophische ‚Ars moriendi'-Konzeption – verstanden als „Einübung auf den Tod" – als fruchtbar bzw. mit „erstaunlicher Aktualität" (Stähli 2010, S. 227) für den Kern moderner hospizlicher Praxis (vor allem im Kontext von Bildungsprozessen der Begleitenden).

[33] Resch (2009, S. 189) führt das Pluraletantum (das heißt ein Substantiv, das nur im Plural vorkommt) „Vmbstender" erstmalig um für Menschen, „die sich im Mittelalter um das Bett eines schwerkranken Menschen versammelten." Bis zum 17. Jahrhundert sei der Begriff nach dem Grimm'schen Wörterbuch (Grimm 1984, Sp. 1176, zitiert nach Resch 2009, S. 189) allgemein gebräuchlich gewesen „als ausdruck für die leute, die irgendwo um etwas herumstehn."

sammelnden – Begleiter_innen seien Verwandte und Freund_innen, aber auch beruflich Tätige wie der Arzt und der Geistliche (zum Beispiel Mitglieder einer Bruderschaft) gewesen (Resch 2009, S. 190). Sie hätten für die Sterbenden gebetet und gewacht, verbal oder auch mithilfe von Zeichen und Gesten mit ihnen bis zu ihrem Tod kommuniziert, um die Vorbereitungen für ihr „seliges Ende" (Resch 2009, S. 189) zu treffen. Albert-Zerlik (2003, S. 117) spricht von einem „Höchstmaß an menschlicher Zuwendung", das die Sterbenden als Glieder ihrer Gemeinschaft darüber erfahren hätten.

Allerdings muss aber wohl davon ausgegangen werden (Resch 2009, S. 190; vgl. auch Imhof 1999, S. 34f.), dass die meisten Menschen in der Regel an Hunger, Kälte oder Pest, auf dem Schlachtfeld oder bei Unfällen einen „plötzlichen Tod" (Ariès 2009, S. 20) starben, das heißt einen Tod, der, so Ariès (2009, S. 20), gefürchtet gewesen sei und der als Ausdruck des Zornes Gottes interpretiert und als „beschämend" empfunden wurde.

Vor diesem Hintergrund spiegeln die Szenen in den Holzschnitt-Illustrationen und Büchlein der ‚Ars moriendi' nur bedingt die reale Praxis wider und können eher als Zeugnis eines christlichen Ideals mittelalterlicher und frühneuzeitlicher Sterbelager interpretiert werden (Mielke 2007, S. 38; Blöcker 1993, S. 195; Imhof 1999; S. 32ff.). Resch (2006, S. 17f.) geht davon aus, dass die Vorstellungen von Leben und Tod erheblich von der besonders unsicheren sozialen, politischen und wirtschaftlichen Lage beeinflusst waren. Zentral sei in dieser Epoche die Frage nach der Gewissheit des Seelenheils gewesen, die sich jedem und jeder einzelnen gestellt habe (Resch 2006, S. 18). Aus der weiten Verbreitung, der Vielfalt und der großen Anzahl der ‚Ars moriendi'-Schriften leitet Resch (2006, S. 18) mit Verweis auf Rolfes (1989, S. 23) ab, dass diese „aus einem echten Bedürfnis des Volkes entsprungen sind." Rolfes (1989, S. 17) versteht unter „Ars" demzufolge auch weniger die „Kunst" (des Sterbens), sondern „lediglich die Fähigkeit, nach einem in ein bestimmtes Regelsystem gefassten Wissen zu handeln", was von Resch (2006, S. 16) mit dem Begriff „Lehrbuch" (des Sterbens) zusammengefasst wird.

Weil die Menschen in dieser Epoche des 15. Jahrhunderts die Vorstellung hatten, dass in den letzten irdischen Lebensmomenten Kräfte der Anfechtung durch den Teufel und die Sünde sowie der Zorn Gottes wirkten, sollten die ‚Ars moriendi'-Tafeln und -Büchlein hier als Anleitung und Vorsorge dienen, „gut' im Sinne von Gott wohl gefällig sterben zu können und mit Gewissheit in die Glückseligkeit einzugehen (Resch 2009, S. 190f.; Imhof 1999, S. 32ff.). Denn es galt: „Von der sittlichen Verfassung des Menschen in der Todesstunde hängt ja sein ewiges Schicksal ab" (Rudolf 1957, S. 56).

Bereits seit dem Spätmittelalter habe – bedingt durch das Zurücktreten der amtlichen Kirche (Resch 2009, S. 203) – in der Bevölkerung das Bedürfnis nach der Anwesenheit eines Priesters am Sterbebett oder seiner Sakrament-Spende abgenommen, weshalb die laikale Sterbebegleitung durch die „Vmbstender" zunehmend an Bedeutung gewann (Resch 2009, S. 192). Dieser Wandel ist nachzuvollziehen über die ‚Ars moriendi'-Literatur (früh)reformatorischer Theologen, die das „Gefährtesein" im Glauben an Christus und den „Freundschaftsdienst", am Sterbebett sich den Nöten des Anderen anzunehmen, zentral stellte[34] (Neher 1989, S. 328). Diese Handreichungen seien im Spätmittelalter in Volkssprache übersetzt worden und enthielten zum Beispiel bei Gerson (1475) bzw. Geiler (1482; beide zitiert nach Resch 2009, S. 193) neben Passagen direkter Rede zum Vorlesen (bei Gerson: „orationes") auch Vorschriften für den Sterbebegleiter (bei Gerson: „observationes"). Dieser sollte zum Beispiel besser ein Freund („Amicus") als ein Verwandter sein (Resch 2009, S. 199f.) und von seiner persönlichen Haltung her mitfühlend, „aber auch konsequent", um keine falschen Hoffnungen zu wecken (Resch 2009, S. 200). Dass die Begleitenden keine Verwandten sein sollten, führt Resch (2009, S. 194) auf die Vorgabe Gersons (1475) und auch Geilers (1482) zurück, dass die Sterbenden sich nicht in der Konzentration auf ihr Seelenheil ablenken lassen sollten. Neben der Pflege des Körpers hatten sich die Begleitenden gemäß Gerson (1475) und Geiler (1482; beide zitiert nach Resch 2009, S. 193) vorrangig um das Seelenheil der Sterbenden zu sorgen. Denn nach spätmittelalterlicher Tradition hätten sich diese bis zuletzt noch im Status der Sünde befunden, denen das ewige Leben lediglich in Aussicht gestellt gewesen sei (Türmer 2004, S. 594). Nach einem bestimmten Ablauf hätten die Sterbenden im Sterberitus in einem ersten Schritt Buße für ihre Sünden zu tun und dann mittels Fragenkatalog ihren christlichen Glauben zu bestätigen; an dritter Stelle stand die Spende der Sterbesakramente und zuletzt hatte das gemeinsame Gebet zu erfolgen (Gerson [1475] und Geiler [1482], zitiert nach Resch 2009, S. 194ff.; vgl. auch Johann Leisentrit 1578, zitiert nach Türmer 2004, S. 567ff.).

Wie sich die Sterbebegleitung im (Spät)mittelalter jedoch tatsächlich konkret vollzogen hat, ist Resch (2009, S. 192) zufolge nicht nachvollziehbar; wohl aber würden mit diesen ‚Ars moriendi'-Beschreibungen Einblicke ermöglicht in die von Theologen „erwünschte Praxis der (spät)mittelalterlichen […] Sterbeseelsorge." So ließe sich anhand dieser Textgattung vor allem zeigen, „was sich ein Mensch im Angesicht des Todes von seinen verwandtschaftlichen, freundschaftlichen und sozialen Beziehungen versprechen durfte und welchen Nutzen er noch am […] Sterbebett daraus ziehen konnte" (Resch 2009, S. 192).

Für das 16. Jahrhundert wird davon ausgegangen, das mit den reformatorischen Neuerungen durch Martin Luther die Sorge der Individuen am Sterbebett

---

[34] Für beide Haltungen seien den Sterbebegleitern von den Theologen des Spätmittelalters Gottes großzügiger Lohn zugesagt worden (Resch 2006, S. 34).

um Strafen, Hölle und Fegefeuer an Bedeutung verloren hatte (Resch 2006; 2009, S. 207; 2012, S. 199ff.; Mielke 2007, S. 38): Luther hatte 1517 in seinen reformatorischen Thesen vertreten, dass vor dem Hintergrund der neutestamentarischen Gnadenzusage Gottes der Glaube an Christus und ein (irdisches) Leben nach den biblischen Geboten für das ewige Seelenheil ausreiche (Luthers Werke 1916, S. 183; vgl. auch Reinis 2007). Diese Gnadenzusage implizierte, dass die Last der Sünde nicht mehr durch Ablasshandlungen oder Stiftungen getilgt werden konnte (Resch 2009, S. 207; Zeeden 1994, S. 502ff.). Insofern hatten damit auch im Angesicht des Todes sowohl Formen kollektiver Trauer als auch gesellschaftliche Solidarität zur Heilsunterstützung „radikal an Wert" verloren (Resch 2009, S. 207).

Christliches Sterben im lutherischen Sinn ist nach Weiß (1999, S. 107) gekennzeichnet gewesen durch „einen gelingenden Abschied auf der Sach- und Beziehungsebene, eine Verdichtung der Gottesbeziehung, den bewußten Gebrauch der Sakramente und das bedingungslose Vertrauen zu Gott." Für den Vorgang des Sterbens folgte Luther (1966, zitiert nach Weiß 1999, S. 107; vgl. auch Zeeden 1994, S. 502ff.) der Annahme, dass die Sterbenden Glaubenszweifeln aufgrund von Angstbildern („Anfechtungen") ausgesetzt seien. Deshalb sah er als Aufgabe der christlichen Begleiter am Sterbebett das Spenden von Trost vor, damit der Glaube an Gottes Gnade und Barmherzigkeit wieder gestärkt und der Weg zum ewigen Seelenheil geebnet würde. Luthers theologische Überlegungen im Hinblick auf die Sorgepraxis der Begleitenden („Helfer") überträgt Weiß (1999, S. 107) wie folgt: „Bei Luther geht es einzig um das Dasein Gottes und seiner Helfer als Vergewisserung, in der Gemeinschaft mit ihm ewiges Leben zu erlangen." Die Besuche am Sterbebett sollten auch noch weitere Funktionen erfüllen: Einerseits sollten sie die Begleitenden auf ihr eigenes Sterben vorbereiten (Weiß 1999, S. 107), andererseits sollten sie aber auch dem „dankbare[n] Grüppchen von Zuhörern" am Krankenbett die evangelische Botschaft verkünden (Resch 2009, S. 206).

Die in der frühen Neuzeit im 16. Jahrhundert von Reformationstheologen verfassten ‚Ars moriendi'-Schriften hatten deshalb vorrangig Trost für die Zeit möglicher Anfechtungen des Glaubens an Christus zum Ziel (Resch 2006, S. 58; vgl. auch Weiß 1999, S. 107ff.; Becker et al. 2004a). Neben Luther (1966, S. 680ff.) selber, der 1519 seinen „Sermon von der Bereitung zum Sterben" verfasste, gab es einige weitere Autoren[35] von Anleitungen einer tröstenden Sterbe-

---

[35] Resch (2006) untersucht im Rahmen ihrer Dissertation weitere pastoral ausgerichtete ‚Ars moriendi'-Trostschriften auf deren Erkenntnisgewinn für die Seelsorge hin, zum Beispiel Texte von Bullinger, Düselder, Culmann, Osiander, Rhegius, Venatorius und anderen. Auch Reinis (2007) fragt explizit nach dem Kontrast, den reformatorische ‚Ars moriendi'-Schriften gegenüber spätmittelalterlichen Schriften zeigen.

begleitung, denen es vor allem darum gegangen sei, „traditional themes and motifs" beizubehalten, „even as they transformed them to accord with their conviction that Christians could be certain of their salvation" (Reinis 2007, S. 7).

Resch zufolge sind diese Schriften („Kranken- und Trostbüchlein") allerdings bis ins 21. Jahrhundert von der Forschung weitgehend unbeachtet geblieben (Resch 2006, S. 19), da in den theologisch-historischen Diskursen Uneinigkeit über den Erkenntniszugewinn der ‚Ars moriendi'-Literatur des 16. Jahrhunderts herrschte (Resch 2006, S. 19f.; 2012, S. 199ff.). Während Rudolf (1957, zitiert nach Resch 2006, S. 20) die These vertreten habe, dass die späteren Trostbüchlein kaum neue Ansichten beinhalteten, können Schottroff (2012 [1958]) und später Resch (2006) und Reinis (2007) in ihren Dissertationsschriften fruchtbare Erkenntnisse für die pastorale und laikale Seelsorge herausarbeiten.

Zusammenfassend lässt sich aus den einschlägigen Arbeiten zur ‚Ars moriendi' festhalten, dass sich hinsichtlich der Frage nach der Sorgepraxis für Sterbende vor allem Erkenntnisse zum christlichen Ideal eines guten Todes finden lassen. Die Tafeln und Schriften des Spätmittelalters sollten vorrangig lehren, wie das Seelenheil mittels Unterweisung durch berufliche und später auch durch laikale Sterbebegleiter_innen zu erwerben sei. Die Besorgnis, das Seelenheil nicht zu erreichen, war dabei für alle Beteiligten zentral. Zwar verschob sich mit der Verbreitung der reformatorischen Ideen[36] die Heilsfrage ein wenig, die Angst am Sterbebett bestand aber bei den Menschen der frühen Neuzeit fort. Allerdings veränderte sich die Rolle der Begleitenden. Frühreformatorische Sterbebüchlein (zum Beispiel die vielzitierte und als „Gerson-Geiler'sche Schrift" bezeichnete deutsche Übersetzung von Gerson's Werk; Resch 2006, S. 33) und reformatorische Werke rückten die „laikale" Begleitung Sterbender sowie die „Amicus"-Qualitäten der Begleitenden in den Vordergrund. Sie zielten vor allem darauf, das Gottvertrauen zu stärken und Trost in der seelischen Not der letzten Stunde zu spenden (Resch 2006, S. 228f.; vgl. auch Becker et al. 2004a)[37].

---

[36] Die Gnadenzusage Gottes sollte der bzw. dem Gläubigen die Angst vor dem ‚Jüngsten Gericht' nehmen; es galt: Keiner konnte mehr für den anderen sterben, jeder starb als eigene Person, die mittels ihres Glaubens an die stellvertretende Funktion des Todes Christi die Angst vor dem Tod überwinden und das ewige Seelenheil erreichen konnte; Glaubenszweifel am Ende des Lebens galten dabei als üblich (Resch 2006, S. 226).

[37] Einen sehr differenzierten Überblick über reformatorische (Band I) und katholische Traditionen (Band II) der Neuzeit bieten meines Erachtens die interdisziplinären Beiträge in den beiden liturgiewissenschaftlichen Werken von Becker et al. (2004a; 2004b).

2.1.6 Zur Sorgepraxis der Diakonissen

Eine weitere Station sind die Diakonissen im 19. Jahrhundert und in der ersten Hälfte des 20. Jahrhunderts. So verweist etwa Friedrich (2007) darauf, dass sich im 19. Jahrhundert die Tradition des „christlichen Hilfehandelns" (Friedrich 2007, S. 272) aufgrund der sozialen, politischen und kulturellen Veränderungen von Grund auf gewandelt habe, so dass nunmehr von der „Mission außer der Kirche" die „Mission in derselben" unterschieden worden sei (Lücke 1843, S. 9, zitiert nach Friedrich 2007, S. 272). Begründer der institutionalisierten „Inneren Mission" ist der Theologe Johann Hinrich Wichern (1808-1881), der „mit seinem sozialdiakonischen Programm" die Begriffe „Diakonie" und „Innere Mission" geprägt hat (Friedrich 2007, 272f.). Von Bedeutung für die christliche Krankenpflege im Rahmen der neuzeitlichen Diakonie war aber wohl vor allem auch Theodor Fliedner (1800-1864) (Nolte 2006a, S. 165; 2010a, S. 88; Friedrich 2007, S. 280). Fliedner hatte 1836 gemeinsam mit seiner Ehefrau Friederike (1800-1842) die Diakonissenanstalt Kaiserswerth in Düsseldorf als Ausbildungsstätte für evangelische Pflegerinnen gegründet (Friedrich 2007, S. 280) und verband mit der Vorstellung der „Diakonisse" die Idee, ein religiöses, „an eine Gemeinschaft gebundene[s] Amt[...]" zu schaffen, das sich „in praktischer Nächstenliebe realisierte." Das Dienstverständnis der Diakonissen siedelte er dabei zwischen den Polen „Liebe und Gehorsam, Dienst und Tat" an, wobei das Dienerinnen-Sein sowohl Christus als auch den „Kranken um Jesu Willen" sowie den Mitschwestern gelten sollte (Friedrich 2007, S. 281). Die Pflegerinnen mussten weltlichen Lebensbezügen den Rücken zuwenden, um fortan in der christlichen Gemeinschaft zu leben. Auch durften die diakonischen Krankenpflegerinnen – mit der Begründung des Dienens – „weder in das Amt des Arztes noch des Seelsorgers über[...]greifen" (Friedrich 2007, S. 282).

Als höchste Form missionarischer Zuwendung im Dienst der Diakonissen galt die medizinische und religiöse ‚Pflege der Sterbenden' (Friedrich 2007, S. 282)[38]. Nolte (2006a, 2010a) hat in ihrer Studie Briefe analysiert, welche die Diakonissen der ersten deutschen Diakonissenanstalten im 19. Jahrhundert aus ihren Einsatzorten an das Mutterhaus in Kaiserswerth geschrieben haben.[39] Da-

---

[38] Dieses Konzept der ‚Seelen- und Leibpflege' Sterbender, die traditionell zum Kernbereich und zur zentralen Kompetenz christlicher Krankenpflege gehört habe, finde sich, so Nolte (2010a, S. 88), ebenso bei katholischen Krankenschwestern. Allerdings seien alltagsnahe Quellen „bislang schwer zugänglich" (Nolte 2010a, S. 88).

[39] Mit dieser „tägliche[n] Introspektion" (Nolte 2010a, S. 89) der Diakonissen in Form der Briefe sollte im Konzept Fliedners die Festigung ihres Glaubens und ihres christlichen Handelns gefördert und strukturiert werden. Die Diakonissen, die von Fliedner in Kaiserswerth ausgebildet wurden, seien in der Regel vor allem junge Frauen kleinbürgerlicher und kleinbäuerlicher Herkunft gewesen (Nolte 2010a, S. 89).

bei galt ihr Interesse der Alltagspraxis von Sterbebegleitung in Institutionen[40] und damit insbesondere der „Leibes- und Seelenpflege" von schwerstkranken und sterbenden Menschen, ein Fach, in dem die im Kaiserswerther Mutterhaus ausgebildeten christlichen Krankenschwestern systematisch von Pastor Fliedner persönlich unterrichtet[41] wurden (Nolte 2006a, S. 166; vgl. auch 2010a, S. 91f.). Der Unterricht im Fach „Leibespflege" habe dabei auf das „Mit-Leiden" gezielt, also „Liebe, Zartheit, Geduld, Sanftmuth und Ausdauer" eingefordert (Nolte 2006a, S. 169), während es in der „Seelenpflege" hauptsächlich um die Auslegung der Bibel für Alltagssituationen gegangen sei, und zwar mit dem Ziel, den Schwerstkranken den christlichen Glauben sowie das ‚Wie' des Sterbens zu vermitteln (Nolte 2006a, S. 169). Dabei sei es den Diakonissen allerdings verboten gewesen, mit den Kranken über geistliche Dinge zu disputieren (Nolte 2006a, S. 168). Nach Sticker (1960, S. 278) hat Fliedner die Auffassung vertreten: „Das schöne heilige Amt der Krankenpflege erscheint in seinem Ernst, aber auch in seiner vollen Bedeutung und Wichtigkeit am Bett des Sterbenden. Da wo die Hilfe des Arztes ihre Grenze gefunden hat, da ist die Liebe der Pflegerin noch unermüdet tätig, ihrem Kranken mit sorgender Hand und mildem Sinn in der Stunde des Kampfes und der Auflösung beizustehen, ihm Erleichterung und Trost zu bringen. Sie verdoppelt hier gleichsam ihren Eifer und ihre Treue und selbst, wenn der entscheidende Augenblick vorüber ist, erstreckt sich ihre Sorge […]." Laut Nolte (2006a, S. 166) ist Fliedner dieser (von den Ärzten unabhängige) Kompetenzbereich wichtig gewesen für das Selbstverständnis und die Rolle der christlichen Krankenschwestern. Diese Kompetenz und dieses Selbstverständnis zogen sie zum Teil insbesondere auch aus eigenen (schweren) Erkrankungen, die sie mitunter auch an den Rand des Todes brachten; solche Erfahrungen galten Fliedner und den Diakonissen „als religiöse Läuterung", verbunden mit dem Gefühl, Gott besonders nahe zu sein (Nolte 2006a, S. 167). Diese Erfahrung hätten die Schwestern auch ihren Patient_innen vermitteln wollen, wobei sie hart mit denen ins Gericht gegangen seien, die sich ihrer „religiösen Unterweisung zu entziehen versuchten" (Nolte 2006a, S. 167f.). Insofern entsteht für Nolte (2006a, S. 168) der Eindruck, dass „eine besondere menschliche Anteilnahme der Diakonissen in Abhängigkeit zum Bekehrungswillen der Schwerkranken" gestanden hat und dass in der Sterbebegleitung die Beziehung zwischen christlichen Krankenschwestern und Schwerkranken „durch ein starkes hierarchisches Gefälle" geprägt gewesen sei (Nolte 2006a, S. 172). Der Umgang

---

[40] In einem weiteren Beitrag schildert Nolte (2006b, S. 36ff.) die Analyse-Ergebnisse von Patientinnen-Geschichten, aus denen sie „Wege einer ‚Patientengeschichte' des Sterbens im 19. Jahrhundert" rekonstruiert.

[41] Die Schwestern seien im „Medicinischen Cursus" (Nolte 2010a, S. 91) auf die Begleitung Sterbender, das heißt die Leibes- wie die Seelenpflege, vorbereitet worden (Nolte 2010a, S. 91ff.).

mit dem Sterben sei nach dem religiösen Verständnis der Schwestern keine Privatangelegenheit gewesen, sondern es galt einzugreifen für eine letzte Bekehrung (Nolte 2006a, S. 172).

Dass im 19. Jahrhundert die Sterbebegleitung sowohl mit der Geschichte als auch mit der Alltagspraxis diakonischer Krankenpflege bereits fest verbunden gewesen sei, konstatiert auch Kreutzer (2014, S. 92) in ihrer geschichtswissenschaftlichen Habilitationsschrift, in der sie Organisation, soziale Praxis und biographische Erfahrungen in der evangelischen Krankenpflege im Zeitraum 1945-1980 untersucht. Dabei misst Kreutzer (2014, S. 243) „dem Glauben als tradiertem und gleichsam vorprofessionellem Mittel der Krankheitsdeutung und - bewältigung" insofern besonderes Interesse bei, als sie auch nach Brüchen und „eingelagerten Konfliktlinien" (Kreutzer 2014, S. 253) schaut, um schließlich mit einer „dichten Rekonstruktion des Pflegealltags und seines Wandels im institutionellen Kontext" die Binnenlogik des „evangelischen ‚Liebesdienstes'" verstehbar zu machen (Kreutzer 2014, S. 253).

So sei der hohe Stellenwert der Sterbebegleitung im Arbeits- und Lebensalltag der pflegenden Diakonissen im 19. Jahrhundert vor allem im religiösen Deutungskonzept der Rettung der Seelen der Sterbenden begründet gewesen, welches nach Kreutzer (2014, S. 92) sowohl das Kernelement der diakonischen Krankenpflege ausmachte als auch dem Ansatz der ‚Inneren Mission' entsprach. Vor dem Hintergrund, dass Krankheiten vom Mutterhaus noch im 19. Jahrhundert in Verbindung mit einem „sündigen Lebenswandel" gebracht und als „Strafe Gottes" gewertet wurden (Kreutzer 2014, S. 92), hatten die Diakonissen die Aufgabe, das Heil der Seelen zu ermöglichen, „bevor es zu spät war" (Kreutzer 2014, S. 180). Aus diesem „Anspruch der Schwestern, Sterbende religiös zu erziehen und zu läutern" (Nolte 2010a, S. 88)[42], ergaben sich allerdings auch ethische Probleme: Sofern sie nämlich ihr Ziel, die schwerstkranken Menschen „noch vor ihrem Tod zu Gott zurück zu führen", nicht erreichten, hätten die christlichen Krankenschwestern dies als eine schwere Niederlage empfunden (Nolte 2010a, S. 95). Mit Verweis auf eine Studie von Andreas Heller (1996; 1997) spricht Nolte (2010a, S. 95)[43] in diesem Zusammenhang auch von Konflikten mit Ärzten: Während die Ärzte darum baten, den Patient_innen ihre schlechte Prognose zu verschweigen, waren die Pflegenden der gegenteiligen Überzeugung, um auf diese Art und Weise die Chance auf eine Bekehrung[44]

---

[42] Ihre These gründet Nolte (2010a, S. 88ff.; vgl. auch 2010b, S. 41) auf die Analyse von Briefen aus den 1840er Jahren, „die Diakonissen der ersten deutschen Diakonissenanstalt von ihren Einsatzorten an das Mutterhaus in Kaiserswerth geschrieben haben" (Nolte 2010a, S. 88).
[43] Zur ‚ärztlichen Praxis am Sterbebett in der ersten Hälfte des 19. Jahrhunderts' vgl. unter anderem Nolte (2010b, S. 39ff.).
[44] Die Bekehrung sei seinerzeit als „Seelenheilung" verstanden worden (Nolte 2010a, S. 93).

nutzen zu können. Doch nicht nur mit Ärzten hätten die christlichen Krankenschwestern Konflikte gehabt, sondern auch mit Patient_innen, die sich aus Furcht nicht selten geweigert hätten, sich mit dem nahen Sterben und ihrem Glauben auseinanderzusetzen (Nolte 2010a, S. 95; vgl. auch 2006a, S.167f.). In diesem Zusammenhang sei von den Diakonissen auch die Gabe von Schmerzmitteln zurückgestellt worden, bis der Schwerstkranke die religiöse Unterweisung annahm, „um so die Läuterung seiner sündigen Seele zu erlangen" (Nolte 2010a, S. 98f.).[45]

Im 20. Jahrhundert ist dieses Verständnis und der (inner)missionarische Aspekt etwas zurückgetreten (Nolte 2010a, S. 180); Kreutzer (2014, S. 92) kann allerdings anhand biographischer Interviewpassagen zeigen, dass bis etwa Ende der 1950er Jahre „[d]as Diktum: ‚Bei uns starb niemand alleine'" ein elementarer Wert der Diakonissen geblieben ist. Die Begleitung Sterbender sei dabei der „unumstrittene Kompetenzbereich" der Schwestern gewesen; ein Pastor sei nur auf besonderen Wunsch des oder der Erkrankten hinzugerufen worden: Weit mehr als das, „was medizinische Hilfe zu leisten vermochte", hätten die Schwestern am Sterbebett vorgehalten (Kreutzer 2014, S. 92 mit Verweis auf Nolte 2006a, S. 166). Sie hätten selbstverständlich am Bett des sterbenden Menschen – in der Gemeinde- wie in der Krankenpflege (Kreutzer 2014, S. 247) – zu dessen Begleitung ausgeharrt: „Wie köstlich sind solche Stunden am Sterbebett, wenn man weiß der Kranke sehnt sich nach der Heimat dort oben. [...] Nun schläft er dem ewigen Tod entgegen", zitiert Kreutzer (2014, S. 247) aus einem Brief einer Diakonisse an deren Oberin. Die Diakonisse berichtete darin über die Pflege und Sterbebegleitung eines Mannes, der ein „selten vorbildlicher Christ" gewesen sei (Kreutzer 2014, S. 247). Das Vertrauen auf Gott rühre aus der Zuversicht her, so Kreutzer (2014, S. 248), den Tod von gläubigen Christen „als Heimgang in das Reich Gottes zu verstehen und das irdische Ende in eine hoffnungsfrohe Zukunft umzudeuten."

Laut Kreutzer (2014, S. 92) ist im 20. Jahrhundert das Phänomen Krankheit vom Mutterhaus nicht mehr als Strafe, sondern vielmehr im Sinne eines „Prüfstein Gottes" gewertet worden. Der Glaube konnte demnach durch schwere Krankheit an Tiefe gewinnen (Kreutzer 2014, S. 244) und zur Aufgabe der Diakonissen wurde es nunmehr, Schwersterkrankten ein „friedliches Sterben" zu ermöglichen (Kreutzer 2014, S. 93). Für eine gelungene Krankheitsbewältigung

---

[45] Insofern hätten die Diakonissen vor allem die Pflege derjenigen Schwerstkranken, die sich gottergeben nach dem Ende sehnten, als „‚leichte' Pflege" verstanden (Nolte 2010a, S. 96). Kreutzer (2014, S. 248) thematisiert die sinnstiftende Funktion des Glaubens der Diakonissen als „Beziehungsbrücke", hergestellt über gemeinsam geteilte religiöse Gewissheiten und kulturelle Praktiken; sie deutet den Glauben auch als „Möglichkeit einer Distanzierung, ohne die Nähe zu den ihnen anvertrauten Menschen aufzugeben."

habe seitens des Mutterhauses die Vorgabe gegolten, sich der Gnade Gottes zu „befehlen" und damit die Krankheit wie auch den gegebenenfalls bevorstehenden Tod anzunehmen. Die Möglichkeit, die Krankheit und das Sterben nicht anzunehmen, sei im Frömmigkeits-Wertekanon des Mutterhauses nicht vorgesehen gewesen. Vielmehr habe gegolten, die Krankheit und das Leiden bis hin zum Tod zu ertragen; wobei die Phänomene Sterben und Tod mit positiv konnotierten Metaphern wie „„Heimgang' ins Reich Gottes" umschrieben worden seien (Kreutzer 2014, S. 93, mit Verweis auf Köser 2006, S. 362f.).

Für Kreutzer (2014, S. 93) hat dieses „christlich-versöhnliche Verständnis eines guten Todes [...] auch weltliche Pflegekonzepte nachhaltig geprägt." Sie verweist beispielhaft auf das Phasen-Modell von Kübler-Ross (2014, S. 39ff.), welches ebenfalls ein „friedliches Sterben" zum Ideal hat und deshalb in der letzten, fünften Phase (Kübler-Ross 2014, S. 139ff.) ebenfalls Zustimmung zum Sterben annimmt. In den 1960er und -70er Jahren lagen dann „neue[...] Rahmenbedingungen technisierter und spezialisierter Krankenversorgung" vor[46] und es stellte sich die Frage, inwieweit dies die Begegnung zwischen Diakonissen und sterbenden Patient_innen verändert hat (Kreutzer 2014, S. 244). Insgesamt kann man sagen, dass diese Begegnungen nun zunehmend in Krankenhäusern stattfanden, da das Sterben und der Tod aus dem häuslichen Umfeld verdrängt wurden (Kreutzer 2014, S. 250ff.). Mit dem neuen säkularisierten, biologisch-technischen Krankheitsverständnis veränderte sich parallel auch die Rolle der (christlichen) Sterbebegleitung im Krankenhaus und verlor zunehmend an Bedeutung – sogar in christlichen Stiften „fehl[t]e mitunter ein Ort zum Sterben", so dass Patient_innen für die letzten Stunden ihrer Lebenszeit in Badezimmer abgeschoben worden seien (Kreutzer 2014, S. 250). Im Zuge der Spezialisierung der Versorgung entstanden neue, gesonderte Abteilungen für Patient_innen mit lebensbedrohlichen Erkrankungen (in den 1950er Jahren die Bestrahlungsstationen, Ende der 1960er die Intensivstationen). Auf diesen Spezialstationen waren nur wenige Diakonissen eingesetzt; zudem gibt es laut Kreutzer (2014, S. 250f.) zum Umgang des pflegerischen Personals mit dem paradigmatischen Umbruch in der Sorge für Sterbende nur wenige Zeugnisse.

---

[46] Die Briefe der Diakonissen aus dieser Zeit würden davon zeugen, dass diese, um eigene Erkrankungen zu beschreiben, nicht eine medikalisierte Sprache wählten, vielmehr hätten sie auch schwere Erkrankungen als „Krisen im eigenen Lebenslauf [...] und Chance zur Glaubensvertiefung" gedeutet (Kreutzer 2014, S. 244). Im Gegensatz zum Alltag in der freien Krankenpflege sei es im System des Mutterhauses möglich gewesen, auch gesundheitlich eingeschränkte Schwestern zu integrieren, was deren Zugehörigkeitsgefühl zur Gemeinschaft gestärkt hätte (Kreutzer 2014, S. 246; vgl. auch Kreutzer 2010). Diese lebensgeschichtlichen Erfahrungen von Krankheit und Krisen sowie dem Umgang damit deutet Kreutzer (2014, S. 243) als wichtiges Moment in der Begleitungsarbeit der Diakonissen.

2.1.7 Zwischenfazit

Wie deutlich geworden ist, haben die moderne Hospizarbeit und Palliative Care
eine ganze Reihe von möglichen historischen Vorläufern und Anknüpfungspunk-
ten. Allerdings wird die jüngere Hospizarbeits- und Palliative Care-Literatur vor
allem von jener Erzählung dominiert, welche die mittelalterlichen Hospize und
Herbergen an den Beginn der historischen Entwicklungen stellt: Bereits Cicely
Saunders, die immer wieder als Begründerin der modernen Hospizbewegung
benannt und deren Wirken unter anderem Gegenstand des folgenden Kapitels
sein wird, spricht mit Blick auf die historischen Vorläufer von mittelalterlichen
„early hospices", aber auch von „xenodochien" (Saunders 2006, S. 270f.). Dabei
betont Saunders (2006, S. 270), dass es sich bei dem Wort „hospice" um einen
antiken Begriff handele, der, „although not originally concerned with dying, it
has some connotations that introduce interesting comparisons with the aims of a
modern hospice and palliative care teams." Sie vergleicht also weniger auf
Grund des geschichtswissenschaftlichen Erkenntnisstandes als vielmehr in der
Art einer metaphorischen Rückschau. Saunders (2006, S. 270) zieht noch einen
weiteren Vergleich: Das lateinische Wort „hospes" habe zunächst „Fremder"
bedeutet, das sich später zu „Gast" verändert habe; während „hospitalitas" ein
freundliches „welcome to the stranger" bedeutete. Das davon abgeleitete Nomen
„hospitium" übersetzt Saunders (1988, S. 169) vor diesem Hintergrund mit „both
the place where hospitality was given and also the relationships that arose" bzw.
mit „originally the warm feeling between host an guest, and later the place where
this feeling was experienced" (Saunders 2006, S. 270f.). Wichtig ist Saunders
(2006, S. 271) die Haltung christlicher Caritas, die sie der Sorge-Praxis der Xenodochien zuschreibt und die sie im Kontrast zur hippokratischen Tradition versteht, in der laut Saunders (2006, S. 271) „a doctor did not treat the incurably
sick or terminally ill. It was thought unethical to treat a Patient with a deadly
desease."[47]

Saunders sieht die Xenodochien oder frühen christlichen „hospices" oder
„hospitals" demgegenüber als Ort an mit einem „radical different approach": den
Christen sei daran gelegen gewesen, die Fremden und Pilger, die gesundheitlich
oft sehr mitgenommen und möglicherweise sterbend waren, nicht nur willkommen zu heißen und ihnen Essen und Trinken zu geben, „but also *to care* for the
sick" (Saunders 2006, S. 271). Vor dem Hintergrund dieses Verständnisses setzte

---

[47] Mit dieser Argumentation zeigt Saunders zugleich eine ‚Lücke' im Verständnis des hippokratischen Eides auf: Zwar wurde darin der aktiven Sterbehilfe eine klare Absage erteilt (Eigler 2003, S.
A-2203f.). In diesem Zusammenhang aber sollten sich die Ärzte aus „ethischen Gründen"– vermut-
lich aber auch, um nicht in die Situation zu kommen, aktive Sterbehilfe geben zu wollen, aber nicht
zu dürfen – von der Behandlung unheilbar- und schwerstkranker Menschen fernhalten.

Saunders mit ihrem ‚total pain'-Modell also auch einen Kontrapunkt hinsichtlich der hippokratischen Tradition, Schwerstkranke und ‚Sterbende' nicht (mehr) ärztlich zu behandeln: Indem sie das Sterben als Teil des Lebens betrachtete (Saunders 1988, S. 167ff.), wurde nunmehr auch diese Lebensphase zum Teil der medizinischen Behandlung durch Ärzt_innen. [48]

Auch Heller/Schuchter (2014, S. 277) konstatieren, dass im Hospizbegriff die Idee der europäischen und altorientalischen Gastfreundschaft fortlebe: „Menschliches Leben, als Pilgerschaft begriffen, ist auf Gastfreundschaft angewiesen, um Weg und Ziel zu finden. Hospize bieten eine absichtslose Gastfreundschaft an im bedingungslosen Interesse am Anderen, an der Anderen um seiner/ihrer selbst willen." Dabei geht es ihnen ganz offensichtlich nicht um das Hospiz als ein Gebäude, sondern vielmehr um eine Haltung von sorgenden Personen und um eine (Sorge-)Kultur der Gesellschaft: „In Zeiten zunehmender Ökonomisierung [...] des Gesundheitswesens hält die Hospizidee in kritischer Differenz diese sorgende Aufmerksamkeit für Menschen in Not, mit Hilfe- und Unterstützungsbedarf am Lebensende aufrecht" (Heller/Schuchter 2014, S. 277).

An diese Betonung der Haltung absichtsloser Gastfreundschaft für schwerstkranke und sterbende Menschen als Kern des Hospizbegriffes schließen auch Heimerl et al. (2012, S. 408) an. Dabei geht es ihnen vor allem auch um den partizipativen Aspekt des Konzeptes moderner „Hospice Palliative Care" (Heimerl et al. 2012, S. 409) sowie darum, „Sterben und Tod als einen ‚natürlichen Prozess' in die Gesellschaft zu integrieren", was vorrangig als eine zivilgesellschaftliche und nachrangig als eine professionelle Aufgabe zu gestalten sei (Heimerl et al. 2012, S. 409): Deshalb mache neben der Haltung der absichtslosen Gastfreundschaft vor allem auch jene zivilgesellschaftliche Sorgekultur den Kern des Hospizbegriffes aus, welche „die Caring-Interaktionen nicht in der Asymmetrie von Subjekt-Objekt sieht."

Als Zwischenfazit kann man also festhalten, dass es zahlreiche, ganz unterschiedliche Vorläufer der modernen Hospizarbeit und Palliative Care gegeben hat. Gleichzeitig scheint es allerdings möglicherweise gar nicht so wichtig, wie es war und wo genau die Geschichte der modernen Hospizarbeit und Palliative Care bzw. der Hospizidee ihren Ausgang genommen hat. Vielmehr geht es vor allem darum, den Hospizgedanken positiv zu bestimmen. Insofern steht eine Genealogie der (modernen) Hospizidee noch aus, das heißt eine (historische)

---

[48] Vgl. auch Saunders (1993; 1997, 3ff.; WHO 1990; vgl. kritisch zur WHO-Definition ‚Palliative Care' Randall/Downie 2006). Die Monographie von Randall/Downie (2006) thematisiert das Nebeneinander von asklepischer und hippokratischer Medizin im antiken Griechenland – und zieht daraus Konsequenzen für die heutige ‚Palliativmedizin', die nach Ansicht der Autor_innen Elemente beider Traditionen zum Wohle der Betroffenen vereinen sollte (vgl. auch Goossensen et al. 2016, S. 189f.). Randall/Downie (2006) versuchen im Weiteren eine Neudefinition der WHO-Definition von ‚Palliative Care'.

Perspektive, „die mit jedem teleologischen Entwicklungsdenken bricht, die keine überzeitlichen Konstanzen und Wahrheiten akzeptiert und die schließlich die Kontingenz, ja radikale Singularität aller historischen Erscheinungen heraus- streicht" (Sarasin et al. 2007, S. 12). Insofern verzichtet die genealogische Per- spektive auf die Illusion eines Ursprungs, in dem ein bestimmter Wesenskern, wie etwa die Hospizidee, schon angelegt wäre: „Denn wo sollte dieser Anfang gesetzt werden?" (Sarasin et al. 2007, S. 12).

Die so formulierte Skepsis gegenüber der historischen Kontinuität der Hos- pizidee bedeutet freilich nicht, dass es diese Idee nicht gäbe oder dass sie heute nicht handlungsrelevant wäre. Im Gegenteil: Die (dominierende) Erzählung ihrer historischen Kontinuität zeugt von der Bedeutung, die sie in der Gegenwart hat. Dafür steht nicht zuletzt das Wirken Cicely Saunders, dem wir uns nun zuwen- den.

2.2 Entwicklung der modernen Hospizarbeit und Palliative Care

Im folgenden Kapitel werden die Entstehung und Entwicklung der modernen Hospizarbeit und Palliative Care in England und Deutschland kursorisch nachge- zeichnet. Dabei werden die Entwicklungen in England lediglich bis in die 1970er Jahre betrachtet, weil in diesem Zeitraum die entscheidenden Impulse für die dann einsetzende Entwicklung in Deutschland gesetzt wurden.

2.2.1 Zur Entstehung von Hospice (Palliative) Care in England

Obwohl in England bereits Mitte des 19. Jahrhunderts über Lücken in der medi- zinisch-pflegerischen Versorgung von unheilbar Kranken öffentlich debattiert wurde[49], ist die älteste Einrichtung, „die auch nach der Intention der Gründer primär der Aufnahme von todgeweihten und sterbenden Kranken diente", in Irland gegründet worden (Stolberg 2013, S. 229). 1879 eröffneten die „Sisters of Charity" bei Dublin das „Our Lady's Hospice for the Dying" mit zunächst 40 Betten für Menschen, die nur noch wenig Lebenszeit vor sich hatten; zehn Jahre nach Eröffnung waren es bereits 108 Betten. Der Begriff „hospice" wurde dort

---

[49] Die Krankenhäuser nahmen seinerzeit keine unheilbar Kranken (Schwind- und Wassersucht sowie Krebs werden als Erkrankungen genannt; Stolberg 2013, S. 228; vgl. auch Kiernan 2011, o.S.) auf, so dass diese elendig versterben mussten – in der Regel in sogenannten Arbeitshäusern für Arme, die sozialdisziplinierende Funktionen übernommen haben und nicht für die medizinisch-pflegerische Behandlung unheilbar Kranker ausgerichtet waren. Auf diese unzulängliche Situation in der öffentli- chen Gesundheitsversorgung für den verarmten Bevölkerungsteil hätten Elliot und Cobbe 1860 öffentlich aufmerksam gemacht (Stolberg 2013, S. 228).

erstmals im heutigem Sinne verwendet, in einem Jahresbericht aus dem Jahr 1880/1881 heißt es laut Stolberg (2013, S. 229) über den therapeutischen Aufwand: „Die Sterbenden können nicht wie gewöhnliche Patienten behandelt werden, sie brauchen die kostspieligere Diät und Behandlung, die ihr geschwächter Zustand erfordert."

St Joseph's Hospice for the Dying und St Luke's Hospital

In England selbst kam es dann erst etwa ein Jahrzehnt später zur Eröffnung von Einrichtungen in London, die als „wichtige unmittelbare Vorläufer des modernen Sterbehospizes" (Stolberg 2013, S. 229) gelten können, weil sie – allesamt religiös motiviert – Sterbenden eine Zuflucht bieten wollten: Das „Hostel of God" (1892), das „St Columba's" (Friedenheim)[50] (1889), das „St Luke's Hospital"[51] (1893) sowie das „St Joseph's House" (1905) (vgl. auch Goldin 1981, S. 405).

Grace Goldin (1981) geht davon aus, dass diese Einrichtungen von zentraler Bedeutung für die spätere Eröffnung des als „Gründungshospiz" bezeichneten St Christopher's Hospice (1967) durch Cicely Saunders waren. Dabei verweist sie vor allem auf die von den „Sisters of Charity" geführte Einrichtung: „St Joseph's House" sowie auf das „St Luke's House", da beide Häuser zusammen das inhaltliche Fundament für das St Christopher's gebildet hätten: „The two approaches came together at St Christopher's Hospice: pain control, originating at St Luke's in Bayswater, and the inspired nursing of St Joseph's Hospice in the East End of London" (Goldin 1981, S. 385).

In diesem St Joseph's House (oder auch: St Joseph's Hospice for the Dying"[52]) begannen fünf irische „nursing sisters"[53] des römisch-katholischen Ordens „Religious Sisters of Charity"[54] zur Jahrhundertwende in London-Hackney mit ihrer „spezialized and tender care and nursing expertise" (Goldin 1981, S. 390). Der Arbeitseinsatz wie auch die Pflegepraxis der irischen Schwestern wird

---

[50] Vgl. zum ‚Friedenheim' auch Murphy (1990, S. 221ff.).

[51] Hinsichtlich ausführlicher Forschungen zum St Luke's Hospital verweist Stolberg (2013, S. 230) auf die Arbeiten von Goldin (1981) und Fleming (2005), wobei das Werk von Fleming (2005), das laut Stolberg (2013, S. 282) eine „[m]asch.schr. Diss." ist, nicht zu recherchieren war.

[52] Ermöglicht worden sei die Eröffnung der Einrichtung in einem der ärmsten Stadtteile Londons im Jahr 1905 durch den Jesuiten-Pater Peter Gallwey, der die Spendensammlungen organisierte; siehe unter http://www.stjh.org.uk/about-us/our-history (05.03.2018).

[53] Namentlich: „Winefred Sugrue, Mary Sabas O'Connor, Mary Uriel Duffy, Catherine O'Flynn and Agnes Aloysius Martin", siehe unter http://www.stjh.org.uk/about-us/our-history (05.03.2018).

[54] „Religious Sisters of Charity" ist laut Eigenbeschreibung eine Kongregation „of religious women, founded by Mary Aikenhead in 1815, in Dublin, Ireland", die sich seither der Sorge für Arme (Kranke) widmet und auf mehreren Kontinenten auch heute noch aktiv ist; siehe unter http://www.rsccaritas.ie/ (05.03.2018).

von Goldin (1981, S. 392) als außerordentlich zugewandt und einsatzbereit beschrieben, obwohl es viele Patient_innen und nur wenige Schwestern gegeben habe. Sie zitiert die Schwester Mary Antonia, die ab Mitte der vierziger Jahre von ihrem Orden dorthin zum Dienst ausgesendet wurde, mit den Worten: „Even before Dr. Saunders came, we gave good nursing care. We wouldn't have had patients with bed sores or sore mouths" (Goldin 1981, S. 392). Cicely Saunders nahm an dieser Sorge-Pflege-Arbeit für Sterbende im St Joseph's ab Mitte der 1950er Jahre teil und begann hier ihr medizinisch-pflegerisches Hospice Palliative Care-Konzept (weiter) zu entwickeln; David Clark (2005, S. 8), ein Freund und Kollege Saunders, resümiert: „It was here, building on older traditions of religious care and solicitude, and introducing methods of recording clinical informations in charts and notes, that she began to develop a modern strategy for hospice care."

Vor ihrem Medizinstudium hatte Saunders bereits sieben Jahre als eine „volunteer nurse" im St Luke's House mitgearbeitet und die Idee und Umsetzung hospizlich-palliativer Sorge für Sterbende kennengelernt (Saunders 1988, S. 170). Bei dieser Einrichtung handelte es sich um ein „hospital" der „West London Mission"[55]. Goldin (1981) rekonstruiert auf Basis von überlieferten Jahresberichten[56] die Arbeit im „St Luke's House"[57] und kann so die Existenz einer hospizlich-palliativen Praxis belegen, lange bevor das St Christopher's Hospice gegründet wurde. Goldin (1981, S. 383) bezeichnet das „St Luke's hospital" im Übrigen sogar als das „Protohospice at the Turn of the Century." 1893 hatte es in London der Arzt Howard Barrett (zuvor Medizinischer Direktor der „West London Mission") gegründet. Er legte Wert darauf, die „Care" für Kranke mit sehr begrenzter Lebenserwartung (zumeist mit den Diagnosen Tuberkulose und Krebs, aber auch Herz- und Lebererkrankungen; Goldin 1981, S. 405) radikal zu

---

[55] Die „West London Mission" ist laut Evans/Davison (2014, S. 6) eine christliche Initiative der Methodisten.

[56] Die meisten dieser Jahresberichte, auf die Goldin (1981) ihre Analyse der hospizlich-palliativen Praxis im St Luke's House aufbaut, sind zwar vom Gründer Howard Barrett verfasst (er starb 1921) (Saunders 1988, S. 169), aber von Cicely Saunders im Späteren aufbereitet und unter ihrem Namen abgelegt worden (Goldin 1981, S. 385, 393). Ab 1948 hatte Saunders über einen Zeitraum von sieben Jahren im St Luke's House hospitiert (Saunders 1988, S. 170) und dort ein Programm zur Schmerzkontrolle beobachtet: „At the same time, as a volunteer nurse in the evenings weekly, she observed an improved program of pain contol in terminal cancer patients at St Luke's Hospital, Hereford Road, in the Bayswater district north and west of the center of London" (Goldin 1981, S. 384f.). Nach ihrer Ausbildung zur Ärztin habe sie dann ein „pain control"-Programm im St Jospeh's Hospice, einer katholischen und pflegerisch ausgerichteten Institution im Osten Londons, etabliert (Goldin 1981, S. 385). Saunders, die 1967 das St Christopher's Hospice eröffnete, wird im Allgemeinen als Gründerin der modernen Hospice Palliative Care und auch des Modells ‚Pain control' verstanden (Clark 2005; vgl. auch Fleckinger 2013b, S. 36ff.).

[57] Im Späteren heißt das St Luke's House „Hereford Lodge" (Goldin 1981, S. 393; siehe auch http://www.ezitis.myzen.co.uk/herefordlodge.html [05.03.2018]).

verbessern (Goldin 1981, S. 394ff.). Dabei habe er, so Goldin (1981, S. 385), nicht nur das Wort „hospice" bereits „in it's contemporary sense, as established by Cicely Saunders" benutzt, das heißt im Sinne einer „mixture of nursing, medical, social, and religious care" (Goldin 1981, S, 384); sondern er habe auch Programme zur medizinischen Schmerzkontrolle entwickelt und bereits in den frühen 1940er Jahren durchgeführt (Goldin 1981, S. 385; Boulay 2007, S. 39; vgl. auch Stolberg 2013, S. 230f.). In der Saunders-Biographie von Boulay (2007, S. 39) findet sich dies bestätigt: Die Form der regelmäßigen Morphin-Gabe ist im St Luke's wohl bereits vor 1935 Alltagspraxis gewesen. Saunders selber schreibt (1988, S. 169) wiederum, dass Howard Barrett „left wonderful series of Annual Reports but he only rarely mentioned the treatment of pain"; sie selbst hat Ende der 1950er Jahre begonnen, ein medizinisch-pflegerisches Behandlungskonzept zur Linderung von Schmerzen zu entwickeln und zu publizieren (Saunders 1988, S. 170), wobei anzunehmen ist, dass darin sicherlich Wissen und Erfahrungen eingeflossen sind, die zuvor in St Joseph's und St Luke's gemacht und notiert wurden.

Hinsichtlich der Haltung gegenüber den Patient_innen im St Luke's beschreibt Barrett in seinem Jahresbericht (1909), dass sie „were thought of as individuals: ‚We do not think or speak of our inmates as cases'. We realise that each one is a human microcosm, with its own characteristics, its own aggregate of joys and sorrows, hopes and fears, its own life history, intensely interesting to itself and some small surrounding circle" (Barrett 1909, zitiert nach Stolberg 2013, S. 231)[58]. Dabei wurde die Stimmung in diesem modernen Hospiz von Patient_innen als ‚hell' und ‚lebendig' beschrieben; zudem hatten sie – im Kontrast zu anderen „homes" – Kleidung, um das Haus auch einmal verlassen zu können (Goldin 1981, S. 399), und auch die Besuchszeiten für Angehörige hatte man erweitert (Goldin 1981, S. 402).[59] Bei der Architektur des Hauses wurde neben dem Aspekt des „clean and quiet environment" (Goldin 1981, S. 405) stets auch auf Behaglichkeit für die schwerstkranken, sterbenden Bewohner geachtet (Goldin 1981, S. 400ff.). Zudem habe man mit Blick auf die Lebensqualität auch auf schmackhaftes, delikates Essen geachtet und Feste wie Weihnachten mitei-

---

[58]Aufgenommen wurden allerdings wohl nicht diejenigen Armen, die bereits zuvor Armenunterstützung bekamen, sondern nur die „respectable poor", die aufgrund ihrer Krankheit in Not gerieten (Goldin 1981, S. 396).

[59] Goldin (1981, S. 383) definiert „hospice care" Anfang der 1980er Jahre als „humane, sensitive, and skilled nursing attention, plus the proper administration of drugs to control symptoms, plus attention to the entire family – was beginning to be thought of as the right of patients, particularly patients with terminal cancer, whose pain was not being controlled in hospitals and whose physicians were not attentive in other ways. Doctors, unable to cure, often felt like failures and avoided the patients that made them feel that way. They could not even find anything to say as human beings that might be of help."

nander gefeiert (Goldin 1981, S. 403). Insofern sei die Atmosphäre – im Gegensatz zu anderen Einrichtungen – für alle fröhlich und kräftigend gewesen (Goldin 1981, S. 399). Insgesamt beschreibt Goldin das Haus als evangelikal und altruistisch ausgerichtet, spirituelle Hilfe sei der physischen Sorge gleichgestellt gewesen (Goldin 1981, S. 404). Den Übergang vom irdischen Leben ins „new life" bei Gott habe man mit verantwortungsvoller Sorge begleiten wollen; sofern sich ein Ungläubiger noch am Sterbebett für den Glauben an Gott entschieden habe, freuten sich laut Goldin (1981, S. 404) die Mitarbeitenden im St Luke's House für ihn.

Neben dem Arzt Barrett habe es einen hauseigenen Kaplan, Schwestern und freiwillig Helfende[60] gegeben, wobei Goldin (1981, S. 408) explizit auf den Typus und die Rolle der Freiwilligen/Ehrenamtlichen im St Luke's eingeht, die in den Jahresberichten als „freiwillige Schwestern" („sisters") und „Besucherinnen" („visitors") benannt wurden. Die Aufgabe der freiwilligen Helferinnen bestand darin, Besuche auf den Stationen zu machen; besonders wird ihre Fähigkeit hervorgehoben, dass sie Menschen zu Gott bekehren konnten (Goldin 1981, S. 404f.): „What is a sister? She is a religious of a Protestant type, […] and in this case undoubtedly belonged to the West London Mission. For that matter, what was a visitor? She was a lady from the upper or middle class, who made friends with patients with two main ends in view: to bring them to a more religious frame of mind, and to help them with their family problems – an embryonic social worker, but with a strong religious overlay […]. *Sisters Lily, Gertrude, Agatha, Constance, appear again and again in the reports, the last name never recorded […]. Mr. Barrett regarded their work as a much greater work than any of the others of us.* The results of it last – indeed for ever" (Goldin 1981, S. 408; Hervorh. SF).

Goldin betont, dass Barrett die sozialarbeiterischen Fähigkeiten dieser gut situierten Frauen, die sich mit einer evangelikalen Ausrichtung verbanden, als überaus hoch eingeschätzt habe (Goldin 1981, S. 408). Diese Frauen, von denen stets nur der Vorname in den Büchern genannt wird, übernahmen zum Beispiel die Aufgabe, als „volunteer visitor[s] to the wards" (Goldin 1981, S. 404) den Pfarrer bei seinen Besuchen zu begleiten. Dies vor allem auch deshalb, weil den Patient_innen noch eine Bekehrung zum Christentum ermöglicht werden sollte: „They, along with the chaplain, were to offer the patients a spiritual uplift, to do what is possible to prepare them for the solemn change awaiting them" (Goldin 1981, S. 409). Neben dieser „clerical role" unterstützten die „visiting sisters" die Patient_innen aber ebenso in Alltagsdingen und strahlten insgesamt Verlässlich-

---

[60] So schreibt Goldin (1981, S. 404) etwa von Sister Lily, „for fourteen years official but volunteer visitor to the wards, was a lady whose great gift is claimed to have been just such subtle, effective work with the patient's soul."

keit und Vertrauen aus: „They [the patients, SF] confide in her, lean on her, take comfort from her" (Goldin 1981, S. 409). Die Helferinnen waren aber nicht nur im St Luke's im Einsatz, sondern sie gingen auch zu den Familien der Betroffenen nach Hause, um diese dort beim Kochen und Versorgen der Kinder zu unterstützen oder um Trost zu spenden (Goldin 1981, S. 409). Ausgeführt wird im Jahresbericht des St Luke's auch, dass die Freiwilligen das Spendenaufkommen für das St Luke's House positiv beeinflusst hätten (Goldin 1981, S. 409f.) und nicht müde geworden seien, Netzwerke zu knüpfen mit angesehenen öffentlichen Personen, das heißt wohltätigen Förder_innen (Goldin 1981, S. 411ff.), die zusätzlich den Bekanntheitsgrad des St Luke's House erhöht hätten.

Diese frühen Formen der heutigen Hospizgeschichte waren auch Inspiration für Cicely Saunders, jener Frau, die Mitte des 20. Jahrhunderts begann, das St Christopher's Hospice in London aufzubauen.

Cicely Saunders und das St Christopher's Hospice[61]

Als Cicely Saunders am 24. Juli 1967 das St Christopher's Hospice eröffnete, ging es ihr darum, einen Paradigmenwechsel in Medizin und Gesellschaft und deren Umgang mit Sterben und Tod anzuregen (Mount 2002, S. Vf.). Ihr Ziel war die Schaffung einer „hospice-community", einer Gemeinschaft, in der die Sterbenden nicht mehr in die Badezimmer der Krankenhäuser abgeschoben werden sollten, sondern die ein Ort ganzheitlicher „Umsorge" (Heimerl et al. 2012, S. 409) sein sollte. Ein solches Setting war für Saunders der „ideale" Ort für Sterbende – und ebenso für ihre Mitarbeiter_innen, die sich dieser neuen Art der ‚Versorgung' widmen wollten (Saunders 1972, S. 275; 1997, S. 9; Clark 2005, S. 128; Fleckinger 2013a, S. 12f.; Heller 2015).

Ihr besonderes Interesse an der Arbeit für Sterbende war allerdings bereits im Jahr 1948 über eine persönliche Begegnung geweckt worden, als sie als Sozialarbeiterin in einem Krankenhaus den schwer an Krebs erkrankten, jungen polnischen Juden namens David Tasma betreute (Saunders 2001, o.S.; Clark 2005, S. 7). Saunders beschreibt, dass der junge Mann habe Schmerzen sowie weitere psychosoziale Belastungen aushalten müssen, da die Schwerstkranken und ‚Sterbenden' im England der vierziger Jahre unwürdig um lindernde Medikamente wie Morphin oder Diuretika hätten betteln müssen (Saunders 1959, S. 580). Durch die Erfahrung mit diesen schwerkranken Patient_innen wuchs bei ihr und ihren Kolleg_innen die Erkenntnis, „to see death as an essential part of life and of life's fulfillment" (Saunders 1965, S. 75), eine Sicht, die sie zum

---

[61] Dieser Abschnitt beruht inhaltlich auf Fleckinger (2013b, S. 36-46), ist allerdings gegenüber dem Original gekürzt, stark überarbeitet und aktualisiert.

Beispiel auch dem Euthanasiegedanken konzeptionell entgegenstellte. Zugleich war ‚Sterben' in dieser Perspektive eben keine medizinische Niederlage mehr, sondern galt nunmehr als ‚Erfüllung des Lebens' mit verschiedenen Wegen des Lebensendes: Dazu gehörte Trost und Umsorge ebenso wie Schmerzmanagement und Verstehen und Mitgefühl (Clark 2005, S. 128). Dabei stand für Saunders stets die einzelne Person mit ihrem „interrelationship with others" (Saunders 1968, zitiert nach Clark 2005, S. 128) im Mittelpunkt der Sorge.

   1951 nahm die Krankenschwester und Sozialarbeiterin Saunders, die in St Jospeph's begonnen hatte, ein ganzheitliches Schmerzkonzept zu entwickeln[62] (Clark 2005, S. 8), ein Medizinstudium auf. Denn erst als Ärztin, so ihre Überzeugung, würde es ihr gelingen, im hegemonialen System der medizinischen Versorgung Gehör zu finden (Saunders 1959, S. 580; 1996, S. 1600; 2001, o.S.). Diese in den folgenden Jahren (weiter) entwickelte ‚hospice medicine' auf Basis des ganzheitlichen Schmerzkonzepts sollte an die frühen Traditionen der hospizlichen Begleitung und Umsorgung anknüpfen, welche nach einem christlichen Verständnis den irdischen Übergang ins Jenseits vorbereiten und erleichtern sollten (Saunders 1965, S. 73ff.).

   Saunders wollte im St Christopher's Hospice aber nicht nur exzellente klinische Sorge für Schwerkranke und ‚Sterbende' vorhalten, sondern ihr Konzept zielte auch darauf, diese a) mit Lehre und Forschung zu verbinden (Clark 2005, S. 8), b) die ‚hospice medicine' zu generalisieren und auf andere Settings zu übertragen (Saunders 1997, S. 9) sowie c) eine Debatte innerhalb der Gesellschaft anzuregen, welche „would transform thinking about the care oft the dying, worldwide" (Clark 2005, S. 8).[63] Motiviert und inspiriert war Saunders durch einen ‚inneren Ruf', der ihrem christlichen Glauben entsprang und der sie dazu bewegte, ein modernes Hospiz nach ihrem Konzept zu schaffen (Clark 2005, S. 8; Mount 2002, S. VI).

   Ihr Modell einer ‚total pain', das laut Seymour (2012, S. 5) später die Grundlage der WHO-Definition von Palliative Care (WHO 1990) bilden sollte, hat Saunders aus Gesprächen mit Patient_innen entwickelt, von denen sie Tonbandaufzeichnungen anfertigte (Clark 2005, S. 9) und in denen die Erkrankten von ihrer Krankheit, ihren Sorgen und ihren Angehörigen erzählten. Daraus leitete sie einen neuen Ansatz für die Therapie ab: Nicht mehr das Wort „Austhe-

---

[62] „It was here [in St Joseph's, SF], building on older traditions of religious care and solicitude […] that she began to develop a modern strategy for hospice care" (Clark 2005, S. 8). „It has been important during these years at St Joseph's Hospice to learn something of the need such people have for skilled nursing and medical care, for the right handling of drugs, and for the confident understanding of their mental as well as their physical distress" (Clark 2005, S. 75).

[63] Auf ihren vielen Reisen, in denen sie Krankenpflegepersonal und Medizinstudierende unterrichtete (Clark 2005, S. 9), lernte sie in den USA Anfang der 1960er Jahre auch Elisabeth Kübler-Ross, eine andere Größe in der Forschung mit Sterbenden, persönlich kennen (Saunders 1997).

rapiert!" bestimmte dieses Konzept, sondern nunmehr galt es, die Variationen von Möglichkeiten, etwas zu tun, einzubeziehen und auszuschöpfen (Clark 2005, S. 9).

Saunders nahm an, dass das Phänomen Schmerz bei Schwersterkrankten und Sterbenden multidimensional sei, dass also physische Symptome ebenso dazugehörten wie psychischer Stress, Probleme im sozialen Nahfeld und emotionale Schwierigkeiten (Clark 2005, S. 9). Dabei gelte es, den Auswirkungen von Schmerzen auf der medizinischen, sozialpädagogischen, pflegerischen und seelsorgerischen Ebene zu begegnen (erst in späteren Dokumenten schließt sie dabei auch sogenannte ‚volunteers' konzeptionell mit ein; Saunders 1997, S. 8ff.). Zugleich gehörte zu Saunders' linderndem Ansatz das ‚pain management', das heißt die kontrollierte und regelmäßige Gabe von Schmerzmedikamenten bei kontinuierlichen Schmerzen (Saunders 1997, S. 9).

Ihre Idee der Sorge für Sterbende versuchte Saunders als Ärztin zunächst in St Joseph's umzusetzen und weiterzuentwickeln (Clark 2005, S. 10). Gleichzeitig holte sie sich im Rahmen eines Briefwechsels kritisches Feedback von einem ärztlichen Kollegen und Freund (ebenfalls Christ) zu ihren sich konkretisierenden Plänen ein, ein Haus der Sorge für Schwerstkranke und ‚Sterbende' umzusetzen (Clark 2005, S. 16ff.). Sie plante das Personal nach einem guten Stellenschlüssel und mit exzellent ausgebildeten und angemessen bezahlten Krankenschwestern, die auch Zugang zu Supervisions-Sitzungen haben sollten (Clark 2005, S. 10, 127f.). Parallel erwähnte sie allerdings auch „untrained nurses" positiv, die sie einzusetzen gedachte (Saunders 1959, zit. nach Clark 2005, S. 19). Auch wenn hier von nicht ausgebildetem Personal die Rede ist, so ist doch eine konzeptionell begründete Einbindung von ehrenamtlich tätigen Bürger_innen in die ‚hospice care' in den recherchierten Originaltexten der 1950er/60er Jahre noch nicht zu identifizieren. Deren Beteiligung ist wohl in der ersten Stunde der Umsetzung ihrer Ideen für Saunders eher aus der Not (in Ermangelung finanzieller Mittel) bzw. aus dem selbstverständlichen Engagement von christlichen Freund_innen aus der örtlichen christlichen Gemeinde entstanden. Erst in späteren Dokumenten (zum Beispiel Saunders/Kastenbaum 1997), 30 Jahre nach der Gründung von St Christopher's, bezieht sie sich auf die von ihr und ihrem Team wohl 1976 entwickelten „Essentials for a Hospice" (Saunders 1997, S. 8ff.) und konstatiert einen konzeptionellen Bedarf zur Einbindung der Kommune bzw. deren Bürger_innen (Saunders 1997, S. 9). Der christliche Glaube, dem neben den ehrenamtlichen Helfer_innen auch sämtliche hauptamtlichen Mitarbeiter_innen des multidisziplinären Teams (Clark 2005, S. 128) angehören sollten, bildete für die streng gläubige Saunders (Clark 2005, S. 12, 36) die unbedingte Basis für eine hospizlich-palliative (christliche) Community (Saunders 1997, S. 9).[64]

Verteilt auf mehreren Stationen waren es bei Eröffnung (im Jahr 1967) 54 Betten, die Saunders im St Christopher's Hospice vorhielt. Zudem gab es eine ambulante Klinik und mehrere Betten „for the long-term needs of staff themselves and their families" (Clark 2005, S. 10). Clark (2005, S. 10) beschreibt das ‚hospice care'-Konzept als eines, das sektorenübergreifend angelegt gewesen sei und auf Kontinuität in der Versorgung gesetzt habe. Hinsichtlich der Zusammenarbeit ging es ihr darum, „to explore the needs of individual patients at the deepest level, but which also support and enrich itself, not only through the inclusion of a range of professional perspectives, but also by the involvement of volunteers, as well as the children of staff and also the elderly residents [...]. By these means a sense of community was [...] enriched which might also serve to ameliorate the consequences of work involving constant exposure to loss, sorrow and bereavement" (Clark 2005, S. 128). In diesem Zusammenhang werden auch die Ehrenamtlichen als Teil des Teams benannt, allerdings wird meines Erachtens in diesem Zitat von Clark eher der Bezug zum Personal und dessen Gesundheit im Sinne von Lebensqualität hergestellt.

Anfang der 1970er Jahre hatte sich das Konzept etabliert und Saunders und ihr Team haben in den Folgejahren selbstredend weiter an der Entwicklung von Palliative Care gearbeitet, unter anderem erfolgte die konzeptionell begründete Einbindung von ‚volunteers' Mitte der 1970er Jahre (Saunders 1997, S. 8f.).

2.2.2 Zur Entstehung von Hospizarbeit und Palliative Care in Deutschland

Die Entstehung und Entwicklung von Hospizarbeit und Palliative Care in Deutschland vollzog sich völlig anders als in England. Beteiligt waren die Entwicklungen in England allerdings insofern, als dass 1971 ein Fernsehbeitrag über das St Christopher's Hospice mit dem Titel „Noch 16 Tage – eine Sterbeklinik in London" eine kontroverse Debatte auslöste, die insbesondere um die Frage kreisen sollte, ob es in Deutschland (angesichts seiner Geschichte) ‚Sterbekliniken' geben dürfe (Pleschberger/Heller 2011, S. 24f.; Jordan 2010, S. e18). Dies führte unter anderem dazu, dass auch 1978 noch ein Antrag der Arbeiterwohlfahrt München beim Bundesministerium für Gesundheit (BMG) zur Förderung einer ‚Sterbeklinik' respektive eines Hospizes (nach dem Londoner Hospiz-Modell) abgelehnt wurde: Eine anlässlich dieses Antrages durchgeführte Expert_innen-

---

[64] In St Christopher's Hospice aufgenommene Patient_innen durften allerdings auch andersgläubig sein (Clark 2005, S. 11; vgl. auch Pleschberger 2007, S. 26). Damit bekundete Saunders nicht zuletzt ihre Offenheit und ihren Respekt vor der Würde jedes sterbenden Menschen.

Umfrage zur Meinungsbildung über den Bau von Sterbekliniken in Deutschland, die an Organisationen (Kirchen, Wohlfahrtsverbände, Krankenhausgesellschaften) und fachkundige Personen gerichtet war (Pleschberger/Heller 2011, S. 24; Jordan 2010, S. e18), ergab im Ergebnis, dass 92% der Befragten den Bau eines Hospizes wegen der Sorge ablehnten, „Sterben könne institutionalisiert werden" (Seitz/Seitz 2002, S. 141). Die damalige Diskussion lässt sich mit Godzik (2011, S. 31) folgendermaßen zusammen: „Das unglückliche Wort ‚Sterbeklinik' als erste vorläufige Übersetzung für das englische Wort ‚hospice' führte in Deutschland zu einem zögerlichen Aufgreifen der Anliegen der Hospizbewegung. [...] Man befürchtete eine Abschiebung, Ghettoisierung und Überforderung der Schwerkranken und Sterbenden, eine unnötige Spezialisierung, Institutionalisierung und Professionalisierung des Sterbens und eine Überlastung der Helfenden."

Diese Diskussionen waren der Grund, dass von den Protagonist_innen der Hospizidee in den 1980er Jahren darauf Wert gelegt wurde, dass ein ‚Hospiz' eben kein Haus, sondern eine Idee, ein Konzept bzw. eine Kultur sei, der es darum gehe, nicht durch die Hand eines Menschen zu sterben, sondern an seiner Hand – „also gut begleitet" (Godzik 2011, S. 73). Insgesamt veränderte sich die ablehnende Haltung der 1970er Jahre nach und nach, da Anfang der 1980er Jahre auch die Kirchen und Verbände nun „eigene Forderungen zur Verbesserung der Sterbebegleitung in Krankenhäusern" formulierten, „die interessanterweise weitgehend dem Hospizkonzept entsprachen" (Jordan 2010, S. e18). Insofern war nun auch von Seiten der kirchlichen Institutionen eine gewisse Offenheit zu verzeichnen. Im Gegensatz zur Entwicklung in England vollzog sich die Initiierung des hospizlich-palliativen Konzeptes in Deutschland allerdings nicht ausgehend von einer Person, sondern es handelte sich vielmehr um zahlreiche Menschen unterschiedlicher Berufsgruppen, Konstellationen und Rollen in unterschiedlichen Regionen des Landes (Charbonnier 2010, S. 165; Pleschberger/Heller 2011, S. 31), die Student (1997, S. 38) als „die Macherinnen" dieser ersten Phase bezeichnet (vgl. auch Fleckinger 2013b, S. 48).

Die Bedeutung dieser unterschiedlichen Personen ist auch der Grund dafür, dass es die eine Geschichte der deutschen Hospizbewegung nicht gibt (Pleschberger/Heller 2011, S. 23), sondern dass eher unterschiedliche Erzählungen existieren, die „zusammen manchmal einen einheitlichen Erzählstrang, oft aber auch einander widersprechende Inhalte" aufweisen (Pleschberger/Heller 2011, S. 31). Dabei sind bei der Initiierung und Implementierung des hospizlich-palliativen Konzeptes in den 1980ern in Deutschland vor allem zwei Wege zu unterscheiden, einerseits die *professionelle* (stationäre) Palliativmedizin und andererseits die *ehrenamtliche* (ambulante) Hospizarbeit (vgl. zum Beispiel Borasio 2012, S. 174f.): Während die ehrenamtliche Hospizarbeit für sich reklamierte, aus rein altruistischen Motiven (und als Bürger_innen für Bürger_innen) psychosoziale Hilfe gemäß der Hospizidee Saunders' anzubieten, betonte die Palliativmedizin, dass sie professionell und auf ‚wissenschaftlicher Grundlage' eine ‚palliative medicine' (auf Basis von Saunders' ‚total pain'-Konzept) umsetze (Borasio 2012, S. 177). Bei genauerer Recherche muss man allerdings zugleich festzustellen, dass es in der Initiierungsphase des hospizlich-palliativen Konzeptes in den 1980er Jahren neben dem Weg der ehrenamtlich-ambulanten Hospizarbeit vereinzelt auch den der stationären Hospizarbeit – mit hauptamtlich beschäftigten Kräften – gab (Pleschberger/Heller 2011, S. 31). Wichtig ist dabei zweierlei: Erstens verband die Macher_innen die visionäre „Idee einer Humanisierung und Solidarisierung der Gesellschaft sowie menschenrechtlichen Utopie rund um den gemeinsamen Erfahrungsraum von Sterben, Tod und Trauer" (Pleschberger/Heller 2011, S. 31), und zweitens gab es das verbindende Element, dass die Aufgabe, „Sterben und Tod als einen ‚natürlichen' Prozess in die Gesellschaft zu integrieren, […] natürlich nicht prioritär als professionelle Aufgabe gestaltet werden" konnte (Heimerl et al. 2012, S. 409).

Die 1990er Jahre können dann als die zweite Phase oder als Etablierung der hospizlichen wie der palliativen Idee verstanden werden (Student 1997), wodurch der Übergang zu einer ‚Palliative Care'-Regelversorgung eingeleitet wurde. Dabei stellte allerdings die unterschiedliche konzeptionelle Ausrichtung des hospizlichen Ansatzes einerseits und des palliativmedizinischen Ansatzes andererseits zunächst eine unüberbrückbare Hürde für ein Zusammenwachsen zu einer sich etablierenden ‚Palliative Care' dar: Während die Palliativmedizin der Hospizarbeit das Fehlen einer inhaltlichen und praktischen Gestaltung vorwarf (Klaschik 2009, S. 6), kritisierten ehrenamtliche Hospizler_innen die Vertreter_innen der Palliativmedizin wegen ihrer medizinischen Systemrationalität und ihrer Akzeptanz der Ökonomisierung (Charbonnier 2011, S. 55; Borasio 2012, S. 174). Auch innerhalb der Hospizarbeit gab es vielerorts Konflikte zwischen (ehrenamtlich-)ambulantem und stationärem Sektor, bei denen es sich im Grunde um die gleichen Kritikpunkte handelte (Fleckinger 2013b, S. 52). Zwar wurde im Jahr 1990 eine erste Version des Versorgungskonzeptes nach Cicely Saunders unter dem Namen ‚Palliative Care' von der World Health Organization (WHO 2002, o.S.)[65] formuliert, das die beiden Richtungen zu vereinen suchte, etwa indem Ehrenamtlichkeit und hauptamtliche Professionalität gleichermaßen als Komponenten von ‚Palliative Care' vorgesehen waren und auch keine Unter-

---

[65] Die erste Version der WHO-Definition von 1990 (WHO 1990) war ähnlich, beinhaltete aber noch nicht die Erweiterung um den Aspekt der Zugehörigen.

scheidung in Hospiz- und Palliativversorgung vorgenommen wurde[66]; gleichwohl aber gab es in den 1990ern in Deutschland über *Definitionen* der Palliativ- und Hospizarbeit keinen Konsens.

Trotz dieser Uneinheitlichkeit bildeten sich allerdings allmählich hauptamtlich-professionelle Versorgungsstrukturen heraus: Für die ambulante – bis dato ehrenamtliche – Hospizarbeit gilt das insofern, als erste Hospizinitiativen einen Hospizverein gründeten und eine hauptamtliche Koordinatorin einstellten. Zugleich wurden die ersten ambulanten Palliativdienste gegründet: Waren 1993 noch insgesamt 220 Einrichtungen bekannt (Godzik 1993, S. 11), so waren es 1996 bereits 451 Hospiz- und Palliativdienste und 1999 schon 684 (DHPV 2015a, o.S.). In beiden Feldern waren Ehrenamtliche ‚patient_innennah' bei den Betroffenen und in deren Familien als seelische bzw. emotionale Unterstützer_innen tätig und wurden im Hospizdienst in der Telefonseelsorge oder aber in der Öffentlichkeitsarbeit eingesetzt (Tausch-Flammer 1992, S. 29ff.). Das Ziel dieser Dienste bestand in der Ermöglichung des Sterbens im häuslichen bzw. vertrauten Umfeld; dazu war auch der Aufbau eines Netzes an Versorgungsstrukturen notwendig (DHPV 2015a, o.S.), was nunmehr in den Aufgabenbereich der jeweiligen Koordinator_innen fiel (Fleckinger 2013b, S. 54). Gleichzeitig nahmen aber auch die stationären Einrichtungen zu: Die Zahl von 30 Palliativstationen im Jahre 1996 verdoppelte sich innerhalb der folgenden drei Jahre; die Zahl der stationären Hospize nahm von 28 (1996) auf 40 im Jahr 1999 zu. Zudem entstanden neue teilstationäre Angebote in Alten- und Pflegeheimen, welche die hospizlich-palliative Kultur in ihre Settings übernehmen wollten (Charbonnier 2010, S. 169). In allen genannten Bereichen waren Ehrenamtliche in der emotionalen Unterstützung Sterbender eingesetzt (Tausch-Flammer 1992, S. 31).

Ein wichtiger Schritt in der Entwicklung war auch, dass nun allmählich die Organisationsentwicklung einschlägiger Verbände voranschritt: 1992 gründeten sich in den 16 Bundesländern Landesarbeitsgemeinschaften (LAG Hospiz), die sich im Jahr 2000 zur Bundesarbeitsgemeinschaft Hospiz (BAG Hospiz) zusammenschlossen; seit 2007 hat sich die BAG Hospiz umbenannt in Deutscher Hospiz- und PalliativVerband (DHPV), dessen Vereinsorgane seit 1999 die ‚Hospiz-Zeitschrift' sowie der ‚Bundes-Hospiz-Anzeiger' sind (DHPV 2015a). Im Jahr 1994 gründete sich die Deutsche Gesellschaft für Palliativmedizin (DGP)[67], in der zwar alle beteiligten Berufsgruppen ordentliche, Ehrenamtliche jedoch nur assoziierte Mitglieder werden können (DGP 2016, o.S.); auf Länderebene wurden themenspezifische Arbeitsgruppen innerhalb der DGP gegründet,

---

[66] Sicherlich ging dieses auf die Entwicklung in Großbritannien zurück, denn Cicely Saunders hatte seit 1976 die Ehrenamtlichkeit bzw. den Einbezug von ‚volunteers' konzeptionell mit aufgenommen in Palliative Care (Saunders 1997, S. 8ff.).

[67] Seit dem Jahr 2000 ist die ‚Zeitschrift für Palliativmedizin' das Vereinsorgan der DGP.

unter anderem auch die ‚AG Ehrenamtlichkeit' (DGP 2016, o.S.; Fleckinger 2013b, S. 55). Mit der Gründung einer eigenen Verbandsstruktur (zunächst LAG Hospiz) gewann die ehrenamtliche Arbeit auch politisch an Gewicht. Parallel zur Ausbreitung der hospizlich-palliativen Strukturen auf neue stationäre und teilstationäre Bereiche weiteten sich auch die Einsatzbereiche Ehrenamtlicher aus und erstreckten sich nun auch auf die Zusammenarbeit mit Hauptamtlichen. Im Rahmen dieser Entwicklungen wurden mit der Ausbildung zur bzw. zum ‚ehrenamtliche_n Hospizbegleiter_in' zudem erste Qualitätskriterien für die ehrenamtliche Tätigkeit geschaffen (Fleckinger 2013b, S.56). So betrachtet sind die 1990er Jahre auch der Beginn von Bürokratisierung, Professionalisierung und Spezialisierung der ehrenamtlichen (wie der hauptamtlichen) Arbeit (James/Field 1992, S. 1363ff.; Hayek et al. 2011, S. 99f.; hierauf wird unten noch ausführlicher eingegangen).

Seit den 2000er Jahren hat sich die Hospiz- und Palliativversorgung zur Regelversorgung etabliert. Die Hospizarbeit bewegte sich dabei seit Beginn des neuen Jahrtausends auf die Palliativmedizin zu, wodurch sich auch die ehrenamtlich-hospizlichen Strukturen veränderten. Nunmehr waren hauptamtlich koordinierte Hospiz- und Palliativeinrichtungen auf Basis von gesetzlich verankerten Strukturen der Standard und unter Aspekten von Qualitätsanforderungen war die Zusammenarbeit mit der Palliativmedizin Alltag geworden (vgl. ausführlicher Fleckinger 2013b, S. 56ff.).

Diese Etablierung von Hospizarbeit und Palliative Care wurde und wird allerdings keineswegs nur positiv gesehen, wobei es im Kontext einer neuen Professionalisierung, Institutionalisierung und Medikalisierung insbesondere auch um die Verteidigung der Idee einer „hospizlich-palliativen Sorgekultur" (Heimerl et al. 2012, S. 409) geht. In diesen Debatten wird angemahnt, dass es der Entwicklungsprozess von Palliative Care zur Regelversorgung mit sich gebracht habe, dass nun (extern: von staatlicher Seite, wie intern: von Seiten der Palliativmedizin) versucht werde, „Sterben und Tod zu modernisieren, das heißt: ihn ökonomisch, medizinisch und institutionell zu beherrschen", so dass Sterben und Tod radikal individualisiert und somit das Lebensende „fast zwangsläufig [...] zum Ort einer Dienstleistung" werde (Gronemeyer 2008, S. 159)[68]. Die Problematisierung des Sterbens in den vergangenen 30 Jahren habe dazu geführt, dass sich der Umgang mit dem Sterben zunehmend professionalisiert habe, was zugleich zu einem sprunghaften Anstieg neuer Berufsbilder für das „Aufgabenfeld" des letzten Lebensabschnitts geführt habe: So versammelten sich um das Bett der Sterbenden nicht mehr nur Seelsorger_innen, Hospizpflegefachkräfte, Palliativ-

---

[68] Zur sozialen ‚Verdrängung des Todes' vgl. auch Elias ([1982] 1995) und Nassehi/Weber (1989); zu Prozessen der Medikalisierung vgl. Illich (1975) sowie auch Zola (1979, S. 57ff.).

mediziner_innen und Sozialarbeiter_innen mit palliativer Weiterbildung, sondern darüber hinaus auch Psychoonkolog_innen und Brückenschwestern sowie nicht zuletzt Case Manager_innen, die „die verschiedenen Spezialisten im Umgang mit dem sterbenden Menschen gut ‚orchestrier[en]‘" (Gronemeyer 2008, S. 37). Mit der gesetzlichen Verankerung der hospizlichen (§ 39a SGB V) und der palliativen (§132d i.V.m. § 37b SGB V) Versorgung sei die professionelle Versorgung am Lebensende zu einem neuen integralen Bestandteil der staatlichen Daseinsfürsorge gemacht worden, womit das Sterben zunehmend in ein „palliatives Komplettangebot eingebettet" werde (Gronemeyer 2008, S. 40). Das „eigene Sterben" sei bedroht, so Gronemeyer/Heller (2014b, S. 229), weil an die „Stelle des eigenen Sterbens ein in professionelle Dienstleistungen eingeschnürtes Ableben [trete, SF]: angstfrei, schmerzfrei, pharmakologisch und spirituell narkotisiert." In diesem Prozess lasse sich die Hospizbewegung von den Betten der Sterbenden verdrängen und räume dem medizinisch-technischen Tun selbstverständlich Priorität ein, weshalb die Gefahr bestehe, „dass die Hospizbewegung selbst es ist, die der Medikalisierung, Institutionalisierung und Ökonomisierung des Lebensendes den Weg frei macht" (Gronemeyer/Heller 2014b, S. 230).

Zweifellos muss man diese Gefahren und Probleme der Etablierung und Institutionalisierung in Rechnung stellen; umso mehr stellt sich allerdings die Frage, welche Rolle dabei der Zusammenarbeit von Ehren- und Hauptamt zukommt. Zentral ist in diesem Zusammenhang, dass die beschriebenen Prozesse der Institutionalisierung eine Ausdifferenzierung und Profilierung der unterschiedlichen hospizlich-palliativen Versorgungsbereiche bewirkt hat, die zugleich jeweils spezifischen rechtlichen Regelungen und Rahmenvereinbarungen unterworfen sind. Im Folgenden sollen diese unterschiedlichen Versorgungsbereiche kurz benannt und ihre rechtlichen Verankerungen erläutert werden.

Aktuelle Versorgungsbereiche

Die Darstellung und Zuordnung der Versorgungsbereiche im Kontext von Hospizarbeit und Palliative Care steht vor der Schwierigkeit, dass hierfür unterschiedliche Logiken zur Anwendung kommen (können). So ordnet zum Beispiel die Deutsche Gesellschaft für Palliativmedizin (DGP) die Versorgungsbereiche nach der Logik der Prozesse der Abrechnung im ärztlichen Vergütungssystem zu, wobei sich nach Melching (2015a, S. 27) in Deutschland vier Formen der Palliativversorgung unterteilen lassen: a) Allgemeine ambulante Palliativversorgung (AAPV), b) Spezialisierte ambulante Palliativversorgung (SAPV), c) Allgemeine stationäre Palliativversorgung (ASPV) und d) Spezialisierte stationäre

Palliativversorgung (SSPV).[69] Dabei umfassen die jeweiligen – der Abrechnungslogik entstammenden, abstrakten – Versorgungsbereiche stets unterschiedliche Settings, das heißt konkrete soziale Orte oder Arrangements, in denen die ambulante, stationäre oder auch sektorenübergreifende Palliativ- und Hospizarbeit durch hauptamtliche und ehrenamtliche Mitarbeiter_innen stattfindet.[70] Welche Settings dabei zur allgemeinen und welche zur speziellen Palliativversorgung gezählt werden (können), ist in der folgenden Abbildung 2 dargestellt.

---

[69] Bei dieser Zuordnungslogik ist die Hospizarbeit der der Palliativversorgung untergeordnet.

[70] Der Begriff des ‚Settings' fokussiert dabei nach Hartung/Rosenbrock (2015, S. 1) „die Lebenswelt von Menschen und damit die Rahmenbedingungen, unter denen Menschen leben, lernen, arbeiten und konsumieren" – und, so möchte ich hinzufügen, die Rahmenbedingungen, unter denen Menschen sterben. Damit werden sowohl die rechtlichen wie vor allem auch die sozialen und räumlichen etc. Bedingungen dieses sozialen Arrangements adressiert, weil sie das Leben und Arbeiten aller Beteiligten tangieren. Vgl. zur gesundheitswissenschaftlichen Diskussion über den Setting-Begriff weiterführend Engelmann/Halkow (2008); Rosenbrock/Gerlinger (2014); Schmidt-Semisch (2016).

	Stationäre Palliativversorgung	Ambulante Palliativversorgung
Allgemeine Palliativversorgung (APV)	• Allgemeine Krankenhausstationen • Nicht spezialisierte Palliativstationen/ Palliativeinheiten/ Palliativbetten • „Konsiliardienste" „Liaisondienste" „Palliativdienste" • Durch Personal mit Basisqualifikation	• Allgemeine ambulante Palliativversorgung (AAPV) • Hausärzte, z.T. mit Zusatzqualifikation (im neuen EBM vergütet) • Pflegedienste und Pflegeheime mit Basisqualifikation • Ambulante Hospizdienste (ca. 1.500 Hospizdienste mit ca. 80.000 Ehrenamtlichen), Vergütung über § 39a SGB V • Weitere Netzwerkpartner, z.B. Palliativstützpunkte
Spezialisierte Palliativversorgung (SPV)	• Spezialisierte Palliativstationen (eigenständige Abteilungen mit erhöhten Qualitätsanforderungen, z.B. mind. fünf Betten) • Stationäre Hospize • Immer multiprofessionelle Teams	• Spezialisierte ambulante Palliativversorgung (SAPV), gesetzlicher Anspruch seit 2007, geschätzter Bedarf: zehn Prozent aller Sterbenden • Immer multiprofessionell – oft im Team bei den Patienten • Täglich 24 Stunden Verfügbarkeit

Abbildung 2:   „Hilfe für Sterbende. Palliativversorgung im Überblick" nach Melching/DGP (2015a, S. 27)

Der Deutsche Hospiz- und PalliativVerband (DHPV) nutzt hingegen eine andere Zuordnung, die vor allem nach Hospizarbeit und Palliativversorgung unterscheidet.[71]

Diese Uneinheitlichkeit der Zuordnung ist wiederum keineswegs eine deutsche Besonderheit, sondern findet sich auch, wie Radbruch/Payne (2011a, S. 218ff.) in ihrem „EAPC-White Paper" zu „Standards und Richtlinien für Hospiz- und Palliativversorgung in Europa" zeigen, auf europäischer Ebene wieder: In einigen europäischen Ländern, so die beiden Autoren, bestehe ein deutlicher

---

[71] Zum Vergleich die Themen-Übersicht beim DHPV, die allerdings keine Settings zuordnet, siehe unter http://www.dhpv.de/themen_hospizbewegung.html (05.03.2018).

Unterschied in der Definition und Terminologie von Palliativversorgung einerseits und Hospizversorgung andererseits, während der Begriff in anderen Ländern synonym verwendet werde (Radbruch/Payne 2011a, S. 216ff.). Radbruch/Payne (2011a, S. 219, 223) empfehlen für die Palliativ- und die Hospizarbeit den Gebrauch des Begriffes ‚Palliativversorgung'.[72] Dabei wird allerdings – wie auch im Vorschlag der DGP (Melching 2015a, S. 25ff.) – die ‚Hospizversorgung' der ‚Palliativversorgung' untergeordnet.

Die vorliegende Arbeit wird daher eine Zuordnung vornehmen, die den beiden großen Bereichen ‚Hospizarbeit/-versorgung' und ‚Palliativarbeit/-versorgung' Rechnung trägt und sich dabei vor allem am Hospiz- und -Palliativgesetz (HPG) und an den rechtlichen Rahmenvereinbarungen und -richtlinien orientieren, die es zu diesen unterschiedlichen Bereichen der Sorgepraxis gibt. Die Bereiche, zu denen entsprechende Rahmenvereinbarungen existieren, sind: a. Ambulante Hospizarbeit, b. Spezialisierte Ambulante Palliativversorgung (SAPV), c. Stationäre Hospizversorgung, d. Stationäre Palliativarbeit (hier sind entsprechende Rahmenvereinbarungen derzeit lediglich erwartet) und e. Sektorenübergreifende Hospizarbeit.[73] Diese Ausdifferenzierung der Versorgungsbereiche und Settings in Palliative Care und Hospizarbeit ist insbesondere seit Dezember 2015 zu beobachten, als das neue Hospiz- und Palliativgesetz (HPG) zur Stärkung der Strukturen der Sorge (Care) für Sterbende verabschiedet wurde und im März 2016 bereits erste novellierte Rahmenvereinbarungen auf Verbandsebene folgten. Seitdem ist in ambulanten wie stationären Versorgungsbereichen von Hospizarbeit und Palliative Care zu beobachten, dass sich die organisationalen Strukturen rasant verändern (etwa durch die neue Krankenkassenfinanzierung für stationäre und sektorenübergreifende Klinik-Begleitungen bei ‚Sterbenden' durch Ehrenamtliche von ambulanten Hospizdiensten gemäß Art. 2 HPG 2015; RV nach § 39a Abs. 2 Satz 8 SGB V; Handreichung des DHPV 2016b, S. 7; hierauf wird unten noch ausführlicher eingegangen). Tabelle 1 bildet die aktuell bestehende Ausdifferenzierung der inhaltlichen Versorgungs-

---

[72] Der Definition der European Association for Palliative Care (EAPC 2010, o.S.) liegt nach Radbruch/Payne (2011a, S. 219) das Verständnis zu Grunde, dass „in Deutschland Hospizarbeit vor allem für Betreuungsleistungen [steht], die ihre Wurzeln in einer Bürgerbewegung haben und stark auf ehrenamtlichem Engagement basieren, wohingegen Palliativversorgung – und noch spezifischer Palliativmedizin – als medizinischer Fachbereich angesehen wird. Da sich jedoch sowohl die zugrundeliegende Philosophie als auch die Definitionen von Hospiz- und Palliativversorgung in weiten Teilen überschneiden, steht der Begriff Palliativversorgung [in den aktuellen Richtlinien für die Kernbereiche der Palliativversorgung, SF] sowohl für Hospiz- als auch für Palliativversorgung" Radbruch/Payne (2011a, S. 219).
[73] Zur inhaltlichen Ausrichtung, zu Art und Umfang sowie zu Qualitätsanforderungen der genannten Bereiche siehe Angaben auf der Website des DHPV unter http://www.dhpv.de/service_gesetzeverordnungen.html (05.03.2018); siehe ferner DGP (2017b, o.S.); Radbruch/Payne (2011b, S. 262ff.); Fleckinger (2013b, S. 57ff.).

bereiche (Spalte 1), ihrer jeweiligen Settings (Spalte 2) sowie die entsprechenden rechtlichen Regelungen ab (Spalte 3); zudem ist in Spalte 4 die Beteiligung der ambulanten Ehrenamtlichkeit in den Versorgungsbereichen und Settings entsprechend der jeweiligen rechtlichen Regelung dargestellt.

Tabelle 1: Hospiz- und Palliativarbeit: Aktuell bestehende Ausdifferenzierung der inhaltlichen Versorgungsbereiche und ihrer jeweiligen Settings sowie entsprechende rechtliche Regelungen; Beteiligung der ambulanten Ehrenamtlichkeit entsprechend der jeweiligen rechtlichen Regelung

Inhaltliche Versorgungs- bereiche	Settings	Gesetz, Rahmenver- einbarungen bzw. -richtlinien sowie Qualitätsanforde- rungen	Beteiligung der ambulanten Ehrenamt- lichkeit gemäß Gesetz, Rahmenvereinbarungen bzw. -richtlinien
a. Ambulante Hospizarbeit	- vor allem bei Sterbenden zu Hause - in stationären Einrichtungen (für Alte, Kinder, Menschen mit Behinderungen) - **Neu:** in Kliniken	- § 39a Abs. 2 SGB V - [2002] 03/2016: **Rahmenvereinba rung (RV) nach § 39a Abs. 2 Satz 8 SGB V (DHPV 2016a)**	„Die ambulante Hospizar- beit leistet einen Beitrag dazu, dass **der palliative Versorgungsbedarf [...] durch den Einsatz Eh- renamtlicher [...] erfüllt werden kann**" (DHPV 2016a, S. 2; Hervorh. SF).
b. Spezialisier- te Ambulante Palliativver- sorgung (SAPV)	- vor allem bei Sterbenden zu Hause - in stationären Einrichtungen (für Alte, Kinder, Menschen mit Behinderungen) - zum Teil in statio- nären Hospizen	- § 37b SGB V - [2007] 04/2010: **Richtlinie G-BA zur Verordnung von SAPV (SAPV- RL) (G-BA 2010)** - **Verträge nach § 132d Abs. 1 i.V.m. § 37b SGB V**	„Kooperationspartner ist auch der **ambulante Hospizdienst**, der auf Wunsch der Patientin oder des Patienten an der Ver- sorgung beteiligt wird" (G-BA 2010, § 6, Abs. 1; Hervorh. SF).

Inhaltliche Versorgungs-bereiche	Settings	Gesetz, Rahmenver-einbarungen bzw. -richtlinien sowie Qualitätsanforde-rungen	Beteiligung der ambulanten Ehrenamt-lichkeit gemäß Gesetz, Rahmenvereinbarungen bzw. -richtlinien
c. Stationäre Hospiz-versorgung	in stationären Hospizen	- § 39a Abs. 1 SGB V - [1998] 03/2017: RV nach § 39a Abs. 1 Satz 4 SGB V (DHPV 2017)	„Im stationären Hospiz arbeiten unterschiedliche **Berufsgruppen und Ehrenamtliche** zum Wohle der Patienten und ihrer Zugehörigen **zusam-men. Die Arbeit aller im stationären Hospiz Han-delnden basiert auf einem Konzept**, in dem die gemeinsame Aufgabe konkretisiert **und die Zusammenarbeit be-schrieben ist.** Das Konzept enthält insbesondere **Aussagen zur […] Zu-sammenarbeit mit Eh-renamtlichen"** (DHPV 2017, § 4 Abs. 3; Hervorh. SF).
d. Stationäre Palliativarbeit	auf Palliativ-stationen	**„Es gibt bislang noch keine allgemein gültigen und nachprüfbaren transparenten Qualitätskriterien für Palliativstationen […]" (DHPV o.J.).**	
e. Sektoren-übergreifende (Hospiz-) Arbeit	auf allen Kliniksta-tionen (inklusive Palliativstationen)	- § 39a Abs. 2 SGB V - 12/2015: HPG - [2002] 03/2016: **Rahmenvereinba-rung (RV) nach § 39a Abs. 2 Satz 8 SGB V (DHPV 2016a)** - **Handreichung DHPV (DHPV 2016b)**	**Ambulante Hospizdienste** erbringen **für Versicherte in Krankenhäusern** Sterbebegleitungen im Auftrag des jeweiligen Krankenhausträgers (vgl. § 39a Abs. 2 Satz 2 SGB V; DHPV 2016a).

Im Folgenden wird Tabelle 1 Zeile für Zeile erläutert, dabei wird von den inhalt-lichen Versorgungsbereichen (a bis e) ausgegangen und unter anderem auch auf die darin handelnden Akteure Bezug genommen.

a.   ‚Ambulante Hospizarbeit' gemäß § 39a Abs. 2 SGB V wird von (Pflege-) Fachkräften (das heißt von qualifizierten Pflegekräften, Sozialarbei-ter_innen/-pädagog_innen; in Ausnahmefällen auch von qualifizierten Fachkräften anderer sozialer Berufsgruppen) koordiniert und von Ehrenamtlichen bei ‚Sterbenden' zu Hause, in stationären Einrichtungen (für Alte, Kinder und behinderte Menschen) und – neu seit dem HPG (2015) – in Kliniken und Krankenhäusern erbracht. Geregelt ist dieser Versorgungsbereich gemäß der Rahmenvereinbarung (RV) nach § 39a Abs. 2 Satz 8 SGB V (aus dem Jahr 2002, novelliert im März 2016). Der Einsatz qualifizierter Ehrenamtlicher im Rahmen der ambulanten Hospizarbeit, die laut dieser RV (DHPV 2016a, S. 2) „ebenso wie die Fachkräfte (Hauptamtliche) einen unverzichtbaren Beitrag zur Teilnahme des sterbenden Menschen und der ihm nahe Stehenden am Leben" leisteten, solle erfolgen, damit der „palliative Versorgungsbedarf in seiner Art und von seinem Umfang her [...] erfüllt werden kann."

b.   ‚Spezialisierte Ambulante Palliativversorgung' (SAPV) gemäß § 37b SGB V wird vor allem durch qualifizierte Ärzt_innen und Pflegefachkräfte – in der Organisationsform eines ‚Palliative Care-Teams' (PCT) – bei ‚Sterbenden' zu Hause, in stationären Einrichtungen (für Alte, Kinder, behinderte Menschen), aber auch zum Teil in stationären Hospizen erbracht. Dabei basiert die SAPV auf der Richtlinie des Gemeinsamen Bundesausschusses (G-BA) zur Verordnung von SAPV (SAPV-RL) aus dem Jahr 2007 (aktualisiert in 2010). Allerdings gestaltet sich die Umsetzung der SAPV-RL in den Bundesländern unterschiedlich (DHPV 2012d, o.S.; DGP o.J.), da die Musterverträge der DGP, nach denen die Leistungserbringer (‚Palliative Care Teams') mit den Krankenkassen ihre Verträge (auf der Grundlage von § 132d Abs. 1 in Verbindung mit § 37b SGB V) abschließen, „regional begrenzte allgemeingültige Abkommen zwischen Krankenkassen und Leistungserbringern [darstellen, SF]. Sie sind Grundlage für die Gestaltung individueller Verträge aller Leistungserbringer, die innerhalb dieser Region tätig werden wollen" (DGP o.J.; vgl. auch DHPV 2012d, o.S.). Insofern liegen bundesweit höchst heterogene Voraussetzungen vor. Es ist auch anzunehmen, dass nicht in jedem Bundesland (wie in § 6 Abs. 1 SAPV-RL gefordert) der ambulante Hospizdienst als Kooperationspartner an der Versorgung beteiligt wird.

c.   ‚Stationäre Hospizversorgung' gemäß § 39a Abs. 1 SGB V wird vor allem von Pflegefachkräften in stationären Hospizen erbracht. Dieser Versorgungsbereich ist geregelt nach der Rahmenvereinbarung (RV) nach § 39a Abs. 1 Satz 4 SGB V (aus dem Jahr 1998, novelliert im März 2017). Das stationäre Hospiz wird „als Teil einer vernetzten Versorgungsstruktur im regionalen Gesundheits- und Sozialsystem" verstanden, weshalb man unter anderem „mit ambulanten Hospizdiensten eng zusammen" arbeite (§ 1 Abs. 1 der RV nach § 39a Abs. 1 Satz 4 SGB V i.d.F. von 2017). In § 4 Abs. 3 dieser RV (DHPV 2017) heißt es konkret, dass in einem stationären Hospiz unterschiedliche Berufsgruppen und Ehrenamtliche zusammenarbeiten, und „dass die Arbeit aller im stationären Hospiz Handelnden [...] auf einem Konzept [basiert, SF], in dem die gemeinsame Aufgabe konkretisiert und die Zusammenarbeit beschrieben ist. Das Konzept enthält insbesondere Aussagen zur [...] Zusammenarbeit mit Ehrenamtlichen." Zurzeit liegen allerdings lediglich Konzepte vor für lokale Einrichtungen. Des Weiteren existieren Diskussionsgrundlagen (Feldhammer/Wauschkuhn 2009; Babenderde et al. 2015) sowie das Qualitätshandbuch „SORGSAM" (BAG Hospiz et al. 2004), in dem jedoch kein ‚Konzept' benannt ist. In der stationären Hospizversorgung ist – anders als in der ambulanten Hospizarbeit – die Gewinnung, Schulung, Koordination und supervisorische Begleitung der Ehrenamtlichen nach wie vor nicht von den Krankenkassen finanziert. Die stationären Hospize haben entweder ‚eigene' Ehrenamtliche, die von ihnen gewonnen, geschult und koordiniert werden, oder arbeiten mit ambulanten Hospizdiensten zusammen (diese wiederum können die stationären Hospizbegleitungen der Ehrenamtlichen nicht nach § 39a SGB V abrechnen; sie gehen also nicht in die Finanzierung der Koordinator_innen ein). Man kann also sagen, dass sich das per Gesetz (SGB V) bzw. mittels der Rahmenvereinbarungen geregelte – bzw. von der GKV (und inzwischen auch von der PKV; DHPV 2016b) geförderte – gemeinsame Handlungsfeld von Ehren- und Hauptamt ausschließlich auf die ambulante Hospizarbeit beschränkt.

d. ‚Stationäre Palliativarbeit' wird vor allem durch Pflegefachkräfte, Ärzt_innen sowie weitere beteiligte Fachkräfte verschiedener Berufsgruppen (zum Beispiel Sozialarbeiter_innen/-pädagog_innen, Psycholog_innen, Physiotherapeut_innen, Musiktherapeut_innen, Kunsttherapeut_innen) erbracht. Für diesen Versorgungsbereich existieren aktuell „noch keine allgemein gültigen und nachprüfbaren transparenten Qualitätskriterien" (DHPV o.J.). Die ehrenamtliche Hospizbegleitung auf Palliativstationen ist seit Anfang des Jahrtausends auf der Handlungsebene gängige Praxis[74]. Die neue gesetzliche Verankerung der Beteiligung der ambulanten Ehrenamtlichkeit (und die finanzielle Förderung der ambulanten ehrenamtlichen Sterbebegleitung) auf Palliativstationen ist unter e) beschrieben.

e. ‚Sektorenübergreifende (Hospiz-)Arbeit' gemäß § 39a Abs. 2 SGB V wird durch Ehrenamtliche (organisiert in ambulanten Hospizdiensten) potenziell

---

[74] Die Modelle der ehrenamtlichen Begleitung für Versicherte auf Palliativstationen reich(t)en bis dato von Klinik-eigenen ambulanten Hospizdiensten (zum Beispiel wurde die Koordinator_innen-Stelle finanziert von einem Förderverein oder in einer Mischfinanzierung durch das Krankenhaus und den Förderverein) bis hin zur Zusammenarbeit mit dem ortsansässigen Ambulanten Hospizdienst. In beiden Varianten waren in der Praxis verschiedentliche Unklarheiten zu beobachten (Fleckinger/Meyer 2015, S. 196f.; Babenderde et al. 2015, o.S.).

auf allen Klinikstationen – inklusive Palliativstationen – erbracht. Rechtlich verankert ist diese sektorenübergreifende Sorgearbeit über das HPG in § 39a Abs. 2 Satz 2 SGB V. Des Weiteren greifen die Regelungen der ‚Ambulanten Hospizarbeit' gemäß Rahmenvereinbarung (RV) nach § 39a Abs. 2 Satz 8 SGB V (aus dem Jahr 2002, novelliert im März 2016).[75] Die Beteiligung der ambulanten Ehrenamtlichkeit erfolgt gemäß § 39a Abs. 2 Satz 2 SGB V, der besagt, dass ambulante Hospizdienste (bzw. deren Ehrenamtliche) in Krankenhäusern auf Wunsch der (versicherten) Patient_innen Sterbebegleitungen im Auftrag des jeweiligen Krankenhausträgers erbringen (DHPV 2016a; vgl. auch 2016b, S. 7). Die Ausgestaltung unter anderem über Kooperationsverträge mit Kliniken (DHPV 2016b, S. 7ff.) etabliert sich gegenwärtig gerade erst; ähnlich der SAPV sind die Verträge zwischen den ambulanten Hospizdiensten und den Kliniken individuell zu schließen, so dass auch hier ein heterogenes Bild in der Umsetzung der Zusammenarbeit vorliegt.

Interessant ist nun allerdings, dass zu den in den verschiedenen Versorgungsbereichen (a. bis e.) tätigen hauptamtlichen Mitarbeiter_innen weder auf den Internetseiten der Gesundheitsberichterstattung des Bundes (G-BA) noch bei der DGP oder beim DHPV genaue Angaben (zum Beispiel hinsichtlich Qualifikation oder Anzahl) existieren.[76] Das gilt auch für die Zahl der Ehrenamtlichen: Zur Anzahl der in der Palliativ- und Hospizarbeit engagierten Ehrenamtlichen wird zwar im Internetauftritt der DGP (2017b, o.S.) angegeben, dass es sich um „rund 100.000 Ehrenamtliche" handele, die „bundesweit in der Hospizbegleitung aktiv" seien. Demgegenüber heißt es aber auf der Website des DHPV[77]: „Bis heute wächst das ehrenamtliche hospizliche Engagement in Deutschland stetig, zurzeit engagieren sich 100.000 Menschen bürgerschaftlich, ehrenamtlich oder hauptamtlich in der Hospiz- und Palliativarbeit, eine große Zahl davon ehrenamtlich."

---

[75] Erläuterungen für die Ausgestaltung gibt die ‚Handreichung des DHPV (2016b) zu den Änderungen der RV gemäß § 39a Abs. 2 SGB V für die ambulante Hospizarbeit'.

[76] Die DGP (2017b) dazu: „Für Berufsgruppen, bei denen die Option zu einer anerkannten Weiterbildung im Bereich Palliative Care besteht, soll in den nächsten Monaten die Möglichkeit geschaffen werden, sich im Wegweiser einzutragen. Dies gilt u.a. insbesondere für Pflegekräfte, Physiotherapeuten, Psychologen, Musiktherapeuten, Seelsorger." Die Website der Gesundheitsberichterstattung des Bundes (G-BA) gibt Auskunft über 10.806 (Stand: 2016) bei den Ärztekammern registrierte Ärzt_innen mit Zusatz-Weiterbildung ‚Palliativmedizin', siehe unter http://www.gbe-bund.de/ stichworte/PALLIATIVMEDIZIN.html (05.03.2018).

[77] Die Website des DHPV mit Angaben zur Anzahl der engagierten Ehrenamtlichen, siehe unter http://www.dhpv.de/themen_hospizbewegung.html (05.03.2018).

Hinsichtlich der institutionellen „Angebote für Erwachsene"[78] im Rahmen der „Hospiz- und Palliativversorgung" liegen von der Fachgesellschaft DGP (2017b, o.S.)[79] die nachfolgenden Zahlen vor. So gibt es in Deutschland

- Cirka 1500 Ambulante Hospizdienste (Stand: 2015)[80];
- cirka 300 Palliativstationen (Stand: 2015);
- cirka 200 stationäre Hospize (Stand: 2015).
- Zur Anzahl der SAPV-Teams findet sich keine Angabe[81] auf der DGP-Seite (DGP 2017b, o.S.). Bei der Kassenärztlichen Bundesvereinigung (KBV 2017, o.S.) sind am 23.03.2017 314 Betriebsstätten für die SAPV-Versorgung registriert, wobei die Angaben laut KBV (2017, o.S.) mit Vorsicht zu betrachten seien, da sie nicht alle Betriebsstätten erfassen könnten, denn für die Kassenärztlichen Vereinigungen in Nordrhein und in Westfalen-Lippe würden regionalspezifische Regelungen gelten.

In allen Versorgungsbereichen der Hospiz- und Palliativarbeit arbeiten in der Regel Hauptamtliche und Ehrenamtliche zusammen. Zugleich verändert sich durch die (neuen) gesetzlichen Vorgaben die Zusammenarbeit von Ehrenamt und Hauptamt: Wie oben schon angedeutet, sind zum Beispiel mit dem Novum der sektorenübergreifenden ehrenamtlichen Hospizbegleitung im Zusammenhang mit der Einführung des HPG nicht nur die organisationalen Strukturen einer Veränderung unterworfen worden. Vielmehr wurde dadurch auch das bisherige Selbstverständnis ambulanter Hospizarbeit tangiert, denn bis dato standen nach § 39a Abs. 2 SGB V stets nur ambulante ehrenamtliche hospizliche Begleitungen im Vordergrund und auch nur diese wurden durch die Krankenkassen finanziert (keine stationären). Zudem entstehen durch dieses Novum auch neue Rollen(erwartungen) unter den haupt- und ehrenamtlichen Akteuren, die auszuhandeln sind: In der Alltagspraxis von Health Care Professionals in Kliniken findet sich zwar bislang auch die Interaktion mit ‚Sterbenden', jedoch nur marginal eine

---

[78] Der Bereich der Sorge für Kinder und Jugendliche ist nicht Teil dieser Arbeit; lediglich zum Vergleich wird dieses Handlungsfeld zum Teil herangezogen.
[79] Auf der Website der DGP heißt es, dass die Daten keinen Anspruch auf Vollständigkeit erheben würden und die Angaben auf freiwilligen Einträgen der Leistungserbringer im Datenportal „Wegweiser' Hospiz- und Palliativversorgung" beruhen würden, siehe unter https://www.dgpalliativmedizin.de/images/stories/pdf/161231_Wegweiser%C3%BCbersicht_Homep age_Erwachsene.pdf (05.03.2018).
[80] Cirka 1500 Ambulante Hospizdienste, wovon laut Schätzungen der DGP cirka 905 eine Förderung nach § 39a SGB V erhielten (Auskunft im April 2017 auf Nachfrage beim Geschäftsführer der DGP per E-Mail erhalten).
[81] Auf einer anderen Übersicht der DGP findet sich die Angabe von 279 SAPV-Teams, siehe unter https://www.dgpalliativmedizin.de/images/stories/pdf/161231_Wegweiser%C3%BCbersicht_Homep age_Erwachsene.pdf (Stand 31.12.2016, Abrufdatum 05.03.2018).

Zusammenarbeit mit zivilgesellschaftlich Engagierten.[82] Insgesamt ist also gegenwärtig ein wachsender Bedarf an Aushandlungen und Regelungen zur Ausgestaltung der Ehrenamtlichkeit sowie zum Verhältnis von Ehren- und Hauptamt zu beobachten.

Vor dem Hintergrund der skizzierten rechtlichen Regelungen muss insgesamt ein höchst heterogenes Bild des Ehrenamtes bzw. der Zusammenarbeit von Ehrenamt und Hauptamt im Kontext von Hospizarbeit und Palliative Care konstatiert werden. Auch wenn die ehrenamtliche ambulante Hospizarbeit bereits seit 2002 und die Ehrenamtlichkeit in der SAPV seit 2007 institutionalisierte Teile des Gesundheitssystems und ihre Leistungen sogar als Bedingung für die Kostenübernahme durch die Krankenkassen verankert sind, so sind doch die Rolle und Bedeutung der Ehrenamtlichkeit und vor allem das Interaktionsgefüge von Ehrenamt und Hauptamt in Hospizarbeit und Palliative Care sowohl in der Wissenschaft als auch in der Praxis nur unzureichend zum Gegenstand von Reflexionen gemacht worden. Im Folgenden wende ich mich nun zunächst dem Ehrenamt im Allgemeinen und im Anschluss daran der Ehrenamtlichkeit in Hospizarbeit und Palliative Care im Besonderen zu.

2.3 Zur Bedeutung des Ehrenamtes in Hospizarbeit und Palliative Care

Wie im vorangegangenen Kapitel deutlich geworden ist, besteht mit Blick auf die Entwicklungen von Hospizarbeit und Palliative Care ein wichtiger Unterschied zwischen England und Deutschland darin, dass der Erfolg der hospizlichen Idee in Deutschland vor allem auch auf das große Engagement von Ehrenamtlichen zurückzuführen ist (Heller et al. 2012, S. 13ff.). Dieses Engagement war aber nicht nur eine wichtige Bedingung des Erfolges, sondern die Ehrenamtlichkeit war in Deutschland von Anfang an ein wesentlicher Bestandteil der hospizlich-palliativen Idee selbst. Bevor wir uns allerdings ausführlicher der Rolle und Bedeutung der Ehrenamtlichkeit in Hospizarbeit und Palliative Care zuwenden, sollen zunächst einige allgemeinere Überlegungen zu Ehrenamt und Zivilgesellschaft angestellt werden.

---

[82] Lediglich die ‚Grünen Damen' als Besuchsdienst der Evangelischen Kranken- und Alten-Hilfe e.V. sind schon seit mehr als 40 Jahren Teil der Versorgungsstrukturen in Kliniken, siehe unter http://www.ekh-deutschland.de/startseite/ (05.03.2018). Und seit Beginn dieses Jahrtausends sind auch auf vielen Palliativstationen ehrenamtliche Mitarbeiter_innen als Teil des Versorgungskonzeptes eingeführt.

2.3.1 Ehrenamt und Zivilgesellschaft

Fragt man danach, was unter ‚Ehrenamt' oder ‚Ehrenamtlichkeit' zu verstehen ist, so muss man zunächst vor allem feststellen, dass es keine einheitlichen Kriterien einer begrifflichen Bestimmung dieser Kategorie oder Form des Engagements gibt.[83] Dies wird auch bereits daran deutlich, dass dieses Engagement nicht nur als ‚ehrenamtliches' bezeichnet wird, sondern wahlweise auch als ‚freiwilliges', ‚bürgerschaftliches' oder auch ‚zivilgesellschaftliches' Engagement.[84] Auch beständen, so etwa Priller (2010, S. 198f.), „in wissenschaftlicher Hinsicht zurzeit noch beträchtliche definitorische Unklarheiten und Datenlücken. Das betrifft vor allem auch die Verbindung beider Aspekte des Engagements, also der individuellen und der organisationalen Ebene. Zudem werden die Einbindung in gesellschaftliche Kontexte und die Reflexion in verschiedenen wissenschaftlichen Theorien oft noch zu eng gesehen. Die Vereinnahmung durch einzelne Konzepte und Theorien widerspricht jedoch der Komplexität und Vielschichtigkeit des Engagements" (vgl. auch Stricker 2011, S. 163ff.; Anheier 2014, S. 9f.; BMFSFJ 2017). Was als theoretischer Bezugsrahmen dieses Begriffes, dessen Gegenstandsbereich und Dimensionen unklar sind, gelten könnte, ist ebenfalls bislang nicht geklärt (Rauschenbach 2001, S. 344ff.; Priller 2010, S. 198f.; Gensicke 2011, S. 154ff.). Auch die Dritte-Sektor[85]-Forschung weist nach

---

[83] Vgl. zum Beispiel Rauschenbach (1991, S. 2ff.); zum aktuellen Forschungsstand zum Beispiel Klie/Klie (2018); BMFSFJ (2017, S. 108ff.); Gensicke (2011, S. 153ff.); Olk/Gensicke (2014); Neumann (2016); Meusel (2016); Klöckner (2016, S. 33f.); Goesmann (2016); vgl. auch Faubel (2013, S. 366ff.).

[84] Vgl. BMFSFJ (2017, S. 108; 2009, S. 26); Deutscher Bundestag (2016); Stricker (2011, S. 163ff.); Rauschenbach (2001, S. 344); Priller (2010, S. 199); Röbke (2012); Wehner/Güntert (2015); EKD (2014); Sinnemann (2017); siehe zu den Storylines der ‚Freiwilligkeit' ausführlich Neumann (2016, S. 119ff.); Anheier et al. (2011, S. 120) sprechen in diesem Zusammenhang von einer „Begriffsinflation in Engagementpraxis und -forschung."

[85] Zum Zusammenhang ‚Dritter Sektor – Zivilgesellschaft' erläutert Anheier (2014, S. 9): „Gemeinnützige Organisationen, NPOs und NGOs, Vereine, Verbände, Gewerkschaften und Parteien sind die Infrastruktur von Zivilgesellschaft." Oder nach dem Verständnis von Zimmer/Simsa (2014): Weil zwischen den Konstrukten ‚Zivilgesellschaft' und ‚Dritter Sektor/Nonprofit-Sektor' eine enge Verbindung angenommen wird (Taylor 2010; Hustinx et al. 2010, S. 73ff.), wird im Kontext von ‚Zivilgesellschaft' der Bereich der ‚Nonprofit-Organisationen' (NPO/NGO) in der aktuellen Literatur oft mit benannt. Nonprofit-Organisationen sind nach Simsa und Zimmer (2014, S. 11f.) diejenigen Organisationen in modernen Gesellschaften, „die weder eindeutig dem Markt bzw. der Wirtschaft noch dem Staat und seiner Verwaltung zuzuordnen sind. Der Fokus der Dritte-Sektor-Forschung war daher von Anfang vergleichsweise begrenzt und primär organisationsbezogen [...] NPOs sind insofern zivilgesellschaftliche Organisationen, als sie Möglichkeiten der Partizipation, Beteiligung und Selbstorganisation eröffnen": Als Qualitätsmoment von Zivilgesellschaft bildeten sie in ihren verschiedenen Formen „die Infrastruktur für belastbares gesellschaftliches und soziales Engagement jenseits kurzfristiger Proteste, Sit-ins und Demonstrationen" (Simsa/Zimmer 2014, S. 12).

Priller et al. (2012) diesbezüglich Forschungslücken auf (vgl. auch Zimmer/Priller 2007; Zimmer/Simsa 2014; Simsa/Zimmer 2014, S. 11ff.).

Insbesondere mit Blick auf die Geschichte wird deutlich, dass sich das ‚Ehrenamt', seine Praxis und seine gesellschaftliche Stellung mit den gesellschaftlichen Rahmenbedingungen verändert (Rauschenbach 2001, S. 357; Beher et al. 2000, S. 7; Beher/Liebig 2012, S. 975ff.; Neumann 2016; vgl. auch Habeck 2008). Dabei sei das Ehrenamt erst seit den 1990er Jahren zum gesellschaftlich relevanten Thema in Deutschland geworden; bis zum Ende der 1980er Jahre seien weder Politik oder Öffentlichkeit noch Wissenschaft und Forschung daran interessiert gewesen (Rauschenbach 2001, S. 344; Priller 2010, S. 195ff.; Neumann 2016, S. 11ff.). Seit den 1990er Jahren wurde dann aber zunehmend sein Potenzial erkannt, in den verschiedensten Bereichen des gesellschaftlichen Zusammenlebens soziale Prozesse zu gestalten und entsprechende Probleme zu bearbeiten.[86]

Zur Eingrenzung des Begriffs ‚Ehrenamt' haben Beher et al. (2000, S. 115ff.) auf Basis einer systematischen Analyse empirischer Studien folgende Kriterien abgeleitet:

- „Ein Ehrenamt beschreibt ein tätiges, gemeinwohlorientiertes Engagement von Bürgerinnen und Bürgern. Es beschreibt personen- oder sachbezogene Arbeit.
- Das Ehrenamt bezeichnet eine nicht erwerbsmäßig ausgeübte Tätigkeit.
- Ein Ehrenamt wird regelmäßig und außerhalb des sozialen Nahraums für Andere (Fremdhilfe) ausgeübt.
- Ein Ehrenamt wird sowohl in formal legitimierten und in formal nicht legitimierten Funktionen als auch mit oder ohne Qualifikation ausgeübt.
- Ein Ehrenamt wird grundsätzlich freiwillig, eigeninitiativ und unabhängig vom staatlichen Apparat ausgeübt."

Dieser Definition stellte Rauschenbach (2001, S. 346) ein Jahr später eine andere gegenüber, wobei er diese allerdings (wegen ihrer Schnittmengen und fließenden Übergänge lediglich idealtypisch) in zwei Bereiche unterscheidet: eine *normative* Definition, welche den Soll-Zustand umreißt, und eine *funktionale* Bestimmung, die den Ist-Zustand in den Blick nimmt. Hiermit will er ansatzweise auch den „implizierten Divergenzen" (Rauschenbach 2001, S. 346) sowie dem Strukturwandel Rechnung tragen:

---

[86] Vgl. Priller (2010, S. 196); vgl. für den Bereich der ‚Pflege' auch Klie (2011, S. 391ff.). Kritisch äußern sich zu diesem ‚Aufschwung' des Ehrenamtes Beck (2000, S. 420); Rauschenbach (2001, S. 345) sowie mittels Analyse politisch-medialer Diskurse Neumann (2016, S. 431ff.).

Im Sinne der *normativen* Definition fasst er das Ehrenamt „als gemeinwohlorientiertes Engagement, das in einem organisierten Kontext aus freien
Stücken, relativ zweckfrei, bar jeder finanziellen Motivation und zeitlich unbe-
stimmt für Dritte, für eine Idee oder eine Organisation erbracht wird, ohne
rechtsverbindliche Vereinbarungen [...], ohne Gewähr einer Rückerstattung und
jenseits fachlicher Kompetenzen" (Rauschenbach 2001, S. 346).

In seiner *funktionalen* Bestimmung beschreibt er das Ehrenamt hingegen als
„eine Form der gesellschaftlich-sozialen Tätigkeit, die weit unterhalb tariflicher
Entlohnung liegt, die überwiegend in milieugeprägten oder milieuerzeugenden
lokalen Vereinen, Verbänden und Initiativen aus unterschiedlichsten Motiven
von Menschen aller Altersgruppen [...] ausgeübt wird, ohne Vertrag und ohne
zeitliche Verpflichtung, aber auch ohne Gewährleistung einer gewissen Qualität
des Handelns, mit einer Rückerstattungserwartung, die vorrangig an immateriellen, symbolischen, [...] aber auch [...] an indirekten materiellen Gratifikationen
ausgerichtet ist" (Rauschenbach 2001, S. 346).

Seit einiger Zeit wird der Begriff des Ehrenamtes in wissenschaftlichen
Publikationen zudem direkt ins Verhältnis zur Zivilgesellschaft gesetzt (Klie
2007, S. 57ff.; Klie 2011b; 2013; Priller et al. 2011; Evers et al. 2015): Die Wissenschaft bzw. die Engagementforschung ist in den vergangenen Jahren kon-
sensual[87] dazu übergegangen, jenen älteren Terminus des ‚Ehrenamtes' dem des
zivilgesellschaftlichen/bürgerschaftlichen Engagements als Teilbegriff unterzuordnen. Dies wird in der Regel damit begründet, dass der zu Beginn des 19.
Jahrhunderts geregelte, verpflichtende Einbezug von (männlichen) Bürgern in
die kommunale Verwaltung durch ein ‚Ehrenamt' im Gegensatz zur modernen
zivilgesellschaftlichen Kultur stehe und der Begriff somit ‚veraltet' sei
(Olk/Hartnuß 2011; Stricker 2011, S. 166; BMFSFJ 2009; Deutscher Bundestag
2002, S. 26f.; Priller 2010). Der Terminus ‚Ehrenamt' verweise nämlich „auf die
Einbindung des Bürgertums in die kommunale Verwaltung, wie es von der Preu-
ßischen Städteverordnung von 1806 neu geregelt wurde. Die Übernahme eines
Ehrenamtes geschah dabei nicht freiwillig, vielmehr waren die Bürgerinnen und
Bürger dazu verpflichtet. Das Ehrenamt [...] wurde politisch, von oben herab,
verordnet. Das ursprüngliche Ehrenamt war nur dem Bürgertum [und nur den
Männern, SF] vorbehalten, es war gebunden an gesellschaftlichen Status und
materiele Voraussetzungen. In der zweiten Hälfte des 19. Jahrhunderts, als
durch die Industrialisierung Elend und Pauperismus zunahmen, kümmerten sich

---

[87] Auch in der aktuellen kirchlichen wissenschaftlichen Literatur zu diesem Thema (Seidelmann
2012, S. 10; Sinnemann 2017, S. 9) ist es anerkannt, dass sich der Begriff ‚ehrenamtliche Tätigkeit,
respektive Ehrenamt' – historisch begründet – gar nicht anders als unter ‚bürgerschaftlichem Engagement', als einer Tätigkeit von Bürger_innen für Bürger_innen innerhalb der Zivilgesellschaft,
einordnen lässt.

einige wohlhabende Bürgerinnen[88] und Bürger um die gesundheitliche Versorgung der armen Bevölkerung" (BMFSJ 2009, S. 111).

Unabhängig von dieser Argumentation kann aber festgehalten werden, dass der karitative Aspekt des ‚Ehrenamtes', der vor allem in Care-Kontexten zum Tragen kommt, seine Wurzeln im ‚alten' Ehrenamt hat (BMFSFJ 2017, S. 432), bei dem es um die gesundheitliche Versorgung der Armen ging. Seinerzeit waren es sowohl individuelle als auch gesellschaftliche Notlagen, die die Industrialisierung mit sich brachte und „derer die Kirchen und staatlichen Stellen allein nicht mehr Herr wurden" (Hoof 2010, S. 30). In der daraus entstandenen karitativen Vereinskultur[89] zur Wohlfahrtspflege, in der 1853 (erstmals in Wuppertal) Armenpfleger unentgeltlich eingesetzt wurden, liegen die Wurzeln des karitativen Aspektes des Ehrenamtes (Hoof 2010, S. 30; vgl. auch Sachße 2011, S. 23; Klöckner 2016, S. 47ff.). Dabei ist das System der Wohlfahrtspflege noch heute durch die ‚duale' Struktur und die Umsetzung des ‚Subsidiaritätsprinzips' gekennzeichnet, nämlich durch die „gesetzliche Bestands- und Eigenständigkeitsgarantie der freien bei gleichzeitiger Förderungsverpflichtung und Gesamtverantwortung der öffentlichen Träger" (Sachße 2011, S. 23, Klöckner 2016, S. 41ff.). Für Sachße (2011, S.24) zeigt sich gerade darin die Verquickung von Ehrenamt und Bürokratie und zunehmend auch die Nähe von Ehrenamt und beruflichem Handeln, was auch an der Zunahme der hauptamtlichen Mitarbeiter_innen bei den Wohlfahrtsverbänden abzulesen sei (Sachße 2011, S. 24; Priller 2010, S. 202f.; Klöckner 2016, S. 59ff.). Dabei allerdings sei die Bedeutungszuschreibung für das ‚Ehrenamt' respektive die ‚Ehrenamtlichkeit' nicht nur ‚subjektorientiert', sondern habe immer auch eine ‚subjektabgewandte', gesellschaftliche Seite, die wiederum auf die Subjekte und die (Bedeutung von) Ehrenamtlichkeit zurückwirke (Beher et al. 2000, S. 7).

In der karitativen, kirchlichen wissenschaftlichen Literatur war die Verwendung des Begriffs ‚Ehrenamt' bis vor einigen Jahren gängige Praxis (Seidelmann 2012, S. 7). Seitdem findet sich dieser Begriff allerdings zunehmend ersetzt durch die Begriffe ‚zivilgesellschaftliches', bzw. ‚freiwilliges' Engagement bzw. nur ‚Engagement' (EKD 2014; Sinnemann 2017). War der Gebrauch des Begrif-

---

[88] Erst mit der Einführung des Frauenwahlrechtes in Deutschland nach 1918 seien auch Frauen berechtigt gewesen, ein Ehrenamt zu bekleiden (Hoof 2010, S. 28).

[89] Vereine seien „Resultat der Industrialisierung und – mehr noch – der Urbanisierung von Gesellschaft. Vereine sind Kennzeichen vor allem städtischer Lebensweise. Ihr sozialer Träger war vornehmlich das städtische (Bildungs-)Bürgertum. Der Verein als typische Organisation bürgerlicher Interessen und Lebensformen kann als Reaktion auf den Zerfall vormoderner Gesellungen und Gesellschaftsstrukturen im Laufe von Industrialisierung und Urbanisierung verstanden werden; als Versuch, traditionelle Formen der Gemeinschaft durch eine moderne, künstliche Vergemeinschaftung zu ersetzen, die den Flexibilitäts- und Modernitätserfordernissen der Industriegesellschaft entspricht" (Sachße 2011, S. 18f.).

fes ,Ehrenamt' im Jahr 2012 noch aus Gründen der Motivierung der Engagierten zum Handeln gezielt genutzt worden (Seidelmann 2012, S. 10)[90], so wird die Veränderung des Engagementbegriffs hin zu „einem sehr weiten Engagementbegriff"[91] (Sinnemann 2017, S. 9) zwar als erschwerend in der Vergleichbarkeit der Daten der vorangegangenen Engagementberichte benannt (Sinnemann 2017, S. 8), jedoch nicht begründet.

Auch der jüngste Engagementbericht (BMFSFJ 2017, S. 108; vgl. erläuternd den Sammelband von Klie/Klie 2018) spricht nicht mehr von ,Ehrenamt' oder ,bürgerschaftlichem' oder ,zivilgesellschaftlichem' oder ,freiwilligem' Engagement, sondern allgemeiner von „Engagement in einer zivilen Gesellschaft" und nutzt dabei das Wort ,Engagement' lediglich als „Dachbegriff [...] für Handlungen und Aktivitäten mit und für andere, die ihren Schwerpunkt außerhalb der Erwerbsarbeit und der privaten Gemeinschaften haben." Dabei wird der neue ,Engagement'-Begriff inhaltlich auf sechs ,Spannungsachsen'[92] verortet und insbesondere gegenüber dreierlei abgegrenzt: Erstens gegenüber individuellen Haltungen der Gleichgültigkeit hinsichtlich Problemlagen, die eine Gesellschaft oder Gemeinschaft betreffen. Zweitens gegenüber der Erwerbsarbeit, wobei die Diskussionen um eine Monetarisierung des Ehrenamtes im Wohlfahrtsbereich zugleich als „Spannungsfeld" beschrieben werden (BMFSFJ 2017, S. 277ff.); dieses Spannungsfeld ergebe sich aus Prozessen der Verberuflichung (als Beispiel wird die Hospizbewegung angeführt) auf der einen und einer Verdrängung regulärer Beschäftigung auf der anderen Seite (BMFSFJ 2017, S. 267). Und drittens erfolgt eine Abgrenzung zu innerfamiliärem Engagement (BMBSFJ 2017, S. 108), da ,Engagement' sich grundsätzlich auf Handlungen und Aktivitäten im öffentlichen Bereich beziehe.

---

[90] In der Auswertung des Freiwilligensurveys 2009 für die evangelische Kirche hieß es: „2009 entschieden sich 48% der Engagierten in der evangelischen Kirche für den Begriff Ehrenamt, 1999 waren es nur 38%. [...] Der karitative Aspekt ist wichtiger geworden. Auf diese Entwicklung wird bei der Motivation Engagierter in der evangelischen Kirche verstärkt eingegangen" (Seidelmann 2012, S. 10).

[91] In der Auswertung des Freiwilligensurveys 2014 für die evangelische Kirche heißt es zum ,Engagementbegriff': „Als Engagement wurde eine Tätigkeit gewertet, wenn sie aktiv, unentgeltlich, öffentlich und gemeinschaftlich ausgeführt wird. Auf eine Überprüfung der Indikatoren Freiwilligkeit und Gemeinwohlorientierung wurde verzichtet [...]. In der Konsequenz nutzt der Freiwilligensurvey 2014 einen sehr weiten Engagementbegriff: Im kirchlichen und religiösen Bereich wird somit beispielsweise auch die Mitgliedschaft im Chor als Engagement gewertet" (Sinnemann 2017, S. 9).

[92] Diese ,Spannungsachsen', die das Möglichkeitsfeld des Engagements abstecken, lauten: 1. Freiwilligenarbeit im Sinne praktischen Tuns und (demokratischer) Mitsprache und Dialog, 2. Bewahrung und Innovation, 3. Formell organisiertes und informelles Engagement, 4. Bridging und Bonding, 5. Geselligkeit und Zweckorientierung und 6. Selbstorganisation/Selbsthilfe und professionalisierte Organisationen (vgl. ausführlicher BMFSFJ 2017, S.78).

Mit dieser offenen Einordnung ist beabsichtigt, der Breite und Vielfalt der Formen und Kategorien von Engagement zu entsprechen. Es geht darum, „die Vielfalt des Engagements nicht nur soziokulturell, sondern auch im Spannungsfeld von Gesellschaft und Politik, der Gleichzeitigkeit von gemeinschaftlichen und gesellschaftlichen Orientierungen, ausgedrückt in individuellen Haltungen, aber auch in unterschiedlichen Organisationsformen zu sehen", um auf diese Weise „sowohl Aktivbürgerschaft (auch in politiknahen Formen) als auch freiwillige Aktivitäten (auch im Bereich gemeinsamer Geselligkeit)" (BMFSFJ 2017, S. 109) anzusprechen. Dass diese Entscheidung für einen offenen Begriff zu Interpretationsproblemen führen würde, wurde dabei durchaus eingeräumt (BMFSFJ 2017, S. 109): So ergäben sich mit dem weiten Engagementbegriff zum Beispiel Probleme hinsichtlich der differenzierten Engagement-Ermittlung. Sinnemann (2017, S. 9) verweist zudem auf die mangelnde Vergleichbarkeit der neuen Survey-Daten mit jenen von vor 2014, als die begriffliche Fassung enger war.

Die vorliegende Arbeit folgt diesem Vorschlag eines weiten ‚Engagement'-Begriffes (BMFSFJ 2017) allerdings nicht, sondern bleibt bei der Begrifflichkeit der ‚Ehrenamtlichkeit' im Sinne des ‚zivilgesellschaftlichen Engagements'. Dies zum einen deshalb, weil diese Begrifflichkeit in den Praxisfeldern von Hospizarbeit und Palliative Care sowie auch in den entsprechenden rechtlichen Regelungen weiterhin vorherrschend ist; zum anderen erschließen sich insbesondere über den Bezugspunkt der ‚Zivilgesellschaft' wichtige analytische Zugänge.

Dabei ist auch Zivilgesellschaft ein Begriff, der höchst unterschiedliche Ausrichtungen und Akzentuierungen erfahren hat und der je nach politischer Orientierung in unterschiedlicher Art und Weise normativ aufgeladen ist. An dieser Stelle können diese umfänglichen Debatten allerdings nicht angemessen dargestellt[93], sondern lediglich einige für diese Arbeit wichtige Aspekte zur Einordnung des Ehrenamtes herausgegriffen werden.

Am Ende seines Buches „Zivilgesellschaft. Theorie und politische Praxis" kommt Frank Adloff (2005) zu folgender Definition: *„Zivilgesellschaft* bezeichnet die sozialen Beziehungen zwischen Bürgern und Bürgerinnen [...]. *Zivilgesellschaft* meint den Raum, wo sich Bürger und Bürgerinnen in ihrer Rolle als Bürger[sic!] treffen und solidarisch oder konflikthaft handeln – sie können sich horizontal vernetzen, solidarisch handeln und sich bürgerschaftlich selbst organi-

---

[93] Vgl. hierzu etwa Schade (2002); Adloff (2005); Schmidt (2007); Zimmer/Priller (2007); Olk/Hartnuß (2011); Klein (2011, S. 29ff.); Anheier et al. (2011, S. 119ff.); Priller et al. (2011); Priller et al. (2012); Gensicke (2011, S. 153ff.); Zimmer/Simsa (2014); Adloff/Heins (2015a); Strachwitz (2015, S. 59ff.); Evers/Olk (1996); Evers et al. (2015, S. 3ff.); vgl. zum Diskurs ‚Zivilgesellschaftliches Engagement und soziale Ungleichheit' Fischer (2012); Meusel (2016) sowie Munsch (2011); vgl. kritisch zum Verantwortungsdiskurs in der Zivilgesellschaft Heidbrink (2006, S. 13ff.) sowie Klie (2013, S. 344ff.).

sieren, oder sie beziehen sich zustimmend oder protestierend auf den Raum des Politischen und verstehen sich als die Urheber der Gesetze. Sie handeln in diesem öffentlichen Raum nicht als Familienmitglieder, Bürokraten oder Wirtschaftsbürger, sondern in der Rolle des *Citoyen*[94]" (Adloff 2005, S. 155).

Aus der Perspektive der Debatten zur ‚Zivilgesellschaft' kann man ergänzen, dass sich Zivilgesellschaft auch als einen „intermediären Raum der Öffentlichkeit zwischen Staat, Wirtschaft und Privatsphäre" (Klein 2011, S. 29) bezeichnen lässt[95], der von einer Vielzahl von Akteur_innen (Verbänden, Vereinigungen, Bewegungen, Bürger_innen etc.) bevölkert wird. Damit ist das Ehrenamt eingebunden in ganz unterschiedliche soziale Bezüge, für die es Bedeutung besitzt. Als Form gesellschaftlich-sozialer Tätigkeit, als „Handeln in der Öffentlichkeit" (Arendt 1994, S. 201ff.), hat das Ehrenamt insofern „Relevanz auf den unterschiedlichen Ebenen des Individuums, der Interaktion, der Institution, der gesellschaftlichen Sektoren sowie der Gesamtgesellschaft" (Rauschenbach 2001, S. 354f.). Dabei zeichnet sich das zivilgesellschaftliche Engagement (bzw. das Ehrenamt) nach Hoch et al. (2007, zitiert nach Priller 2011, S. 13f.) zum Beispiel dadurch aus, dass es „unterschiedliche Strukturen verbindet, Kooperationen sucht, Netzwerke schafft und offen für neue Zusammenhänge ist."

Mit Priller (2010, S. 201ff.) kann man sagen, dass das Ehrenamt bzw. das zivilgesellschaftliche Engagement „in seiner besonderen Dynamik und Offenheit [...] gegenüber gesellschaftlichen Veränderungen" eine Vielzahl an Funktionen in den unterschiedlichen Bereichen der Zivilgesellschaft erbringt bzw. erbringen kann. Dies ergebe sich bereits „aus der starken Heterogenität der organisatorischen Rechtsformen, den Unterschieden in der Größe sowie dem breiten Tätigkeits- und Wirkungsspektrum" des zivilgesellschaftlichen Engagements. Vor diesem Hintergrund benennt Priller (2010, S. 201ff.) übergeordnete Funktionen des zivilgesellschaftlichen Engagements bzw. des Ehrenamtes (vgl. auch Fleckinger 2013b, S. 26ff.):

a. *‚Stärkung der Demokratie'*: Ausgehend von einem schwindenden Vertrauen in Politik käme dem zivilgesellschaftlichen Engagement „ein hoher Stellenwert bei der Interessenartikulation und der Interessenvertretung spezieller Gruppen" (Priller 2010, S. 201) zu.

---

[94] „Der Citoyen ist ein höchst politisches Wesen, das nicht sein individuelles Interesse, sondern das gemeinsame Interesse ausdrückt. Dieses gemeinsame Interesse beschränkt sich nicht auf die Summe der einzelnen Willensäußerungen, sondern geht über sie hinaus" (Jean-Jacques Rousseau, 1762, [Du Contract Social ou Principes du Droit Politique], übersetzt von Pietzcker/Brockard 2010).
[95] Das Verhältnis zwischen Staat, Markt und Zivilgesellschaft wird dabei seit jeher durch die historische Entwicklung, von gesellschaftlichen Problemlagen und deren Wahrnehmung bestimmt (Schade 2002, S. 17).

b. *‚Sicherung und Gewährleistung sozialer Integration':* Vor dem Hintergrund von Modernisierungsprozessen (etwa Individualisierung und Pluralisierung) fungiere das zivilgesellschaftliche Engagement als „Produzent des sozialen Kitts bzw. des sozialen Zusammenhalts" (Priller 2010, S. 201).

c. *‚Beitrag zur Werte- und Normenbildung und zum zivilen Verhalten':* Dem zivilgesellschaftlichen Engagement bzw. dem Ehrenamt komme vermittelnde Funktion hinsichtlich der „Erreichung gesellschaftlich konsensfähiger Werte und Normen" (Priller 2010, S. 201) zu. Dabei gehe es insbesondere um Werte wie etwa Toleranz, Gemeinwohlorientierung und Gewaltfreiheit.

d. *‚Beitrag zur Wohlfahrtsproduktion':* Über seine Leistungen für das Allgemeinwohl verkörpere das Ehrenamt eine „Alternative einerseits zum Markt […] und andererseits zum Staat", der sich zum Besipiel bei der Deckung vorhandener und neuer Bedarfe sowie bei Innovationen enorm schwer tue. Insofern lieferten zivilgesellschaftliche Akteur_innen mit ihren Leistungen gleichsam „Kollektivgüter" und trügen damit zugleich bedeutend zum Erhalt und Ausbau sozialer Infrastruktur bei (Priller 2010, S. 202).

e. *‚Realisierung von sozialpolitischen Aufgaben':* Nach Priller (2010, S. 202) erfülle zivilgesellschaftliches Engagement vor allem auch im gesundheitlichen und sozialen Bereich wichtige Funktionen „bei der Realisierung staatlicher sozialpolitischer Aufgaben."

f. *‚Zivilgesellschaftliches Engagement und Beschäftigung':* Hier betont Priller (2010, 202f.), dass die spezifischen Arbeitsformen in den zivilgesellschaftlichen Organisationen und insbesondere „die enge Verbindung zwischen bürgerschaftlichem Engagement und beruflicher Tätigkeit" für einzelne Personen eine Chance bieten könne, sich in den Arbeitsmarkt zu integrieren.

Zusammenfassend kann festgehalten werden, dass sowohl der Begriff der Zivilgesellschaft als auch seine Verhältnisbestimmung zwischen Staat, Markt und Privatsphäre die Bedeutung des Ehrenamtsbegriffes erweitert. Aber nicht nur der Begriff des Ehrenamtes verändert sich im Kontext der Zivilgesellschaft, sondern auch die Funktionen des Ehrenamtes, die auch für die Ausprägungen von ‚Ehrenamtlichkeit' in Hospizarbeit und Palliative Care von Bedeutung sind. Hierauf wird nun im folgenden Kapitel ausführlicher eingegangen.

2.3.2 Die Rolle der ‚Ehrenamtlichkeit' in Hospizarbeit und Palliative Care

Betrachtet man die oben skizzierten Entwicklungen und Debatten zum Begriff des Ehrenamtes, so scheint mit der ‚Ehrenamtlichkeit' in der Hospiz- und Palliativarbeit in Deutschland eine spezifische Bedeutung verbunden zu sein, die vor

allem auch konzeptionell zu erklären ist: In den Anfängen verband die haupt-
und ehrenamtlichen Akteure vor allem der Wunsch und die Aufgabe, Sterben
und Tod als ‚natürliche' Prozesse in die Gesellschaft zu (re-)integrieren. Dabei
war man der festen Überzeugung, dass dies „natürlich nicht prioritär als professionelle Aufgabe gestaltet werden" (Heimerl et al. 2012, S. 409) könne, sondern
dass das Ehrenamt stets mitgedacht werden müsse. Wie oben bereits deutlich
wurde, ist die ‚Ehrenamtlichkeit' bis heute eine feststehende Größe im Feld von
Hospizarbeit und Palliative Care geblieben, was nicht zuletzt auch in den Dokumenten und Texten der beiden großen nationalen Verbände DHPV und DGP
deutlich wird. Beide Verbände[96] beziehen sich dabei explizit auf eine so bezeichnete ‚Hospizidee':

a.   Der Deutsche Hospiz- und PalliativVerband (DHPV 2015a, o.S.) versteht
      die ‚Hospizidee' der Hospizbewegung dabei auf einer symbolischen Ebene
      als Anknüpfung an die mittelalterlichen Pilgerherbergen, weil „sie Orte
      schaffen will, an denen schwerstkranke und sterbende Menschen auf ihrem
      letzten Weg versorgt und begleitet werden, damit sie an ihrem Lebensende
      in Würde Abschied nehmen können." Ausgehend vom Wirken Cicely
      Saunders' wird für den DHPV (2015a, o.S.) die Hospizbewegung in
      Deutschland wesentlich „von der Überzeugungskraft und dem Engagement
      zahlreicher Bürgerinnen und Bürger als eine Bürgerbewegung getragen."
      Motiviert sei dieses Engagement von der häufig unwürdigen Situation
      schwerstkranker und sterbender Menschen in Krankenhäusern, aber auch in
      anderen modernen Einrichtungen. Dabei vertritt der DHPV (2015a, o.S.) die
      Position, dass das „Engagement ehrenamtlicher Mitarbeiterinnen und Mit-
      arbeiter unerlässlich [ist, SF], um eine umfassende hospizliche und palliati-
      ve Begleitung schwerstkranker und sterbender Menschen und ihrer Angehö-
      rigen sicherzustellen. Zum anderen tragen die ehrenamtlich engagierten
      Hospizbegleiter dazu bei, die ‚Hospizidee' als ein Gesamtkonzept der Hos-
      piz- und Palliativversorgung zu verbreiten und zu fördern und die Themen
      Tod und Sterben als Teil des Lebens ins gesellschaftliche Bewusstsein zu
      rücken."
b.   Die Deutsche Gesellschaft für Palliativmedizin (DGP) (Sabatowski et al.
      2005, S. 1f.) verweist ebenfalls auf die große Bedeutung der ‚Hospizidee',
      indem sie betont, dass Palliativmedizin und Hospizidee ein „Gesamtkon-
      zept" (Sabatowski et al. 2005, S. 2) darstellen. Hierbei wird die
      ‚Hospizidee' in der Regel nicht weiter ausgeführt, sondern insbesondere an
      der „Integration ehrenamtlicher Mitarbeiter" festgemacht, welche neben den

---

[96] Vgl. etwa DHPV (2012a; 2012b; 2015a; 2015c; 2016a; 2016b; 2017); DGP et al. (2016); DGP
(2017a; 2017b; 2017c).

hauptamtlich tätigen Mitarbeiter_innen „für das Selbstverständnis des Hospizgedankens wichtig" seien: „Vor allem Laien, Mitglieder von Hospizinitiativen oder Angehörige ehemals betreuter Patienten gehören zu dieser Gruppe" (Sabatowski et al. 2005, S. 1). Allerdings wird der Bezug zu den Ehrenamtlichen nicht immer so deutlich hergestellt: So heißt es in der Ende Juli 2017 von der DGP (2017c, S. 1) veröffentlichten „Matrix zur Erstellung von Curricula für die Weiterbildung curricularer Bildungsinhalte in Palliative Care/Palliativmedizin (KoMPaC)" unter der Überschrift ‚Grundannahmen': „Der verwendete Begriff ‚Versorgung' wird im Sinne einer hospizlichen und palliativen Haltung verwendet. Dies umfasst eine gleichberechtigte Sorge unter Wahrung der Würde, Autonomie, Lebensqualität und persönlicher Einstellungen" (DGP 2017c, S. 14). Es ist aus den Folgeannahmen zu schließen, dass hier eine ‚hospizliche und palliative Haltung' gegenüber Betroffenen gemeint ist, wobei allerdings keine Referenz für die ‚hospizliche und palliative Haltung' angegeben wird. Zugleich wird in ‚KoMPaC' der Begriff ‚Palliative Care' als Oberbegriff verwendet, weil Palliative Care „im deutschen Kontext am ehesten als Hospizarbeit und Palliativversorgung verstanden" werde. Damit verbunden sei „ein berufsgruppenübergreifendes ganzheitliches Konzept" (DGP 2017c, S. 1). Auch wenn es sich bei diesem Dokument um einen Vorschlag zur Anwendung in der beruflichen Weiterbildung in Palliative Care handelt, vermisst man an dieser Stelle die Erwähnung der Ehrenamtlichkeit als Teil des Konzeptes und insbesondere auch die Personengruppe der Ehrenamtlichen als Gegenüber in der Zusammenarbeit.

Explizit zum Gegenstand macht die Ehrenamtlichen hingegen das „EAPC-White Paper" mit dem Titel „Defining volunteering in hospice and palliative care in Europe" (Goossensen et al. 2016), das erstmals versucht, eine „consensual definition and typology of HPC volunteering" auf europäischer Ebene vorzulegen, die „clarifies its role, position, identity and value" (Goossensen et al. 2016, S. 184). Die Ergebnisse basieren dabei „on a literature review [of scientific and grey literature, SF], focus group discussions and a Delphi-like consultation of six European experts" (Goossensen et al. 2016, S. 184). Den Autor_innen war zudem daran gelegen, über die Länder hinweg das Alleinstellungsmerkmal sowie die Ambiguitäten und Spannungsfelder zu erfassen, in denen sich das „care-focussed volunteering" im Rahmen von Hospiz- und Palliativ-Settings bewegt (Goossensen et al. 2016, S. 184f.). Vor diesem Hintergrund wird zunächst folgende allgemeine Definition von Ehrenamtlichkeit in Hospizarbeit und Palliative Care gegeben: „Volunteering in hospice and palliative care is defined as the time freely given by individuals, with no expectation of financial gain, within some form of organised structure other than the already existing social relations or familial ties, with the intention of improving the quality of life of adults and children with life-limiting conditions and those close to them (family and others)" (Goossensen et al. 2016, S. 186). Im Anschluss erstellen Goossensen et al. (2016, S. 186f.) eine „typology of HPC[97] volunteers"[98], die drei Typen umfasst: 1) „D-volunteers are disciplinary-based volunteers; that is, professionals who work within their discipline without being paid"; 2) „C-volunteers are community-based volunteers; that is, members of the local community who offer their time, bridging normal life and professional care"; und 3) „B-volunteers are unpaid board members of HPC services[...] and are prevalent in many non-profit organisations. They are often seen quite differently to other volunteers and carry significant responsibility for the organisation's strategic direction and effective management" (Goossensen et al. 2016, S. 187).

Als Gesamtergebnis formulieren die Autor_innen, dass „care-focussed volunteering" als eine „relational activity" zu verstehen sei, die zwischen „being there" und „performing tasks" angesiedelt sei (Goossensen et al. 2016, S. 190). Weiter resümieren sie: „When positioned as such, HPC volunteering has a lot to offer, not only to people with life-limiting conditions and those close to them, but also to healthcare organisations and paid staff: volunteers may have different views than paid medical staff and detect different signals from patients, which they can then pass on to paid staff. For society, HPC volunteering is an expression of the caring community; it shows a connection between society and the terminally ill. Further theoretical analysis of the contributions of volunteers would be welcome."

Die Ergebnisse des ‚EAPC-White Paper' (Goossensen et al. 2016) stellen meines Erachtens einen ersten Schritt in der Erschließung des Themenfeldes dar und geben einen guten Überblick über die aktuell veröffentlichten englischsprachigen Arbeiten zum Themenfeld. Insgesamt werden dabei vier Felder deutlich, für die die Ehrenamtlichkeit Bedeutung hat:

1. Das ‚being there', also das unmittelbare Da-Sein für die Sterbenden in der konkreten Situation;
2. das ‚performing tasks', das heißt die Erledigung unterschiedlichster Aufgaben im Kontext der Praxis von Hospizarbeit und Palliative Care;

---

[97] Die Autor_innen Goossensen et al. (2016) gebrauchen im ‚EAPC-White Paper' die Abkürzung ‚HPC' für ‚hospice palliative care'.
[98] Für die Erstellung der Typologie wurden ein ‚narrative literature review' (Morris et al. 2013, S. 428ff.) sowie eine deskriptive Studie (Woitha et al. 2015, S. 572ff.) ausgewertet, vor allem liegt den Ergebnissen ein Vortrag von Ruthmarijke Smeding auf dem EAPC-Symposium in Prag 2013 zu Grunde, der auf Ergebnissen des „Opcare9"-Projektes (Ellershaw 2012) basiere (Goossensen et al. 2016, S. 186).

3. die Tatsache, dass Ehrenamtliche ‚have different views than paid medical staff and detect different signals from patients', was auf ihre reflexiven Potenziale für die Zusammenarbeit zwischen Haupt- und Ehrenamt verweist; und

4. die Entwicklung einer kommunalen Sorgekultur, indem Ehrenamtlichkeit zu verstehen ist als eine „expression of the caring community; it shows a connection between society and the terminally ill" (Goossensen et al. 2016, S. 190).

Auf die ersten drei Punkte, die sich insbesondere auf die Zusammenarbeit von Ehrenamt und Hauptamt in Hospizarbeit und Palliative Care beziehen, wird im folgenden Kapitel ausführlicher eingegangen. Zuvor soll allerdings noch kurz auf den vierten Punkt eingegangen werden, der die Ehrenamtlichkeit in den Kontext einer kommunalen Sorgekultur bzw. einer ‚connection between society and the terminally ill' und damit der Zivilgesellschaft stellt. Dieser zivilgesellschaftlichen Einordnung des Ehrenamtes habe ich mich in meinem Buch zur „Ehrenamtlichkeit in Palliative Care" (Fleckinger 2013b; vgl. auch 2013c) gewidmet und meine Überlegungen dabei an den oben genannten (Aus-)Wirkungen des zivilgesellschaftlichen Engagements nach Priller (2010) orientiert. Die Ergebnisse seien hier kurz zusammengefasst:

a. *‚Stärkung der Demokratie'*: Hierbei geht es wesentlich um den Stellenwert des zivilgesellschaftlichen Engagements bei der Interessenartikulation und Interessenvertretung spezieller Gruppen. Man kann sagen, dass für Hospizarbeit und Palliative Care dieses demokratische Prinzip konstitutiv ist, weil es von Beginn an darum ging, Sterbende und Schwerstkranke nicht länger aus der Gesellschaft (der Lebenden) auszuschließen, sondern sie mit ihren Bedarfen und Bedürfnissen in die Gesellschaft zurückzuholen und ihnen damit ein Sterben in Gemeinschaft wie auch in Würde zu ermöglichen. Den Ehrenamtlichen kommt in diesem inkludierenden und partizipativen Konzept meines Erachtens eine zentrale Funktion zu: Durch ihre vor allem psychosozial unterstützende Tätigkeit in der Sterbebegleitung ermöglichen sie eine gesellschaftliche Teilhabe der Sterbenden bis zuletzt, indem sie den psychosozialen Bedürfnissen der Sterbenden in ihren eigenen lebensweltlichen Bezügen Aufmerksamkeit schenken und (in) Verbundenheit mit ihnen leben (Klie 2007, S. 457). Pointiert gesagt, werden sie damit gleichermaßen zu Garant_innen und Botschafter_innen für das demokratische Prinzip und Recht auf Partizipation und Selbstbestimmung bis zuletzt – und das nicht nur für die Betroffenen und ihre Zugehörigen, sondern auch für die demokratische Gesellschaft insgesamt (vgl. ausführlicher Fleckinger 2013b, S. 63ff.).

b. *„Sicherung und Gewährleistung sozialer Integration'*: Ausgangspunkt sind hierbei die ‚Bindungsverluste im Kontext von Modernisierungsprozessen'. Vor diesem Hintergrund wird zum einen gefragt, inwieweit Ehrenamtliche Produzent_innen des sozialen Zusammenhaltes sind, andererseits wird „die bedeutende Rolle des Engagements bei der individuellen Identitätsbildung bzw. der Ausbildung einer bürgerschaftlichen Gesinnung und eines Zugehörigkeits- und Selbstwertgefühls besonders hervorgehoben" (Priller 2010, S. 201). Hinsichtlich des sozialen Zusammenhaltes verweist zum Beispiel das Council of Europe/der Europarat (2008, S. 1) in seinem Report „Palliative Care: a model for innovative health and social policies" explizit auf den sozialkohäsiven Aspekt[99] des Konzeptes Palliative Care „as an essential component of appropriate health care based on a humane concept of human dignity, autonomy, human rights, patient rights and a generally acknowledged perception of solidarity and social cohesion" (Council of Europe 2008, S. 1) – hierbei sind Haupt- und Ehrenamtliche gleichermaßen gemeint. Hinsichtlich der Ausbildung einer individuellen Identität sowie eines Zugehörigkeits- und Selbstwertgefühls verweist zum Beispiel Goebel (2012, S. 221) in ihrer biographieanalytischen Studie zur Motivation von ehrenamtlich-hospizlichem Engagement darauf, dass das Engagement im Hospizbereich „als Arbeit an der eigenen Biographie" funktioniere und seine individuelle Bedeutung als Biographiearbeit und Selbstbestärkung sowie als Inspiration und Anregung erhalte (Goebel 2012, S. 214ff.; vgl. insgesamt ausführlicher Fleckinger 2013b, S. 66ff.).[100]

---

[99] Soziale Kohäsion wird vom Council of Europe (2010, S. 2; vgl. zum theoretischen Konzept ‚Sozialer Kohäsion' zum Beispiel Chiesi 2005, S. 239ff.) definiert „as the capacity of a society to ensure the well-being of all its members […] to manage differences and divisions and ensure the means of achieving welfare for all members." Der Europarat sieht soziale Kohäsion dabei als „essential for the fulfillment of the three core values […] human rights, democracy and the rule of law."

[100] Claxton-Oldfield et al. (2012, S. 579ff.) fanden im Rahmen ihrer quantitativen Befragung fünf verschiedene Motivations-Kategorien für die Wahl einer Tätigkeit als ‚hospice volunteer': Altruismus; zivilgesellschaftlich-kommunale Verantwortung; Beschäftigung in der Freizeit; Stärkung des Selbst; persönlicher Gewinn. Dabei waren die altruistischen Motive „the most influential reasons for choosing to join hospice; personal gain motives were the least influential reasons for becoming a hospice volunteer" (Claxton-Oldfield et al. 2012, S. 579). Stelzer/Lang (2014) erfassten die Motivationslagen bei Ehrenamtlichen, die in Deutschland in Einrichtungen der Hospizarbeit tätig sind und verglichen diese mit denen von US-amerikanischen ‚hospice volunteers'. Im Ergebnis zeigte sich, dass die im Hospizbereich ehrenamtlich Engagierten in Deutschland wie in den USA zustimmten, die Arbeit zu tun, weil sie „seek to help others, seek new learning experiences, seek social contacts, or seek personal growth" (Stelzer/Lang 2014, S. 156). Die qualitativ-quantitative Studie von Hayek et al. (2011, S. 94; vgl. auch Pfeffer et al. 2012, S. 338ff.) kann in Bezug auf die Motivationslagen der Ehrenamtlichen zeigen, dass diese zum einen altruistisch motiviert handelten, zum anderen aber auch

c. *Beitrag zur Werte- und Normenbildung und zum zivilen Verhalten'*: Bei dieser Funktion steht für Priller (2010, S. 201) die Vermittlungsfunktion des (werte- und normengeleiteten) zivilgesellschaftlichen Engagements zwischen Gesamtgesellschaft, sozialen Gruppen und einzelnen Bürger_innen hinsichtlich der „Erreichung gesellschaftlich konsensfähiger Werte und Normen" im Vordergrund. Hospizarbeit und Palliative Care (und hierbei insbesondere auch die Ehrenamtlichen) haben den Umgang mit Sterben und Tod in der modernen Gesellschaft grundlegend verändert: Sie kritisierten vor allem den Ausschluss der Sterbenden aus der Gesellschaft, dem sie die Werte Partizipation und gesellschaftliche Teilhabe (auch) im Sterbeprozess entgegensetzten. Allerdings haben sich im Laufe der Zeit die Adressat_innen des Protestes gewandelt: Waren es in den Anfängen eine Gesellschaft, die die Sterbenden aus ihrer Mitte ausschloss, und eine Medizin, die nicht mehr präsent war, ‚wenn nichts mehr zu machen' war, so sind es heute die Ökonomisierungs- und Medikalisierungsprozesse des Sterbens und damit in einem gewissen Sinne der ‚eigene Erfolg', den es kritisch zu begleiten und immer wieder zu diskutieren gilt (vgl. hierzu auch Heller et al. 2007; Maio 2017a, S. 175ff.; 2017b; ausführlicher auch Fleckinger 2013b, S. 70ff.).

d. *Beitrag zur Wohlfahrtsproduktion'*: Bei dieser Kategorie geht es nun um die Leistungen, die zivilgesellschaftliche Organisationen und das entsprechende Engagement erbringen und die „als Kollektivgüter einen bedeutenden Beitrag für den Erhalt und Ausbau der sozialen Infrastruktur" (Priller 2010, S. 202)[101] liefern. Allerdings birgt dieser Aspekt allgemein, aber auch mit Blick auf Hospizarbeit und Palliative Care durchaus Ambivalenzen: Zwar ist unbestritten, dass das ehrenamtliche hospizlich-palliative Engagement einen nicht unwesentlichen ‚Beitrag zur Wohlfahrtsproduktion' sowie zum ‚Ausbau der sozialen Infrastruktur' leistet.[102] Zugleich aber stehe das

---

verbunden mit Vorstellungen einer „solidarisch verstandenen Wertegemeinschaft, zu der man sich zugehörig fühlt und die durch die hospizelle Tätigkeit auch aktiv hergestellt wird" (Hayek et al. 2011, S. 98).

[101] Für einen allgemeinen Überblick zur ‚Wohlfahrtspolitik im 21. Jahrhundert' siehe zum Beispiel Busemeyer et al. (2013).

[102] So stellt zum Beispiel Ros Scott (2013; vgl. auch 2015, S. 80ff.) im Rahmen ihrer Dissertation die Hypothese auf, dass ehrenamtliche Hospizbegleiter_innen (‚hospice volunteers') ein wesentliches Moment der Nachhaltigkeit von hospizlichen Organisationen (in UK) ausmachen würden (vier Faktoren werden benannt: „governance; service delivery; hospice economy; and community engagement"; Scott 2013, S. ix). Sie untersucht dazu „the establishment of the UK modern hospice movement and the role which volunteers have played in this [...], the relationship between volunteers and their influence on organisational development, and the link between volunteers and hospice sustainability" (Scott 2013, S. 45). Der Autorin geht es dabei um die strategische Bedeutsamkeit ehrenamtlicher hospizlicher Arbeit. Scott befragt quantitativ Ehrenamtliche, Stiftungsförder_innen

Ehrenamt, so Rauschenbach (2001, S. 354), immer in der Gefahr, „als Sub-
stitutionspotential für ansonsten lohnarbeitsmäßig regulierte gesellschaftliche Arbeit [...] missbraucht zu werden." Dabei ist die Kostenfrage gerade
im Gesundheitswesen immer virulent und auch im Bereich von Hospizarbeit und Palliative Care zweifellos ein wichtiges Thema: Aber während die
einen die Kostenfrage stellen, um sie zu ‚lösen' (RKI 2015; Mardorf/Böhm
2009, S. 247; vgl. zum volkswirtschaftlichen Wert der Palliativmedizin
Fleßa 2014, S. 78ff.), wird von anderen unter Hinweis auf die Würde der
Sterbenden kritisiert, dass sie überhaupt gestellt wird (vgl. etwa Gronemeyer 2008, S. 50; Heller et al. 2007, S. 12; vgl. auch Ried 2012, S. 1313ff.).
Insofern stellt sich die Frage, wie das Verhältnis von haupt- und ehrenamtli-
chen Tätigkeiten zukünftig (quantitativ und qualitativ) gestaltet werden soll
(Hayek et al. 2011, S. 100; Pesut et al. 2014, S. 69ff.; Burbeck et al. 2014;
Leopoldina 2015; Schneider 2017, S. 69ff.; ausführlicher Fleckinger 2013b,
S. 73ff.).

e. ‚*Realisierung von sozialpolitischen Aufgaben*': Neben öffentlichen und
privatwirtschaftlichen Leistungserbringern sowie den informellen Leis-
tungssystemen von Familie und Nachbarschaft sind es insbesondere auch
zivilgesellschaftliche Organisationen sowie das entsprechende Engagement,
die über „das Subsidiaritätsprinzip in besonderer Weise in die Realisierung
staatlicher Sozialpolitik" (Priller 2010, S. 202) eingebunden sind. Diese
wechselseitige Komplementarität von Hauptamtlichen unterschiedlicher
Provenienz und Ehrenamtlichen ist für Hospizarbeit und Palliative Care
(wie oben gezeigt wurde) gewissermaßen konstitutiv, denn „Palliative Care
ist geprägt von der Grundeinstellung, dass weder der Staat noch der Markt
noch die Professionellen alles leisten können, was Menschenteilhabe, Zugehörigkeit und Würde schenkt. Dazu bedarf es auch und immer Menschen,
die sich jenseits der Erwerbslogik um die Integration von Menschen, aber
auch um deren Anliegen bemühen" (Klie 2007, S. 458; vgl. auch Deutscher
Bundestag 2016). Diese „Koproduktion" von Staat, Markt, Familie und zi-
vilgesellschaftlichem Engagement ist für Klie (2007, S. 460) „der Schlüssel
zu einer teilhabeorientierten Begleitung Sterbender"; der sogar zu den ursprünglichen „ideologischen Wurzeln" der Hospizidee (Klie 2007, S. 462)
zurückführen könne (vgl. auch Dörner 2011, S. 112; 2012). Als ein Beispiel

---

und angestellte Hauptamtliche. Sie wendet auf ihre Ergebnisse einen theoretischen Ansatz der Orga-
nisationstheorie an. Als Ergebnis formuliert Scott (2013, S. 179): „My research has also brought new
insights about the changing role and influence of volunteers at different stages in the development of
the hospice organisation and the subsequent influence on culture and ethos. My Theoretical Model of
Organisational Sustainability also adds to existing knowledge and makes an original contribution to
the field of palliative care by identifying a number of organisational sustainability factors and a range
of external, internal and volunteering influences which impact on these."

dafür ist etwa auf den Ansatz der „Compassionate Cities/Communities" (Kellehear 2005; 2013) zu verweisen, der die Verzahnung von End-of-Life Care und Public Health im Sinne der Gesundheitsförderung (gemäß Ottawa Charta 1986) zum Ziel hat und als gemeinwesenorientierte Palliative Care verschiedenenorts bereits Umsetzung gefunden hat: unter anderem im St Christopher's Hospice (St Christopher's Group 2013; Fleckinger 2014, S. 30ff.) und in Indien (Kumar 2007); zudem sind gegenwärtig in Österreich, der Schweiz, in Irland und weiteren Ländern erste Projekte nach diesem Ansatz implementiert (Wegleitner et al. 2016).[103]

f. ‚Zivilgesellschaftliches Engagement und Beschäftigung': Priller (2010, S. 202f.) thematisiert in diesem Zusammenhang vor allem zweierlei: Einerseits hält er es für möglich, dass die spezifischen Arbeitsformen in den zivilge- sellschaftlichen Organisationen und insbesondere „die enge Verbindung zwischen bürgerschaftlichem Engagement und beruflicher Tätigkeit" für einzelne Personen eine Chance bieten könne, sich in den Arbeitsmarkt zu integrieren; andererseits sieht er für die vergangenen Jahre einen Trend zur Flexibilisierung von Beschäftigung und zugleich eine Zunahme von Teil- zeitbeschäftigung. Solche Wirkungen werden zum Besipiel von Olk/Gensicke (2014) für die Beziehung zwischen Hauptamt- und Ehrenamt im Osten Deutschlands beschrieben. Auch wenn es in der Studie allgemein um soziale Einrichtungen und nicht explizit um Palliative Care geht, so ist das Ergebnis doch auch für Hospizarbeit und Palliative Care höchst interes- sant, da die Hauptamtlichen die Zusammenarbeit mit den Ehrenamtlichen als Konkurrenz- und Verdrängungssituation erleben. Im Westen Deutsch- lands scheint es dagegen eher umgekehrt zu sein: Hier fühlen sich eher die Ehrenamtlichen von der zunehmenden Vielfalt an Expert_innen, die sich um das Bett der Sterbenden versammeln, ins Abseits gedrängt (Hayek et al. 2011; vgl. auch Fleckinger 2013b, S. 76).

---

[103] Unter dem Begriff der „Caring Communities/Sorgende Gemeinschaften" hat dieser Ansatz, der dem Grundsatz der Subsidiarität als zentrales Gestaltungsprinzip des Sozialstaates folgt, „als Per- spektive für Sorge und Pflege in einer Gesellschaft des langen Lebens" (Klie 2015, S. 31ff.; vgl. auch 2014, S. 113ff.; 2016) auch hierzulande Eingang in den „Zweiten Engagementbericht" (BMFSFJ 2017, S. 154ff.) und in den ein Jahr zuvor veröffentlichten „Siebten Altenbericht" (Deutscher Bun- destag 2016, S. 44ff.) gefunden. Letzterer wurde unter dem Aspekt „Sorge und Mitverantwortung in der Kommune – Aufbau und die Sicherung zukunftsfähiger Gemeinschaften" verfasst (Deutscher Bundestag 2016, S. 20ff.). In beiden Dokumenten wird der Bezug zur lokalen Politik und die bedeut- same Rolle der Kommunen in der ‚Daseinsvor- und fürsorge' herausgestellt. Dabei stellen vernetzte Versorgungskonzepte und ein ‚Welfare-Mix' die Bedingungen für die Schaffung effizienter Versor- gungsstrukturen. Zugleich bilden sie jenen Kontext, „in dem sich Sorgende Gemeinschaften (weiter-)entwickeln können" (Deutscher Bundestag 2016, S. 52; S. 285f.; BMFSFJ 2017, S. 341ff.). Kritisch reflektiert wird die Thematik ‚Sorge-Arbeit in der Gesellschaft' im Herausgeber_innenband von Aulenbacher et al. (2014) sowie auch bei Tronto (1993; vgl. auch 2014, S. 41ff.).

Insgesamt ist deutlich geworden, dass das wechselseitige Arbeitsverhältnis von Haupt- und Ehrenamt ein zentrales Kennzeichen von Hospizarbeit und Palliative Care ist. Diese Komplementarität von haupt- und ehrenamtlicher Arbeit findet sich sowohl in der Hospizidee und den unterschiedlichen Versorgungsbereichen und Settings wie auch in den einschlägigen Gesetzen, Rahmenvereinbarungen und -richtlinien. Allerdings stellt sich die Frage, wie dieses wechselseitige Arbeitsverhältnis in der Praxis ausgestaltet ist. Arbeiten Haupt- und Ehrenamt – wie man so sagt – auf gleicher Augenhöhe oder existieren starke hierarchische Interaktionsordnungen? Verstehen sich die verschiedenen Akteursgruppen als ‚Team'? Wie deuten die unterschiedlichen Gruppen das wechselseitige Arbeitsverhältnis und wie schätzen sie es ein? Welche Rolle spielt dies in der Erstqualifizierung der Ehrenamtlichen und wie wird es in der Weiterbildung der Hauptamtlichen thematisiert? Mit diesen Fragen beschäftigt sich das folgende Kapitel.

2.4 Haupt- und Ehrenamt in Hospizarbeit und Palliative Care

Im Folgenden wird zunächst auf aktuelle Studien zum wechselseitigen Arbeitsverhältnis von Haupt- und Ehrenamt in Hospizarbeit und Palliative Care eingegangen. Im Anschluss werden die Inhalte und Rahmenbedingungen von Erstqualifizierungen für Ehrenamtliche sowie Weiterbildungen für Hauptamtliche daraufhin betrachtet, ob und wie die Zusammenarbeit von Ehren- und Hauptamt in diesem Zusammenhang thematisiert wird.

2.4.1 Aktuelle Studien zur Zusammenarbeit von Haupt- und Ehrenamt in Hospizarbeit und Palliative Care

Es existieren derzeit nur wenige Studien zum wechselseitigen Arbeitsverhältnis von Ehren- und Hauptamt im Rahmen von Hospiz- und Palliativarbeit. In der Regel fokussieren sie unterschiedliche Schwerpunkte und thematisieren die konkrete Zusammenarbeit bzw. das wechselseitige Arbeitsverhältnis von Haupt- und Ehrenamt nur am Rande. Lediglich das systematische Review von Burbeck et al. (2014), das insgesamt zwölf Studien als einschlägig identifizierte, widmet sich explizit der Rolle von ‚volunteers' in Palliative Care. Dabei betonen die Autor_innen im Wesentlichen die Ambiguität im Rollenverständnis zwischen Ehren- und Hauptamt und bündeln ihre Ergebnisse in drei Punkten:

a.   Die Rolle der Ehrenamtlichen ist nicht einheitlich: Mal handelten die ‚volunteers' eher wie ein Mediator zwischen Patient_in und Personal, ein anderes Mal besetzten sie zeitweise familientypische Beziehungs-Rollen, und wieder ein anderes Mal übernähmen sie Rollen-Charakteristika von ‚paid professionals‘.

b. Die Autor_innen kommen zudem zu spezifischen Charakteristika der Rolle der Ehrenamtlichen. Dazu gehören insbesondere: „Social nature of the role", „Providing support", „Just being there", Just listening" und „Keeping patients happy" (Burbeck et al. 2014, S. 5).

c. Die Ehrenamtlichen selbst erführen ihre eigene Rolle als mehrdeutig, flexibel, informell und zeitweise von peripherer Bedeutung; zudem werde aus den (eingeschlossenen) Studien ersichtlich, dass das Rollenverständnis insgesamt stark durch die Hauptamtlichen kontrolliert werde (Burbeck et al. 2014, S. 7).

Insgesamt wird deutlich, dass beide Akteursgruppen offensichtlich ein differcrierendes Rollenverständnis vom Ehrenamt aufweisen: Für die Rekrutierung zukünftiger Ehrenamtlicher sei es daher wichtig zu vermitteln, „that the role is not simply a set of tasks to be undertaken and that the role is strongly social in nature [...] Also, an appreciation of how the role is understood will be helpful in training paid staff to work alongside volunteers as effectively as possible" (Burbeck et al. 2014, S. 9).[104]

Auf die mehrdeutige Rolle und den ungeklärten Status der Ehrenamtlichen weist auch Claxton-Oldfield (2016) in seinem ‚Literature Review‘ zum Stresserleben von Ehrenamtlichen in der Hospiz- und Palliativarbeit hin. Auch wenn die Ehrenamtlichen ihre Tätigkeiten in der Regel nicht als ‚stressig‘ empfänden, so käme dies doch vor allem dann vor, wenn ‚volunteers‘ noch unerfahren seien und möglicherweise keine genaue Vorstellung von ihrer Tätigkeit hätten; mit der zunehmenden Praxiserfahrung würden sich jedoch die Erwartungen an die Arbeit wandeln, was das Stresserleben zu reduzieren helfe (Claxton-Oldfield 2016, S. 202). Zugleich aber könne Stress auch dann entstehen, wenn sich Ehrenamtliche durch hauptamtliches Personal nicht respektiert bzw. nicht ausreichend aner-

---

[104] Dass ein unterschiedliches Rollenverständnis im Arbeitsalltag zu Spannungen in der Zusammenarbeit zwischen Ehren- und Hauptamt führen kann, zeigen auch die Debatten in der Hospiz- und Palliativarbeit hierzulande, in denen dieses Phänomen thematisiert wird (vgl. etwa Charbonnier 2011, S. 51 ff.; Dörner 2011, S. 108ff.; Wegner 2011, S. 33ff.; Heller/Schuchter 2014, S. 271ff.; Meyer et al. 2014, S. 276ff.; Meyer et al. 2018; Fleckinger/Ritterbusch 2015, S. 52ff.). Auf der Praxisebene weise zum Beispiel die Schnittstelle von ambulanter Hospizarbeit und stationärer Palliativversorgung einige Spannungsfelder auf, wie Babenderde et al. (2015, o.S.; vgl. auch Fleckinger/Meyer 2015, S. 196f.; Müller 2015, S. 44f.) zeigen. In diesem Zusammenhang wird die Frage nach der ‚Logik der Zuordnung von Aufgaben‘ und deren Reflexion bedeutsam, die als wesentliche Voraussetzung dafür angenommen wird, dass die Zusammenarbeit im multiprofessionellen Team gemeinsam mit Ehrenamtlichen gelingen kann (Babenderde et al. 2015, o.S.; vgl. kritisch dazu auch Melching 2015c, S. 62ff.).

kannt fühlten: Claxton-Oldfield (2016, S. 202) verweist in diesem Zusammenhang auf zwei ältere Studien (Paradis et al. 1987; Hoad 1991) und eine eigene Literatur-Arbeit (von Stephen und Jane Claxton-Oldfield aus dem Jahr 2008), die das Problem bei kanadischen und US-amerikanischen ‚hospice palliative care volunteers' identifizierten.[105] Dabei weise die australische Studie von Paradis et al. (1987) erstmals differenziert auf die Ambiguität der Rolle („uncertainty about what responsibilities they can assume/their role in the organization"; Claxton-Oldfield 2016, S. 202) und des Status als ‚hospice volunteer' hin („uncertainty about how they fit into the organizational hierarchy, not feeling like part of the team"; Claxton-Oldfield 2016, S. 202). Allerdings, so Claxton-Oldfield (2016, S. 202), hätten sich diese Ergebnisse zur Rollen-Ambiguität in einer jüngeren australischen Studie von Phillips et al. (2014) bei australischen ‚hospice volunteers' nicht bestätigt. Ein Grund dafür könne sein, dass man im Rahmen von australischen und amerikanischen Ausbildungs-Programmen für ‚hospice (palliative care) volunteers' inzwischen differenzierter informiere, „when it comes to spelling out the volunteer's role and responsibilities" (Claxton-Oldfield 2016, S. 202). Vor diesem Hintergrund kommt Claxton-Oldfield (2016, S. 202f.) zu dem Schluss, dass das ‚volunteer training/management' die folgenden Komponenten beinhalten sollte:

- „[C]learly define the roles/responsibilities of volunteers (ie, what they can and cannot do, boundary/ethical issues) and the organization's policies and procedures;
- clearly define the roles/responsibilities of each member of the professional caregiving team (eg, nurses and social workers etc.);
- help volunteers develop realistic expectations (eg, patients do not always achieve a ‚good death' and, if they do not, that does not mean the volunteer has failed);
- stress the importance of interdisciplinary teamwork;
- role-play challenging scenarios to help volunteers cope with ‚fears of the unknown' [...];
- good volunteer coordinator/manager support;

---

[105] Claxton-Oldfield/Claxton-Oldfield (2008, S. 124) hatten seinerzeit die folgenden Vorschläge für weitere Forschungsarbeiten formuliert: „Future research should examine team members' (eg, doctors, nurses) attitudes toward, and knowledge of, hospice palliative care volunteers. Volunteer coordinators might offer education sessions for doctors, nurses (and others) about the role and responsibilities of volunteers, the type of training they receive, and how volunteers can make their jobs easier (eg, by freeing up staff time, notifying staff of changes in the patient's condition, etc). Anything that helps to make the other team members appreciate the value of the volunteers should improve the volunteers' satisfaction with their hospice palliative care volunteer work."

- keep volunteers ‚in the loop' (eg, regular meetings, newsletters, and personal contact with the volunteer coordinator);
- provide ongoing educational opportunities for volunteers (eg, workshops, training sessions to update knowledge and skills); and
- organizational support (eg, reimbursement for out-of-pocket expenses)."

Dabei sollte auch ein Modul zur ‚Selbstsorge' Bestandteil des „initial trainings" sein, um den neuen ‚volunteers' hilfreiche Strategien zu vermitteln, um „work-related stress" zu reduzieren (Claxton-Oldfield 2016, S. 203).

Auch Brown (2011, S. 188ff.) untersucht in ihrer qualitativ-phänomenologisch angelegten Studie die Erfahrung und Interpretation von Stress bei US-amerikanischen ‚hospice volunteers'. Dabei zeigt sich, dass die Befragten die Begleitung von Sterbenden an sich zwar nicht als ‚stressful' erlebten (Brown 2011, S. 191f.), ihnen aber der Umgang mit den Themen Sterben und Tod als eine persönliche Herausforderung – besonders zu Beginn ihrer Tätigkeit – erschien (Brown 2011, S. 190); als eine weitere „personell challenge" wurden neue hauptamtliche Mitarbeiter_innen genannt, „who do things different" (Brown 2011, S. 190). Dabei stellt Brown (2011, S. 191) die besondere Bedeutung der ‚volunteer coordinators' heraus, mit denen es zwar in manchen Fällen auch Kommunikations-Lücken gebe (Brown 2011, S. 190), die aber insgesamt in der Lage wären, positiven Einfluss auf das Stressempfinden der ‚hospice volunteers' zu nehmen („help relief the stress") (Brown 2011, S. 191). Deshalb, so Brown weiter, sollten sich die Koordinator_innen der Bedeutung ihrer Rolle nicht nur bewusst werden, sondern auch die Bedürfnisse der ‚hospice volunteers' proaktiv wahrnehmen und ihnen stets für ein Gespräch zur Verfügung stehen.

Zu einem ähnlichen Ergebnis kamen wenige Jahre zuvor auch Claxton-Oldfield et al. (2008, S. 169ff.), die die Erwartungen von Krankenpflegepersonal an ‚hospice palliative care volunteers' in einer quantitativen Befragung von ‚nurses' (N = 50) in Canada erhoben. Zusammenfassend zeigte sich, dass die befragten ‚nurses' (die im Bereich von „hospital and home care" tätig waren) grundsätzlich eine positive Haltung gegenüber den ‚volunteers' hatten. Die Mehrheit des Pflegepersonals war der Ansicht, dass alle im Survey genannten Aufgaben („acting as link; bereavement support; emotional support; helping team members; practical support; respite support; social support; spiritual support"; Claxton-Oldfield et al. 2008, S. 173) auch von Ehrenamtlichen verrichtet werden sollten; lediglich die „hands-on patient care" sahen sie als eine originäre Aufgabe des Pflegepersonals an. Dabei hatten 75% der ‚nurses' den Eindruck, dass ‚volunteers' ihre Arbeit erleichtern würden, und 56% der Befragten meinten, dass ‚volunteers' bei Team-Besprechungen anwesend sein sollten. Zugleich bestand aber eine große Unsicherheit darüber, was die Ehrenamtlichen in ihrer

Erstqualifizierung behandeln und lernen. Die Autor_innen (Claxton-Oldfield et al. 2008, S. 177) empfehlen deshalb Schulungen für Krankenpflegepersonal („and other members of the care team"), um die Haltungen gegenüber ‚hospice palliative care volunteers' zu verbessern und die Wertschätzung gegenüber den Ehrenamtlichen im Team zu erhöhen; folgende thematische Schwerpunkte werden dafür empfohlen:

- „[T]he selection (eg, pre- and post-training interviews, reference checks, criminal record checks, confidentiality agreements), training (eg, length of training and topics covered), and the role and responsibilities of volunteers (eg, what they can and cannot do);
- how volunteers can make their jobs easier (eg, by freeing up their time, knowing that the patient is not alone), and;
- why volunteers should be included in team meetings, especially when the patient they are involved with is being discussed (eg, because they may know things about him or her that other team members do not)" (Claxton-Oldfield et al. 2008, S. 177).

Insgesamt zeigen die vorgestellten Studien, dass die Ehrenamtlichen zwar ein integraler Bestandteil der Hospiz- und Palliativarbeit sind, dass ihre Rolle in den Versorgungsbereichen und Settings aber höchst heterogen und zumeist nicht wirklich geklärt ist; zudem wird sie auch in aller Regel nicht systematisch thematisiert und kommuniziert. Das bestätigen im Grunde auch zwei weitere, internationale Studien: So wurde im Rahmen des Verbundprojektes „Opcare9" ein „systematically structured review of the scientific literature (English language)" (Ellershaw 2012, S. 16) durchgeführt, das hinsichtlich des Themas ‚Voluntary Service' zu dem Ergebnis kommt, dass in allen Studien zwar der enorme Wert der ehrenamtlichen Arbeit für Palliative Care anerkannt würde, zugleich aber das „field of volunteering is too widely different and dispersed to establish a useful ‚core' sense of volunteering in palliative care" (ebd.).

Zu einem vergleichbaren Ergebnis kommt auch die zweite, europäische Studie von Woitha et al. (2015, S. 572ff.), die einen Überblick über die Organisation von ‚volunteer work' in Palliative Care in sieben europäischen Ländern (Belgien, England, Frankreich, Deutschland, Niederlande, Polen, Spanien) geben. Untersucht wurden: „(1) involvement of volunteers in palliative care, (2) organization of palliative care volunteering, (3) legal regulations concerning volunteering, and (4) education and training of palliative care volunteering" (Woitha et al. 2015, S. 572). Im Ergebnis stellen die Autor_innen (Woitha 2015, S. 572) fest, dass in allen sieben Ländern Ehrenamtliche in Palliative Care beteiligt sind, dass aber diese Beteiligung in den einzelnen Ländern sehr unterschiedlich ist: So weise England zum Beispiel die größte Anzahl an ‚volunteers' auf und Spanien die kleinste; in allen teilnehmenden Ländern sei das ‚volunteering' gesetzlich eingebettet – nur in England und den Niederlanden nicht; Ausbildungsprogramme für ‚volunteers' seien in allen Ländern verfügbar, ebenso seien die Ehrenamtlichen (auf nationaler und regionaler Ebene) organisiert. Hinsichtlich weiterer Forschung wird empfohlen, dass diese „should concentrate on the roles and responsibilities of volunteers in the care for the terminally ill in different European health systems" (Woitha et al. 2015, S. 579).

2.4.2 Erstqualifizierung: Qualitätsanforderungen an Ehrenamtliche

Als Schwerpunkt des ehrenamtlichen Engagements in der Hospizarbeit ist seit den 1990er Jahren die Begleitung sterbender Menschen und der ihnen Nahestehenden zur Verbesserung der Lebensqualität zu verstehen (Blümke et al. 2005, S. 6). „Um diesen Dienst menschlich zugewandt und dabei in einer ‚distanzierten Nähe'" (Blümke et al. 2005, S. 5) durchführen zu können, existieren zur Vorbereitung Ehrenamtlicher in der Hospiz- und Palliativversorgung bereits seit 1995 Empfehlungen, unter anderem von der Bundesarbeitsgemeinschaft (BAG) Hospiz. Die Ehrenamtlichen, die zur emotionalen Unterstützung bei Sterbenden eingesetzt waren, erhielten seinerzeit in manchen Einrichtungen in regelmäßigen Abständen „Weiterbildung, Supervision, Begleitung und seelische[...] Unterstützung" (Tausch-Flammer 1992, S. 32), was als Wertschätzung der ehrenamtlichen Arbeit gedacht war (vgl. auch Fleckinger 2013b, S. 54).[106]

Mit der Förderfähigkeit ambulanter Hospizdienste nach § 39a SGB V Abs. 2 im Jahr 2002 hätten sich allerdings, so Blümke et al. (2005, S. 5), die Anforderungen an die ehrenamtliche hospizliche Begleitung verändert: Die damals beschlossenen Qualitätsanforderungen (gemäß Rahmenvereinbarung nach § 39a Abs. 2 Satz 8 SGB V i.d.F. vom 14.03.2016, § 3 Absätze 1-5) sehen seither vor, dass die Ehrenamtlichen bereit sein müssen, „sich qualifizieren zu lassen, ihre Einsätze zu dokumentieren, an Fortbildungen und regelmäßig an fallbezogenen Praxisbegleitungen (Supervisionen) teilzunehmen" (Blümke et al. 2005, S. 5).

Zudem wird nun festgestellt, dass die neue Zusammenarbeit mit den unterschiedlichen Berufsgruppen mehr denn je ein Grundverständnis für die jeweiligen Arbeitsbedingungen und Herangehensweisen erfordere: „Wo es um koordinierte Begleitung Sterbender geht, muss dafür gesorgt sein, dass alle Mitarbeitenden sich mit dem Konzept dieser Arbeit identifizieren und ihre Tätigkeit daran ausrichten. Freiwilliges soziales Engagement ist sowohl von hauptberuflicher

---

[106] Zu den Einrichtungen, in denen Ehrenamtliche eingesetzt waren wie auch zu den Inhalten der ersten 60-Std.-Curricula siehe unter anderem Fleckinger (2013b).

Tätigkeit als auch von privatinitiiertem Handeln abzugrenzen" (Blümke et al. 2005, S. 5).

Die ehrenamtliche Tätigkeit[107] in der ambulanten Hospizarbeit erfordert nach Blümke et al. (2005, S. 6) eine gezielte Vorbereitung, Qualifizierung und Begleitung, wobei die Wahrnehmung der Erstqualifizierungs-Angebote sowohl in der „Selbstverantwortung" der Ehrenamtlichen als auch in der „Fürsorge-pflicht" der Einrichtungen (gegenüber dem sterbenden Menschen und seinen Zugehörigen sowie zugleich gegenüber den Ehrenamtlichen, das heißt ihrem Wohlergehen im Rahmen der begleitenden Tätigkeit) liegen.

Diese „Qualitätsanforderung zur Vorbereitung Ehrenamtlicher in der Hos-pizarbeit" war bis September 2017 die Empfehlung des DHPV (Blümke et al. 2005). Neben dieser Empfehlung existieren gegenwärtig verschiedene Curricula, zum Beispiel das „Celler Modell" des Gemeindekollegs der Vereinigten Evange-lisch-Lutherischen Kirche Deutschlands (VELDK) (Schölper 2017) oder das Handbuch zur „Ehrenamtliche[n] Sterbebegleitung" (Müller/Heinemann 2014)[108].

Wesentliche Inhalte aller oben genannten Konzepte sind die Themen Ab-schied, Sterben, Tod und Trauer sowie die Anleitung zur Reflexion eigener Er-fahrungen, Einstellungen und Motivationen. Darüber hinaus wird darin konzep-tionell die Entwicklung einer Haltung des Respektes, der Akzeptanz und der Wertschätzung angestrebt (vgl. auch Babenderde et al. 2015 o.S.).

Die Empfehlung nach Blümke et al. (2005) enthält die Entwicklung ei-ner‚hospizlichen Haltung', welche „in der achtsamen und respektvollen Begeg-nung mit dem sterbenden Menschen und seiner ihm Nahestehenden" (Blümke et al. 2005, S. 8) münden soll, als eine Erwartung an die zukünftigen ehrenamtli-chen Mitarbeiter_innen. Die ‚Befähigung' bzw. die ‚Vorbereitung' zielt konkret darauf, „eine Haltung herauszubilden,

---

[107] Laut § 2 Abs. 4 der Rahmenvereinbarung nach § 39a Abs. 2 Satz 8 SGB V i.d.F. vom 14.03.2016 erstreckt sich die Tätigkeit der Ehrenamtlichen insbesondere auf den „Aufbau einer vertrauensvollen Beziehung, [die, SF] Begleitung der sterbenden Menschen sowie deren Angehörigen und Bezugsper-sonen, die auch psychosozial ausgerichtet ist, Hilfen beim Verarbeitungsprozess in der Konfrontation mit dem Sterben, Unterstützung bei der Überwindung von Kommunikationsschwierigkeiten, Hilfe bei der im Zusammenhang mit dem Sterben erforderlichen Auseinandersetzung mit sozialen, ethi-schen und religiösen Sinnfragen."
[108] Basierend auf der „Handreichung für Multiplikatoren. Konzept für die Befähigung Ehrenamtli-cher" von Müller und Heinemann, die 1996 in der Schriftenreihe der ‚Ansprechstellen des Landes NRW zur Pflege Sterbender, Hospizarbeit und Angehörigenbegleitung' (heute: ‚Ansprechstellen im Land NRW zur Palliativversorgung, Hospizarbeit und Angehörigenbegleitung'; ALPHA NRW) verfasst wurde; siehe auch die überarbeitete Version von Müller/Heinemann (2009).

- die den sterbenden Menschen mit all seinen Bedürfnissen und Möglichkeiten über den Tod hinaus in seiner Würde radikal ernst nimmt und in seiner Selbstbestimmung respektiert und unterstützt,
- die die ihm Nahestehenden als seine erste Bezugsgröße anerkennt und das soziale Umfeld stützt,
- die im Respekt vor dem Anderssein des Gegenüber[sic!] eigene Grenzen und Möglichkeiten anerkennt" (Blümke et al. 2005, S. 9).

Daraus leiten sich nach Blümke et al. (2005, S. 9) die folgenden Ziele der Erstqualifizierung für Ehrenamtliche ab: „Die Teilnehmerinnen und Teilnehmer einer Qualifizierung zum hospizlichen Ehrenamt

- sollen sich der Bedeutung bewusst werden, die Hospizbewegung zu repräsentieren,
- sollen sich mit kritischen Lebensereignissen wie Abschied, Trauer, Krankheit, Sterben, Tod auf ihrem eigenen Lebensweg auseinander setzen und diese im Hinblick auf die Bedeutung für einen Einsatz in der Begleitung sterbender Menschen und der ihnen Nahestehenden reflektieren,
- sollen sich in der Selbstwahrnehmung üben und erleben und die eigene Wirkung auf die anderen Gruppenmitglieder reflektieren,
- sollen lernen, ihr jeweiliges Gegenüber sorgsam wahrzunehmen und die gebotene Nähe und Distanz zu finden (‚distanzierte Nähe'),
- sollen Handwerkszeug kennen lernen, das hilft sensibel zu werden, auf die eigene Person, die Person des Gegenübers und die besonderen Bedürfnisse des Sterbenden und der ihm Nahestehenden zu achten und das eigene Handeln strukturiert zu hinterfragen,
- sollen eigene Fähigkeiten entdecken, anerkennen und weiter entwickeln,
- sollen lernen, Grenzen in Hinsicht auf die eigene Person und Rolle wahrzunehmen und anzunehmen."

Zum Thema ‚Zusammenarbeit mit dem Akteur Hauptamt', die ja – wie oben zitiert – als wichtiges Moment der (ehrenamtlichen) Tätigkeit benannt ist (Blümke et al. 2005, S. 5), findet sich unter ‚Inhalte der Befähigungsphase' (Blümke et al. 2005, S. 11) und dem dortigen Unterpunkt ‚Die Tätigkeit im Hospizdienst' der Aspekt der ‚Arbeit im multidisziplinären Team'[109] (Blümke et al. 2005, S.

---

[109] Die Wortwahl ‚im' lässt darauf schließen, dass das Ehrenamt in dieser Empfehlung als Teil des (multidisziplinären) Teams definiert wird. Für Melching (2015c, S. 70) ist dies eine zukünftige Perspektive, „in der Palliativversorgung nicht nur ‚multiprofessionelle Teams plus Ehrenamtliche' [zu haben, SF], sondern nur noch ‚multiprofessionelle Teams' – und jeder weiß, dass die Ehrenamtlichen selbstverständlich ein Teil dessen sind."

12). Inwiefern die Hospizdienste (bzw. Palliativstationen) diesen Aspekt in der von ihnen durchgeführten Erstqualifizierung jedoch aufnahmen, gewichteten und umsetzten, blieb den Hospizdiensten überlassen.

Seit Ende Oktober 2017 existiert nun eine zweite Auflage der „Qualitätsanforderung zur Vorbereitung Ehrenamtlicher in der Hospizarbeit" (Blümke et al. 2005), die nun den Titel trägt: „Qualifizierte Vorbereitung ehrenamtlicher Mitarbeiterinnen und Mitarbeiter in der Hospizarbeit. Eine Handreichung des DHPV" (Bender et al. 2017). In dieser zweiten Auflage wurden unter anderem die Ziele der Erstqualifizierung im Sinne von Kompetenzzielen reformuliert und die potenziellen Tätigkeitsfelder umfassender formuliert. War zuvor von der „Tätigkeit im ambulanten Hospizdienst" (Blümke et al. 2005, S. 11) die Rede, so spricht man im Rahmen der ‚Inhalte der qualifizierten Vorbereitung' nun von der „Tätigkeit in Hospiz- und Palliativeinrichtungen" (Bender et al. 2017, S. 12) – und Thema ist unter dieser Überschrift nicht mehr nur „Arbeit in multidisziplinären Teams", sondern auch „Selbstverständnis, Rolle und Aufgaben des Ehrenamts, besonders auch in Abgrenzung zum Hauptamt" (Bender et al. 2017, S. 12). Ob und wie das Thema dann konkret curricular umgesetzt wird, bleibt nach wie vor den Einrichtungen überlassen: „Jeder Dienst bzw. jede Einrichtung kann auf Grundlage dieser Empfehlung ein eigenes Curriculum erarbeiten" (ebd., S. 4).

In den beiden Curricula von Müller/Heinemann (2014) und Schölper (2017) findet sich der Aspekt ‚Zusammenarbeit mit dem Hauptamt' hingegen nicht. In den „Zehn Bausteine[n] zur Erarbeitung eines Leitbildes" für das „Ehrenamt in der Hospizarbeit" (Graf et al. 2011) wird als demokratischer Anspruch benannt, dass die (Hospiz-)„Arbeit in multidisziplinären Teams und Netzwerken ‚auf gleicher Augenhöhe', partnerschaftlich und in gegenseitiger Wertschätzung" stattfinden soll. Dabei leiten die Autor_innen „aus unserer Geschichte […] Hospiz als ein Versprechen" (Graf et al. 2011, S. 2) ab, auf das sich Betroffene in den Settings der Hospiz- und Palliativarbeit verlassen können müssten.

Die Untersuchung von Begemann/Seidel (2015) ist meines Wissens die erste und einzige wissenschaftliche Studie, die die hospizlichen Erstqualifizierungen in Deutschland in den Blick genommen hat: Sie zielt darauf, eine „Basis zur Qualitätssicherung und Systematisierung der Vorbereitungskurse zu schaffen, ohne dabei regionale Spezifika sowie Freiheit und Selbstbestimmung des zivilgesellschaftlichen Engagements aus dem Blick zu verlieren" (Begemann/Seidel 2015, S. 15). Über qualitative und quantitative Befragungen bei ehrenamtlich in der Hospizarbeit Engagierten in Niedersachsen wurden deren Einschätzungen zu Inhalten und Auswirkungen der Erstqualifizierungen erhoben und ausgewertet (Begemann/Seidel 2015, S. 9). Im Wesentlichen wurden die folgenden Ergebnisse als ‚Impulse für die Praxis' von Erstqualifizierungen formuliert (Begemann/Seidel 2015, S. 119ff.):

- Die vielfältigen Motive der befragten Ehrenamtlichen (eigene Verlusterfahrungen; die Suche nach einer sinnstiftenden Aufgabe oder die Verantwortung, an der Entwicklung einer zeitgemäßen gesellschaftlichen Sterbe- und Trauerkultur mitzuwirken) sollten Berücksichtigung finden (Begemann/Seidel 2015, S. 119).
- Biographische Selbstreflexion und Selbstsorge wie auch die systemische Arbeitsweise und der Umgang mit Konflikten im Familiensystem sollten beibehalten werden (Begemann/Seidel 2015, S. 119f.).
- Der Umgang mit dem Aushalten von Schweigen sollte thematisiert und durch Meditations- und Achtsamkeitsübungen unterstützt werden, „um die bedeutsame Haltung der Gelassenheit und die Kunst des Schweigens einzuüben" (Begemann/Seidel 2015, S. 120).
- Die Vermittlung von psychosozialem, medizinisch-pflegerischem, rechtlichem und kultur- und religionsbezogenem Wissen sollte beibehalten werden. Weiterhin wird eine Vertiefung der Themen typische Symptome am Lebensende, Hospizentwicklung, Grundkenntnisse über Palliativnetze und SAPV sowie Dokumentation empfohlen (Begemann/Seidel 2015, S. 119).
- Das bürgerschaftliche Engagement (zum Beispiel dessen Entwicklung, Selbstverständnis) sei verstärkt zu thematisieren, „um das Profil des Ehrenamtes insgesamt zu schärfen und zu kommunizieren" (Begemann/Seidel 2015, S. 120).
- Für Zusatzveranstaltungen/Fortbildungen seien die Themen Trauer, nonverbale Kommunikation, verschiedene Bestattungskulturen sowie Patient_innenverfügungen relevant (Begemann/Seidel 2015, S. 119).
- Die Angebote Supervision und Fortbildungen sowie das Vorhandensein professioneller Ansprechpartner_innen sollte zum Qualitätsstandard gehören (Begemann/Seidel 2015, S. 120).
- Die Erstqualifizierung sei ein „Ort der ethischen Bildung" (Begemann/Seidel 2015, S. 120). Diese Bildung zeige sich, so Begemann/Seidel (2015, S. 120), in einer „Konkretisierung des Hospizprofils der Ehrenamtlichen." Denn die Befragten hätten auf die Survey-Frage „Welches sind nach Ihrer Einschätzung die drei wichtigsten Lebenshaltungen für die Tätigkeit als ehrenamtliche/r Hospizmitarbeiter/in?" (Begemann/Seidel 2015, S. 67) die folgenden ‚Haltungen'[110] genannt: Empathie, aktives Zuhören, Nächstenliebe/Menschenliebe, Offenheit, Toleranz, Ehrlichkeit, Geduld, Wertschätzung, Achtsamkeit und Zuverlässigkeit (Begemann/Seidel 2015, S. 67).

---

[110] Die Reihenfolge ist nach der Häufigkeit der Nennung vorgenommen worden (vgl. Graphik bei Begemann/Seidel 2015, S. 67).

▪ Die befragten Ehrenamtlichen verstünden sich in der Hospizarbeit und Palliativversorgung „als professionelle Vertrauenspersonen, die in der dialogi-
schen Zusammenarbeit im Versorgungssystem wertzuschätzen und anzuerkennen sind" (Begemann/Seidel 2015, S. 120).

2.4.3 Lernziele und Kernkompetenzen in den Curricula der Weiterbildung für Hauptamtliche

Seit Ende der 1990er/Anfang der 2000er Jahre gibt es die gesetzliche Vorgabe,
dass jene hauptamtlichen Fachkräfte, die in den Settings der Hospiz- und Palliativversorgung tätig werden wollen, eine Palliative Care-/Palliativmedizin-
Weiterbildung – basierend auf einer qualifizierten Berufsausbildung – zu absolvieren haben (vgl. DHPV 2012c; 2016a; 2017). Dabei waren die Vorgaben zunächst nicht nach Berufsgruppen, sondern nach Versorgungsbereichen (ambulante Hospizarbeit; stationäre Hospizarbeit; spezialisierte Palliativversorgung) differenziert. Für den Versorgungsbereich stationäre Palliativarbeit gibt es laut DHPV
(o.J.) „noch keine allgemein gültigen und nachprüfbaren transparenten Qualitätskriterien", weshalb hier keine Regelung hinsichtlich der Palliative Care-
Weiterbildungen existiert – dies gilt im Übrigen auch für den Bereich der sektorenübergreifenden Arbeit. In Ergänzung zu den gesetzlichen Vorgaben sind allerdings Curricula entwickelt worden, die auf die im Handlungsfeld tätigen
Gruppen[111] zugeschnitten sind und die den rechtlichen Anforderungen entsprechen (DGP 2017a; vgl. auch Leopoldina 2015, S. 30).

Daneben existieren interprofessionell ausgerichtete, weiterbildende Zertifi-
katsstudiengänge[112], die ebenfalls den gesetzlichen Anforderungen an eine Wei-

---

[111] Zu nennen sind hier: Pflegende, Ärzt_innen, Psychosoziale Berufsgruppen, Physiothera-
peut_innen, Apotheker_innen, Seelsorger_innen, Psycholog_innen sowie multiprofessionelle Gruppen und die kinderpalliative Versorgung.
[112] Es existieren in Deutschland gegenwärtig diverse Palliative Care-Weiterbildungs-Curricula, die
den Anforderungen gemäß § 39a SGB V und § 37b i.V.m. §132d SGB V entsprechen und für unterschiedliche Zielgruppen im Rahmen von mindestens 160-Std.-Kursen an einschlägigen Akademien
im gesamten Bundesgebiet sowie an Hochschulen (Münster, Freiburg) und Universitäten (Bremen) in
der Regel berufsbegleitend durchgeführt werden. Darüber hinaus bieten in Deutschland gegenwärtig
die Universitäten Bremen (Abschluss: M.A.) und Freiburg (Abschluss: M.Sc.) interdisziplinä-
re/interprofessionelle berufsbegleitende Master-Studiengänge an, in denen in größerem Stundenum-
fang (120 ECTS) Palliative Care als wissenschaftliche Weiterbildung (rechtlich ebenfalls nach § 39a
SGB V und § 37b i.V.m. § 132d SGB V anerkannt) studiert werden kann – nach erfolgreichem
Abschluss jeweils mit der Berechtigung zur Promotion, siehe zum Beispiel unter https://www.uni-
bremen.de/palliative-care/palliative-care-master.html (05.03.2018) oder http://www.palliativecare.
uni-freiburg.de/ (05.03.2018).

terbildung Palliative Care im Umfang von mindestens 160 Stunden (gemäß § 39a SGB V und § 37b i.V.m. §132d SGB V) entsprechen. Für die sogenannten ‚Assistenzberufe'[113] im Handlungsfeld von Palliative Care und Hospizarbeit ist von den Fachgesellschaften DGP und DHPV ein modifiziertes 40-Std.-Curriculum für die „Basisqualifizierung in Palliative Care und Hospizarbeit" (Federhenn et al. 2010, S. 7) konzipiert worden. Dieses beinhaltet einen geringeren Komplexitätsgrad als das oben genannte 160-Std.-Curriculum für die (Pflege-)Fachkräfte, zielt vor allem auf ein Grundverständnis für die Arbeit in Palliative Care und Hospizarbeit ab und orientiert sich insbesondere an den Anforderungen der Praxis (Federhenn et al. 2010, S. 8).

Vor dem Hintergrund, dass für Palliative Care-Weiterbildungen insgesamt Vorgaben für eine bundesweit einheitliche Umsetzung in den jeweiligen Versorgungsbereichen (DGP et al. 2016, S. 98) fehlen bzw. erst noch entwickelt werden müssen (vgl. auch Kopitzsch/Kämper 2017, S. 13ff.), sollen im Folgenden zwei Punkte der Palliative Care-Weiterbildungen für nicht-ärztliche Fachkräfte[114] eingehender betrachtet werden: (a) Rechtliche Rahmenbedingungen hinsichtlich Palliative Care-Weiterbildungen sowie (b) Curriculare Inhalte in Bezug auf die Zusammenarbeit von Haupt- und Ehrenamt.

a. Rechtliche Rahmenbedingungen hinsichtlich Palliative Care-Weiterbildungen

Die Anforderungen an die Palliative Care-Weiterbildungsmaßnahmen sind in den jeweiligen Rahmenvereinbarungen bzw. Empfehlungen verankert, wobei zwischen einer Fachkraft im ambulanten Hospizdienst (1), einer Pflegefachkraft im stationären Hospiz (2) oder einer Pflegefachkraft in der SAPV (3) differenziert wird.[115]

1. In § 4 der „Rahmenvereinbarung nach § 39a Abs. 2 Satz 8 SGB V zu den Voraussetzungen der Förderung sowie zu Inhalt, Qualität und Umfang der

---

[113] Von Federhenn et al. (2010, S. 7) werden dabei genannt: „Gesundheits- und Krankenpflegeassistenten, Altenpflegehelfer, Medizinische Fachangestellte […] Ergotherapeuten, Logopäden, Heilerziehungspfleger."

[114] Die palliativmedizinische Weiterbildung für Ärzt_innen basiert hingegen auf gesetzlichen Vorgaben und einem einheitlichen Curriculum (BÄK/DGP 2011). Insofern konzentriere ich mich hier auf die Weiterbildung für nicht-ärztliche Fachkräfte (gemäß § 39a i.V.m. § 37b SGB V), die nicht auf einheitlichen Vorgaben basiert. Vgl. zum Bedarf an Weiterbildungsangeboten für diese Zielgruppen auch Melching (2015b, S. 6) sowie zum Forschungsbedarf hinsichtlich der bestehenden Weiterbildungsangebote Leopoldina (2015, S. 56).

[115] Für Tätigkeiten im Rahmen von Assistenzberufen in Palliative Care liegen bislang keine gesetzlich verankerten Anforderungen an eine Weiterbildung vor.

ambulanten Hospizarbeit" (DHPV 2016a) sind die Mindestvoraussetzun-
gen, die die „fachlich verantwortliche Fachkraft" (tätig als Koordinator_in)
erfüllt haben muss, dargestellt. Darunter fällt unter anderem die erfolgreiche
Teilnahme an einer Palliative Care-Weiterbildungsmaßnahme. Deren inhaltliche und zeitliche Anforderungen sind in § 4 Abs. 1 c wie folgt beschrieben: „(1) Der ambulante Hospizdienst beschäftigt mindestens eine fest angestellte fachlich verantwortliche Fachkraft, die mindestens folgende Voraussetzungen   erfüllt: [...]   Abschluss   einer   Palliative   Care-
Weiterbildungsmaßnahme (Curriculum Palliative Care; Kern, Müller,
Aurnhammer, Bonn oder andere nach Stundenzahl und Inhalten gleichwertige Curricula)." Zum Terminus ‚Palliative Care-Weiterbildungsmaßnahme'
ist die folgende Fußnote gesetzt: „Eine dreijährige Tätigkeit auf einer Palliativstation, in einem stationären Hospiz oder in einem Palliativpflegedienst
entspricht diesem Nachweis und wird anerkannt."

2. Die Qualifikationsanforderungen im Bereich der stationären Hospizversorgung gemäß „Rahmenvereinbarung nach § 39a Abs. 1 Satz 4 SGB V über
Art und Umfang sowie Sicherung der Qualität der stationären Hospizversorgung" (DHPV 2017) sind in Bezug auf die Weiterbildung Palliative Care
in § 5 Abs. 3 und Abs. 4 geregelt. In Absatz 3 heißt es bezüglich der Voraussetzungen, die die „verantwortliche Pflegefachkraft" zu erfüllen habe:
„Sie verfügt über den Abschluss einer Palliative Care-Weiterbildungsmaßnahme im Umfang von mindestens 160 Stunden oder den Abschluss eines Studiums mit vergleichbaren Inhalten." Zudem wird in § 5 Abs. 4 geregelt, dass die verantwortliche Pflegefachkraft „in regelmäßigen Abständen
(jährlich) durch Teilnahme an Fort- und Weiterbildungslehrgängen die für
das Arbeitsgebiet erforderlichen palliativ-pflegerischen bzw. palliativmedizinischen Kenntnisse zu aktualisieren" hat.

3. In den „*Empfehlungen des GKV-Spitzenverbandes nach § 132d Abs. 2 SGB
V für die spezialisierte ambulante Palliativversorgung*" (DHPV 2012c)
heißt es unter Punkt 5.3 zu den personellen Anforderungen in der SAPV,
dass die „nach 4.1 tätigen qualifizierten Pflegefachkräfte" über „[...] den
Abschluss einer Palliative-Care-Weiterbildungsmaßnahme im Umfang von
mindestens 160 Stunden oder den Abschluss eines vergleichbaren Studiums" verfügen müssen.

Zum Vergleich dazu zeigt die „*Vereinbarung zur Palliativversorgung nach § 87
Abs. 1b SGB V*" der Kassenärztlichen Bundesvereinigung (KBV 2016), dass die
Anforderungen an die palliativmedizinische Weiterbildung eines Arztes/einer
Ärztin konkreter formuliert sind als es bei den Palliative Care-Weiterbildungen
für (Pflege-)Fachkräfte – wie oben dargestellt – der Fall ist. Bei der Zielgruppe

Ärzt_innen ist die Vorgabe in der Vereinbarung (KBV 2016, S. 13), dass die palliativmedizinische Weiterbildung an ein bestimmtes Curriculum der Kammer gebunden sein muss, nämlich an die „40-stündige Kurs-Weiterbildung Palliativmedizin nach dem (Muster-)Kursbuch Palliativmedizin der Bundesärztekammer."

Demgegenüber ist für die (Pflege-)Fachkräfte nicht vorgegeben, dass die Weiterbildung an ein bestimmtes Curriculum gebunden ist; auch kann die mindestens 160-Std. beinhaltende Palliative Care-Weiterbildung durch den „Abschluss eines Studiums mit vergleichbaren Inhalten" (DHPV 2017, S. 9; 2012c, S. 5) ersetzt werden. Und im Feld der ambulanten Hospizarbeit ist es sogar möglich, (Pflege-)Fachkräften eine „dreijährige Tätigkeit auf einer Palliativstation, in einem stationären Hospiz oder in einem Palliativpflegedienst" für die Palliative Care-Weiterbildung anzuerkennen (DHPV 2016a, S. 7).

Mit diesen eher offen gehaltenen Vorgaben an die Palliative Care-Weiterbildung der nicht-ärztlichen Fachkräfte wird einerseits eine Vielfalt der Bildungswege ermöglicht, andererseits ist damit nicht von einem vergleichbaren Weiterbildungs-Stand(ard) auszugehen. In diesem Zusammenhang merkt die Nationale Akademie der Wissenschaften (Leopoldina 2015, S. 56) in ihrer Stellungnahme zu „Perspektiven für Praxis und Forschung" in der Palliativversorgung an, dass es insgesamt kaum Forschung zum Thema Weiterbildung sowie zur Überprüfung der Inhalte von Curricula gebe und dass ein Referenzrahmen bislang fehle.

Eine weitere Frage ist in diesem Zusammenhang, welche Voraussetzungen für die Leitung und Durchführung einer solchen Palliative Care-Weiterbildungsmaßnahme der nicht-ärztlichen Fachkräfte erfüllt sein müssen. Weder im SGB V noch in den entsprechenden Rahmenvereinbarungen bzw. Empfehlungen sind meiner Recherche nach Voraussetzungen benannt hinsichtlich der Aus- oder Weiterbildung, die die Leitungsperson einer Palliative Care-Weiterbildungsmaßnahme gemäß § 39a SGB V und § 37b i.V.m. § 132d SGB V zu erfüllen hat, damit die Maßnahme für die Teilnehmenden als rechtlich anerkannt gilt. Dabei gibt es seit geraumer Zeit Bestrebungen, Weiterbildungs-Curricula durch die Fachgesellschaft DGP zu zertifizieren, „um einen einheitlichen Qualitätsstandard der Weiterbildungen im Rahmen der Palliativversorgung zu sichern" (Kopitzsch/Kämper 2017, S. 13). Zum Beispiel haben Kern et al. (2017) für das von ihnen entwickelte „Basiscurriculum Palliative Care" für Pflegende solch ein Verfahren angeregt. Auf der DGP-Homepage[116] heißt es dazu: „Die Teilnehmer erhalten nach Abschluss ein Zertifikat, das den gesetzlich vorgeschriebenen Anforderungen entspricht. [...] Die Weiterbildung nach dem oben genannten

---

[116] Zitat siehe unter https://www.dgpalliativmedizin.de/allgemein/weiterbildung-fuer-pflegekraefte. html (05.03.2018).

Curriculum ist von der DGP und dem DHPV anerkannt und nach den Zertifizierungsrichtlinien (DIN ISO 9001) der Deutschen Gesellschaft für Palliativmedizin (DGP) zertifizierbar." Zu beachten ist meines Erachtens dabei, dass das Zertifikat, das die Teilnehmenden der Palliative Care-Weiterbildung erhalten, auch unabhängig von der DGP-Zertifizierung des Kurses rechtlich gültig ist.

Parallel werden in der Akademie für Palliativmedizin in Bonn KursleitungsSchulungen für DGP-zertifizierte Palliative Care-Weiterbildungen angeboten. Dazu heißt es im Kurs-Programmheft (Akademie für Palliativmedizin 2017, S. 34): „Die Kursleiterschulung wird im Auftrag der Deutschen Gesellschaft für Palliativmedizin (DGP) durchgeführt." Wozu das Zertifikat berechtigt, das Teilnehmende nach erfolgreicher Absolvierung der Bonner Schulung bekommen, wird folgendermaßen angegeben: „Dieser Abschluss berechtigt, zertifizierbare Kurse für Palliative Care/Palliativmedizin nach den Regeln der Zertifizierungsordnung durchzuführen."[117] Gemeint sein können damit allerdings lediglich die durch die DGP zertifizierten Kurse und nicht die (ebenfalls den rechtlichen Vorgaben entsprechenden) Palliative Care-Weiterbildungen insgesamt. Denn rechtlich verankerte Voraussetzungen, die Kursleiter_innen von Palliative Care-Weiterbildungen zu erfüllen haben, gibt es meiner Recherche nach nicht. Auch werden in beiden Rahmenvereinbarungen (DHPV 2016a; 2017) und in den Empfehlungen der GKV (DHPV 2012c) die Palliative Care-Weiterbildungsmaßnahmen für (Pflege-)Fachkräfte in der ambulanten und stationären Hospizarbeit und der SAPV nicht an bestimmte Curricula gebunden. Insofern ist aus meiner Sicht davon auszugehen, dass die Leitungsperson einer Palliative Care-Weiterbildungsmaßnahme nicht zwingend eine Kursleiter_innen-Schulung im Rahmen eines DGP zertifizierten Kurses absolviert haben muss. Gleichzeitig bleibt meines Erachtens zumindest fraglich, ob, wie Kopitzsch/Kämper (2017, S. 13) argumentieren, durch die Vielzahl der Zertifizierungsverfahren der DGP tatsächlich einheitliche Bildungs-Standards in der palliativ-pflegerischen Sorge-Praxis gesichert werden können – zumindest die Leopoldina (2015, S. 56) sieht hier noch Forschungsbedarf: Da etwa der Ansatz u.a. der DGP-zertifizierten Kurse als „stark haltungsorientiert" eingeordnet werden könne, würden in diesem Zusammenhang „Untersuchungen benötigt, die der Frage nachgehen, welche didaktischen Konstrukte in der Erwachsenenbildung sinnvoll sind" (Leopoldina 2015, S. 56).

---

[117] Zitat siehe unter http://www.dgppalliativmedizin.de/images/stories/pdf/Hinweise_zur_Kursleiter schulung.pdf (05.03.2018).

b. Curriculare Inhalte in Bezug auf die Zusammenarbeit von Haupt- und Ehrenamt

Weiterbildungscurricula

Betrachtet man den Bereich der Weiterbildung der hauptamtlichen Akteure in Hospizarbeit und Palliative Care, so ist festzustellen, dass in den Curricula die Zusammenarbeit mit ehrenamtlichen Akteuren (zum Beispiel die Themen Selbst- und Fremdverständnis, Erwartungsstrukturen, Logik der Zuordnung von Aufgaben, Machtverhältnisse) nur marginal behandelt wird.

Für die Recherche in DGP-Weiterbildungs-Curricula für Palliative Care und Palliativmedizin zur Frage, was zur Rolle und zur Zusammenarbeit Ehrenamt/Hauptamt gelehrt und gelernt werden soll bzw. welche Kompetenzen und Lernziele die Health und Social Care Professionals erreichen sollen, wurden vier Curricula ausgewählt: das Basiscurriculum Palliative Care für *Pflegende* (Kern et al. 2017), das Curriculum (Muster-)Kursbuch Palliativmedizin *für Ärzte und Ärztinnen* (BÄK/DGP 2011), das Basiscurriculum Palliative Care für *psychosoziale Berufsgruppen* (Kern et al. 2004) sowie das Basiscurriculum Palliative Care und Hospizarbeit für *,Assistenzberufe'* (Federhenn et al. 2010). Insbesondere die ersten beiden Curricula scheinen für die Praxis der ambulanten und stationären Hospiz- und Palliativarbeit wichtige Bedeutung zu haben, da davon auszugehen ist, dass die Berufsgruppen Pflege und Medizin in den Handlungsfeldern sehr häufig vertreten sind, etwas weniger häufig die psychosozialen Berufsgruppen.[118] Des Weiteren ist anzunehmen, dass in nicht wenigen Versorgungsbereichen ,Assistenzberufe' vertreten sind.

In Tabelle 2 werden die vier Curricula in der ersten Spalte mit vollständigem Titel und Autor_innen aufgelistet. In der zweiten Spalte finden sich die jeweiligen curricularen Inhalte mit Fokus auf die Zusammenarbeit von Haupt- und Ehrenamt und in der dritten wurden die in den Curricula benannten ,Lernziele' bzw. Kompetenzen in Bezug auf die Zusammenarbeit von Haupt- und Ehrenamt dargestellt. Dabei zeigte sich, dass sowohl im Basiscurriculum für *Pflegende* (Kern et al. 2017) und im Weiterbildungs-Curriculum für *Ärzt_innen* (BÄK/DGP 2011) als auch im Basiscurriculum für *,Assistenzberufe'* (Federhenn et al. 2010) der Aspekt der Zusammenarbeit vor allem auf *andere Berufsgruppen* bezogen formuliert wird – sie zusammen bilden das ,(multidisziplinäre) Team'. In diesen drei Curricula (Kern et al. 2017; BÄK/DGP 2011; Federhenn et al.

---

[118] Das erfolgreiche Absolvieren einer Weiterbildung nach dem Basiscurriculum für *Pflegende* (Kern et al. 2017) und auch dem Basiscurriculum für *psychosoziale Berufsgruppen* (Kern et al. 2004) berechtigt gemäß der Rahmenvereinbarung nach § 39a Abs. 2 Satz 8 SGB V auch zur Tätigkeit als Koordinator_in eines Ambulanten Hospizdienstes.

2010) sind keine Lernziele und Kompetenzen in Bezug auf die Zusammenarbeit von Haupt- und Ehrenamt formuliert.

Die drei oben genannten Weiterbildungs-Curricula für Palliative Care und Palliativmedizin sind von der Fachgesellschaft DGP und zum Teil unter Beteiligung des DHPV entwickelt worden (DGP 2017a). In allen drei Curricula wird jedoch die Praxis der Zusammenarbeit mit den zivilgesellschaftlichen Akteuren nur marginal behandelt: Im Ergebnis fällt auf, dass

- aus den Curricula nicht hervorgeht, wer eigentlich zum ‚Team' in Palliative Care-Settings gehört: Sind es lediglich die hauptamtlich tätigen Health und Social Care Professionals – oder auch die Ehrenamtlichen?
- bei den ‚Lernzielen'/Kompetenzen die Praxis der Zusammenarbeit mit dem Ehrenamt keine Berücksichtigung findet.

Lediglich im Basiscurriculum Palliative Care für *psychosoziale Berufsgruppen* (Kern et al. 2004), das ebenfalls von der DGP und unter Beteiligung des DHPV entwickelt wurde (DGP 2017a), wird der Aspekt der Zusammenarbeit mit dem Ehrenamt im Curriculum berücksichtigt; auch gehören Ehrenamtliche hier zum ‚Team'. Und als Lernziel wird die Reflexion der Rolle und des Aufgabengebietes der Ehrenamtlichen innerhalb des Teams formuliert.

Tabelle 2:   Synopse Lernziele und Kompetenzen in DGP-Weiterbildungs-Curricula Palliative Care/Palliativmedizin in Bezug auf die Zusammenarbeit von Haupt- und Ehrenamt

DGP-Weiterbildungs-Curricula Palliative Care/Palliativmedizin	Curriculare Inhalte in Bezug auf die Zusammenarbeit von Haupt- und Ehrenamt	Im Curriculum benannte Lernziele und Kompetenzen in Bezug auf die Zusammenarbeit von Haupt- und Ehrenamt
Basiscurriculum Palliative Care. Eine Fortbildung für Pflegende in Palliative Care (Kern/Müller/Aurnhammer 2017)	„Aspekte der **Teamarbeit**" werden explizit bezogen auf die „multidisziplinäre[...] Zusammenarbeit **verschiedener Berufsgruppen**" (S. 108; Hervorh. SF).	Definition des Begriffes ‚Team' ist **unklar**. **Lernziele/Kompetenzen** zur Zusammenarbeit mit dem Ehrenamt werden **nicht benannt**.
Curriculum Zusatz-Weiterbildung ‚Palliativmedizin' für Ärztinnen und Ärzte: (Muster-)Kursbuch Palliativmedizin (BÄK/DGP 2011)	„Den Teilnehmenden soll [...] bewusst werden, dass die Qualität ihrer ärztlichen Arbeit [...] verbessert wird durch eine erweiterte Kompetenz [...] **in einem Team zu arbeiten** [...]" (S. 13; Hervorh. SF).	Definition des Begriffes ‚Team' ist **unklar**. **Lernziele/Kompetenzen** zur Zusammenarbeit mit dem Ehrenamt werden **nicht benannt**.

DGP-Weiterbildungs-Curricula Palliative Care/Palliativmedizin	Curriculare Inhalte in Bezug auf die Zusammenarbeit von Haupt- und Ehrenamt	Im Curriculum benannte Lernziele und Kompetenzen in Bezug auf die Zusammenarbeit von Haupt- und Ehrenamt
	Wissen soll erworben werden über „die Zusammenarbeit **mit anderen Berufsgruppen**", das entsprechende ‚Lernziel' ist eine Sensibilisierung für u.a. **„das Arbeiten im Team"** (S. 19; Hervorh. SF).	
Basiscurriculum Palliative Care und Hospizarbeit. Eine Fortbildung für Gesundheits- und Krankenpflegeassistenten, Altenpflegehelfer und medizinische Fachangestellte (Federhenn/Kern/Graf 2010)	„Der Kurs soll anregen, die Kommunikation und Zusammenarbeit **mit anderen Berufsgruppen** zu suchen, um in der Praxis besser für eine angemessene Palliativversorgung eintreten zu können" (S. 17; Hervorh. SF). Teilnehmende „kennen organisatorische Aspekte **multidisziplinärer Teamarbeit** [...] reflektieren ihre eigene Rolle [ ] im Zusammenspiel mit den Rollen anderer" (S. 49; Hervorh. SF).	Definition des Begriffes ‚Team' ist **unklar**. Lernziele/Kompetenzen zur Zusammenarbeit mit dem Ehrenamt werden **nicht benannt**.
Basiscurriculum Palliative Care. Eine Fortbildung für psychosoziale Berufsgruppen (Kern/Müller/Aurnhammer 2004)	Unter **„Teamarbeit"** wird als ‚Lernziel' benannt: „Die Teilnehmer [...] **reflektieren die besondere Rolle und das Aufgabengebiet der ehrenamtlichen Mitarbeiter innerhalb des Teams"** (S. 112f.; Hervorh. SF). Unter den ‚Lerninhalten' findet sich der Aspekt **„Rolle und Aufgabengebiet von ehrenamtlichen Mitarbeiten** [sic!]" (S. 113; Hervorh. SF).	**Ehrenamtliche gehören per Definition zum ‚Team'**. Als ‚Lernziel' in Bezug auf **die Zusammenarbeit mit dem Ehrenamt** wird die Reflexion sowohl der besonderen **Rolle als auch des Aufgabengebietes der Ehrenamtlichen** formuliert.

Im Bereich der Curricula der weiterbildenden Masterstudiengänge Palliative Care in Deutschland (aktuell zwei Standorte: Universität Bremen, Albert-Ludwigs-Universität Freiburg) bildet lediglich die Universität Bremen den Einbezug der Zivilgesellschaft bzw. der Zusammenarbeit zwischen Ehrenamtlichen und Hauptamtlichen in Strukturen der Gesundheitsversorgung curricular ab. Palliative Care wird in diesem Studiengang aus einer gesundheits-, pflege- und sozialwissenschaftlichen Perspektive heraus betrachtet. Dabei nimmt die Reflexion mit einem zivilgesellschaftlichen Fokus eine zentrale Rolle im Curriculum und in der Ausrichtung des Studiengangs ein.[119] Vorreiter dieses curricularen Einbezugs der ehrenamtlichen Arbeit in Palliative Care war der internationale, interprofessionelle, weiterbildende Masterstudiengang Palliative Care (Abschluss: Master of Advanced Studies mit 93,5 ECTS), der bis Sommersemester 2017 an der Alpen-Adria-Universität Klagenfurt/Wien/Graz angeboten wurde.[120]

‚KoMPaC' und ‚Kernkompetenzen'

Die „Bildungsqualität in den Berufsfeldern, die an der Behandlung schwerstkranker und sterbender Menschen unmittelbar beteiligt sind", ordnet die „Charta zur Betreuung schwerstkranker und sterbender Menschen" (DGP et al. 2016, S. 98ff.) im Rahmen ihrer Handlungsempfehlungen als ein „prioritäres Handlungsfeld" ein (DGP et al. 2016, S. 98). In diesem Zusammenhang wird auch konstatiert, dass alle Akteure „für die Leistungserbringung eine Qualifizierung auf Basis der Kernkompetenzen von Palliative Care" benötigten (DGP et al. 2016, S. 98). Diese „Core competencies in palliative care" sind von Gamondi et al. (2013a, S. 86ff.; 2013b, S. 140ff.) für die ‚European Association for Palliative Care' (EAPC) in einem „White Paper" definiert worden. Sie sollen, wie es in der deutschen Übersetzung des „Weißbuchs" von Krumm et al. (2015, S. 152) heißt, auf europäischer Ebene nunmehr den Rahmen für „die Lehre in der Palliativversorgung" bilden.

Ende Juli 2017 wurde dann eine Matrix (DGP 2017c) mit dem Titel „Kompetenzorientierte berufsgruppenunabhängige Matrix zur Erstellung von Curricula für die Weiterbildung curricularer Bildungsinhalte in Palliative Care / Palliativmedizin (KoMPaC)" veröffentlicht. Diese 57-seitige DGP-Publikation (DGP 2017c) soll als berufsgruppenübergreifende Grundlage für berufsgruppenspezifische Weiterbildungscurricula in Palliative Care / Palliativmedizin dienen. Um diese Matrix erstellen zu können, hat das DGP-‚Fachreferat Curricula der Arbeitsgruppe Bildung' zunächst eine „Sichtung und Überprüfung der bestehenden Curricula für Medizin, Pflege, Psychologie, Physiotherapie, psychosoziale Berufsgruppen und Pharmazie auf eine gemeinsame Sprachfähigkeit" (DGP 2017c, S. 10) vorgenommen. Sodann wurden die von der EAPC für die Lehre formulierten „Core competencies in palliative care" (Gamondi et al. 2013a, S. 86ff.; 2013b, S. 140ff.; vgl. auch Krumm et al. 2015, S. 152ff.) als Folie für die Beschreibung von berufsgruppenübergreifenden Kompetenzen für die Weiterbil-

---

[119] Link zum Masterstudiengang siehe unter https://www.uni-bremen.de/palliative-care/palliative-care-master.html (05.03.2018).
[120] Link zum Masterstudiengang siehe unter http://www.uni-klu.ac.at/pallorg/inhalt/521.htm (05.03.2018).

dung zu Grunde gelegt (DGP 2017c, S. 13f.). Die EAPC-Kernkompetenzen sind laut DGP (2017c, S. 6) auf DQR-Kompetenzniveau 3 (BMBF 2011) formuliert, also vor allem an Fachkräfte gerichtet, „die einen Palliative Care Basis Ansatz in ihrer Arbeit verfolgen oder im Bereich der allgemeinen Palliativversorgung arbeiten" (DGP 2017c, S. 6).

Die ‚KoMPaC'-Matrix als Grundlage für die Weiterbildung, das heißt „für die Entwicklung kompetenzbasierter berufsgruppenspezifischer und interprofessioneller Curricula" (DGP 2017c, S. 16), beschreibt die Kompetenzen nun auf einem höheren Kompetenzniveau, indem sie sich „überwiegend am DQR 5 orientiert" (DGP 2017c, S. 14). Dabei richtet sich diese Beschreibung, die sich gemäß der DQR-Vorgabe (BMBF 2011) in „Fachkompetenz" (Wissen und Fertigkeiten) sowie „personale Kompetenz" (soziale Kompetenz und Selbstkompetenz) gliedert, an „[p]rofessionelle Akteure mit einem Arbeitsschwerpunkt in Palliative Care oder professionelle Akteure, die in ihrem Arbeitskontext wiederkehrend und häufig Menschen betreuen und behandeln, die an einer lebenslimitierenden Erkrankung leiden" (DGP 2017c, S. 13).

In einer Übersicht im Rahmen von ‚KoMPaC' (DGP 2017c, S. 13) findet sich noch eine weitere Matrix mit dem Titel „Berufsausbildung. Matrix zur Erstellung von Curricula für die *Berufsausbildung* aller im Gesundheitswesen Tätigen" (DGP 2017c, S. 13; Hervorh. SF). Diese wird der „Bildungsniveauebene" „Allgemeine Palliativversorgung und Palliative Care Ansatz" (DGP 2017c, S. 7, 13) zugeordnet. Leider wird nicht beschrieben, a) was die Inhalte oder wer die Autor_innen der Berufsausbildungs-Matrix sind, b) auf welchem DQR-Kompetenzniveau die Matrix für die Berufsausbildung angesiedelt ist und c) wie sich diese beiden Matrizen (‚KoMPaC' für die Weiterbildung und die Matrix für die Berufsausbildung) zueinander verhalten.

Wie gesagt, liegen der ‚KoMPaC'-Matrix (DGP 2017c) die von Krumm et al. (2015) übersetzten „Core competencies in palliative care" (Gamondi et al. 2013a, S. 86ff.; 2013b, S. 140ff.) für die berufliche Ausbildung und (wissenschaftliche) Weiterbildung in Palliative Care zugrunde, die als ‚EAPC-White Paper' veröffentlicht wurden. Im vorliegenden Zusammenhang des wechselseitigen Arbeitsverhältnisses von Haupt- und Ehrenamt ist nun interessant, dass aus den grundlegenden Publikationen zu den Kernkompetenzen nicht ersichtlich wird, inwieweit Ehrenamtliche als Teil des multidisziplinären Teams eingeordnet werden; dies kann durch die folgenden Zitate verdeutlicht werden:

- „To provide continuity of care between different clinical services and places of care, [...] [w]e [Palliative care professionals, SF] recognise the important role that volunteers can play in the co-ordination of care" (Gamondi et al. 2013b, S. 142).

- „[V]olunteers are important in the delivery of palliative care, but hold different responsibilities and have different education needs than healthcare professionals. In many countries, their role is not yet developed, and also their work is widely variable between different countries. It may be that, where volunteer roles and training exist, these competencies could be adapted to meet their needs" (Gamondi et al. 2013b, S. 142).
- „Palliative Care professionals should be able to: […] Strengthen, where feasible, the role of volunteers in the supportive care of patients and families" (Gamondi et al. 2013b, S. 142).
- Zusammenfassend pointieren Gamondi et al. (2013b, S. 144), dass die zehn Kernkompetenzen auf den Prinzipien partnerschaftlicher Teamarbeit und dem Austausch fachspezifischer Kompetenzen mit Kolleg_innen sowie der Bereitschaft, voneinander zu lernen, beruhten („The ten core competencies […] are based on the key principles that working in partnership as a team, sharing discipline-specific skills with colleagues and having a willingness to learn from each other.").

Die marginale Rolle des zivilgesellschaftlichen Akteurs im Rahmen einer Praxis der Zusammenarbeit in der Hospizarbeit und Palliativversorgung findet sich auch in dem von Krumm et al. (2015, S. 152ff.) ins Deutsche übersetzten ‚Weißbuch der Kernkompetenzen in der Palliativversorgung – ein Weißbuch der European Association for Palliative Care zur Lehre in der Palliativversorgung' wieder. Das heißt

- es wird darin nicht eindeutig benannt, ob Ehrenamtliche Teil des ‚Teams' sind;
- Ehrenamtliche werden gemeinsam mit pflegenden Angehörigen als Gruppe benannt; Kompetenzen, die zur ‚Anleitung' und ‚Begleitung' dieser Gruppe gegebenenfalls benötigt werden, werden bei den hauptamtlichen Fachpersonen vorausgesetzt;
- vor dem Hintergrund zu erwerbender Kernkompetenzen wird die Praxis der Zusammenarbeit mit dem Ehrenamt nicht als ‚Lernsituation' genannt.

In Tabelle 3 sind die Textpassagen im ‚Weißbuch' (Krumm et al. 2015, S. 152ff.), die Bezug auf die Zusammenarbeit von Ehren- und Hauptamt nehmen, im Einzelnen dargestellt.

Tabelle 3: Inhalte im ‚Weißbuch' der EAPC (Kernkompetenzen in der Palliativversorgung) in Bezug auf die Zusammenarbeit von Ehren- und Hauptamt

Weißbuch	Inhalte in Bezug auf die Zusammenarbeit von Ehren- und Hauptamt
Kernkompetenzen in der Palliativversorgung – ein Weißbuch der European Association for Palliative Care zur Lehre in der Palliativversorgung (Krumm/Schmidlin/Schulz/Elsner 2015)	„Das Weißbuch setzt sich [...] **nicht mit den spezifischen Kompetenzfeldern ehrenamtlicher Helfer oder pflegender Familienangehöriger auseinander, die unter Umständen von Experten aus den Gesundheitsberufen angeleitet oder begleitet werden.** In erster Linie wird **vorausgesetzt, dass eine spezialisierte Fachkraft diese Kompetenzen** kontinuierlich auf der Grundlage von Methoden, **die durch eine spezialisierte Ausbildung und Training erworben wurden, anwenden kann**" (S. 156; Hervorh. SF).
	„[E]hrenamtliche Helfer [sind] von großer Bedeutung in der Umsetzung der Palliativversorgung, haben aber andere Verantwortungsbereiche und einen anderen Bildungsbedarf als Gesundheitsfachkräfte [...] [W]o Aufgabenbereiche für ehrenamtliche Helfer definiert sind und eine entsprechende Ausbildung vorhanden ist, könnten diese Kompetenzfelder ihren Bedürfnissen angepasst werden" (S. 156).
	„**Wir erkennen die wichtige Rolle an, die Ehrenamtliche in der Unterstützung der Koordinierung der Versorgung einnehmen**" (S. 161; Hervorh. SF).
	Die Fachpersonen in der Palliativversorgung sollen „in der Lage" sein, „[d]ie **Rolle von Ehrenamtlichen, wo angemessen**, in der palliativen Versorgung der Patienten und An- und Zugehörigen [zu] **stärken**" (S. 161; Hervorh. SF).

Die Aussparung einer ‚Kernkompetenz' in Bezug auf die Praxis der Zusammenarbeit von Haupt- und Ehrenamt in beiden Papieren (Gamondi et al. 2013a; 2013b sowie Krumm et al. 2015) verwundert allerdings umso mehr, als in einem weiteren jüngst erschienen „EAPC-White Paper" mit dem Titel „Defining volunteering in hospice and palliative care in Europe" (Goossensen et al. 2016, S. 184ff.) postuliert wurde, dass das „volunteering in hospice and palliative care" einen unverzichtbaren Beitrag („indispensable contribution to palliative care") (Radbruch et al. 2010, zitiert nach Goossensen et al. 2016, S. 188) leiste und eine Schlüsselrolle für Betroffene im Rahmen der hospizlich-palliativen Sorgepraxis inne habe. Darüber hinaus wird in diesem ‚White Paper' als Bedarf in Palliative Care-Settings konstatiert: „there needs to be a clearer understanding of volunteers and their place within the team" (Goossensen et al. 2016, S. 189).

In Übereinstimmung mit den EAPC-Kernkompetenzen (Gamondi et al. 2013a; 2013b; Krumm et al. 2015) ist allerdings auch in der ‚KoMPaC'-Matrix (DGP 2017c) nicht klar definiert, wer alles zum „multidisziplinären" (DGP 2017c, S. 1) bzw. „interdisziplinären" (DGP 2017c, S. 45) ‚Team' gehört, das heißt es bleibt offen, ob Ehrenamtliche als dazugehörig oder als ‚zusätzlich zum Team' verstanden werden. Als „Palliative Care Prinzip" in der „8. Kernkompetenz" (mit dem etwas sperrigen Titel „Umfassende Versorgungskoordination und interdisziplinäre Teamarbeit durch alle Settings hindurch, in denen Palliative Care angeboten wird, umsetzen") wird beschrieben, dass im Zusammenhang mit den An- und Zugehörigen „auch die Wichtigkeit der Rolle von Ehrenamtlichen in der Versorgung […] anerkannt" werden solle (DGP 2017c, S. 45). Unter dem Kompetenzbereich ‚Wissen' ist bei dieser Kernkompetenz angegeben: „Der Teilnehmer […] kann ehrenamtliche Strukturen beschreiben und erläutern" (DGP 2017c, S. 45f.). Unter ‚Fertigkeiten' und unter ‚Selbstkompetenz' wird diesbezüglich nichts benannt. Unter ‚Sozialkompetenz' heißt es: „Der Teilnehmer […] stärkt die Rolle von Ehrenamtlichen, sowohl auf der Fallebene als auch im Netzwerk" (DGP 2017c, S. 46).

Zusammenfassend muss man meines Erachtens konstatieren, dass die ‚Zusammenarbeit mit dem Ehrenamt' zwar durchaus Erwähnung findet, dass diese aber sowohl im ‚White Paper'/‚Weißbuch' der EAPC als auch in der ‚KoMPaC'-Matrix nicht als eine ‚Kernkompetenz' aufgefasst wird, die Eingang in die Weiterbildungs-Curricula der hauptamtlichen Fachkräfte finden soll. Da die Autor_innen der ‚KoMPaC'-Matrix (DGP 2017c, S. 16) aber anmerken, dass diese „kontinuierlich weiterentwickelt und ergänzt" werden soll, ist zu wünschen, dass die oben genannte Thematik zukünftig Eingang in die Matrix und damit die Curricula finden wird.

3 Methodisches Vorgehen

3.1 Forschungsfrage und Erkenntnisinteresse

Im vorangegangenen Kapitel wurden die zentralen Aspekte des Problemhintergrundes und des Forschungsstandes ausgeführt, wobei sich das Gesagte in folgenden fünf Punkten grob zusammenfassen lässt:

1. Die hospizlich-palliative Sorgepraxis hat historische Vorläufer, wobei das soziale Arrangement der Hospiz- und Palliativarbeit häufig auf Entwicklungen bzw. Einrichtungen des frühen Mittelalters zurückbezogen und auf diese Weise eine historische Kontinuität zumindest nahegelegt wird. Ein reflektierender Blick auf diese historische Kontinuität ergab, dass es nicht nur die Haltung einer ‚christlichen Caritas' gegenüber ‚Sterbenden' war, die sich durch die Geschichte der Sorge für ‚Sterbende' zieht, sondern dass vielmehr eine ganze Reihe unterschiedlicher Motivationen eine Rolle spielten.
2. Die Lebensqualität als ein wichtiger Bezugspunkt zog mit der Entstehung von Hospice Care (in England) in die hospizlich-palliative Sorgepraxis ein. Ebenso wird in diesem Zusammenhang erstmals das Ehrenamt neben dem Hauptamt erwähnt. Die ‚Hospizidee' einer Beteiligung von Bürger_innen an der professionalisierten Sorgepraxis für ‚Sterbende' etablierte und institutionalisierte sich fortan auch in Deutschland.
3. Die hospizlich-palliative Sorgepraxis und damit auch das Ehrenamt sind einem steten Wandel unterworfen, wobei insbesondere Institutionalisierungs- und Professionalisierungsprozesse zu Spannungen im Verhältnis von Ehrenamtlichen und Hauptamtlichen in deren alltäglicher Arbeit führen (können). Dabei sind die Rollen der Akteure im wechselseitigen Arbeitsverhältnis von Ehrenamt und Hauptamt bislang allerdings allenfalls undeutlich ausbuchstabiert.
4. Entsprechend der bestehenden Ausdifferenzierungen arbeiten Ehrenamtliche und Hauptamtliche im Alltag in höchst unterschiedlichen Versorgungsbereichen und Settings zusammen. Auch durch das HPG verändern sich organisationale Strukturen gegenwärtig und zukünftig. Zum Beispiel ist anzunehmen, dass aufgrund der neuen Krankenkassen-Finanzierung für stationäre Klinikbegleitungen ‚Sterbender' durch Ehrenamtliche (von ambulanten

© Springer Fachmedien Wiesbaden GmbH, ein Teil von Springer Nature 2018
S. Fleckinger, *Hospizarbeit und Palliative Care* , Sozialwissenschaftliche
Gesundheitsforschung, https://doi.org/10.1007/978-3-658-22440-0_3

Hospizdiensten oder eigenen Diensten der Kliniken) die jeweiligen Rollen in der alltäglichen Sorgepraxis neu zu verhandeln sind: Das könnte zum einen eine Veränderung des Selbstverständnisses des hospizlichen Ehrenamtes bedeuten; zum anderen tangiert diese organisationale Strukturveränderung auch die Fachlichkeit und Professionalitätskonstruktionen von Health und Social Care Professionals. Kurz: Der Bedarf nach (formellen oder informellen) Regelungen für die (gemeinsame) Sorgearbeit von Ehrenamtlichen und Hauptamtlichen sowie für das Verhältnis Ehrenamt/Hauptamt ist gegenwärtig noch im Wachsen begriffen.

5. Bislang werden vor allem Hauptamtliche nicht hinreichend auf eine Zusammenarbeit mit Ehrenamtlichen vorbereitet: Betrachtet man den Bereich der Weiterbildung der hauptamtlichen Akteure in Palliative Care, so ist festzustellen, dass in den Curricula (sowie im ‚EAPC-White Paper' zu ‚Core competencies in palliative care' und der‚KoMPaC'-Matrix) für hauptamtliche Fachkräfte die Zusammenarbeit mit Ehrenamtlichen (zum Beispiel die Themen Selbst- und Fremdverständnis, Erwartungsstrukturen, Logik der Zuordnung von Aufgaben) nur marginal behandelt wird.

Insgesamt wird deutlich, dass das wechselseitige Arbeitsverhältnis von Ehrenamt und Hauptamt in Hospizarbeit und Palliative Care bislang kaum erforscht ist: Insbesondere fehlen Studien, welche die Vorstellungen und Deutungen der Haupt- und Ehrenamtlichen selbst hinsichtlich dieses Arbeitsverhältnisses erheben. Auch die Frage, welche Bedeutung und Stellung Haupt- und Ehrenamtliche dem Ehrenamt einräumen, wurde bislang nicht eingehend untersucht. Und schließlich muss festgestellt werden, dass dieses wechselseitige Arbeitsverhältnis von Ehrenamt und Hauptamt insbesondere auch in den Curricula der Weiterbildungen für hauptamtlich im Bereich Hospizarbeit und Palliative Care Beschäftigte nur unzureichend thematisiert wird.

An diesen Punkten setzt die vorliegende Studie an, indem sie die Wissens- und Interaktionsordnungen (vgl. Hanses 2012, S. 35ff.)[121] hauptamtlichen und ehrenamtlichen Handelns in den Settings von Hospizarbeit und Palliative Care analysiert. Angesichts des Forschungsstandes verfolgt die Studie ein exploratives Erkenntnisinteresse und ist vor diesem Hintergrund im Sinne eines qualitativen Forschungsdesigns angelegt. Dabei gilt das Forschungsinteresse insbesondere den individuellen Deutungen der beteiligten Akteure, das heißt den ehrenamtlich und hauptamtlich Tätigen, aber auch den von unheilbarer Krankheit betroffenen Menschen. Neben dem grundsätzlichen Erkenntnisgewinn zum (institutionellen) Verhältnis von Ehrenamt und Hauptamt ist es ein weiteres Ziel der Arbeit, aus

---

[121] Vgl. zum Ansatz der ‚Interaktionsordnung' auch Goffman (2001, S. 50ff.); zur ‚Theorie sozialer Praktiken' siehe Reckwitz (2003, S. 282ff.); vgl. auch Schmidt (2017, S. 335ff.).

den erzielten Ergebnissen zugleich auch Perspektiven für eine gelingende Zusammenarbeit von Ehrenamt und Hauptamt abzuleiten. Vor diesem Hintergrund verfolgt die vorliegende Untersuchung vor allem die folgenden zentralen Fragenkomplexe:

▪ Wodurch ist das Verhältnis zwischen hauptamtlich und ehrenamtlich Tätigen bestimmt? Wie ist es in der Praxis der unterschiedlichen Versorgungsbereiche und gegebenenfalls Settings ausgestaltet? Arbeiten Haupt- und Ehrenamt ‚auf gleicher Augenhöhe' oder existieren starke hierarchische Strukturen?

▪ Wie schätzen die beteiligten Akteure selber dieses Verhältnis ein? Wie deuten die unterschiedlichen Gruppen das wechselseitige Arbeitsverhältnis? Verstehen sich die verschiedenen Akteursgruppen als ‚Team'? Wie erleben und deuten die Adressat_innen von Hospizarbeit und Palliative Care die Zusammenarbeit und das Verhältnis von Ehrenamt und Hauptamt?

▪ Welche Bedeutung geben die unterschiedlichen Akteure dem Ehrenamt bzw. schreiben sie ihm zu? Sind diese Bedeutungen eher altruistisch oder zivilgesellschaftlich konnotiert oder folgen sie ganz anderen Logiken? Welche Motivationen treiben die ehren-, aber auch die hauptamtlichen Akteure an? Welche Rolle spielt in diesem Zusammenhang das Konstrukt einer (die Akteure gegebenenfalls verbindenden) ‚Hospizidee'?

▪ Welche Perspektiven lassen sich aus den Ergebnissen für eine gelingende Zusammenarbeit von Ehrenamt und Hauptamt ableiten? Welche Rolle sollte dies in der Erstqualifizierung der Ehrenamtlichen spielen? Und wie sollten die Zusammenarbeit, die Aufgaben- und die Kompetenzverteilung in der Weiterbildung der Hauptamtlichen thematisiert werden?

Bevor nun im Folgenden aufgezeigt wird, wie die Untersuchung dieser Fragenbereiche konkret erfolgt, sollen zunächst einige allgemeinere Überlegungen und Hinweise zum qualitativen Forschungsparadigma erfolgen.

3.2 Methodologische Einordnung des qualitativen Forschungsparadigmas

Qualitativen Forschungsverfahren geht es darum, ‚Sinn' oder subjektive Sichtweisen zu rekonstruieren, wobei der „Forschungsauftrag das ‚Verstehen' [ist, SF], gearbeitet wird mit sprachlichen Äußerungen als ‚vorstrukturierten Gegenständen' bzw. mit schriftlichen Texten als deren ‚geronnenen Formen'" (Helferich 2011, S. 21). Dabei lässt diese Forschungsform Raum für die Äußerung differenter Sinngehalte, wobei diese vor dem Hintergrund interaktionstheoretischer Überlegungen (zum Beispiel Blumer 1973) nicht als objektiv gegeben, sondern als in der Interaktion gebildet verstanden werden: Die soziale Wirklichkeit sei „als immer schon interpretierte, gedeutete und damit interaktiv ‚hergestellte' und konstruierte Wirklichkeit Forschungsgegenstand" (Helfferich 2011, S. 22). Insofern werde zum Beispiel im Rahmen eines qualitativen Interviews Sinn in „doppelter Weise" ‚hergestellt': zum einen in den lebensweltlichen Erfahrungen der Erzählperson, zum anderen in der konkreten Interaktion mit der/dem Interviewenden (Helfferich 2011, S. 22). Dabei ist jede Äußerung in Abhängigkeit von ihrem Kontext, in dem sie geäußert wird, zwar variabel, aber eben nicht zufällig; denn es wird angenommen, dass sie als „Einzelerscheinung oder Indikator in Beziehung steht zu einem zu Grunde liegenden Konzept oder Muster. Eine der Annahmen qualitativer Forschung ist die, durch die Einzeläußerungen hindurch das zugrundeliegende Muster oder Konzept identifizieren zu können, denn einerseits sind die Einzeläußerungen Ausdruck dieses zu Grunde liegenden Musters, andererseits wird das Muster durch die Vielzahl seiner Äußerungen erfasst, es ist demnach keine dauerhaft fixierte Struktur" (Helfferich 2011, S. 22).

Das qualitative Forschungsparadigma setzt am Besonderen an, am einzelnen Fall (Ertl-Schmuck et al. 2015, S. 69). Insofern, so Flick (2010, S. 23), sei nicht von Theorien und ihrer Überprüfung auszugehen, sondern die Annäherung an die zu untersuchenden Zusammenhänge erfordere vielmehr ‚sensibilisierende Konzepte', in welche durchaus auch theoretisches Vorwissen einfließe: „Damit werden Theorien aus empirischen Untersuchungen heraus entwickelt und Wissen und Handeln als *lokales* Wissen und Handeln untersucht." Diese eher induktive Forschungslogik begründet sich in der Annahme, dass Beschreibungen und Erklärungen der kleineren sozialen Einheit auf größere soziale Zusammenhänge verweisen (Brüsemeister 2008, S. 58).

Da diese Beschreibungen und Erzählungen aber stets kontextgebunden sind, sind für das (deutende) Verstehen (der dem sozialen Handeln zugrundeliegenden Sinnstrukturen) Informationen darüber wichtig, in welchem Kontext sie entstanden sind und in welcher Interaktion ihr Sinn hergestellt wurde (Hellferich 2011, S. 22). Schnell (2015, S. 12)[122] bezeichnet deshalb die „Sichtbarmachung der

---

[122] Der Aufsatz von Schnell (2015, S. 11ff.) nimmt explizit Bezug auf die besondere Situation im Feld von Palliative Care und Hospiz, die auch Auswirkungen auf die Forschung hat: „Im Mittelpunkt des durchlebten und begleiteten Lebensendes von Patienten steht unter anderem eine spezielle Diversität. Damit ist eine Besonderheit jener sozialen Beziehungen gemeint, die es nur am Lebensende gibt, weil sie das Lebensende selbst ausmacht: ein Mensch wird auf absehbare Zeit versterben und damit die Welt verlassen, die anderen, ihn begleitenden Menschen (Angehörige, Heilberufler, freiwillige Helfer) werden weiter leben und das Sterben des Versterbenden organisieren. Diese Diversität zeigt sich als eine Asymmetrie von Lebensbeendigung und Fortleben innerhalb derer die Welt als

sozialen Umstände unter denen der Forscher geforscht hat", als ein wesentliches Gütekriterium qualitativer Forschung.[123] Weil Forschende nicht unabhängig, sondern Teil des Untersuchungsobjekts sind, können sie laut Schnell (2015, S. 12) durch eine Reflexion der sozialen Umstände die „Illusion unmittelbarer Evidenz und problematischer Universalisierungen" vermeiden. Insofern zielt das qualitative Forschungsparadigma zwar nicht auf die Objektivität ihrer Ergebnisse, aber „[d]ie Unmöglichkeit von Objektivität ist ja nicht ein Mangel, sondern Ausgangspunkt qualitativer Forschung, daher kann es nicht um anzustrebende *Objektivität* gehen, sondern um einen *anzustrebenden angemessenen Umgang mit Subjektivität*" (Helfferich 2011, S. 155). Vor diesem Hintergrund sind für die Vielzahl der zur Verfügung stehenden methodischen Verfahren qualitativer Sozialforschung einige allgemeine Verfahrensgrundsätze von Bedeutung[124], die Helfferich (2011) auf die folgenden vier Grundprinzipien verdichtet hat:

a. *Kommunikation:* Da „Sinn [...] interaktiv hergestellt wird" (Helfferich 2011, S. 79), ergibt sich für die Forschenden der Zugang zum Sinn der Befragten aus einer Kommunikationssituation – gänzlich unabhängig vom Interviewverfahren, das zum Beispiel eher dialogisch oder monologisch bzw. narrativ sein kann. Nach Helfferich (2011, S. 80; vgl. auch Lamnek 2010) bringen dabei sowohl die erzählende als auch die interviewende Person „in diese Kommunikationssituation ihre eigenen [...] Relevanzsysteme und Wirklichkeitskonstruktionen ein. Auch wenn nur eine Person erzählt, ist der Text doch eine Ko-Produktion und die Interviewenden sind Ko-Produzierende." Insofern ist nach Flick (2010, S. 29) neben der Subjektivität des oder der Interviewten ebenfalls die des oder der Forschenden/Interviewenden in den Forschungsprozess miteinzubeziehen, indem Reflexionen „über seine Handlungen und Beobachtungen im Feld, seine Eindrücke, Irritationen, Einflüsse, Gefühle [...] zu Daten [werden], die in die Interpre-

---

gemeinsam geteilter Lebensraum langsam versinkt" (Schnell et al. 2015, S. 7ff.; vgl. hierzu auch Paul et al. 2012; Heuer 2014; Heuer et al. 2015; Hanses et al. 2015).

[123] Ernst von Kardoff (1995, S. 4) fasst die spezifische Logik des qualitativen Forschungsansatzes folgendermaßen zusammen: „Qualitative Forschung hat ihren Ausgangspunkt im Versuch eines vorrangig deutenden und sinnverstehenden Zugangs zu der interaktiv ‚hergestellt' und in sprachlichen wie nicht-sprachlichen Symbolen repräsentiert gedachten sozialen Wirklichkeit. Sie bemüht sich dabei, ein möglichst detailliertes und vollständiges Bild der zu erschließenden Wirklichkeitsausschnitte zu liefern. Dabei vermeidet sie so weit wie möglich, bereits durch rein methodische Vorentscheidungen den Bereich möglicher Erfahrung einzuschränken oder rationalistisch zu ‚halbieren' [...]. Die bewußte Wahrnehmung und Einbeziehung des Forschers und der Kommunikation mit den ‚Beforschten' als konstitutives Element des Erkenntnisprozesses ist eine zusätzliche [...] Eigenschaft: Die Interaktion des Forschers mit seinen ‚Gegenständen' wird systematisch als Moment der ‚Herstellung' des ‚Gegenstandes' selbst reflektiert."

[124] Vgl. hierzu zum Beispiel Flick (2010, S. 27ff.); Helfferich (2011); Lamnek (2010, S. 317ff.); Lamnek/Krell (2016); Schnell (2015, S. 11ff.); Kruse (2014, S. 39ff.).

tation einfließen, und in Forschungstagebüchern oder Kontextprotokollen doku-
mentiert" werden.

b. *Offenheit:* Zunächst ist die Offenheit in der qualitativen Forschung in Bezug auf die Auswahl der Methoden und der Theorien gefordert, da diese vor
allem dem Gegenstand angemessen sein sollen (Flick 2010, S. 26ff.; Lam-
nek/Krell 2016; Kruse 2014, S. 42f.). Die Forschungsgegenstände „werden dabei
nicht in einzelne Variablen zerlegt, sondern in ihrer Komplexität und Ganzheit in
ihrem alltäglichen Kontext untersucht" (Flick 2010, S. 27). Das Ziel besteht also
nicht darin, bereits Bekanntes – zum Beispiel in Form von Hypothese(n) – zu
bestätigen, sondern Neues (im Material) zu entdecken, Erklärungen „für auf den
ersten Blick ‚unverständliche', im bisherigen theoretischen Rahmen nicht erfass-
bare Phänomene bzw. nicht erklärbare Zusammenhänge aufzufinden" (Kleemann
et al. 2013, S. 24). Dabei steht der Komplexität des Gegenstandes die Komplexität der Methoden gegenüber. So gelten etwa qualitative Interviewverfahren als
komplexe kommunikative Erhebungsinstrumente, denn „*[k]ommunikativ konstruierte Wirklichkeit wird mit kommunikativen Instrumenten kommunikativ
rekonstruiert* – und genau diese Komplexität gilt es methodisch zu kontrollieren.
Damit gilt auch, dass der *Analysegegenstand* in der qualitativen Interviewforschung stets *versprachlichte* Wirklichkeit ist, was einen spezifischen Analyseansatz erforderlich macht" (Kruse 2014, S. 43; vgl. auch Bohnsack 2014, S. 21).
Eine solche intensive und offene Analyse sprachlich-kommunikativer Phänomene „als Basis für die systematische Entwicklung von Interpretationen" macht
nach Kruse (2014, S. 474) jedoch nur Sinn, wenn davon ausgegangen wird, dass
„sprachliche Wahlen und Selektionen – im pragmatischen, syntaktischen und
semantischen Sinne [...] – nicht zufällig, willkürlich oder beliebig sind, sondern
für eine sinnhafte symbolische Gestalt stehen." Als offener Analyseansatz wird
ein „integratives Basisverfahren" vorgeschlagen (vgl. hierzu ausführlich Kruse
2014, S. 472ff.).

Das Prinzip der Offenheit in der qualitativen Forschung gilt aber nicht nur
hinsichtlich der Methoden und Theorien, sondern auch gegenüber der Erhebungssituation und den Relevanzsetzungen der Untersuchungspersonen (Helfferich 2011, S. 114). Das heißt im Unterschied zur quantitativen Forschung, „bei
der sich die Befragten der Erhebungslogik, der Relevanzstruktur, den vorgegebenen Frageformulierungen und den in den Antwortvorgaben enthaltenen Deutungen anpassen müssen" (Helfferich 2011, S. 114), verfolgt die qualitative Forschung mit dem Prinzip der Offenheit eine andere Strategie. Die subjektiven
Sichtweisen und Deutungsmuster der Befragten sollen sich in einem weitestgehend „offenen Äußerungsraum" (Helfferich 2011, S. 24) entfalten können, in
dem die Erzählenden das, *was* für sie als Person wichtig ist, in der Art und Weise, *wie* sie sich selbst artikulieren möchten, ausdrücken können.

Dabei sind dem Prinzip der Offenheit in der qualitativen Forschung auch Grenzen der „Unbeeinflussbarkeit' der Textproduktion" (Helfferich 2011, S. 116) implizit, die es zu beachten gilt. Da im Sinne der qualitativen Forschungslogik das eigene theoretische und persönliche Vorwissen der Forschenden die Untersuchung von Beginn an (zum Beispiel über die Entwicklung des Leitfadens) inhaltlich und kommunikativ mit strukturiert, und dieses auch innerhalb der Interviewsituation[125] und während der Phase der Auswertung zum Tragen kommt, ist seitens der Forschenden unbedingt „die bewusste Wahrnehmung, die kritische Reflexion und Kontrolle des eigenen Vorwissens, der eigenen selektiven Aufmerksamkeit und der eigenen Interview-Interventionen" zu berücksichtigen (Helfferich 2011, S. 117), um den Einfluss der Forschenden und ihrer Erwartungen im Forschungsprozess überprüfbar zu halten.

c. *Umgang mit Vertrautheit und Fremdheit:* ‚Fremdheit' als Grundprinzip qualitativer Forschung meint nach Helfferich (2011, S. 24; vgl. auch Flick 2010, S. 149ff.) „die Anerkennung der Differenz und der wechselseitigen Fremdheit der Sinnsysteme von Interviewenden und Erzählenden." Das heißt alle eigenen Annahmen[126], die im eigenen Denken als selbstverständlich und ‚normal' eingeordnet sind, können eben nicht als für die Interviewpartner_innen gleichermaßen gültig angesehen werden. Stattdessen gilt es, sich auf die Normalitätsvorstellungen der Befragten einzulassen, diese während der Interviewsituation gegebenenfalls auch als „fremd ‚stehen zu lassen'" (Helfferich 2011, S. 131) und deren Bedeutung für ihr Handeln zunächst herauszuarbeiten und später zu verstehen (Helfferich 2011, S. 130). „Mit der Arbeit am Verstehen als Arbeit am *eigenen* Bezugssystem, um den zunächst nicht verstandenen, fremden Sinn zu erschließen", wird nach Helfferich (2011, S. 131) das eigene Bezugssystem „Schritt für Schritt um weitere Sinn-Möglichkeiten erweitert" (Helfferich 2011, S. 131; vgl. auch Mayring 2015, S. 29f.; Kruse 2014, S. 48ff.). Bestimmte Vorannahmen (zum Beispiel eine gemeinsame Situationsdefinition) müssten jedoch gemeinsam geteilt und grundlegende kommunikative Übereinstimmungen im Bezugssystem von Interviewtem und Interviewendem hergestellt werden, damit Vertrauen als Basis der Interviewsituation bzw. hinsichtlich der Erzählbereitschaft der Interviewten überhaupt hergestellt werden könne (Helfferich 2011, S. 131).

---

[125] So sei im Rahmen der Interviewsituation eben „keine Vorgabe auch eine Vorgabe", die „als solche [eben auch, SF] Effekte" auf die Kommunikationssituation habe, so Helfferich (2011, S. 116) im Rückgriff auf das ‚erste Axiom' in der Kommunikationstheorie nach Watzlawick, man könne nicht nicht kommunizieren (vgl. Watzlawick et al. 2011, S. 58ff.)

[126] Helfferich (2011, S. 132) schlägt vor, als Forschende den eigenen „Normalitätshorizont' zu relativieren und damit auch, ihn in einer offenen Erwartungshaltung zurückzustellen. Damit würden die eigenen Annahmen und Interaktionsstile [...] ihren Charakter als selbstverständlich gültige, unbewusste und nicht kontrollierte Automatismen" verlieren, sie würden Gegenstand der Reflexion und könnten geöffnet werden.

Bohnsack (2014, S. 20) problematisiert in diesem Zusammenhang und vor dem Hintergrund des Ansatzes des Symbolischen Interaktionismus (Blumer 1973; 2004; S. 321ff.; 2013) allerdings das Fremdverstehen, indem er fragt, ob sich Interviewende und Interviewte „überhaupt so ohne Weiteres verstehen, zumal sie häufig unterschiedlichen sozialen Welten, [...] Subkulturen oder Milieus angehören, unterschiedlich sozialisiert sind" (Bohnsack 2014, S. 20). Dabei weist er darauf hin, dass bei Interviewenden und Interviewten Unterschiede im Sinngehalt der sprachlichen Äußerung (Semantik) bestünden, auch wenn die Syntax (Grammatik und Wortschatz) die gleiche sei. Den Prozess des Fremdverstehens methodisch zu kontrollieren, indem man „den Kommunikationsprozess vorstrukturiert, standardisiert", ist nach Bohnsack (2014, S. 21) eine Möglichkeit „der konventionellen Verfahren [...] um auf diese Weise die Reproduzierbarkeit der Prozesse der Erhebung und Auswertung sicherzustellen, durch die intersubjektive Überprüfbarkeit hergestellt werden soll." Die Konsequenz dabei aber sei eine „Beschneidung der Kommunikationsmöglichkeiten derjenigen, die Gegenstand der Forschung sind" (Bohnsack 2014, S. 21f.; vgl. auch Kruse 2014, S. 60ff.). Um in der qualitativen Interviewforschung der Herausforderung ‚Fremdheit', die sich aus differenten Normalitätsvorstellungen von Interviewten und Interviewenden ergibt, angemessen zu begegnen, muss die Erhebungssituation durch geteilte Kommunikationsmuster sowie möglichst geteilte Erfahrungsräume gestaltet werden (Helfferich 2011).

d. *Reflexivität:* Die vorgenannten Prinzipien der Kommunikation, der Offenheit und des Umgangs mit Vertrautheit und Fremdheit sind ohne eine reflexive Grundhaltung der Forschenden nicht umsetzbar, weswegen auch die Reflexivität als wichtiges Grundprinzip qualitativer Forschung angesehen wird (u.a. Flick 2010, S. 29; Helfferich 2011, S. 157; Schnell 2015, S. 12f.). Zum Gegenstand dieser Reflexion bzw. Selbstreflexion, deren Ergebnisse als Daten in die Interpretation einfließen (Flick 2010, S. 29), werden neben den sozialen Umständen (Schnell 2015, S. 12f.; vgl. auch Kruse 2014, S. 52f) auch das Vorwissen des Interviewenden sowie „seine Handlungen und Beobachtungen im Feld, seine Eindrücke, Irritationen, Einflüsse [und, SF] Gefühle" (Flick 2010, S. 29). Dieses Grundprinzip der ‚Reflexivität' beinhaltet nach Helfferich (2011, S. 24) vor allem, „dass Interviewende den Text nicht nach Maßgabe ihres eigenen Normalitätshorizontes aufnehmen und verstehen, sondern als Ausdruck eines fremden, eben dem Text eigenen Normalitätshorizontes, der sich nicht einfach ‚von selbst versteht'." Im Ergebnis solle sich durch die „reflexive Dokumentation des Forschungsprozesses [...] die Reliabilität im gesamten Prozess" erhöhen (Flick 2010, S. 492).

3.3 Sampling, Rekrutierung und Beschreibung des Samples

Die qualitative Forschung kennt im Wesentlichen zwei Ansätze für die Zusammenstellung eines Samples: (a) die ‚Theoretische Vorab-Festlegung' und (b) die schrittweise Festlegung der Samplestruktur im Forschungsprozess, das ‚theoretische Sampling' (Flick 2010, S. 154ff.).

a. Unter ‚Theoretischer Vorab-Festlegung' wird verstanden, dass anhand von Erkenntnissen, die zu Beginn der Untersuchung bekannt sind, die Merkmalskategorien quasi abstrakt – also unabhängig vom konkret erhobenen und analysierten Material (Flick 2010, S. 156) – gebildet und theoretisch festgelegt (Kruse 2014, S. 253) werden können, weil diese „von einer Vorstellung von Typik und Verteilung im zu untersuchenden Gegenstand ausgehen" (Flick 2010, S. 155). Typologische Varianzmerkmale, die „nach dem Prinzip der maximalen strukturellen Variation eine Spanne von extrem unterschiedlichen Feldtypen" (Kruse 2014, S. 253) aufbauen, können standard-demographische oder forschungsthematisch-spezifische Aspekte sein. Nach diesen Merkmalen werden dann passende Interviewpartner_innen gesucht (Kruse 2014, S. 253). Zugleich wird hierbei angenommen, dass die aus dem Material gewonnenen Ergebnisse auf die Verhältnisse im Gegenstand einen Rückschluss gewährten (Flick 2010, S. 155). Wählte man ausschließlich diesen Ansatz, bestünde die Gefahr, dass man „*Kategorienfehlern* aufsitzt" (Kruse 2014, S. 253) und damit bestehende Stereotype konkretisiert bzw. sich bestimmte Unterscheidungsmerkmale erst im Feld eröffneten, die zuvor nicht bedacht wurden (Kruse 2014, S. 254).

b. Mit dem ‚Theoretischen Sampling' ist ein Verfahren angesprochen, das die Merkmalskategorien bzw. Teilnehmer_innencharakteristika erst im Forschungsprozess entwickelt. Nur die/der erste Interviewte wird auf Basis von Vorannahmen ausgewählt; alle weiteren Teilnehmenden bzw. ‚Fälle' werden auf der Grundlage der Analyse des ersten (und der weiteren) geführten und analysierten Interviews danach ausgewählt, inwieweit sie sich davon falltypisch unterscheiden bzw. möglichst ähnlich sind; somit findet die Begründung einer Fallauswahl „mit maximal und/oder minimal variierenden Fällen" erst im Verlauf der Forschung statt (Kruse 2014, S. 253). Die Varianzmerkmale sind damit im Gegenstand begründet und auf das Datenmaterial zentriert (Kruse 2014, S. 253). Diese Strategie gründet sich auf Glaser/Strauss (2005 [1967])[127], die das Auswählen im Prozess damit begründen, dass die qualitative Forschung allgemein auf die Generierung von The-

---

[127] Vgl. auch die frühe Studie der Autoren: „Interaktionen mit Sterbenden" (Glaser/Strauss 1974 [1965]).

orien abziele und dass dieser Prozess der Datenerhebung zum einen die notwendige Voraussetzung für neue Erkenntnisse sei und zum anderen durch „die im Entstehen begriffene […] Theorie *kontrolliert*" würde (Glaser/Strauss 2005 [1967], S. 53). Bei diesem prozessorientierten Vorgehen mit wenig theoretischer Vorüberlegung und ohne eingegrenzte Unterscheidungsmerkmale könne es allerdings passieren, so Kruse (2014, S. 255)[128], dass Forschende sich im Forschungsfeld verlören.

Insofern liegt der Vorteil einer Kombination beider Verfahren (a und b) für Kruse (2014, S. 254) darin, dass ihre jeweiligen Nachteile ausgeglichen würden: Denn eine „Kombination der theoretischen Vorabfestlegung nach dem Prinzip der maximalen strukturellen Variation und der dynamischen sukzessiven Weiterentwicklung der Samplestruktur im Forschungsprozess nach dem ‚theoretical sampling'" erreiche zum einen, dass Unterscheidungsmerkmale – im Vorfeld – bedacht werden, und zum anderen würden Aspekte, die sich erst in der Feldforschungsphase zeigen, in der Fallauswahl berücksichtigt und mit Interviewfällen umgesetzt werden können.

Die vorliegende Studie kombiniert beide Verfahren und ist insofern „zwischen theoretischer Vorabfestlegung und theoretical sampling" (Kruse 2014, S. 253f.) angelegt: Einerseits sprach das Interesse an den im Vordergrund der Untersuchung stehenden beiden Zielgruppen der Hauptamtlichen und der Ehrenamtlichen für eine theoretische Vorabfestlegung; andererseits sollten die Arbeiten aufgrund des explorativen Charakters der Untersuchung im Sinne eines „zirkulär" organisierten Forschungsprozesses (Przyborski/Wohlrab-Sahr 2014, S. 118) erfolgen, in dem die Elemente ‚Erhebung des Forschungsstandes', ‚Auseinandersetzung mit relevanten Theorien und Methoden' und ‚erste Datenerhebung- und auswertung' bewusst ineinander griffen und sich also sozusagen „iterativ abwechsel[ten]" (Baur/Blasius 2014, S. 47), um den Forschungsgegenstand offen[129] zu halten (Flick 2010, S. 32).

Vor diesem Hintergrund wurden vorab die folgenden drei Fallgruppen festgelegt, aus denen Interviewpartner_innen rekrutiert werden sollten:

1. Ehrenamtlich und hauptamtlich Tätige in *ambulanten* (und gegebenenfalls sektorenübergreifenden) Settings der Hospiz- und Palliativarbeit: Die

---

[128] Vgl. auch Kelle/Kluge (2010, S. 108), die deshalb empfehlen, relevante Vergleichsdimensionen „vor der Datenerhebung in Form eines *heuristischen Rahmens* zu explizieren."

[129] Mit diesem Prinzip der Offenheit, das heißt „mit der Zurückstellung einer theoretischen Ausformulierung des Forschungsgegenstandes" lässt sich nach Flick (2010, S. 32) verhindern, „dass der Gegenstand durch die Methoden, die man zu seiner Erforschung einsetzt, konstituiert wird." Vielmehr wird es laut Grathoff (1978, zitiert nach Flick 2010, S. 32) damit möglich, „den Alltag erst einmal und stets wieder so zu nehmen, wie er sich jeweils präsentiert."

Hauptamtlichen sollten den in den Rahmenvereinbarungen vorgegebenen Berufsgruppen angehören und – nach Möglichkeit – auch mit Leitungsaufgaben betraut sein.

2. Ehrenamtlich und hauptamtlich Tätige in *stationären* (und gegebenenfalls sektorenübergreifenden) Settings der Hospiz- und Palliativarbeit: Die Hauptamtlichen sollten den in den Rahmenvereinbarungen vorgegebenen Berufsgruppen angehören und – nach Möglichkeit – auch mit Leitungsaufgaben betraut sein.

3. Personen, die als ‚Sterbende' in unterschiedlichen Settings der Hospiz- bzw. Palliativarbeit leben.

Die Interviewten aus den Gruppen 1 und 2 sollten möglichst in verschiedenen Regionen Deutschlands und Bereichen (Stadt versus Land) ihre Tätigkeit ausüben. Zudem sollten möglichst gleich viele ehrenamtlich und hauptamtlich tätige Personen interviewt werden sowie möglichst gleich viele ambulante und stationäre Settings der Palliativ- sowie der Hospizarbeit vertreten sein. Auch eine Gleichverteilung der Geschlechter wurde angestrebt.

Allerdings stellte sich im Prozess heraus, dass ein Vergleich oder eine Kontrastierung nach Bundesländern schwerlich möglich sein würde, da die Strukturen der Hospiz- und Palliativversorgung nicht homogen sind. So ist zum Beispiel jedes Bundesland für die Umsetzung der SAPV selbst verantwortlich, so dass ganz unterschiedliche Verträge nach § 132d SGB V zwischen den einzelnen Leistungsanbietern und den Kassen vorliegen, die nicht nur unterschiedlichste Vergütungsvereinbarungen beinhalten, sondern insgesamt eine heterogene Versorgungsstruktur bedingen: Einzelne Bundesländer haben je nach Umsetzungsstand der palliativen Versorgung eigene Strukturen aufgebaut, um die vom Gesetzgeber geforderten Palliative Care Teams aufzubauen. Ebenso ist auf Palliativstationen die Begleitung von ‚Betroffenen' durch Ehrenamtliche bundesweit nicht einheitlich geregelt – auch hier liegen gegenwärtig noch unterschiedlichste Modelle vor (vgl. DHPV 2016b, S. 7; siehe auch Kapitel 2.3.2). Insofern wurden im Weiteren die Fälle gemäß dem Verfahren der schrittweisen Auswahl (‚theoretical sampling') „im Lichte des bereits verwendeten Materials und der daraus gewonnenen Erkenntnisse" (Flick 2010, S. 159) nach ihrer Relevanz ausgewählt.

Auch das Kriterium, eine ausgeglichene Anzahl von Männern und Frauen pro Fallgruppe zu erreichen, wurde nicht eingehalten, da sich schnell zeigte, dass in den Settings von Hospizarbeit und Palliative Care sowohl in der ehrenamtlichen als auch in hauptamtlichen Arbeit überwiegend Frauen tätig sind. Allerdings liegen hier sowohl zum Haupt- als auch zum Ehrenamt bislang lediglich

Erfahrungswerte und noch keine validen Zahlen oder Untersuchungen zur Geschlechterverteilung vor (Melching 2015b, S. 33f.).

In Tabelle 4 findet sich das Sample aufgeschlüsselt nach Fallgruppen, Sektoren, Settings, Art und Ort der Tätigkeit sowie Zeitpunkt der Durchführung des Interviews.

Tabelle 4:   Sample

Expert_inneninterviews

Fall-grup-pe	Sektor	Setting	Art der Tätigkeit	Geographisches Gebiet der Tätigkeit	Datum der Durchführung
Fallgruppe 1	Ambulant	Ambulanter Hospizdienst	Social Care Professional **Sozialpädagog_in** **Koordinator_in Ehrenamtlicher (Leitung)**	Westdeutscher Raum (Land)	07/2014
		Ambulanter Hospizdienst	Social Care Professional **Jurist_in** **Koordinator_in Ehrenamtlicher (Leitung)**	Süddeutscher Raum	09/2014
		Ambulante Hospizinitiative	**Ehrenamtliche_r**	Norddeutscher Raum (Land)	09/2014
		Sorgende Gemeinwesenarbeit	**Ehrenamtliche_r**	Nord- und westdeutscher Raum (Land)	02/2014
		Ambulanter Hospizdienst	**Ehrenamtliche_r**	Süddeutscher Raum	09/2014
	Ambulant und sektoren-übergreifend	SAPV	Health Care Professional **Pflegefachkraft/ Pflegepädagog_in**	Norddeutscher Raum	09/2014
		Onkologische Klinik (sektorenübergreifend, v.a. ambulant)	Social Care Professional **Pastor_in** **Koordinator_in Ehrenamtlicher (Leitung)**	Westdeutscher Raum	08/2014
Fallgruppe 2	Stationär	Palliativstation	Health Care Professional **Arzt/Ärztin (Leitung)**	Süddeutscher Raum	08/2014
		Palliativstation sowie palliativmedizinischer Konsildienst	Health Care Professional **Pflegefachkraft Koordinator_in Ehrenamtlicher**	Süddeutscher Raum	08/2014
		Palliativstation	Social Care Professional **Diplompädagog_in Koordinator_in Ehrenamtlicher (Leitung)**	Westdeutscher Raum (Land)	07/2014
		Palliativstation	**Ehrenamtliche_r**	Süddeutscher Raum	08/2014
	Stationär und sektorenübergreifend	Stationäres Hospiz sowie ambulanter Hospiz-dienst	Social Care Professional **Sozialpädagog_in (Leitung)**	Ostdeutscher Raum	10/2014
		Stationäres Hospiz sowie ambulanter Hospizdienst und SAPV	Health Care Professional **Pflegemanagement (Leitung)**	Norddeutscher Raum	12/2014
		Onkologische Klinik (sektorenübergreifend, v.a. stationär)	Health Care Professional **Pflegewirt_in Koordinator_in Ehrenamtlicher (Leitung)**	Westdeutscher Raum	08/2014
		Stationäres Hospiz	**Ehrenamtliche_r**	Norddeutscher Raum	12/2014

Problemzentrierte Interviews

Fall-gruppe	Sektor	Setting	Betroffenheit	Geographisches Gebiet der Lebenswelt	Datum der Durchführung
Fallgruppe 3	Stationär	Palliativstation	‚Patient_in' – schwerstkranker, von unheilbarer Krankheit betroffener Mensch	Norddeutscher Raum	12/2014
		Palliativstation	‚Patient_in' – schwerstkranker, von unheilbarer Krankheit betroffener Mensch	Norddeutscher Raum	12/2014
		Stationäres Hospiz	‚Gast' – schwerstkranker, von unheilbarer Krankheit betroffener Mensch	Norddeutscher Raum	12/2014

Beschreibung der Interviewpartner_innen

Es wurden sieben Personen in Fallgruppe 1, acht Personen in Fallgruppe 2 und drei Personen in Fallgruppe 3 interviewt. In der Fallgruppe 1 (vor allem) ambulanter Sektor Hospiz- und Palliativarbeit) waren dies drei Ehrenamtliche (über 70 Jahre alt) und vier Hauptamtliche (zwischen 35 und 60 Jahre alt), vier Frauen und drei Männer. Fünf dieser Personen waren im Setting ambulante Hospizarbeit und zwei in der ambulanten Palliativarbeit tätig. Die beiden Hauptamtlichen (Sozialpädagog_in und Jurist_in) waren als Koordinator_innen (mit Leitungsaufgaben) im ambulanten Hospizdienst tätig; die drei Ehrenamtlichen arbeiteten a) in einer ehrenamtlich geführten ambulanten Hospizinitiative, b) in der sorgenden Gemeinwesenarbeit sowie c) in einem ambulanten Hospizdienst.

In der Fallgruppe 2 (vor allem) stationärer Sektor Hospiz- und Palliativarbeit wurden sechs Hauptamtliche (zwischen 25 und 60 Jahre alt) und zwei Ehrenamtliche (beide unter 55 Jahre alt) interviewt, sieben Frauen und ein Mann. Jeweils die Hälfte der acht Interviewten arbeitete in der stationären Palliativarbeit bzw. in der (vor allem) stationären Hospizarbeit. Im Bereich der stationären Palliativarbeit waren alle vier Personen auf Palliativstationen tätig (eine mit zusätzlichen Erfahrungen im palliativmedizinischen Konsildienst). Eine dieser Personen war ehrenamtlich tätig. Die drei Hauptamtlichen arbeiteten als a. (leitende_r) Arzt/Ärztin, b. Pflegefachkraft und Koordinator_in sowie c. als Diplompädagog_in und leitende_r Koordinator_in. Drei der vier Personen, die im Bereich der (vor allem) stationären Hospizarbeit tätig waren, arbeiteten hauptamtlich im stationären Hospiz bzw. in einer onkologischen Klinik jeweils in Leitungspositionen, sie gehörten den Berufsgruppen Sozialpädagogik und Pflegemanagement an. Die/der Sozialpädagog_in sowie eine_r der beiden Pflegemanager_innen leiteten jeweils ein stationäres Hospiz (beide verfügten ebenfalls über Erfahrungswissen aus der ambulanten Hospizarbeit, die/der Pflegemanager_in zusätzlich über Erfahrungen in der SAPV). Die/der zweite Pflegemanager_in war als Koordinator_in Ehrenamtlicher in einer onkologischen Klinik tätig, er/sie arbeitete sektorenübergreifend, vor allem aber stationär. Eine_r der vier Befragten war als Ehrenamtliche_r in einem stationären Hospiz tätig.

Insgesamt übten fünf der 15 interviewten Haupt- und Ehrenamtlichen ihre Tätigkeit im norddeutschen Raum aus (eine von ihnen war zusätzlich im westdeutschen Raum engagiert), davon zwei im ländlichen und drei im städtischen Gebiet. Von den weiteren zehn Personen war eine Person im ostdeutschen (urbanen) Raum tätig, vier Personen im westdeutschen Raum (je zwei von ihnen im ländlichen bzw. städtischen Gebiet) und fünf Personen im süddeutschen (urbanen) Raum.

Die drei Personen (zwei Frauen, ein Mann), die als Schwerstkranke, das heißt von unheilbarer Krankheit Betroffene, in unterschiedlichen Settings der Hospiz- und Palliativarbeit lebten, bildeten die Fallgruppe 3. Die beiden Interviewpartner_innen auf der Palliativstation waren unter 50 Jahre, die/der Befragte im stationären Hospiz war über 70 Jahre alt.

Tabelle 5 zeigt die Interviewpartner_innen im Überblick, in der die Fälle (Spalte 1, A-R) aufgeschlüsselt sind nach ‚Art der Tätigkeit/Betroffenheit‘ (Spalte 2), ‚Setting‘ (Spalte 3), ‚Sektor‘ (Spalte 4), ‚Geographisches Gebiet der Tätigkeit/Lebenswelt‘[130] (Spalte 5), ‚Geschlecht‘[131] (Spalte 6), ‚Ort des Interviews‘ (Spalte 7), ‚Art des Interviews‘ (Spalte 8) sowie ‚Interviewcode‘[132] (Spalte 9).

---

[130] Die geographischen Gebiete, in denen die Interviewpartner_innen ehrenamtlich oder hauptamtlich tätig sind bzw. als betroffene_r ‚Patient_in‘ oder ‚Gast‘ leben, sind unterteilt in ‚Nord‘ (für norddeutscher Raum‘), ‚Süd‘ (für ‚süddeutscher Raum‘), ‚West‘ (für ‚westdeutscher Raum‘) sowie ‚Ost‘ (für ‚ostdeutscher Raum‘). Das Kürzel ‚(Land)‘ steht für ‚ländliches Gebiet‘.

[131] Der Buchstabe ‚M‘ bezeichnet die Kategorie ‚männlich‘; der Buchstabe ‚W‘ die Kategorie ‚weiblich‘.

[132] Zunächst ist in der Spalte ‚Interviewcode‘ der in der Auswertung (Kapitel 4) für jeden Fall (A bis R) genutzte Interviewcode (zum Beispiel ‚A_01‘) benannt, darunter (in Klammern) wird nochmals der Code angegeben sowie Angaben zur Dauer des Interviews (Stunden_Minuten_Sekunden) gemacht, zum Beispiel ‚A_01_02-20-24‘: Das heißt zum Beispiel, dass das Interview mit Herrn A eine Länge von 2 Stunden, 20 Minuten und 24 Sekunden hat.

Tabelle 5: Übersicht der Interviewpartner_innen

Fall	Art der Tätigkeit/ Betroffenheit	Setting	Sektor	Geographisches Gebiet der Tätigkeit/ Lebenswelt	Geschlecht	Ort des Interviews	Art des Interviews	Interviewcode
A	Ehrenamtliche_r (hauptamtliche Tätigkeit als Arzt [in früherer Zeit])	Sorgende Gemeinwesenarbeit	ambulant	Nord und West (Land)	M	Arbeitszimmer eigene Wohnung der interviewten Person	Expert_inneninterview	A_01 (A_01_02 -20-24)
B	Koordinator_in Ehrenamtlicher (Pädagog_in), Leitung	Palliativstation	stationär	West (Land)	W	Palliativzentrum, Büro	Expert_inneninterview	B_02 (B_02_01 -02-02)
C	Koordinator_in Ehrenamtlicher (Sozialpädagog_in), Leitung	Ambulanter Hospizdienst	ambulant	West (Land)	W	Ambulanter Hospizdienst, Büro	Expert_inneninterview	C_03 (C_03_00 -51-31)
D	Ehrenamtliche_r (hauptamtliche Tätigkeit in anderem Klinikbereich [aktuell])	Palliativstation	stationär	Süd	W	Klinik Funktionsbereich, Büro	Expert_inneninterview	D_04 (D_04_00 -43-51)
E	Ärztin/Arzt, Leitung	Palliativstation	stationär	Süd	W	Palliativstation, Wohnzimmer	Expert_inneninterview	E_05 (E_05_00 -31-15)
F	Koordinator_in Ehrenamtlicher (Pflegefachkraft)	Palliativstation, Palliativmedizinischer Konsildienst	stationär	Süd	W	Klinik Palliativmedizin, Büro	Expert_inneninterview	F_06 (F_06_01 -02-00)
G	Koordinator_in Ehrenamtlicher (Pflegewirt_in), Leitung	Onkologische Klinik	v.a. stationär, sektorenübergr.	West	W	Palliativstation, Büro klinische Hospizarbeit	Expert_inneninterview	G_07 (G_07_00 -45-53)
H	Koordinator_in Ehrenamtlicher (Pastor_in), Leitung	Onkologische Klinik	v.a. ambulant, sektorenübergr.	West	M	Palliativstation, Seminarraum klinische Hospizarbeit	Expert_inneninterview	H_08 (H_08_00 -50-01)
I	Pflegefachkraft/ Pflegepädagog_in	SAPV, stationäres Hospiz, Akademie	ambulant	Nord	W	Akademie/ Klinik, Büro	Expert_inneninterview	I_09 (I_09_00- 38-58)
J	Ehrenamtliche_r	Ambulante Hospizinitiative	ambulant	Nord (Land)	W	Esszimmer eigene Wohnung der interviewten Person	Expert_inneninterview	J_10 (J_10_00- 42-30)
K	Ehrenamtliche_r	Ambulanter Hospizdienst	ambulant	Süd	W	Hospizdienst, Supervisions-Raum	Expert_inneninterview	K_11 (K_11_00 -39-35)
L	Leitung stationäres Hospiz (Sozialpädagog_in)	Stationäres Hospiz, Ambulanter Hospizdienst	v.a. stationär, ambul.	Ost	M	Hospiz, Büro der Leitung	Expert_inneninterview	L_12 (L_12_00 -46-37)

Fall	Art der Tätigkeit/ Betroffenheit	Setting	Sektor	Geographisches Gebiet der Tätigkeit/ Lebenswelt	Geschlecht	Ort des Interviews	Art des Interviews	Interviewcode
M	Leitung stationäres Hospiz und Koordinator_in Ehrenamtlicher (Pflegewirt_in)	Stationäres Hospiz, Ambulanter Hospizdienst, SAPV	v.a. stationär, ambulant	Nord	W	Hospiz, Raum der Stille	Expert_innen-interview	M_13 (M_13_0 0-48-26)
N	Ehrenamtliche_r	Stationäres Hospiz	stationär	Nord	W	Hospiz, Raum der Stille	Expert_innen-interview	N_14 (N_14_00 -32-25)
O	Schwerstkranke, von unheilbarer Krankheit betroffene Person	Stationäres Hospiz	stationär	Nord	W	Hospiz, persönliches Zimmer	Problem-zentriertes Interview	O_15 (O_15_00 -11-21)
P	Koordinator_in Ehrenamtlicher (Jurist_in), Leitung	Ambulanter Hospizdienst	ambulant	Süd	M	Hospizdienst, Büro	Expert_innen-interview	P_16 (P_16_00 -49-16)
Q	Schwerstkranke, von unheilbarer Krankheit betroffene Person	Palliativstation	stationär	Nord	M	Palliativstation, persönliches Zimmer	Problem-zentriertes Interview	Q_17 (Q_17_00 -15-50)
R	Schwerstkranke, von unheilbarer Krankheit betroffene Person	Palliativstation	stationär	Nord	W	Palliativstation, persönliches Zimmer	Problem-zentriertes Interview	R_18 (R_18_00 -08-44)

Feldzugang und Rekrutierung

Die Rekrutierung der Interviewpartner_innen fand im Zeitraum zwischen 01/2014 und 12/2014 statt. Die Suche nach ehrenamtlich und hauptamtlich tätigen Interviewpartner_innen erfolgte über eine Internetrecherche von einschlägigen Einrichtungen sowie die beiden Fachverbände der Hospiz- und Palliativarbeit (DHPV, DGP). Die Kontaktaufnahme erfolgte zunächst per E-Mail, worauf dann – bei Interesse – in der Regel ein Telefongespräch folgte. Die E-Mail enthielt jeweils ein Anschreiben, indem das Vorhaben und Ziel der Studie sowie die Durchführung erläutert wurden. In diesem Zusammenhang wurden die Adressat_innen auch über die Freiwilligkeit der Teilnahme und den vollumfänglichen Schutz ihrer Daten informiert.

Die überwiegende Mehrheit der Angeschriebenen war interessiert an einer Teilnahme zu den oben genannten Bedingungen und zeigte sich zeitnah nach der Erstanfrage für einen Telefontermin bereit, um etwaige Fragen und die informierte Einwilligung zu besprechen und im Anschluss einen Interviewtermin abzustimmen. Die von Hauptamtlichen im Rahmen der Telefonate geäußerten Fragen bezogen sich vor allem auf den Datenschutz.[133] Lediglich in drei Fällen

---

[133] In zwei Interviews mit Hauptamtlichen wurde dieser Aspekt des Datenschutzes während des Interviews nochmals von den Interviewten aufgegriffen, das heißt sie ersuchten wiederholt eine

ergaben sich vorab noch Nachfragen per E-Mail, in zwei Fällen verbunden mit der Bitte um noch ein weiteres informatives Dokument für den Vorstand der jeweiligen Einrichtung. Und in einem weiteren Fall war die Nachfrage verbunden mit der Bitte, das geplante Interview doch mit einer Fachberatung/einem Vortrag durch mich in der entsprechenden Einrichtung zu verbinden. Dies lehnte ich aus Gründen einer möglichst unvoreingenommenen Haltung als Forscherin ab, und schlug getrennte Termine vor, was zunächst auch so angenommen wurde. Allerdings wurden beide Termine dann seitens der Einrichtung doch kurzfristig abgesagt, so dass in dieser Einrichtung kein Interview stattfand.

Die Rekrutierung von Personen, die von unheilbarer Krankheit betroffenen waren, wurde über zwei hauptamtlich tätige Befragte ermöglicht. Beide standen aufgrund ihrer beruflichen Funktion aktiv in Kontakt zu ‚Betroffenen' und genossen „einen Vertrauensstatus im [...] sozialen Feld" (Kruse 2014, S. 254). Mit diesen „Gatekeeper_innen" (Kruse 2014, S. 253), einer leitenden ärztlichen Person (Palliativstation) und einer pflegerischen Leitung (stationäres Hospiz), fand zunächst ein persönliches Informations-Gespräch (im Anschluss an die mit ihnen durchgeführten Interviews) statt. In zeitlicher Nähe dazu vermittelten sie den Kontakt zu den von ihnen für das Interview vorausgewählten ‚Betroffenen'.

3.4 Datenerhebung

Weil für Einzelinterviews im Rahmen eines qualitativen Forschungsvorhabens verschiedene Formen der Interviewführung infrage kommen, ist eine Entscheidung zwischen den beiden Polen Strukturierung und Offenheit in Bezug auf die grundlegende Verfahrenstechnik zu treffen (Kruse 2014, S. 150ff.). Das heißt es war zu entscheiden, ob eher eine standardisierte Form infrage kommt, bei der der Ablauf der Interviews vorrangig von der Interviewenden strukturiert wird, oder ob der Stimulus zum Beispiel lediglich ein initial gesetzter Erzählimpuls ist, der den Befragten „weitestgehend das monologische Rederecht" überlässt, damit sie „so viel wie möglich von sich aus explizieren können" (Kruse 2014, S. 150). Für die vorliegende Studie wurden als Interviewform für die hauptamtlich und ehrenamtlich tätigen Personen das Expert_inneninterview gewählt, für die ‚Betroffenen' das problemzentrierte Interview.

Bestätigung meinerseits, dass keinesfalls Rückschlüsse auf ihre Person, die im Interview genannten Personen sowie ihre Einrichtungen möglich sein würden. Dieses habe ich ihnen nochmals zugesagt.

3.4.1 Expert_inneninterviews

Die Wahl der Methode orientiert sich an Meuser/Nagel (2005; 2009), für die das Ziel des Expert_inneninterviews in der Erfassung „des handlungsorientierenden Wissens von Experten" (Meuser/Nagel 2009, S. 51) liegt. Meuser/Nagel (2005, S. 180) sprechen dabei von einer Expertin oder einem Experten als einer Persönlichkeit, „die Entscheidungen und Problemlösungen beeinflusst jenseits von Routinen der Entscheidungsfindung." Expert_innenwissen zeichne sich demnach „„durch die Chance aus, in der Praxis in einem bestimmten organisationalen Funktionskontext hegemonial zu werden' und so ,die Handlungsbedingungen anderer Akteure [...] in relevanter Weise' mitzustrukturieren[sic!]" (Bogner/Menz 2002, zitiert nach Meuser/Nagel 2009, S. 38).

Die im Rahmen der vorliegenden Studie befragten Ehrenamtlichen sowie Hauptamtlichen waren in unterschiedlichen Versorgungsbereichen und Settings von Palliative Care und Hospizarbeit tätig und können aufgrund ihrer institutionellen Zugehörigkeit als Expert_innen verstanden werden. Weil sie „über eine *institutionalisierte Kompetenz zur Konstruktion von Wirklichkeit* verfüg[en]" (Meuser/Nagel 2009, S. 38), wurde es über die geplanten Expert_inneninterviews möglich, unterschiedliche und kontrastierende Perspektiven auf das Verhältnis zwischen Haupt- und Ehrenamtlichen zu erschließen: Das heißt es kamen sowohl die Perspektiven von Hauptamtlichen und von Ehrenamtlichen zum Tragen, zugleich aber auch die Perspektiven der ambulanten und stationären (sowie sektorenübergreifenden) Hospiz- und Palliativarbeit.

Leitfaden

Vor dem Hintergrund der aktuellen Diskurse bzw. der identifizierten Forschungslücken wurde ein Leitfaden für die Durchführung der geplanten Expert_inneninterviews (Meuser/Nagel 2009, S. 180ff.) erstellt. Methodisch handelte es sich dabei um einen offen strukturierten Interviewleitfaden (Kruse 2014, S. 216ff.), der folgende Elemente enthielt: a) eine Erzählaufforderung, um der interviewten Person eine eigenstrukturierte Positionierung und Thematisierung zu ermöglichen sowie b) sich anschließende offene sowie zugleich thematisch fokussierte Leitfragen, die mit Hilfe der Formulierung weiterer „Stimuli", das heißt Explikations-/Erzählaufforderungen (Kruse 2014, S. 217) umgesetzt wurden. Parallel erfolgten c) „Aufrechterhaltungsfragen" (Kruse 2014, S. 219) in Form „immanente[r] Nachfragen" (Kruse 2014, S. 218), um bestimmte Relevanzsetzungen der Befragten noch einmal aufzugreifen. Auch „exmanente" (Przyborski/Wohlrab-Sahr 2013, S. 79ff.), das heißt „konkrete Nachfragen"

(Kruse 2014, S. 219) wurden eingesetzt, wenn zum Beispiel Themenfelder noch nicht ausreichend berührt wurden. Mit diesem Vorgehen konnte einerseits Raum für die „subjektiven Relevanzsysteme" (Kruse 2014, S. 216) gelassen werden, andererseits war auf diese Weise eine „flexible sowie dynamische Handhabung von Strukturierung und Offenheit" umsetzbar (Kruse 2014, S. 217; vgl. auch Helfferich 2009, S. 181). Der für diese Studie entwickelte Leitfaden stellte sich als sinnvolles Instrument in der Durchführung der Expert_inneninterviews heraus. Im Forschungsprozess wurde er mehrere Male modifiziert: Zum Beispiel hatte ich im Vorfeld zwei Leitfäden (‚Ehrenamt' sowie ‚Hauptamt') entwickelt und nur in dem für die Hauptamtlichen die Frage nach dem Stellenwert des Ehrenamtes benannt. Im Prozessverlauf brachten aber zwei Ehrenamtliche in den Interviews von sich aus den Stellenwert des Ehrenamtes mit Blick auf ihre Arbeit ein. Dieser Aspekt wurde deshalb in den nun gemeinsamen Leitfaden für beide Gruppen aufgenommen und in den weiteren Interviews angesprochen.

Die im Leitfaden vorgesehenen offenen Leitfragen adressierten die folgenden inhaltlichen Aspekte, zu denen in der vorliegenden Studie etwas in Erfahrung gebracht werden sollte.

- Die Bedeutung des Verhältnisses von Ehrenamt und Hauptamt
- Die Einflussfaktoren auf das Verhältnis, die Zusammenarbeit
- Die Wahrnehmung der Rollen ‚Ehrenamt' und ‚Hauptamt'
- Der Stellenwert des Ehrenamtes
- Die Wahrnehmung des Wandels im Ehrenamt
- Die wechselseitige Wahrnehmung von Hauptamt und Ehrenamt
- Die Logik der Zuordnung von Aufgabenbereichen
- Die Einschätzung der Möglichkeiten und Grenzen von Hauptamt und Ehrenamt aus Betroffenen-Sicht
- Die ‚Hospizidee' als wichtiges (gegebenenfalls verbindendes) Element
- Gelingende Kooperation von Ehrenamt und Hauptamt – Erfahrungen, mögliche Rollen und Aufgaben der beteiligten Akteure sowie gegebenenfalls Perspektiven

Dem inhaltlichen Aspekt war dabei in der Regel eine Leitfrage zugeordnet, dem inhaltlichen Aspekt ‚Bedeutung des Verhältnisses von Ehrenamt und Hauptamt' zum Beispiel die offene Leitfrage bzw. Erzählaufforderung ‚Inwieweit wird das Verhältnis von Ehren- und Hauptamt in Ihrer Arbeit überhaupt thematisiert?'.

Interviewdurchführung

Die 15 Expert_inneninterviews wurden zwischen Februar und Dezember 2014 ‚face-to-face' in einem offenen Gespräch durchgeführt (Bogner/Menz, 2009, S. 74; Meuser/Nagel 2009, S. 51f.) und fanden in unterschiedlichen Bundesländern und an unterschiedlichen Orten statt (siehe Tabelle 5, Übersicht der Interviewpartner_innen). Die Form eines offenen Gespräches wurde deshalb gewählt, weil es gelingen sollte, dass die Expert_innen ihr Erfahrungs- und Handlungswissen im Sinne der jeweils eigenen Relevanzstrukturen darlegen (Meuser/Nagel 2009, S. 52).

Alle Interviews wurden mit einem digitalen Aufnahmegerät als Audiodatei aufgezeichnet und dauerten durchschnittlich 52 Minuten, wobei das kürzeste Interview 31 Minuten und das längste 140 Minuten umfasste. Vor Beginn jedes Interviews wurden alle Interviewpartner_innen nochmals über die Zielsetzung der Studie, die Anonymisierung der Daten und das geplante Vorgehen informiert; alle befragten Personen gaben hierzu ihre Einwilligung. Unmittelbar im Anschluss an jedes Interview wurden in ein Forschungstagebuch in Form von Postskripten (Witzel 2000, Abs. 9) die Besonderheiten der jeweiligen Interviewsituation (hinsichtlich der Gesprächsatmosphäre, des Inhalts, des Ablaufs etc.) notiert.

3.4.2 Problemzentrierte Interviews

Mit den Expert_inneninterviews wurde das Verhältnis der Haupt- und Ehrenamtlichen zueinander aus deren jeweils eigener Perspektive in den Blick genommen. Dies sollte durch die Perspektive der ‚Betroffenen', das heißt der Adressat_innen der hospizlich-palliativen Arbeit, ergänzt werden: Dazu wurden mit drei Schwerstkranken, die sich in unterschiedlichen Settings der Hospiz- und Palliativarbeit befanden, problemzentrierte Interviews (Witzel 2000, Abs. 1-25) geführt. Das problemzentrierte Interview stellt eine offene, halbstrukturierte Interviewform dar und zielt auf „eine möglichst unvoreingenommene Erfassung individueller Handlungen sowie subjektiver Wahrnehmungen und Verarbeitungsweisen gesellschaftlicher Realität" (Witzel 2000, Abs. 1). Auf diese Weise werden unterschiedliche soziale Problemstellungen fokussiert, „die aus Sicht der Befragten dargestellt und erörtert werden sollen" (Kruse 2014, S. 155). Kennzeichnend für diese Interviewform ist, dass „der Erkenntnisgewinn sowohl im Erhebungs- als auch im Auswertungsprozess [...] als induktiv-deduktives Wechselverhältnis zu organisieren" ist (Witzel 2000, Abs. 3). Das unvermeidbar vorhandene Vorwissen der Interviewenden, so Witzel (2000, Abs. 3), fungiert dabei als „heuristisch-analytischer Rahmen" für Frageideen im Dialog mit dem/der Interviewpartner_in; zugleich werde das Prinzip der Offenheit verwirklicht, indem die besonderen Relevanzsetzungen der Befragten durch Narrationen angeregt werden.

Leitfaden

Zwar steht beim problemzentrierten Interview – ähnlich wie beim narrativen Interview – das Erzählprinzip im Vordergrund, gleichzeitig kann das Gespräch von der/dem Interviewenden aber immer wieder zum Problem der Untersuchung gelenkt werden (Flick 2010, S. 210). Besonders geeignet erscheint diese Interviewform für die Gruppe der Adressat_innen hospizlich-palliativer Arbeit deshalb, weil sie flexibel und gegenstandsorientiert eingesetzt werden kann und die/der Interviewende je nach der konkreten Situation und dem aktuellen Befinden „der Befragten stärker auf Narrationen oder unterstützend auf Nachfragen im Dialogverfahren setzen" kann (Witzel 2000, Abs. 4). Angesichts des fragilen Zustandes der drei Interviewpartner_innen (zum Beispiel zeigte sich die Fähigkeit zur längeren Konzentration bei allen drei Interviewten eingeschränkt) schien es mir in den konkreten Interviewsituationen nicht angebracht, wiederholt zum Problem der vorliegenden Untersuchung zu lenken. Da alle drei interviewten Personen auf die erzählgenerierende Eingangsfrage (Witzel 2000, Abs. 13) vorrangig mit Ausführungen zur Wahrnehmung ihrer eigenen Rolle als Schwerstkranke oder ‚Sterbende' reagierten, versuchte ich, sie in den folgenden Erzählsequenzen mit „allgemeinen Sondierungen" (Witzel 2000, Abs. 14) zu Narrationen dieser Relevanzsetzungen anzuregen. Insofern fungierte der in den Expert_inneninterviews verwendete Leitfaden in den Interviewsituationen mit den ‚Betroffenen' lediglich als Hintergrundfolie.

Interviewdurchführung

Die Möglichkeit, die geplanten Interviews mit schwerstkranken Menschen zu führen, ergab sich über die Expert_inneninterviews mit Hauptamtlichen. Sie rekrutierten die Interviewpartner_innen in ihren jeweiligen Einrichtungen und terminierten jeweils auch das konkrete Interview. Dabei war allerdings in Bezug auf die Terminfindung zeitliche Flexibilität meinerseits gefordert: Vom Telefonanruf der ärztlichen Leitung der Palliativstation bzw. der pflegerischen Leitung des stationären Hospizes, dass die drei Personen ihre Einwilligung zum Interview gegeben hatten, bis zum eigentlichen Interviewtermin lagen – aufgrund der

Fragilität des Zustandes der Interviewpartner_innen – jeweils nicht mehr als zwei, max. drei Stunden. Zwei der ‚Betroffenen' interviewte ich in ihrem Einzelzimmer auf der Palliativstation, beide Personen waren nicht bettlägerig, sondern boten mir an, mit ihnen gemeinsam die Sitzgelegenheit im Zimmer für das Interview zu nutzen. Das dritte Interview fand im Einzelzimmer der ‚Betroffenen' in einem stationären Hospiz statt, Frau O konnte nicht mehr aufstehen. Sie fragte mich, ob ich mich für das Interview mit auf ihr Bett setzen möge, was ich annahm.

Alle drei Interviews wurden mit einem digitalen Aufnahmegerät als Audiodatei aufgezeichnet und hatten eine durchschnittliche Dauer von zwölf Minuten, wobei das kürzeste Interview acht Minuten und das längste 16 Minuten umfasste. Wie in Kapitel 3.3 dargestellt, erfolgten die Informationen zum Vorhaben und Ziel der Studie, zur Anonymisierung der Daten, zum geplanten Vorgehen sowie zur Möglichkeit, das Interview jederzeit abzubrechen, vorab; alle drei Personen gaben hierzu ihre Einwilligung. Unmittelbar nach jedem Interview wurden Postskripte (Witzel 2000, Abs. 9) mit Besonderheiten der jeweiligen Interviewsituation (hinsichtlich der Gesprächsatmosphäre, des Inhalts oder Ablaufs etc.) angefertigt.

3.4.3 Überlegungen zur Forschungsethik

Die in der qualitativen Forschung angestrebte offene und flexible ist stets auch eine konstruierte Untersuchungssituation: Mit Flick (2010, S. 146ff.) gesprochen, stellt Forschung immer eine störende Intervention in ein soziales System dar. Insofern ist die Durchführung von qualitativen Interviews ethisch nicht neutral, weil sie in ihren Forschungsgegenstand intervenieren und damit zugleich eine Veränderung bewirken, zu der es ohne ihr Zutun nicht gekommen wäre (Schnell/Heinritz 2006, S. 19). Vor diesem Hintergrund müssten empirisch Forschende sich vergegenwärtigen, so Unger (2014, S. 16), dass sie „Entscheidungen über Verfahren und Prozesse treffen, die weitreichende Konsequenzen für das Leben anderer Menschen nach sich ziehen können. Diese Entscheidungen verlangen Abwägungen, Begründungen und damit eine Reflexivität, die den Kern dessen ausmacht, was [...] unter Forschungsethik verstanden wird" (Unger 2014, S. 15). Dabei bezieht sich Forschungsethik im Kern auf die Gestaltung der Beziehungen zwischen Proband_innen und Forschenden, wobei Fragen zum Umgang und zum Schutz von Daten mit eingeschlossen sind (Unger 2014, S. 18).

In der vorliegenden Studie waren zunächst 15 Interviews mit ehrenamtlich und hauptamtlich in ambulanten und stationären Settings der Hospiz- und Palliativarbeit arbeitenden Menschen vorgesehen. In diesen Interviews sollte unter anderem die Wahrnehmung der eigenen Rolle und die der anderen Akteure sowie die soziale Praxis der (gemeinsamen) Sorge im Setting der jeweiligen Befragten zur Sprache kommen. Obwohl alle Interviewpartner_innen von mir in einem Anschreiben über die Zielsetzung der Studie, das geplante Vorgehen und die Anonymisierung der Daten gemäß der gesetzlichen Datenschutzbestimmungen[134] informiert wurden, fragten einige Hauptamtliche – wie bereits erwähnt – den letztgenannten Aspekt nochmals nach. Um Interaktions- und Wissensordnungen der eigenen Arbeitswelt preisgeben zu können, brauchte es auch in dieser Hinsicht ein vertrauensvolles Verhältnis. Vor diesem Hintergrund nahm ich beim jeweiligen ‚face-to-face'-Einzeltermin diesen Aspekt erneut auf und sicherte allen Befragten den Datenschutz vollumfänglich zu. Des Weiteren stellte ich ihnen mich und die Rolle als Forschende vor, erläuterte nochmals das Ziel der Studie, das Vorgehen sowie die geplante Aufzeichnung des Interviews. Alle befragten Frauen und Männer stimmten dieser Vorgehensweise ausdrücklich zu. Sie zeigten sich sehr interessiert am Thema der Studie und wiesen zudem aus meiner Sicht eine hohe Bereitschaft auf, ihre Sichtweisen im Interview offen darzulegen.

Weiterhin waren drei Interviews mit schwerstkranken, ‚sterbenden' Menschen geplant, die zum Zeitpunkt des Interviews in (stationären) Settings der Hospiz- bzw. Palliativarbeit lebten. Im Interview sollte die Wahrnehmung ihrer momentanen Lebenswelt im Setting angesprochen werden, was bei den Interviewten möglicherweise Gefühle von Beunruhigung auslösen würde. Diese Annahme wurde von mir im Vorfeld mit der/dem behandelnden Arzt/Ärztin (in zwei Fällen: Palliativstation) bzw. mit der zuständigen pflegerischen Leitung (in einem Fall: stationäres Hospiz) in einem offenen Gespräch erörtert. Parallel wurden beide von mir über die Zielsetzung der Studie, das geplante Vorgehen und die Anonymisierung der Daten informiert. Die ärztlichen sowie die pflegerischen Verantwortlichen sahen keinen Anlass, das Vorhaben zum Beispiel durch die Ethikkommission der Deutschen Gesellschaft für Pflegewissenschaft e.V. beurteilen zu lassen, weil sie die folgenden drei Gesichtspunkte als erfüllt ansahen: a) es ist ein informiertes Einverständnis mit den Betroffenen erfolgt (alle zu Interviewenden waren von der/dem Arzt/Ärztin bzw. der Pflegekraft so vorausgewählt, dass sie trotz körperlicher Einschränkungen kognitiv in der Lage waren, ein informiertes Einverständnis geben zu können), b) die ‚Betroffenen' nahmen freiwillig teil (und waren darüber informiert, dass sie das Interview jederzeit

---

[134] Gemäß der Deutschen Gesellschaft für Pflegewissenschaft e.V. (2016, o.S.) sind die Anonymität der Teilnehmenden und der beteiligten Institutionen zu gewährleisten und der Grundsatz der Vertraulichkeit zu wahren, das heißt alle Daten, die im Forschungsprozess ausgetauscht werden, müssen vertraulich behandelt werden.

beenden können) und c) die gesetzlichen Datenschutzbestimmungen wurden eingehalten. Nachdem Ärztin/Arzt und Pflegekraft mir telefonisch mitgeteilt hatten, dass die drei Personen zustimmten, an dieser wissenschaftlichen Forschung teilzunehmen, vereinbarten die Hauptamtlichen mit mir telefonisch die drei Interviewtermine. Allen drei Personen stellte ich in einem Vorab-Einzelgespräch meine Person und Rolle als Forschende vor, auch informierte ich die drei ‚Betroffenen‘ nochmals über das Vorhaben, dessen Ziel und Durchführung, die Datenanonymisierung und die Möglichkeit, das Interview jederzeit beenden zu können.[135] Zudem holte ich von ihnen jeweils die Erlaubnis ein, das Interview aufzuzeichnen. Zu diesem Vorgehen gaben die befragten Frauen und der Mann ihre Einwilligung. Alle drei Personen haben eine große Bereitschaft gezeigt, von ihrer Wahrnehmung bezüglich ihrer momentanen Lebenswelt zu erzählen. Zwei der drei Personen gaben an, sich darüber zu freuen, dass sich wissenschaftliche Arbeiten mit dem Thema Hospiz- bzw. Palliativarbeit beschäftigten. Diese Aspekte deutete ich als Legitimation meiner Vorgehensweise, auch diese Gruppe der ‚Betroffenen‘ in die Studie einzubeziehen.

3.5 Auswertung

Transkription, Memos

Für den ersten Schritt der Auswertung, die wörtliche Transkription des gesamten erhobenen und als Audiodatei aufgezeichneten Datenmaterials, wurden zunächst Transkriptionsregeln (siehe Anhang) erstellt. Dabei orientierte ich mich an: a) den Empfehlungen der TU Berlin (2002), b) dem System der GAT 2 (Selting et al. 2009, S. 391), c) den Empfehlungen von Dresing/Pehl (2013; vgl. auch 2018) und d) Kruse (2014, S. 361ff.). Im Zuge der Transkription wurden die Interviews anonymisiert und mit einer Fall-Kodierung versehen, gleichermaßen wurden die in den Aussagen erwähnten Personen oder Städte (Orte, Regionen, Straßen) sowie Institutionen zum Schutz der Identität der Interviewten auch mit Codes benannt, wobei den bei der Kodierung vergebenen Buchstaben keinerlei Bedeutung zukommt. Zusätzlich sind nach jedem Interview Postskripte und während des Transkribierens Memos zum Datenmaterial – als erste Hinweise auf induktive Kategorien – angelegt worden.

---

[135] In einem Interview gab es physische Komplikationen (unter anderem Luftnot) und die Frau zeigte zudem eine emotionale Beteiligung. Das Interview wurde auf Wunsch der Interviewpartnerin jedoch nicht beendet, sondern nur 20 Minuten unterbrochen und im Anschluss auf ihren ausdrücklichen Wunsch hin weitergeführt.

Die qualitative Inhaltsanalyse: Ziele, Möglichkeiten und Grenzen

Grundsätzlich erfolgte die Auswertung des Textmaterials der Expert_innen- bzw. problemzentrierten Interviews, um den Sinn im Erfahrungs- und Handlungswissen bzw. in der subjektiven Wahrnehmungs- und Verarbeitungsweise der Befragten zu verstehen. Die qualitative Inhaltsanalyse nach Mayring (2002; 2010; 2015) ermöglichte es dabei, die Texte systematisch zu analysieren, „indem das Material schrittweise mit theoriegeleitet am Material entwickelten Kategoriensystemen bearbeitet" (Mayring 2002, S. 114) wurde. Als wichtigste Kernelemente dieser Methode gelten die Zusammenfassung, die Explikation und die Strukturierung des (transkribierten) Textmaterials (Mayring 2015, S. 130). Aus diesen drei Grundformen des Interpretierens lassen sich laut Mayring (2010, S. 123; vgl. auch Mayring 2002, S. 115f.) durch „Differenzierung in einzelne Analyseschritte, Aufstellen von Ablaufmodellen und Formulierung von Interpretationsregeln" wissenschaftliche Auswertungstechniken entwickeln, die den Gütekriterien[136] qualitativer Forschung entsprechen.

Allerdings werden auch Grenzen dieser Methode benannt. So kritisiert zum Beispiel Kruse (2014, S. 407ff.), dass sich „alle Formen und Varianten bei Mayring nur auf die Bedeutungsebene von Äußerungen, nicht aber auf die Deutungsebene von Aussagen [...] i.S.v. Wissenssystemen" bezögen. Damit bleibe dieser Ansatz bei einer „Inventarisierung" der Äußerungsebene stehen und ziele nicht auf eine „Rekonstruktion des Aussagensystems" ab. Insofern meine „„Inhalt' hier eben nicht die Ebene eines spezifischen Ordnungssystems des Gesagten" (Kruse 2014, S. 409), sondern lediglich die Analyse „der Menge des Gesagten" (ebd.).

---

[136] In der inhaltsanalytischen Auswertung des Datenmaterials gilt es – wie in anderen sozialwissenschaftlichen Forschungsmethoden auch –, bestimmten Gütekriterien qualitativer Forschung zu entsprechen (Mayring 2015, S. 123ff.). Doch dies stelle hinsichtlich der Reliabilität und der Validität im Forschungsprozess durchaus eine Schwierigkeit dar, räumt Mayring (2015, S. 123ff.) ein. Die von Mayring (2002, S. 144ff.) entwickelten sechs allgemeinen Gütekriterien qualitativer Forschung – bezogen auf den gesamten Forschungsprozess – lauten wie folgt: 1. Verfahrensdokumentation (insbesondere hinsichtlich der Nachvollziehbarkeit aller Schritte im Forschungsprozess); 2. Argumentative Interpretationsabsicherung (etwa hinsichtlich der Geltungsbegründungen der Deutungen); 3. Regelgeleitetheit (hinsichtlich systematischen Vorgehens und Einhaltung von Verfahrensregeln wie etwa bei der schrittweisen Theoriekonstruktion: „Wurde bei der Konstruktion theoretischer Modelle [...] aus dem empirischen Material schrittweise vorgegangen, von einzelnen Teilen zum Ganzen, von der Grobstruktur zur Feinstruktur?"; Mayring 2002, S. 143); 4. Nähe zum Gegenstand (hinsichtlich der Anknüpfung nahe an der Alltagswelt der Interviewten, an den sozialen Problemen); 5. Kommunikative Validierung (diese meint die Gültigkeit der Ergebnisse, etwa hinsichtlich einer Überprüfung im Dialog mit der interviewten Person) sowie 6. Triangulation (etwa hinsichtlich der Gegenstandsangemessenheit mehrere Methoden zur Vergrößerung von Stabilität und Qualität der Ergebnisse zu nutzen).

Aus meiner Sicht (vgl. ähnlich auch Stamann et al. 2016, Abs. 12ff.) liegen die Grenzen bzw. Schwierigkeiten dieser Methode vor allem in deren Systematik. So ist es bei Mayring (2010; 2015) neben der rein induktiven Vorgehensweise (per Zusammenfassung) eben auch möglich, Kontextwissen hinzuzuziehen und daraus deduktive Oberkategorien festzulegen, unter die sich im Prozess der ‚deduktiven Kategorienanwendung' (Mayring 2015, S. 97) die induktiv gebildeten Kategorien als Unterkategorien mit dem Ziel der ‚inhaltlichen Strukturierung' (Mayring 2015, S. 103) einordnen. Ist nun eine induktive Kategorie nicht unterzuordnen oder entspricht sie eher einer Oberkategorie, so kann diese zu einer (neuen) Oberkategorie werden, die dann gleichwertig neben den anderen Oberkategorien steht. Dabei bleibt bei Mayrings Analyseverfahren meines Erachtens allerdings die methodische Frage offen, unter welchen Voraussetzungen Oberkategorien zu solchen werden.[137] Mayring (2015, S. 109) bietet hierfür lediglich den Vorgang der erneuten Sichtung des gesamten Materials an und verweist auf den zu erstellenden ‚Kodierleitfaden'.

Im Folgenden wird die Vorgehensweise dieser Untersuchung dargestellt, bei der die oben benannte Grenze der Methode als Problem zu Tage trat. Begegnet wurde diesem Problem, indem bei der Definition von Kategorien, Kodierregeln und Ankerbeispielen mit größtmöglicher Transparenz gearbeitet wurde.

Begründung für das Verfahren der qualitativen Inhaltsanalyse

In der vorliegenden Untersuchung bestand die Auswahl der Kernelemente der Analyse aus einer Kombination von zusammenfassender und strukturierender qualitativer Inhaltsanalyse des erhobenen Materials (Mayring/Gahleitner 2010, S, 296f.). Ziel der Analyseform der ‚Zusammenfassung' war es, „das Material so zu reduzieren, dass die wesentlichen Inhalte erhalten bleiben" und „durch Abstraktion einen überschaubaren Corpus zu schaffen, der immer noch Abbild des Grundmaterials ist" (Mayring 2015, S. 67). Die dazu nötigen Verfahrensschritte der ‚Zusammenfassung' sind zunächst ‚Paraphrasierung', dann ‚Generalisierung' und sodann eine ‚(erste und gegebenenfalls weitere) Reduktion(en)' (Mayring 2010, S. 71ff.; 2015, S. 69ff.) des Textmaterials.

Im Anschluss daran erfolgte die ‚Strukturierende qualitative Inhaltsanalyse'. Das Ziel war hierbei, „unter vorher festgelegten Ordnungskriterien [...] das Material aufgrund bestimmter Kriterien einzuschätzen" (Mayring 2015, S. 67) und so eine Antwort auf die Forschungsfragen zu ermöglichen. Um den Gütekriterien der Verfahrensdokumentation und der Regelgeleitetheit (Mayring 2002, S.

---

[137] Stamann et al. (2016, Abs. 14) pointieren ihre Kritik folgendermaßen: „Was unter einem Kategoriensystem zu verstehen ist, bleibt [bei Mayring, SF] [...] offen."

143ff.) zu entsprechen, wird im Folgenden die Vorgehensweise bei beiden Verfahrenselementen beschrieben und erläutert.

Regeln und Vorgehensweise bei der ‚Zusammenfassenden qualitativen Inhaltsanalyse'

Per Paraphrasierung der inhaltstragenden Textstellen (Mayring 2010, S. 68f.; Ramsenthaler 2011, S. 108) wurden die Äußerungen der fünfzehn Ehren- und Hauptamtlichen sowie der drei Betroffenen zusammengefasst, sodann generalisiert und im Anschluss reduziert (zum Beispiel durch Streichung bedeutungsgleicher Paraphrasen nach ‚Z3-Regeln'; Mayring 2015, S. 71). Die ‚Zusammenfassende qualitative Inhaltsanalyse' erfolgte, indem eine Tabelle angelegt wurde, wobei in der linken Spalte (‚Paraphrase') die Paraphrasen der Äußerungen, in der mittleren Spalte (‚Generalisierung einzelner Fall') die auf das im Vorfeld bestimmte ‚Abstraktionsniveau' generalisierten Paraphrasen und in der rechten Spalte (‚Fallspezifische Reduktion') die durch Bündelung und Streichung bedeutungsgleicher Paraphrasen übriggebliebenen, generalisierten Paraphrasen notiert wurden. Anhand welcher Kriterien die Auswahl und das Kategorisieren der Textabschnitte erfolgte, wird im Folgenden beschrieben.

Als *Analyseeinheit*, zur der sowohl die Auswertungseinheit[138] als auch die Kontexteinheit[139] gehören (Mayring 2015, S. 61, 73), galt für diese Untersuchung: Die Einheit ist zunächst der einzelne Fall (Mayring 2015, S. 73), denn die Aussagen sollen die Einschätzung aus Sicht der im Sample bestimmten Akteure darlegen. Bei der sich anschließenden ‚Strukturierenden qualitativen Inhaltsanalyse' erfolgte nochmals ein fallspezifischer[140], sodann ein fallgruppenspezifischer sowie drittens ein fallübergreifender Durchgang des Materials (Mayring 2015, S. 83).

Die *Kodiereinheit* wiederum „ist enger gefasst. Sie legt die Einheiten fest, die im ersten Materialdurchgang als Paraphrasen der Zusammenfassung zugrun-

---

[138] Die ‚Auswertungseinheit' bezeichnet, welche Textteile jeweils nacheinander ausgewertet werden (Mayring 2010, S. 59).
[139] Die ‚Kontexteinheit' legt den größten Textbestandteil fest, der zu einer Kategorie gehören darf (Mayring 2010, S. 59; vgl. auch Ramsenthaler 2011, S. 107).
[140] Dieser nochmalige *fallspezifische* Durchgang erfolgte deshalb, weil im Rahmen der ‚Zusammenfassenden qualitativen Inhaltsanalyse' gemäß Mayring (2010, S. 67ff.) keine Definitionen und Kodierregeln aufgestellt und keine Ankerzitate erfasst wurden, da es ja erst einmal darum gehen sollte, das Material auf einen überschaubaren Corpus zu reduzieren und induktive Kategorien zu bilden. Bei der ‚Strukturierenden qualitativen Inhaltsanalyse' wiederum gilt als Basis dafür, das Textmaterial zu den (induktiven und deduktiven) Kategorien zuordnen zu können, Definitionen, Ankerzitate und Kodierregeln zu bestimmen (Mayring 2010, S. 92ff.). Diese (insbesondere die Ankerbeispiele) sind dann konkret auch für die weitere Interpretation des Materials notwendig.

de gelegt werden" (Mayring 2015, S. 73). Oder mit anderen Worten: sie „legt den kleinsten Materialbestandteil fest, der in eine Kategorie fallen darf" (Ramsenthaler 2011, S. 107), was für diese Untersuchung bedeutete, dass als ‚Kodiereinheit' *ein Wort* eines interviewten Ehrenamtlichen bzw. Hauptamtlichen bzw. Betroffenen festgelegt wurde. Denn auch ein einziges Wort kann Aufschluss geben über Erlebnisse, Bewertungen und Wirkungen in Bezug auf das wechselseitige Arbeitsverhältnis von Ehrenamt und Hauptamt.

Das *Abstraktionsniveau* des ersten Reduktionsdurchganges (Mayring 2010, S. 67ff.) wurde durch folgende Regel festgelegt: Es sollen möglichst allgemeine, aber fallspezifische Äußerungen der jeweiligen Ehrenamtlichen, Hauptamtlichen und Betroffenen sein. Unter Beachtung der Abstraktionsebene wurde nahe am Text eine Kategorie als kurzer Satz formuliert. Sodann war zu entscheiden, ob eine weitere Textstelle „unter die bereits gebildete Kategorie fällt oder eine neue Kategorie zu bilden ist" (Mayring 2015, S. 87). Auf diese Weise entstand ein (eher) induktiv gebildetes Oberkategoriensystem, das sich in einem weiteren Schritt, das heißt mit der Technik der ‚Strukturierenden qualitativen Inhaltsanalyse', nochmals veränderte: Denn mit jenem Verfahren konnten Oberkategorien zu Unterkategorien werden, da das Material auf bestimmte Aspekte hin ‚inhaltlich strukturierend' analysiert wurde (Mayring 2015, S. 99).

Voraussetzungen, Regeln und Vorgehensweise bei der ‚Strukturierenden qualitativen Inhaltsanalyse'[141]

Die Vorab-Festlegung von Kategorien gilt als Voraussetzung für die deduktive Kategorienanwendung, die mittels der ‚Strukturierenden qualitativen Inhaltsanalyse' vorgenommen wird (Mayring 2015, S. 97). Dabei sollen, so Mayring (2015, S. 97; vgl. auch Mayring/Gahleitner 2010, S. 297), die „grundsätzlichen Strukturierungsdimensionen" (Kategorien) aus der Fragestellung abgeleitet und theoretisch begründet sein. In Ergänzung dazu können sie auch induktiv aus der ‚Zusammenfassenden qualitativen Inhaltsanalyse' entwickelt worden sein (Mayring/Gahleitner 2010, S. 297). Mayring (2015, S. 97) schlägt vor, die ‚grundsätzlichen Strukturierungsdimensionen' in einzelne Ausprägungen zu differenzieren und zu einem Kategoriensystem zusammenzustellen. Dieses Kate-

---

[141] Für Mayring (2015, S. 67) gilt die ‚Zusammenfassende qualitative Inhaltsanalyse' als ein eigenständiges Verfahren zur Bildung induktiver Kategorien. Schreier (2014, Abs. 32) ordnet die ‚Zusammenfassende qualitative Inhaltsanalyse' demgegenüber nicht als eigenständiges, sondern als nachrangiges, als ‚Sekundärverfahren', ein; sie sieht also das Verfahren der ‚Zusammenfassung' dem Verfahren der ‚Inhaltlich-strukturierten qualitativen Inhaltsanalyse' untergeordnet: „Da eine Paraphrasierung und sukzessive Verdichtung von Material in erster Linie im Hinblick auf Inhalte sinnvoll ist, eignet sich die Strategie der Zusammenfassung vor allem für die Generierung inhaltlich-thematischer Kategorien im Rahmen eines qualitativ-strukturierten inhaltsanalytischen Vorgehens."

goriensystem wird dann an das Datenmaterial herangetragen und „[a]lle Textbestandteile, die durch die Kategorien angesprochen werden, werden dann aus dem Material systematisch extrahiert" (Mayring 2015, S. 97).

Für die vorliegende Studie wurden die Strukturierungsdimensionen zum Teil aus der Fragestellung abgeleitet, theoretisch begründet und im Vorfeld theoriegeleitet festgelegt sowie zum Teil aus der ‚Zusammenfassenden qualitativen Inhaltsanalyse' entwickelt: So entstand ein Kategoriensystem, das sowohl aus induktiven als auch aus deduktiven Kategorien bestand (siehe unten). Aus der Fragestellung und dem literaturbasierten Forschungsstand abgeleitet fanden sich sechs deduktive Kategorien, die für die Frage nach der Zusammenarbeit von Ehrenamt und Hauptamt in institutionellen Kontexten von Hospizarbeit und Palliative Care als relevant gelten konnten. Diese Kategorien wurden als Ordnungskriterien/Oberkategorien der ‚Strukturierenden qualitativen Inhaltsanalyse' zu Grunde gelegt:

1. Entwicklung und Bedeutung des Ehrenamtes in Hospizarbeit und Palliative Care
2. Das Verhältnis Ehrenamt/Hauptamt
3. Institutionalisierung und Professionalisierung des Ehrenamtes
4. Die wechselseitige Wahrnehmung von Hauptamt und Ehrenamt
5. Einschätzung der Möglichkeiten und Grenzen von Hauptamt und Ehrenamt aus Betroffenen-Sicht
6. Einschätzungen der Befragten zur gelingenden Kooperation von Ehrenamt und Hauptamt

Diese sechs deduktiven Kategorien waren bereits im ‚Interviewleitfaden' vorhanden. Eine weitere Oberkategorie wurde induktiv aus der ‚Zusammenfassenden qualitativen Inhaltsanalyse' entwickelt:

7. Die Selbstwahrnehmung der eigenen Rolle

Die Kategorien 1 bis 7 bildeten das Oberkategoriensystem, dem die Kategorien aus der ‚Zusammenfassenden Inhaltsanalyse' zu- und untergeordnet wurden (Mayring/Gahleitner 2010, S. 298f.).

Das Textmaterial wurde mittels dieses Kategoriensystems bearbeitet. Um nachvollziehbar festzulegen, wann eine Textstelle unter eine Kategorie fällt, wurden a) die Ober- sowie die Unterkategorien definiert (das heißt es wurde festgelegt, welche Textstellen darunter fallen sollen), b) Ankerbeispiele, das heißt Textstellen, die als beispielhaft für die jeweilige Kategorie stehen, benannt sowie c) Kodierregeln aufgestellt, um gegebenenfalls Probleme der Abgren-

zung zwischen den Kategorien zu begegnen (Mayring 2015, S. 97). Dieses Kategoriensystem wurde zunächst mit Blick darauf, „ob die Kategorien überhaupt
greifen, ob die Definitionen, Ankerbeispiele und Kodierregeln eine eindeutige
Zuordnung ermöglichen" (Mayring 2015, S. 92), am Material überprüft. Daraufhin wurde das Kategoriensystem hinsichtlich der Kategoriendefinitionen nochmals überarbeitet (Mayring 2015, S. 94) und sodann alle Textstellen codiert, so
dass eine vollständige Kodierung vorlag.

Die *Analyseeinheit* im ersten Durchgang der ‚Strukturierenden Inhaltsanalyse' war der einzelne Fall. Im zweiten Durchgang erfolgte eine Analyse des Materials (Mayring 2015, S. 83) nach Fallgruppen, da die ‚Zusammenfassende Inhaltsanalyse' ergeben hatte, dass Kontraste auszumachen waren in den Sektoren
bzw. Settings. Das Ziel dieser fallgruppenspezifischen Analyse war es, Aussagen
zu allgemeinen Einschätzungen der (institutionellen) Praxis der Zusammenarbeit
in Einrichtungen der ambulanten und stationären (sowie sektorenübergreifenden)
Hospiz- wie Palliativarbeit zu generalisieren. Der dritte Durchgang erfolgte fall-
gruppenübergreifend (Mayring 2015, S. 83), um übergeordnete Perspektiven
gelingender Zusammenarbeit zu generieren. Zur weiteren Darstellung und Auswertung der systematisierten Daten fand eine „Suche nach Mustern und Zusam-
menhängen ohne Typenbildung" (Schreier 2014, Abs. 35) statt.

4 Darstellung der empirischen Ergebnisse

Im Folgenden werden die Ergebnisse der empirischen Untersuchung präsentiert. Die Darstellung der unterschiedlichen Aussagen, Überlegungen, Erfahrungen und Einschätzungen der Befragten werden dabei im Wesentlichen entlang der bei der Auswertung benutzten Oberkategorien dagestellt. Insofern unterteilt sich Kapitel 4 in die folgenden Unterkapitel: Entwicklung und Bedeutung des Ehrenamtes in Hospizarbeit und Palliative Care (4.1), Verhältnis Ehrenamt/Hauptamt (4.2), Institutionalisierung und Professionalisierung des Ehrenamtes (4.3), Selbstwahrnehmung der eigenen Rolle (4.4), wechselseitige Wahrnehmung von Hauptamt und Ehrenamt (4.5), Einschätzung der Möglichkeiten und Grenzen von Hauptamt und Ehrenamt aus Betroffenen-Sicht (4.6) und Einschätzungen der Befragten zur gelingenden Kooperation von Ehrenamt und Hauptamt (4.7).

4.1 Die Bedeutung des Ehrenamtes in Hospizarbeit und Palliative Care

In Kapitel 2 ist deutlich geworden, dass Hospizarbeit und Palliative Care in Deutschland auf das Engste mit dem Engagement von Ehrenamtlichen verknüpft sind. Dabei war dieses Engagement aber nicht nur eine wichtige Bedingung des Erfolges der Hospizbewegung im Allgemeinen, sondern die Ehrenamtlichkeit war in Deutschland von Anfang an wesentlicher Bestandteil der hospizlich-palliativen Idee selbst. Die Frage ist nun, wie sich diese Aspekte in den hier analysierten Interviews wiederfinden. Dabei wurden drei unterschiedliche thematische Bereiche angesprochen: die Bedeutung des Ehrenamtes für die Entwicklung der heutigen Strukturen (4.1.1), die Funktion der Ehrenamtlichen für den gesellschaftlichen Zusammenhalt (4.1.2) und das (neue) Spannungsfeld des Ehrenamtes zwischen Geben und Nehmen (4.1.3).

4.1.1 Die Bedeutung des Ehrenamtes für die Entwicklung der heutigen Strukturen

Dass sich die Hospiz- und Palliativarbeit im Laufe der vergangenen drei Jahrzehnte in der Breite der Gesellschaft etabliert und somit einen großen Kreis von

© Springer Fachmedien Wiesbaden GmbH, ein Teil von Springer Nature 2018
S. Fleckinger, *Hospizarbeit und Palliative Care* , Sozialwissenschaftliche
Gesundheitsforschung, https://doi.org/10.1007/978-3-658-22440-0_4

Menschen erreicht hat, ist nach der Erfahrung aller derjenigen, die sich dazu geäußert haben, unbestritten. Nach der Erfahrung von Frau K, die als Ehrenamt-liche eines ambulanten Hospizdienstes tätig ist, ist die gesellschaftliche Akzep-tanz dabei vor allem auch durch die ehrenamtlich Engagierten vorangebracht worden, was letztlich sogar dazu geführt habe, dass dieses Engagement gesetz-lich verankert worden sei. Die Arbeit der Ehrenamtlichen sei damit wiederum aus dem halb Privaten herausgetreten und habe einen öffentlich legitimierten Charakter bekommen.[142] Die Zunahme der gesellschaftlichen Akzeptanz zeigt sich nach Ansicht von Frau K auch darin, dass es – anders als vor zehn Jahren – gegenwärtig möglich sei, von Hospizbegleitungen zu erzählen, ohne dass das Gegenüber erschaudere, im Gegenteil werde gegenwärtig (2015) sogar aktiv nachgefragt.

„Also, ich glaube eher, dass Ehrenamt, also auch gerade in diesem Bereich, dass es eine sehr sehr große Entwicklung genommen hat. Ich kenne auch die Abläufe ziem-lich genau, wer damit anfing und wer es in die Welt gebracht hat und wie schwierig alles war und so weiter. Ich kenne den ganzen Ablauf in [Nennung Xy-Stadtteil] und ich denke, es ist heute so, das glaube ich ganz sicher sagen zu können, weil ich so lange dabei bin, dass Ehrenamt für (?unv. 1 Sek.) Arbeit ist, hat durch ständige Ar-beit und ständige Bewegung hat es wirklich einen großen großen Kreis von Men-schen mittlerweile erreicht, die sich auch mit der ehrenamtlichen Arbeit auseinan-dersetzen und diese Arbeit auch da übernehmen. Und, ich glaube es gibt noch mei-ner Beobachtung nach, ich habe auch also in der Bürgerhaus-Halle wie auch immer, habe ich auch in Darstellung Öffentlichkeitsarbeit gemacht. Und ich habe mitge-kriegt, dass es anfangs so war, dass die Leute immer an einem vorbei sind. Und das hat sich sehr geändert. Und ich würde es festmachen an der gesetzlichen Geschichte. [Mhm] Weil ich da ganz klar festgestellt hab: Manchmal wurde man, ich sag das mal, manchmal wurde man etwas spökenkiekerisch angeguckt, und das war ja auch so: Die ham sich gekümmert, die ham sich gekümmert, die ham sich gekümmert. Es hatte, für viele Leute ist das ja immer noch sehr wichtig, jetzt hat es einen (.) gewis-sermaßen Gesetzescharakter. [Mhm] Das kann ich wirklich sagen, das sind meine Beobachtungen" (K_Abs. 15).

Herr L, tätig als Sozialpädagoge und Leitung eines stationären Hospizes (mit Erfahrungen auch im ambulanten Hospizdienst), hebt den Aspekt heraus, dass das Ehrenamt als das konstitutive und unhintergehbare Element für die gegen-wärtigen, verbindlichen Strukturen anzusehen sei, in denen Setting-übergreifend in der Regel Hauptamtliche zusammen mit Ehrenamtlichen tätig seien. Seiner Erfahrung nach wurden in der Pionierphase von ehrenamtlich Engagierten bei

---

[142] Dies habe wiederum positive Rückwirkung auf die Motivation der Ehrenamtlichen; denn öffent-lich anerkannt zu sein, wirkt nach der Erfahrung von Frau K auf ehrenamtlich Engagierte durchaus bestärkend.

der Gründung eines stationären Hospizes Anfang der 1990er Jahre Hauptamtliche aus diversen Organisationen mit ‚an den Tisch geholt'. Dies habe darauf gezielt, Organisationen als Gesellschafter zu finden, die das Hospiz unterstützen. Aus diesem ehrenamtlichen Engagement sei das heutige Gefüge geworden: Ein Setting, in dem sich sowohl Hauptamt und Verbindlichkeit fänden als auch buntes zivilgesellschaftliches Engagement, in das sich Bürger_innen freiwillig hineinbegeben und entscheiden könnten, ob und welche Aufgaben sie übernehmen möchten. Aktuell erlebt Herr L eine wachsende Anzahl an Hauptamtlichen, die den ehrenamtlichen Beginn zwar gar nicht mehr kennen, gleichwohl aber das heutige Ehrenamt als ‚Plus' wertschätzten. Diesen Wandel stellt Herr L wie folgt dar:

> „Und dies Hauptamt, was dann entsteht, wofür Ehrenamtliche gekämpft haben, dass das ja auch dann vierundzwanzig Stunden hier läuft und nicht nur, wenn einer Zeit hat, (..) das, glaube ich, ist das Wunder, was ich dann immer in der Hospizlandschaft sehe, dass das ganz stark aus diesem Engagement heraus wächst, sicher, immer mit der Pionierphase betitelt wird. Aber ich würde nach so vielen Jahren sagen: Wenn dann dieser ehrenamtliche Hausmeister kommt, ist das keine Pionierphase mehr, sondern der hat sich in das Gefüge jetzt ehrenamtlich reingegeben: Was kann ich hier tun? Ich möchte und kann nicht und werde auch die Schou haben, Sterbende zu begleiten, das ka// schaffe ich nicht, aber den Rücken frei zu halten von denen, die im Grunde täglich direkt am Bett stehen, ist schon ne wichtige(.)r Hintergrund. [...] Und (3) dass Durchhalten nach einer Pionierphase auch ohne Ehrenamt nicht geht. [Mhm] Also die Hauptamtlichen, die die Pionierphase nicht kennen, und das sind ja immer mehr dann, je länger eine Einrichtung existiert, wertschätzen schon, trotzdem, das Plus derer, die zusätzlich da kommen. [Okay] Das denke ich so" (L_Abs. 4).

Die spezielle Situation der Gründung der Hospizarbeit in Ostdeutschland Anfang der 1990er Jahre nahm nach der Erfahrung von Herrn L den Schwung der vielen ‚Runden Tische' und den Bürger_innen-Willen nach der politischen Wende mit auf. Er erlebte eine Bewegung, deren motivierter Start (viele ehrenamtlich Engagierte) die gesamte Stadt beflügelt habe. Insgesamt sei der Beginn in Ostdeutschland davon geprägt gewesen, endlich etwas initiieren zu können und zu dürfen: Viele Vereine seien nach der Wende von engagierten jungen Leuten neu gegründet worden, weil man endlich die Freiheit dazu gehabt habe („Wir fangen einfach an"). Einige seien auch bald wieder verschwunden. Retrospektiv gilt für Herrn L: Das Ehrenamt musste sich auch im Setting Hospiz erst (er)finden – insbesondere auch vor dem Hintergrund, dass die Menschen Veränderungen in ihren beruflichen Kontexten erlebten. Wie befreiend er das zivilgesellschaftliche Engagement und den Aufbau von etwas Kontinuierlichem im Kontext der (beruflichen) Unsicherheit der Menschen im Osten erlebte, schildert Herr L wie folgt:

„Also ich kann ja nur die Zeit überblicken, die ich selbst so miterlebt habe: Anfang neunzig (..) bis heute. Und ich würde sagen, hier in unserer Stadt, A-Stadt, ist natürlich der Wandel// hat auch mit den politischen Nach-Wende-Situationen hier zu tun, die Runden Tische haben uns natürlich auch hoch beflügelt, Vereine zu gründen oder überhaupt etwas zu initiieren, wo alle um uns herum auch mal gerade das Einjährige feierten, und alle dann irgendwann das Fünfjährige. Und wir wurden dann// dann kannten wir uns, die AIDS-Hilfe und// Das war so ein gemeinsamer Start und jeder guckte, wie weit der andere ist. Das hat schon die Stadt sehr in den Neunziger Jahren sehr beflügelt. Dann hinterher ein Kommen und Gehen: Hat der andere noch dieses Zehnjährige gefeiert als Verein, oder hat er sich aufgelöst? Also viel Bewegung. Das ist sicher zum Unterschied zu (..) anderen Städten, wo man hundertfünfzig Jahre etwas feiert, und die Firma das oder der Verein ist schon so lange da. Das hat da ne besondere Situation gehabt, auch für Ehrenamt, auch für's Engagement. Das war auch so'n Stau gewesen, denke ich mal. Ich würde schon, nicht von mir persönlich jetzt, aber ich bin auf ne Situation gestoßen, das dort auch so ein, (..) man hat hier immer so von Gefühlsstau gesprochen, das hatte der Marx damals für Ostdeutschland gesagt. Ich hab immer das Gefühl gehabt, da war so'n Stau. Man konnte ja nicht einfach einen Verein gründen oder ne Initiative in die Hand nehmen, weil der Staat ja (?unv. 1 Sek.) überall das vorgegeben hat und dann gab es aber Menschen, die auf einmal das alles dann auch in die Hand genommen haben. [Mhm] Ich glaube, (..) das hat mich auch beflügelt. [Mhm] Damals hier so viele junge Leute zu erleben, aus den// viele Studenten haben da mitgemacht. Und das einfach ,Wir fangen einfach an'. [...] Und die Veränderung sehe ich auch, dass Ehrenamt schon auch hier sich finden musste, weil so viele Veränderungen im beruflichen Kontext waren. Das ist ja auch so, wenn man viel Veränderung überall spürt, möchte man irgendwas vielleicht kontinuierlich aufbauen. Diese Wechselwirkung hat ja auch sicher auch auf uns sich niedergelassen" (L_Abs. 27, 28).

Auch Herr A, der als Ehrenamtlicher in der sorgenden Gemeinwesenarbeit tätig ist, erlebte vor dem Hintergrund des Wandels des Regimes in Ostdeutschland und auch der Öffnung der Grenzen, dass vormalige DDR-Bürger_innen mit dem ehrenamtlichen Engagement eine „ganz neue Erfahrung" machten. Da die Geschichte des Helfens in Ostdeutschland anders verlaufen sei als im Westen, hätten die DDR-Bürger_innen die Selbsthilfe weder als etwas Verdienstvolles für das Gemeinwesen erlebt noch als erlaubtes Handeln wahrgenommen. Das Fazit von Herrn A für die Gegenwart und Zukunft lautet: Das Selbsthilfe-Potenzial eines Dorfes oder eines Stadtviertels, das zu DDR-Zeiten gewissermaßen eingeschlafen gewesen sei, gelte es von Grund auf wieder wachzuküssen.

„Ja, also erstens ist jede Form von Selbsthilfe ja sowieso des kapitalistischen Teufels gewesen. Und dann eben auch, das glaubt man nicht, wie wirksam das ist: Helfen können nur Menschen, die das studiert haben. Andere können das nicht. Selbst wenn man denen dann sagt: ‚Hör mal zu, ich habe da gehört, links neben euch oder rechts neben euch wohnen Familien, wo jemand in der Demenz dann auch von der Familie betreut wird'. Das spielt alles keine Rolle, das zählt nicht. Die müssen wirklich verstehen können, dass für jeden einzelnen Selbsthilfe etwas Erlaubtes ist, etwas vielleicht sogar Verdienstvolles für das Gemeinwesen. Weil sie das erstmal nicht so sehen können. Und dann kommt irgendwann der Durchbruch: ‚Was, wir dürfen helfen? Ist ja unglaublich!' Und so muss man dann das Selbsthilfe-Potenzial eines Dorfes oder auch eines Stadtviertels von Grund auf wieder wachküssen" (A_Abs. 77).

Seit diesen Zeiten der Etablierung des Ehrenamtes in der Hospizarbeit – im Westen wie im Osten Deutschlands – ist das Ehrenamt nicht nur zunehmend gesellschaftlich anerkannt worden, sondern es hat sich auch professionalisiert. Dies hatte Konsequenzen im Praxisalltag – sowohl für das Ehrenamt als auch für das Hauptamt.

Nach der Erfahrung von Frau C, die als Sozialpädagogin die Koordination und Leitung eines ambulanten Hospizdienstes übernommen hat, gab es früher (2005) viel festere sowie verbindliche und familiäre Strukturen in ihrer Einrichtung. Sie nennt als ein Beispiel die Supervisionsgruppen, die seinerzeit für Ehrenamtliche wie Hauptamtliche beständige Gruppen von Beginn der Erstqualifizierung an darstellten und in denen auch private Themen der Ehrenamtlichen Raum hatten („Kuschelgruppen"). Etwa ab dem Zeitpunkt der gesetzlichen Verankerung des Anspruchs auf ambulante spezialisierte Palliativversorgung im Jahr 2007 (§ 132d i.V.m. § 37b SGB V) sollte dann der Schwerpunkt in der Supervision auf fachlichem Austausch gelegt werden. Seit 2010 hätten nicht mehr alle Ehrenamtlichen an den Gruppen teilnehmen dürfen, sondern aus Kostengründen nur noch diejenigen in der Begleitungs- und Trauerarbeit. Viele Hauptamtliche hätten daraufhin ihre Aufgabe nicht mehr darin gesehen, so die Erfahrung von Frau C, die Supervision der privaten Anliegen der Ehrenamtlichen zu übernehmen.

„Und ich merke halt, dass in den letzten Jahren hat das Ehrenamt// ist unsere Gruppe was anderes geworden. Am Anfang war das anders. [Mhm] Als ich angefangen bin. Wie ne Familie. Das war viel verbindlicher (3) und Supervision war noch in den Gruppen, wie die Ausbildung hatten. Das ging halt irgendwann nich// auch zu finanzieren, ne. Also, das// Und die// Das waren halt so Kuschel-Gruppen, dann auch, ne, die ham von zu Hause erzählt, und// Irgendwie finde ich das toll, dass die dann so'n Ort dann auch haben und das nutzen können. Aber das ist eben nicht unsere Aufgabe. Dann müssten sie in die Welt gehen und sich was eigenes suchen. In Anlehnung dessen ‚Da hab ich ne gute Erfahrung gemacht', aber das machen dann viele nich',

so. Und daran// das gab echt auch einen super Konflikt, als die Gruppen zusammen-
gelegt wurden. Und vorher war Supervision auch für alle. Das ist irgendwann abge-
schafft worden, sondern nur für die, die begleiten" (C_Abs. 37).

Dieser Prozess war nach Erfahrung von Frau C begleitet vom Unmut der Ehrenamtlichen, die sich eines Ortes des guten, persönlichen Austausches beraubt
fühlten. Frau C ist der Ansicht, dass Supervision, in der persönliche Probleme
zur Sprache kommen, auch für die Begleitungsarbeit als Ehrenamtliche_r hilfreich sein könne, was sie unter anderem mit dem systemischen Ansatz begründet:

> „Naja, es gibt manche, die machen nur Trauerarbeit, aber die können auch die Be-
> gleitung// Aber die, die müssen, sind die, die in der Begleitung sind. [Mhm] Und: Ist
> halt die Frage, ob das gut ist oder nicht gut ist. (3) Aber es geht eben auch nicht,
> dass Supervision dafür benutzt wird, in unserem Dienst, um irgendwelche// ja, das
> ist halt so. Auf der anderen Seite weiß ich aber auch, dass das trotzdem einen Ein-
> fluss auf die Begleitung hat. Ich könnte das für mich auch// Klar, wenn ich nen Kon-
> flikt hab, und den da löse, dann hat das auch da ne Auswirkung, irgendwie anders, in
> meinem Inneren. Aber das ist ja erstmal nicht vertretbar hier im Dienst, so. Das ist ja
> eher wieder auf ner spirituellen Ebene zu sehen dann: Dass egal, wo du irgendwie
> was löst, hat es irgendwo ne Wirkung. Und es ist eben nich' so, dass wenn da in
> China ein Sack Reis platzt, dass das keine Auswirkungen hat – das stimmt nicht. Al-
> so da bin ich fest von überzeugt, dass das nicht so ist" (C_03_Abs. 39).

Und auch wenn Frau C die Kosten- und Effizienzargumente der Umstrukturie-
rungen nachvollziehen kann, erlebt sie in mehreren ihrer Arbeitsbereiche (Supervision, Dokumentation von Begleitungen, Informationsweitergabe an Ehrenamtliche) ihre Arbeitspraxis seit 2007 wie ein ‚Arrangement mit der Kontrolle' (siehe auch Kapitel 4.3 in dieser Auswertung):

> „Also es gibt, wenn du die Akte, wenn du die Akte// quasi, wenn ich die ablege,
> muss das Stammblatt dabei sein, die Bürodokumentation, was für Kontakte ich hatte
> im Außen, und eben dies' Protokoll von den Ehrenamtlichen. Ich mache immer noch
> Aktenvermerke. [Mhm] Also, wenn irgendetwas is'. Also, diese Dokumentation
> liegt eigentlich vor Ort beim Patienten, bei der Begleitung. [Mhm] Und im Prinzip
> sollen da offizielle Sachen sein, aber die Ehrenamtlichen haben die immer zu Hause
> geführt und dann auch schon mehr reingeschrieben. Was ihnen durch den Kopf geht.
> Und da dürfen sie das und sollen sie das nich', weil das lesen ja auch andere. Und
> eine Ehrenamtliche hat dann sich das zu Herzen genommen und hat das selber ent-
> wickelt – ohne dass ich ihr das irgendwie// sondern sie hat gesagt: ‚Mensch, A, ich
> hab hier (4) mir das noch mal durch den Kopf gehen lassen. Und ich hab jetzt ein-
> fach ein anderes Blatt erstellt, wo man nur// war von bis dann und dann da, und das
> andere können die dann zu Hause führen'. Das is' jetzt ne halbe// (3) ein Arrange-

ment letztendlich, weil auch (.) auch da ist Thema die Schweigepflicht. Das ist auch ein Grund, weswegen die das nicht// also, das Stammblatt ist jetzt aber nur bei mir, das hatte ich vorher auch ein bisschen anders gemacht, weil ich immer wollte, dass die auch ein bisschen Informationen haben (lacht)// du sagst ja, das wird komplett anonymisiert, oder? Das kommt nirgends mit meinem Namen hin, oder? (lacht) [Nein, nein!]. Also von daher ist das Stammblatt jetzt nur noch hier, sie kriegen mündlich ein paar Informationen. Zum Beispiel AB [Nennung Name Leitung des Koordinator_innen-Seminars] sagt ja auch: Möglichst wenig Informationen. Naja, muss man halt gucken, weil wenn jemand nich' mehr reden kann, ist schon die Frage: Was teile ich dann noch mal mit? [Mhm] Muss halt jeder für sich auch herausfinden, was er dann daraus macht, so. (3) Und manche Ehrenamtlichen brauchen das auch: Die Sicherheit, dass sie bisschen was wissen, um anzuknüpfen [Klar, mhm]. Und deswegen hab ich das jetzt so: Okay, dann können die den// die Ehrenamtlichen sagen zwar zu mir: ‚Mensch, ich lass doch nich' liegen'. Ja, aber zum Beispiel im Sommer: Kommst nach Hause, sitzt der Mann am Tisch, und dann liegt das draußen, und dann kommen die Nachbarn, oder wer weiß, wie sich das manchmal so entwickelt. [Mhm] Das ham die dann vielleicht auch nich' so im Blick. Und das is' dann eher mein Job: Dass ich sage: ‚Okay, ich vertraue dir schon, aber es kann trotzdem so was passieren" (C_Abs. 13).

Dass sich hauptamtliche Koordinator_innen auf eine heterogener gewordene Ehrenamtlichen-Gruppe einstellen müssten, erlebt ebenfalls Frau G, tätig als Pflegewirtin in der Koordination Ehrenamtlicher und Leitung im sektorenübergreifenden, (vor allem) stationären Setting einer onkologischen Klinik. So sind ihrem Erleben nach die Ehrenamtlichen gegenwärtig nicht nur jünger und zum Teil voll berufstätig, sondern sie haben auch andere, vielfältigere Motivationslagen für ihr Handeln als noch der ehrenamtliche Akteur zur Jahrtausendwende. Zu jener Zeit waren es ihrer Erfahrung nach zumeist Hausfrauen, deren Kinder aus dem Haus waren und die Beschäftigung suchten:

„Und nicht// (..) eben, es ist nicht mehr der Klassiker: ‚Ich war mein Leben lang Hausfrau, jetzt sind meine drei Kinder erwachsen und ich weiß nicht mehr, was ich machen soll, so lange mein Mann noch die nächsten fünf Jahre arbeitet'. So, ja, sondern es sind einfach andere, auch die Begründungen, wenn wir die Ehrenamtlichen fragen, warum macht ihr das? Dann begründen die das nicht mehr da// mit so was, sondern mit ganz anderen Dingen" (G_Abs. 7).

War es früher nur die Begleitungsarbeit, die vom Ehrenamt ausgeführt und vom Hauptamt koordiniert werden musste, ist nach der Erfahrung von Frau C gegenwärtig auch der Raum der Handlungs-Möglichkeiten für Ehrenamtliche weitaus größer als noch 2005: so gäbe es aktuell Ehrenamtliche, die begleiten möchten, andere, die Kuchen backten, und solche, die in der Verwaltung oder Öffentlichkeitsarbeit unterstützend tätig seien. Vor diesem Hintergrund gelte es heute für

Hauptamtliche (Koordinator_innen), Felder des potenziellen Engagements der Ehrenamtlichen zu erkennen, flexibel im ‚Arrangement mit der Kontrolle' Lösungswege zu finden sowie auch Aktivitäten der Öffentlichkeitsarbeit flexibel zu gestalten, das heißt Öffentlichkeitsarbeit gegebenenfalls mit Einbindung anderer Organisationen zu organisieren.

Herr H, der als Pastor die Koordination Ehrenamtlicher sowie die Leitung im sektorenübergreifenden (vor allem) ambulanten palliativen Setting einer onkologischen Klinik innehat, hat die Erfahrung gemacht, dass sich die gesellschaftliche Rolle des Ehrenamtes vor allem über die Art und Weise, in der Menschen ehrenamtlich handelten, verändere bzw. etabliere. Er erlebt Ehrenamtliche heute vor allem als Personen mit einem ‚schmaleren Zeitbudget' sowie dem Willen und Wunsch, das Ehrenamt eigeninitiativ zu organisieren:

> „Und das fiel mir gerade nochmal ein, als du sagtest: Was ist es eigentlich für ne Rolle des Ehrenamtes? Und inwieweit ist diese Rolle dann auch nochmal an bestimmte Geschlechter gebunden? Oder dann auch nochmal, was sich in den letzten Jahren so entwickelt, hat: Wie alt sind eigentlich diejenigen? Und sind die berufstätig? Von daher// (.) Hab ich jetzt so'n Einblick, weil ich lange Zeit auch mit ‚Grünen Damen' zusammengearbeitet habe, das verändert sich hin eben zu mehr so nem qualifizierten Ehrenamt und viele, die jetzt beruflich auch noch neben her sich engagieren wollen, und da auch'n ganz anderes Zeitmanagement miteinbringen. [Mhm] Und für sich selber auch so genauer gucken: Wieviel möchte ich und was möchte ich genau? Und sehr gezielt dann auch nachfragen: Wo kann ich mich wie engagieren, wie passt das zu meinem (.) zeitlichen Budget, was ich da habe?" (H_Abs. 5).

Dieses Selbstbewusstsein der Ehrenamtlichen weist jedoch auch Ambivalenzen auf. Herr P, der einen ambulanten Hospizdienst leitet und dort die Ehrenamtlichen koordiniert, erlebt eine ‚neue Ansprüchlichkeit', die Ehrenamtliche – anders als noch 2005 – an ihr Tätig-Werden anlegten. Dabei handele es sich um eine Anspruchshaltung der Ehrenamtlichen sowohl an die zu begleitende Person („Demente vielleicht lieber nicht") wie auch an die hauptamtliche Koordination des Hospizdienstes („Ich will unbedingt jemanden haben, mit dem ich philosophische Gespräche führen kann"). Auf die Frage, ob ihm in den letzten fünfzehn Jahren, in denen Herr P in der Einrichtung arbeitet, aufgefallen sei, ob und gegebenenfalls inwiefern die Ehrenamtlichen sich in ihrer Motivation „oder überhaupt" verändert hätten und wie er gegebenenfalls darauf reagiere, formuliert Herr P:

> „Ja. Würde ich sagen. Also nicht (.) in der Motivation. Weiß ich nicht. Aber in der Ansprüchlichkeit. Also während es früher klar war: Wir haben so einen Stamm von Leuten, die machen gerne alles. Ist es mittlerweile so, dass wir ne ganze Reihe von Leuten haben, die sagen: ‚Ja, gerne. Ich find es toll, diese Arbeit, ich will das auch

machen, deswegen habe ich auch den Kurs gemacht. Aber (.) bitte keine Demente. Weil ich möchte Gespräche führen. [Mhm] Und bitte dies nicht, und das möchte ich gern auf jeden Fall, wenn's irgendwie geht'. Also, so das ist anders geworden. Das kenne ich von früher gar nicht. [...] Ich hab im letzten und diesem Jahr, also in diesen zwei Jahren, habe ich vier Ehrenamtliche gehabt, die neu waren. Die mir gesagt haben: ,Ja, weiß ich auch nicht, Demente vielleicht lieber nicht'. Und so. Wo ich gesagt hab: ,Und, mal ausprobieren?'. ,Oh, ja, tolle Idee' Und die dann aber nach zwei, drei Besuchen gesagt haben: ,Nee, will ich nicht. Mache ich nicht. Kann ich nicht'. Was ich ja richtig finde, ne, man soll ja dahin gehen, wo er sich gut fühlt. Sonst gibt's keine gute Begleitung, ne. Aber das// dieses gab's vorher nicht. Und einer hat definitiv gesagt// ein Mann, Lehrer, netter Kerl, sympathisch, ein ganz weicher Mann, hat definitiv gesagt: ,Also, bitte nur ne Begleitung, wo ich mich richtig gut unterhalten kann' (.) Jetzt hab ich nach einem Jahr hab ich eine gefunden für ihn. Der hat ein Jahr gewartet. (..) Weil, wenn's mal geeignet war, wollten die ne Frau haben. Ne? Oder es passte räumlich nicht, der wohnt in [Nennung A-Stadtteil]. Also, es war jotwede. Und jetzt hab ich eine Dame gefunden, um die sechzig, total plietsch im Kopf, die unterhält sich total gern. Und die beiden sind jetzt glücklich zusammen. (lacht) (..) Und da bin ich auch glücklich. (.) Passt, (.) ne?" (P_Abs. 129, 133).

4.1.2 Die Funktionen der Ehrenamtlichen für den gesellschaftlichen Zusammenhalt[143]

Die Einschätzung der Befragten, dass die Praxis des Ehrenamtes gegenwärtig verschiedene gesellschaftliche Funktionen übernehme, beziehen sie konkret auf den zeitlich begrenzten mitmenschlichen Besuch, den die Ehrenamtlichen im Rahmen der Sorgepraxis der/dem von unheilbarer Krankheit Betroffenen zuteil werden lassen. Darüber hinaus werde aber auch der Wohlfahrtsstaat durch diese solidarische Sorgepraxis in verschiedener Hinsicht entlastet.

Für Herrn A hat in den 1980er Jahren ein „Epochen-Umbruch" stattgefunden: Weil seinerzeit für die Güterproduktion immer weniger Arbeitsplätze benötigt wurden, sei ein neuer Markt für das Arbeiten mit und für Menschen geschaffen worden. In diesem Zusammenhang habe neben sozialen Berufen das Ehrenamt eine starke ,Konjunktur' erlebt: Seither trügen die zivilgesellschaftlich Engagierten insofern zu einer Entlastung der Gesellschaft bei, weil sie schwerstkranken Menschen persönliche Nähe in einem größeren zeitlichen Umfang schenken könnten, als es hauptamtlich tätigen Profis möglich sei.

„Da entwickeln sich wirklich Synergien. Das ist dann so, dass da meinetwegen eine Frau sagt: ,Also, wissen Sie, Herr A [Nennung des Namens des Interviewten], das

---

[143] Ausgewählte Beispiele dieses Unterkapitels sind im März 2017 von mir in der Fachzeitschrift ,Praxis PalliativeCare' als Artikel publiziert worden (vgl. Fleckinger 2017a, S. 6ff.).

ist ja ganz verrückt: Diese Profi-Pflegenden, die sind ja wahnsinnig wichtig für
mich, die brauche ich also lebensnotwendig, gar keine Frage. Mit Sturzgefahr und
Diabetes und Dekubitusprophylaxe. Aber diese jungen Hüpfer, die von Tuten und
Blasen keine Ahnung haben, komisch, die sind mir genau so wichtig geworden:
Weil sie Zeit mitbringen, die bleiben Stunden. Mal mehr, mal weniger. Während die
Profis nur Minuten bleiben können, bleiben die anderen Stunden'" (A_Abs. 85).

Diese ehrenamtliche Qualität, ‚Zeit mitzubringen', wird in Bezug auf die
schwerstkranken Menschen als sehr wertvoll eingeschätzt. Nach der Erfahrung
von Frau E, die als leitende Ärztin einer Palliativstation tätig ist, sind diese
Kranken oftmals sozial sehr alleine (zum Beispiel aufgrund von Verwirrtseins-
Zuständen oder sehr eingeschränkter Mobilität). Infolgedessen hätten diese
‚Patient_innen' einen erhöhten Bedarf an Nähe und Kommunikation, dem die
Ehrenamtlichen dann mit ihrer Anwesenheit und ihrer Bereitschaft zum Zuhören
entgegenkämen. Auch für die Angehörigen der Schwerstkranken stelle dieser
Besuch der Ehrenamtlichen eine Entlastung dar: Zum einen, weil die Ehrenamtlichen aufgrund der zeitlichen Begrenzung ihres Besuches zum Teil besser mit
belastenden Situationen (zum Beispiel entstellende, maligne Tumoren) umgehen
könnten als An- und Zugehörige und durch ihr Präsent-Sein den Betroffenen
mitmenschliche Nähe und Interaktion ermöglichten; zum anderen, weil Angehörige sich für die Zeit des Besuchs der Ehrenamtlichen eine kleine ‚Aus-Zeit'
nehmen könnten.

„Ehrenamtliche machen nichts in der Pflege, und natürlich auch nichts Medizinisch-
Therapeutisches. Sondern alles, was darüber hinaus ist, im Prinzip das Angebot
Wellness. Und das ist ne Menge bei den Patienten, die oftmals ja sehr sehr eingeschränkt sind in ihrer Mobilität. Und wie das in unserer Gesellschaft ja so ist: auch
oft mal eher sehr alleine sind. Und da ist ein unvoreingenommener Ehrenamtlicher
ne total tolle Hilfe. Auch bei, wir haben ja nun überwiegend Tumorpatienten, auch
bei zum Beispiel entstellenden Tumoren [Mhm] ist das ja für den Lebens(.)partner
manchmal viel schwerer als für jemanden, der von außen kommt, zwei Stunden da
ist und dann wieder geht, der kann manchmal viel mehr geben, als ein Partner das in
der Situation kann. Und damit ist es dann ja auch ne Entlastung für den Partner, der
dann einfach zwei Stunden sagen kann: ‚Ich kann jetzt gehen'" (E_Abs. 30).

Die dritte Gruppe, die nach Ansicht von Frau E eine Entlastung durch die Ehrenamtlichen erlebt, bildet die der Hauptamtlichen. So würde zum Beispiel das
Setting (etwa die Palliativstation) mittels Kuchenduft oder ‚Deko' zu einem an-
genehmeren Ort der Sorgepraxis. Auch weil die Ehrenamtlichen die Freude an
ihrer Arbeit den ‚Patient_innen' und den Hauptamtlichen vermittelten, könnten
Hauptamtliche dort gut arbeiten; nicht zuletzt erledigen Ehrenamtliche nach

Erfahrung von Frau E alles, was Hauptamtliche nicht in der Lage seien zu leisten.

„Und wir profitieren davon, dass es eine (?unv. 1 Sek.) Gruppe Ehrenamtlicher gibt, die hier alles nett machen, ne? Einmal im Monat backen, das ist ganz wunderbar, wenn man hierher kommt (lacht), und das riecht total nach Kuchen. Die sich um Dekoration kümmern, die sich um Musik kümmern, die sich um die Musikanlage kümmern, die für Patienten was einkaufen, die alles drum=rum machen, was wir überhaupt nicht leisten könnten" (E_Abs. 4).

Des Weiteren trägt die ehrenamtliche Arbeit nach Ansicht der Befragten zu einer Enttabuisierung des Sterbens in der Gesellschaft bei. Dabei vollziehe sich die gesellschaftliche Entlastung darüber, dass Ehrenamtliche niedrigschwellig als Multiplikatoren fungierten. So ist zum Beispiel Frau M, die als Pflegewirtin die Leitung eines stationären Hospizes und dort die Koordination der Ehrenamtlichen innehat, der Ansicht, dass Ehrenamtliche die Idee der Hospizarbeit ‚Leben bis zuletzt!' nach außen tragen. Zugleich erzählten sie den Menschen in ihrem Lebensumfeld von der offenen Arbeit des Settings mit seiner lebendigen Atmosphäre und stellten somit eine Öffentlichkeit her, die das ‚Tabu Sterben' zumindest nicht vergrößere.

„Also wirklich gar nicht nur// also gar nicht Werbung machen, sondern wirklich: Was ist Hospiz und was passiert hier? Und hier wird auch gelacht, das ist nicht so Trauer nur. [...] Das war ja auch so erstaunlich am Eröffnungstag, da waren ja irgendwie die tausendachthundert Leute hier, haben wir auch gar nicht mit gerechnet, und ganz viel aus der Bevölkerung, hier umzu. Und ich hab auch mit einigen gesprochen, die gesagt haben: ‚Wir hatten so Angst hier her zu kommen, ist so bedrückend, aber jetzt bin ich doch froh, dass ich‘s gemacht habe', einfach weil sie halt gesehen haben, dass es nicht so ist. Also den Gedanken weiter zu tragen, was hier passiert, und dass das nicht irgendwie so‘n Schrecken ist, wo man sich nicht rein traut, sondern dass es ein offenes Haus ist, und das ist uns einfach auch wichtig. Und dafür sind Ehrenamtliche ganz ganz wertvoll. (..) Ja" (M_Abs. 75, 76).

Dass die Multipikator_innen-Funktion der Ehrenamtlichen bei der Enttabuisierung des Sterbens auch in Bezug auf Hauptamtliche eine positive Wirkung habe, weil auch diese oftmals dem Thema Sterben unsicher gegenüberstünden, thematisiert Frau F. Indem sich Ehrenamtliche auf dem Niveau der ‚bürgerschaftlichen Nähe' zu sterbenden Menschen bewegten, lebten sie nach der Erfahrung von Frau F vor, dass sie sich den Themen Sterben, Tod und Trauer gewachsen fühlen. Für Frau F hat dies deshalb einen besonderen Stellenwert, weil es für sie nicht selbstverständlich ist, dass sich jemand als Mitbürger_in dem Thema gegenüber öffnet.

„Von daher hat für mich Ehrenamt einen unglaublich hohen Stellenwert. Also auch so, ich denke immer, wenn wir uns so anschauen, dieses ganzheitliche Konzept: Gibt's ja immer so diese wunderbaren, so dieses Physische, Psychische, Soziale, Spirituelle, das ist ja// Nur ein Viertel ist der Körper, alles andere, nech, (lacht) das (..) muss ja auch irgendwie gewährleistet werden. Und da sind eben die Ehrenamtlichen stark gefragt. Und es ist ja, ich glaube, es hat ja auch so'n bisschen den Stellenwert eines Vorlebens: Also man kann mit diesen Themen umgehen, man kann auch im Angesicht schwerer Erkrankung, eines nahenden Todes, das kann man aushalten, darüber kann man reden. Dass wir Professionellen das können, ist selbstverständlich, dass aber jemand, der ehrenamtlich ist, von dem man eigentlich gar nix weiß, außer dass er als Mitbürger mir zur Seite steht, sich so'm Thema auch gewachsen fühlt, das hat ja auch was mit Vorleben// [...]. Dann hat's mit Sicherheit diesen Multiplikatoren-Effekt, oder diesen Effekt, dieses Thema in eine Gesellschaft hineinzutragen. Weil, das ist wunderbar, ich hatte// Also, wir haben eine Mitarbeiterin hier im Hause, die gleichzeitig Ehrenamt auf der Palliativstation macht. Sie ist aber in der Verwaltung tätig. Und als wir beschlossen hatten, dass sie dazukommt, da war sie noch in der Schulung, da gab es irgendwie, gab es unsere Jubiläumsveranstaltung in der Kongresshalle, und ich hatte natürlich alle Ehrenamtlichen auch eingeladen, gerne zu kommen. Und sie kam und erzählte dann (lacht) beim nächsten Treffen, dass sie abends auf dem Nachhauseweg von dem Kongress in der U-Bahn saß und dann eine Frau sie ansprach und sagte: ‚Hab ich sie nicht eben, waren sie nicht eben auch in der Kongresshalle?' Und dann ist also unter diesen beiden Damen ein halbstündiges Gespräch entbrannt, wo unsere Ehrenamtliche nochmal ganz viel über die inhaltliche Arbeit erzählt hat, das Anliegen. Und dass ja auch der Effekt häufig ist, wenn man sich sozusagen outet, ist ja so dieser unmittelbare Rückkopplungseffekt: Ich erzähle jetzt erstmal, wo ich selber (.) Berührung hatte mit Tod und Sterben, ne. Und das finde ich klasse. Und das machen unsere Ehrenamtlichen also (..), erzählen viel, das weiß ich, das berichten sie immer wieder, auch so im Freundeskreis, im Bekanntenkreis, über das, was sie da tun. Und tragen damit natürlich auch ne Idee wieder in die Gesellschaft hinein. Denn ich glaube, man darf echt nicht vergessen, dass auch wenn es für uns so geläufig ist, dieses Thema// Also ich bin immer noch nach zwanzig Jahren Tätigkeit, bin ich immer noch wieder total überrascht, wenn ich Menschen begegne, die eigentlich noch nie sich mit dem Thema aus=nandergesetzt haben. Und wirklich, wo man merkt, da gehen wirkli// also da schalten alle Abwehrmechanismen in nullkommanix werden ausgefahren, und es// (3) Ich muss mich da selber immer wieder zurücknehmen. [Mhm] Und von daher finde ich, ist es das ganz wichtig, dass es Menschen wie Ehrenamtliche gibt, die dann selbstverständlich sagen: ‚Ich mach das'" (F_Abs. 60, 61).

Allerdings geht es keineswegs nur um die Enttabuisierung des Themas Sterben; vielmehr, so Frau F, würden Ehrenamtliche auch die wichtige gesellschaftliche Funktion der Enttabuisierung des sterbenden Menschen und seiner Bedürfnisse (zum Beispiel nach Teilhabe in der Gesellschaft) übernehmen, indem sie Betroffenen mit der Haltung: ‚Einer trage des anderen Last' begegneten und ihnen damit ermöglichen, alltägliche Dinge zu gestalten. Über das Mit-Fühlen/Mit-Aushalten der Ehrenamtlichen könnten Betroffene erleben, dass (ihre) Zeit trotz schwerer Krankheit neu mit Lebensqualität gefüllt werde und sie als Person nicht nur reduziert würden auf die Krankheit. Diese die Gesellschaft entlastende Funktion des Ehrenamtes bezeichnet Frau G als „therapeutischen Aspekt": Ehrenamtliche könnten Erstaunen bei ‚Patient_innen' darüber hervorrufen, dass dass sie als Mensch etwas wert seien. Damit stifteten Ehrenamtliche Sinn, das heißt durch das bewusste Einlassen der Ehrenamtlichen auf Themen wie Krankheit, Tod und Trauer können sie nach der Erfahrung von Frau B, tätig als Pädagogin in der Koordination Ehrenamtlicher auf einer Palliativstation, einem Menschen in der Krise das Unbehagen/die Angst nehmen, sich mit diesen Themen auseinanderzusetzen. Außerdem schafften Ehrenamtliche durch ihre Zuwendung einen ‚zwischenmenschlichen Raum', der es Betroffenen ermögliche, Schmerz und Trauer zuzulassen.

> „Ja, das ist schon, das ist, was viele Ehrenamtlichen auch selber sagen, das ist ne sehr sinnstiftende Tätigkeit. Und das finde ich halt einfach toll. [...] Also (1) ja, dass Menschen dadurch halt einfach zu was beitragen können, was ganz viel Sinn macht. Und eben vor allen Dingen auch, jetzt gerade also im Bereich von Palliativ- und Hospizarbeit, so die Hemmungen im Kontakt mit dem Thema Krankheit, Sterben, Tod und Trauer [Mhm] vielleicht auch dadurch (?unv. 1 Sek.) nehmen können, indem sie sich dem eben bewusst stellen, so. Also das finde ich ganz beeindruckend, wenn Menschen das machen und gezielt auch danach suchen. Ohne jetzt irgendwie, eben bei diesem Bild// immer nur über Sterben, Tod und Trauer reden zu wollen, um irgend ne eigene Sache zu verarbeiten, sondern eher ne Offenlegung machen: dass das halt was is', was zum Leben dazu gehört, und (.) ja, (..) weh tut, aber irgendwo auch bereichern kann, wenn man dem auch Raum gibt, so" (B_Abs. 59, 60).

Dabei wird in den Interviews immer wieder deutlich, dass diese gesellschaftlichen Funktionen des Ehrenamtes vor allem auch dadurch belebt werden, dass zunehmend auch jüngere Personen sich engagierten. Der sinkende Altersdurchschnitt der Ehrenamtlichen trage zu einer intergenerativen Stärkung und insofern zum gesellschaftlichen Zusammenhalt bei: Nach der Erfahrung von Frau M kann in der hospizlichen Begleitung auch einer Abiturientin ein Beziehungsaufbau zu einem 90-Jährigen gelingen.

> „Der Altersdurchschnitt wird glaube ich immer durchwachsener. Also, ich hab das Gefühl, das ist jetzt nicht mehr nur auf Ältere bezogen. Also es waren bestimmt auch sonst immer schon// immer mal wieder Jüngere dabei. Aber zum Beispiel in C-Stadt hatten wir eine, die war siebzehn, na, also sie hat auf jeden Fall gerade ihr Abi gemacht. Das war für uns alles ganz neu und ‚Ja, können wir das wirklich machen?', und die wollte unbedingt die Ausbildung machen, sie wollte unbedingt begleiten.

Und wir haben es gemacht. Und sie hat dann irgendwie einen Neunzigjährigen begleitet und auch seine Frau, die war auch so an die neunzig. Und das war ein schönes Bild von Jung und Alt: Einfach zu sehen, wie diese Siebzehnjährige, Achtzehnjährige mit denen (.) draußen spazieren geht und ihren Rollstuhl schiebt. Und diese enge Verbindung, die sie aufgebaut haben, war echt enorm. Also es hat nicht unbedingt was damit zu tun, dass das irgendwie erst geht, wenn man älter ist, so, das geht: Verbindung aufbauen, Beziehung aufbauen kann man halt auch schon früher" (M_Abs. 81).

Wegen ihrer unterschiedlichen Fähigkeiten bezeichnet Frau G die Ehrenamtlichen als „Schatz der Nation". Denn aufgrund der Möglichkeiten-Vielfalt – unterschiedliche Berufsgruppen, Talente, Fähigkeiten usw. – könnten Ehrenamtliche „in Summe" alles.

„Ehrenamtliche sind der Schatz der Nation, weil sie alles können. In Summe. Weil da jede Berufsgruppe drin ist. Da kann der eine nen Nagel in die Wand hauen, der nächste kann stricken, und der nächste kann halt – wenn er zumindest möchte – rechtliche Verträge aufsetzen oder a// (lacht) auch mal'n MRT begutachten. Also (lacht) zumindest für sich. Ja? Also, das ist ja nicht seine Rolle, ja, aber er könnte es eben. Und der nächste hat halt jemanden, der Luftballongas-Flaschen besorgen kann, oder weiß der Schinder was. Dat ist ja irgendwie wat weiß wie bunt gestreut. Und dadurch können die glaube ich in Summe alles" (G_Abs. 34).

4.1.3 Das (neue) Spannungsfeld des Ehrenamtes zwischen Geben und Nehmen

In Kapitel 4.1.1 hatten wir bereits gesagt, dass die Ehrenamtlichen heterogener und anspruchsvoller geworden sind, aber auch dass sie eigeninitiativ und mit einem ‚schmaleren Zeitbudget' ihre Arbeit organisieren wollen. Ihr Handeln findet gewissermaßen in einem Spannungsfeld zwischen Geben und Nehmen statt, das sich heute deutlicher zeigt als noch vor wenigen Jahrzehnten, als das Ehrenamt im Wesentlichen von altruistischen Motiven geprägt war.

Vor diesem Hintergrund stellt etwa Frau M fest, dass sich zunehmend mehr Berufstätige im Ehrenamt engagierten, die mit ihrem zivilgesellschaftlichen Engagement ein Gegengewicht zum (beruflichen und privaten) Leistungs- und Erfolgsdruck setzen möchten. Gleichzeitig beobachtet sie bei neu beginnenden Ehrenamtlichen einen gewissen Leistungs-/Erfolgsdruck in der hospizlichen Arbeit.

„Wir haben hier immer mehr Leute// einer jetzt zum Beispiel, der ist hier vorbei gejoggt, der ist Immobilienmakler und arbeitet eigentlich in Y-Weltstadt, und der hat dann eben ges//: ‚Oh, ich will was Gutes tun'. Also, dieses Gefühl zu haben, irgendwas Sinnvolles zu tun in dieser Zeit der Hektik, des Leistung(.)bringens. Und das müssen sie halt auch erst mal ablegen, also das ist halt auch das, was ganz Vielen immer schwerer fällt: Nicht Leistung zu bring// also nicht-sichtbare Leistung zumindest, sie bringen ja Leistung. Aber für sie in dem Moment: ‚Aber wie, ich sitz doch nur daneben' Oder ‚ich halte doch nur die Hand'. Und denen dann klar zu machen, dass das ganz wichtig ist und ganz wertvoll. Und ich finde, so in dieser heutigen Zeit, wo man irgendwie Leistung erbringt, was sichtbar ist, fällt denen das immer schwerer" (M_Abs. 78).

Für Frau B existierten gegenwärtig das ‚alte', altruistisch geprägte ehrenamtliche Handeln und das ‚neue' Ehrenamt nebeneinander. Die Motivation für das Engagement bei den Ehrenamtlichen sei dementsprechend höchst verschieden („Motiv-Vielfalt"), wobei ihrer Erfahrung nach alle Ehrenamtlichen das Motiv verbinde, etwas Sinnvolles tun zu wollen. In diesem Zusammenhang würden von den Ehrenamtlichen sogar „Sinn-Hierarchien" aufgebaut, welche Art von Engagement (Vorlesen im Kindergarten oder begleitende Tätigkeit auf der Palliativstation) die sinnvollere sei.

Die Beweggründe für das Engagement reichen nach Frau B von eigenen erlebten, positiven Erfahrungen mit Hospizarbeit über den Wunsch, vor Ort etwas mit anderen gemeinsam unterstützen zu wollen, bis dahin, das Ziel der Arbeit voranzutreiben durch Geldspenden oder durch eine Spende der eigenen Zeit. Manche nutzten ihr Ehrenamt auch für die eigene hauptamtliche Tätigkeit, zum Beispiel für eine berufliche Neuorientierung.

„Ja, dieses dieses// diese Motiv-Vielfalt erlebe ich auf jeden Fall. Also, klar, da gibt's auch immer welche, die// diese altruistischen Motive spielen trotzdem ne Rolle. Also es gibt auch viele, die sagen zum Beispiel, dass sie, ja, so unglaublich dankbar sind für ihre eigenen gesunden Kinder, die jetzt immer größer und selbständiger werden, und dass sie da was zurückgeben möchten, so. An welche, die das so vielleicht nicht erlebt haben oder erleben konnten. Aber so dieses Thema ‚was Sinnvolles tun', [Mhm] das ist eigentlich bei allen. Das wird auch immer mehr gesagt: ‚Ja, so im Kindergarten vorlesen oder so, weiß nich', ist vielleicht auch wichtig. Aber ich möchte irgendwie was Sinnvolleres machen'. Also, da werden schon irgendwie so Sinn-Hierarchien irgendwie aufgebaut, oder Sinn-Ebenen. Auch manche, die sagen: ‚Wir wollen bewusst in dem Bereich Erfahrungen sammeln'. Um sich beruflich vielleicht nochmal neu zu orientieren. [...] Oder eine auch, die, als ihre ich glaub' Oma gestorben ist, auf=er Palliativstation, die eben das erlebt hat, dass da Ehrenamtliche gearbeitet haben, das für sich als sehr angenehm und hilfreich erlebt, und dann gesagt hat: Das möchte sie auch später mal machen, aber lieber halt mit Kindern, so. [Mhm] Ja, das waren jetzt so einige, es gibt bestimmt auch noch einige weitere. Also, das waren jetzt die Sachen// bezieht sich auf die Ehrenamtlichen, die auf der Station mitarbeiten. Oder die jetzt im Bereich der Öffentlichkeitsarbeit zum Beispiel tätig sind, die dann auch sagen, sie möchten hier gerne vor Ort irgendwie was unterstützen, mitarbeiten. Und klar ist das auch immer gut, Geld zu spenden, aber andere möchten halt auch irgendwie versuchen, das mit ihrer Zeit voranzutreiben und zu unterstützen. Was ich eben gut find', weil, wenn hier schon so etwas aufgebaut wird, dass das dann eben auch bestehen kann, so. [Mhm] So, dass jeder eben einen Teil, einen kleinen Teil dazu beitragen kann. (6) Also, ja, es ist schon mehr diese Vielfalt. Also jetzt rein altruistisch kann ich nicht sagen [Mhm], aber es spielt auch ne große Rolle" (B_Abs. 64).

Herr A thematisiert das Spannungsfeld des ‚neuen Ehrenamtes' im Kontext von Gesundheit und Wohlbefinden. Denn in Gesprächen mit ehrenamtlich engagierten Bürger_innen bezüglich ihrer Motivation, sich in der sorgenden Gemeinwesenarbeit zu engagieren, ist Herrn A der Bezug von ‚Helfen-Können' und daraus resultierendem ‚Wohlbefinden' aufgefallen. Die Bürger_innen hätten angegeben, sich gesünder zu fühlen mit sozialem Engagement bzw. weniger gesund ohne Engagement für andere. Er leitet aus diesem Spannungsfeld den Begriff der ‚sozialen Gesundheit' ab:

„Man muss bei den Menschen wirklich bei ihrem durchaus vorhandenen und auch federführenden Eigeninteresse anfangen. Und dann mal gemeinsam überlegen. Und da besteht ein Hauptteil meiner Reise drin, mit den Leuten, was ihre Motivation angeht, ihnen auf die Sprünge zu helfen. Sie erstmal zu fragen, dann merkt man das. ‚Ja, ich scheine das zu brauchen'. ‚Ja, wofür denn?' ‚Ja, wenn ich das nicht habe, fühle ich mich nicht mehr so gesund'. ‚Ja, was hat das denn mit Gesundheit zu tun? Erst mal hat mit Gesundheit alles zu tun heutzutage. Es ist ja die federführende Ideologie'. Und dann denken sie nach und sagen: ‚Ah ja, früher war das ja so, da wurde man immer wegen Überlastung krank'. Und heute kann man auch wegen Unterlastung krank werden" (A_Abs. 88).

Für Herrn A zeigt die Hospizarbeit dabei durchaus, dass es Bürger_innen insgesamt zu gelingen scheine, das Spannungsfeld zwischen Eigeninteresse, Eigennutz und einem Sinn für die Gemeinschaft auszuhalten. Denn immerhin wachse das Ehrenamt in der Hospizarbeit stetig weiter an und werde auch nicht vor allem mit Blick auf den eigenen Nutzen ausgeübt.

„Stimmt die Dimension, stimmt auch das Spannungsgefühl zwischen Geben und Nehmen. Und wenn das der Fall ist, dann merkt man: Das tut uns gut. Und dann können sie das auch längerfristig tun. Ein Beispiel ist die auch seit 1980 funktionierende Hospizbewegung. Wie die zustande gekommen ist und nun mit ungefähr 80.000 Menschen ist. Wenn sie einmal damit angefangen haben, hören sie auch nicht mehr damit auf, in aller Regel. Also, es stimmt nicht mehr, diese empirischen Befunde: Dass die jungen Leute heute alle nur ihren eigenen Bildungswert und ihren Nutzwert haben, und dann nur so einen ‚Projekt-Charakter' haben wollen, den sie jederzeit auch beenden können" (A_Abs. 90).

Andere Befragte, wie zum Beispiel Frau B, schätzen dies allerdings anders ein: Für sie zeichnet sich das Ehrenamt heute durchaus (zumindest auch) durch ein großes Eigeninteresse aus.

> „Dass man eben auch was machen will, wo man selber was von hat, dass das eben auch wichtig ist" (B_Abs. 62).

Ähnlich ist die Erfahrung von Frau F: Sie hat das Gefühl, dass sich Ehrenamtliche in ihrer Rolle so wichtig nehmen, dass das Hauptamt dies für die eigene Arbeit als behindernd empfinden würde. Manche Ehrenamtliche wollten alle mit den Betroffenen gemachten Erfahrungen stets zeitnah und en Detail mit der hauptamtlichen Pflegefachkraft kommunizieren, was Frau F als belastend für die hauptamtlich Pflegenden und die Pflegesituation einstuft:

> „Es war häufig so, dass ich Ehrenamtliche so wahrgenommen habe, dass ich gedacht habe, die arbeiten zum Selbstzweck. Also, da ist etwas sehr Ungutes in der Arbeit. [...] Also ein Beispiel war in C-Stadt auf der Station, dass wir (..) wenn Patienten dort, wenn man merkte, sie treten jetzt so langsam in diese präfinale Phase ein oder die hat wirklich deutlich begonnen, das Sterben tritt jetzt in einen ganz dichten absehbaren Zeitraum, sich plötzlich bis zu zehn Einträge Ehrenamtlicher in der Kurve: ‚Wenn Herr oder Frau M stirbt, möchte ich bitte informiert werden'. Wo ich also manchmal auch richtig zynisch gesagt: ‚Das ist ja hier wirklich wie so'n Sterbe-Tourismus, um wen geht's denn hier eigentlich?' Das kann nun nicht sein, dass hier die Bedürfnisse der Ehrenamtlichen, (.) die dann alle sich mit viel Bohai nochmal verabschieden müssen. Das war mein, als ich hier anfing, war das so dieses Bild, was ich von Ehrenamtlichen hatte, ja: Menschen, die das irgendwie für sich selber brauchen, um sich gut zu fühlen. Das habe ich als teilweise wirklich unangenehm erlebt. Und hab auch gemerkt, gerade in C-Stadt, wo so viele Ehrenamtliche war=n, wir hatten manchmal in den einzelnen Schichten bis zu fünf Ehrenamtliche auf der Station, ja, die ununterbrochen auch miteinander ratschten und wo man eher so das Gefühl hatte, man ist in seiner Arbeit so behindert. Natürlich machten die auch Küche und gingen durch die Zimmer, und waren natürlich auch auch auch (.) gern gesehen von Patienten, aber sie haben für uns in der Pflege tatsächlich manchmal mehr Belastung reingebracht als Entlastung. [...] Weil jeder natürlich auch noch mal, also da war auch so dieses, dass jeder ständig kam. Er oder sie war im Patientenzimmer und ich konnte hinterher wirklich ne Viertelstunde mir anhören (.) bis en detail: Was habe ich denn da geredet, was hab ich für Großtaten vollbracht? Also ich sag das jetzt ein bisschen überspitzt, [Ja, ja, ist schon klar.] aber das ist so: Wenn man das dann über nen längeren Zeitraum (..) jeden Tag erlebt, wird es irgendwann wirklich so, dass man entsetzlich genervt ist und irgendwie denkt: Das kann nicht sein! Das ist wie so'ne Überhöhung" (F_Abs. 43-45).

Diese auch hier wieder deutlich aufscheinende neue „Ansprüchlichkeit" kann sowohl in ihren positiven wie in ihren negativen Wahrnehmungen als Ausdruck des Spannungsfeldes zwischen Geben und Nehmen verstanden werden – und damit als lebendiger Ausdruck des Strukturwandels im Ehrenamt. Zugleich ist damit aber im Grunde auch schon der Themenbereich des nächsten Kapitels angesprochen, nämlich das Verhältnis von Ehren- und Hauptamt.

4.1.4 Zusammenfassung

Zusammenfassend kann man sagen, dass Hospizarbeit und Palliative Care eng mit dem Engagement von Ehrenamtlichen verknüpft sind, wobei die Ehrenamtlichkeit von Beginn an ein wesentlicher Bestandteil der hospizlich-palliativen Idee selbst gewesen ist. Die Befragten thematisierten in diesem Zusammenhang insbesondere drei Bereiche:

a. Zunächst steht für die Befragten außer Zweifel, dass sich die Hospiz- und Palliativarbeit im Laufe der vergangenen drei Jahrzehnte in der Breite der Gesellschaft etabliert hat. Dabei wird das Ehrenamt als konstitutives und unhintergehbares Element der gegenwärtigen Strukturen angesehen, in denen Setting-übergreifend in der Regel Hauptamtliche zusammen mit Ehrenamtlichen tätig sind. Mit der gesetzlichen Verankerung des ehrenamtlichen Engagements ist die Arbeit der Ehrenamtlichen aus einem eher privaten Bereich herausgetreten und hat nun einen öffentlich legitimierten Charakter bekommen. Zugleich konstatieren die Befragten eine Professionalisierung des Ehrenamtes, womit auch die familiären Strukturen in den Hospizvereinen zunehmend verloren gegangen seien. Insofern hat sich auch für die Hauptamtlichen (vor allem Koordinator_innen) die Arbeit gewandelt: Zum einen müssen sie einen Weg finden, sich mit der neuen ‚Kontrolle' zu arrangieren; und zum anderen steht ihnen heute eine heterogener gewordene Ehrenamtlichen-Gruppe gegenüber, deren Mitglieder deutlich mehr Handlungsmöglichkeiten im Ehrenamt realisierten, zugleich aber auch neue Ansprüche und Wünsche nach eigeninitiativer Gestaltung hätten – und dies bei einem ‚schmaleren Zeitbudget'.

b. Diese heterogenen Ehrenamtlichen seien anspruchsvoller geworden und übten ihre Tätigkeiten heute in einem Spannungsfeld aus, das von ‚Geben' und ‚Nehmen' geprägt sei. Sei das Ehrenamt vor einigen Jahrzehnten im Wesentlichen von altruistischen Motiven bestimmt gewesen, so seien heute vielfältige Motive zu finden, die Menschen zum zivilgesellschaftlichen Engagement bewegten: neben eigenen positiven Erfahrungen mit Hospizarbeit oder auch dem Wunsch, vor Ort etwas mit anderen gemeinsam unterstützen zu wollen, nutzen manche ihr Ehrenamt auch für eine berufliche Neuorientierung, setzen es als ‚Gegengewicht' zum beruflichen und privaten Leistungs- und Erfolgsdruck ein oder auch zur Erzielung ‚gesundheitlichen Wohlbefindens'. Diese neue „Ansprüchlichkeit" kann sowohl in ihren positiven wie in ihren negativen Wahrnehmungen als Ausdruck des Spannungsfeldes zwischen Geben und Nehmen und damit als lebendiger Ausdruck des Strukturwandels im Ehrenamt verstanden werden.

c. Trotz oder gerade wegen dieses Strukturwandels sehen die Befragten unterschiedliche soziale Funktionen des Ehrenamtes, wobei vor allem der zeitlich begrenzte ‚mitmenschliche' Besuch, den die Ehrenamtlichen den Betroffenen zuteilwerden lassen, im Zentrum steht: Durch diesen könnten Betroffene zum Beispiel erleben, dass (ihre) Zeit trotz schwerer Krankheit neu mit Lebensqualität gefüllt werde, sie als Person wahrgenommen und nicht nur auf die Krankheit reduziert würden. Darüber hinaus werde aber auch der Wohlfahrtsstaat durch diese solidarische Sorgepraxis in verschiedener Hinsicht entlastet: Zum einen könnten die Ehrenamtlichen den schwerstkranken Menschen persönliche Nähe in einem größeren zeitlichen Umfang schenken, als es hauptamtlich tätigen Profis möglich sei; zum anderen entlasteten sie aber auch die Angehörigen, die sich für die Zeit des Besuchs der Ehrenamtlichen ein ‚time-off' nehmen könnten. Schließlich beförderten Ehrenamtliche auch die Enttabuisierung des Sterbens in der Gesellschaft, indem sie als Multiplikatoren ihres (in der Hospiz- und Palliativarbeit) Erlebten fungierten.

4.2 Das Verhältnis Ehrenamt/Hauptamt

Wie die Ausführungen des vorangegangenen Kapitels gezeigt haben, ist das Verhältnis zwischen ehrenamtlich und hauptamtlich Tätigen für die Befragten durchaus etwas, das für sie von Bedeutung ist. Dabei ist zum einen interessant, welchen Stellenwert und welche Relevanz die Befragten dem Verhältnis in Bezug auf verschiedene Aspekte ihres Arbeitsalltags beimessen (4.2.1); zum anderen lassen sich aus dem Datenmaterial mehrere Merkmale analysieren, durch die das Verhältnis für die Befragten gekennzeichnet ist (4.2.2).

4.2.1 Die Relevanz des Verhältnisses Ehrenamt/Hauptamt

Wie in Kapitel 2 dargestellt, arbeiten gegenwärtig in den verschiedenen Bereichen der Hospiz- und Palliativarbeit (Ambulante Hospizarbeit, SAPV, Stationäre Hospizversorgung, Stationäre Palliativarbeit sowie sektorenübergreifende Hospizarbeit) in der Regel Hauptamtliche und Ehrenamtliche zusammen. Für die ehrenamtlich wie hauptamtlich tätigen Befragten (aller Versorgungsbereiche) hat das wechselseitige Arbeitsverhältnis von Ehrenamt und Hauptamt zentrale Bedeutung. Dabei geht es zunächst darum, dass das wechselseitige Arbeitsverhältnis als bestimmend für die Qualität der Arbeit insgesamt angesehen wird.

4.2.1.1 Der Einfluss der Zusammenarbeit auf die Qualität der Arbeit

Die Perspektive der Hauptamtlichen

Übereinstimmend wird von mehreren Befragten gesagt, dass das Verhältnis zwischen Ehrenamt und Hauptamt die Qualität der eigenen Arbeit wesentlich bestimme. Einige Befragte aus dem Bereich der stationären Palliativarbeit berichten davon, dass sie die Ehrenamtlichen als ‚gefühlte Mehrbelastung' für die Berufsgruppe Pflege erlebten. Frau E, die als leitende Ärztin einer Palliativstation tätig ist, berichtet davon, dass man auf einer Palliativstation die Einführung des Ehrenamtes bereits in der Implementierungsphase abbrechen wollte, weil die Pflegenden diese vor allem als Mehrarbeit erlebten. Dabei habe es Probleme sowohl innerhalb der Berufsgruppe Pflege wie auch bei den Ehrenamtlichen gegeben: Während es auf Seiten der Ehrenamtlichen Unsicherheiten des Einfindens ins Setting und ins Team gegeben hätte, habe bei den hauptamtlich Pflegenden Unsicherheit darüber bestanden, welche Informationen sie in welchem Umfang im Rahmen der ‚Übergabe' an Ehrenamtliche weitergeben sollten. Auch hätten die Hauptamtlichen Unmut darüber empfunden, dass in den komplexen Alltagssituationen auf der Station nun ‚noch zusätzliche Betreuung' des Ehrenamtes nötig werde. Erst im Laufe der Zeit sei diese ‚gefühlte Mehrbelastung' von den Pflegenden akzeptiert worden.

> „Ja, es wurde ne ganze Zeit lang thematisiert. (..) Eigentlich so zu Beginn, als es sich// als es noch nicht so ganz klar war: wer macht so wirklich was. [Mhm] Ja, auch die Ehrenamtlichen mussten sich ja hier erst mal reinfinden. Und natürlich hat das auch bedeutet, dass es für uns ne Zeit lang Mehrarbeit war, insbesondere für's Pflegepersonal. [Mhm] Und das führt schon dazu, dass es sehr kontrovers diskutiert wurde. Das fängt damit an: welche Übergaben gibt man? Also, natürlich unterliegen alle der Schweigepflicht, das ist ja völlig klar. Muss ich da ne lange Übergabe ma-

chen, oder reicht's, wenn ich bloß Stichpunkte gebe? Was ich persönlich bevorzuge. (3) Fragen sie mich dauernd, muss ich auch noch auf sie aufpassen? (?unv. 2 Sek.) wenn sie in eine überlastende Situation reinkommen? Dann ist es für Hauptamtliche Mehrarbeit, dann braucht man=se im Prinzip nicht. [Mhm] Und das hat schon ne Zeit lang gedauert, bis sich das gefunden hat" (E_Abs. 9).

Auch Frau B, tätig als Pädagogin in der Koordination Ehrenamtlicher auf einer Palliativstation, erinnert, dass die Arbeit während der Implementierungsphase von vielen Bedenken seitens der Hauptamtlichen geprägt gewesen sei: Bedenken, ob den Ehrenamtlichen zu vertrauen sei; ob sie grenzüberschreitend seien und Sachen machen würden, die sie nicht könnten/dürften, und die dann gegebenenfalls für ‚Patient_innen' zum Risiko werden könnten; ob sie den hauptamtlich Pflegenden in ihre Sorgearbeit hineinreden würden; ob sie den Datenschutz achteten; ob sie ins Team passten oder nur Fragen stellten; ob sie mangels Erfahrungen überhaupt einen guten Kontakt zu „Schwestern und Patienten" aufbauen könnten; ob sie immer nur über Sterben und Tod reden wollten. Kurz: ob die neuen ehrenamtlichen Personen vor allem zusätzliche Arbeit (aufgrund der Erklärungen und Erörterungen) für die Pflegekräfte bedeuten würden. Der Prozess der Teambildung ist nach Frau B inzwischen gelungen: Den Skeptiker_innen unter den Hauptamtlichen hätten dabei vor allem die Aspekte ‚Zeit' und ‚persönliche Kontakte' mit den Ehrenamtlichen bei der Überwindung ihrer Bedenken geholfen.

Im Gegensatz zu Frau E und Frau B ist es die Erfahrung von Frau I, die als Pflegepädagogin und Pflegefachkraft eines SAPV-Teams tätig ist, dass es durch die qualifizierten Ehrenamtlichen zu einer Entlastung für die hauptamtlich Pflegenden in Form von Arbeitserleichterung komme. Dabei fühlten sich die Pflegenden durch die geteilte soziale Verantwortung entlastet, da die ‚Patient_innen' nicht alleine gelassen werden müssten, sondern sich jemand mit der Pflegekraft zusammen um sie sorge. Auch für die ‚Sterbenden' könnten qualifizierte und erfahrene Ehrenamtliche Entlastung bringen, zum Beispiel in Form von hilfreichen Gesprächen, die es ihnen erleichterten, Belastendes zu verarbeiten.

„Für mich (.) Unterstützung sozusagen (..) ist das ne Erleichterung. Wenn ich weiß, da ist jemand vom Ehrenamt, dann kann ich viel besser gehen. Weil ich weiß, da ist noch jemand, mit dem oder mit der können sie reden. Wenn ich weiß, da ist keiner und das Ehrenamt wird abgelehnt, aus welchen Gründen auch immer, da gibt's ja viele Gründe für, und ich spür' aber, da ist'n Gesprächsbedarf und die Familie kann diesen Gesprächsbedarf nicht decken und ich kann ihn auch nicht decken, weil ich muss noch zu vier anderen. Dann finde ich das extrem schwierig zu gehen, besonders im ambulanten Bereich. Weil wenn ich gehe, dann bin ich// dann ist ja da keiner mehr. [Mhm] Dann ist die Familie noch da, die ja auch wichtig ist, aber die Familie kann nicht alles abdecken, die ist mit drin. Und manchmal hilft es ja, wenn jemand von außen mit dazu kommt" (I_Abs. 20).

„Freue ich mich über jeden, der da mitdenkt und Eigenes mit reinbringt und Gesprächspartner eben ist. Und letztlich muss man ja auch sagen: Der Gesprächsbedarf ist bei vielen doch enorm. Und (..) es braucht halt auch'n bestimmtes Händchen, um ne Vertrauensbasis [Mhm] zu schaffen, um diesen Gesprächsbedarf überhaupt, ja, letztlich Wirklichkeit werden zu lassen, ja? Also, der Gesprächsbedarf ist da, aber er wird nicht mitgeteilt, weil der Gesprächspartner fehlt. Und wenn da jemand vom Ehrenamt kommt, weiß, wie das gemacht werden kann, ja, der einfach auch die richtige Haltung hat, die richtigen Techniken hat, weiß, wie er das aufbauen kann, gewisse Erfahrungen schon hat und vor allen Dingen die Chemie noch stimmt, das ist ja ausschlaggebend, dann ist das ne Bereicherung. [Mhm] Für viele auch ne Chance, nochmal anders Dinge zu sehen, zu verarbeiten" (I_Abs. 21).

Die Perspektive der Ehrenamtlichen

Aus einer ehrenamtlichen Perspektive wird das Verhältnis Ehrenamt/Hauptamt darüber hinaus als Maß für die Qualität der Zusammenarbeit beleuchtet. Für Frau J, die als ehrenamtliche Leitung einer vollständig ehrenamtlich geführten Hospizinitiative[144] arbeitet, wird die Qualität der Zusammenarbeit im Alltag bestimmt durch das Verhältnis zu den Hauptamtlichen im Landkreis. Ihrer Erfahrung nach wird dieses Verhältnis bestimmt von dem Gegensatzpaar ‚guter, reger Kontakt und Austausch' versus ‚kein/wenig Kontakt und Austausch'. Letzteres erlebe sie vor allem mit den Berufsgruppen Pflege und Medizin, von deren Seite – zum Teil aus Gründen zwischenmenschlicher Enttäuschungen (Wohlfahrtsverband), aber auch „trotz guten Willens" (Pflegedienst) oder auch eines „guten Drahtes" (SAPV-Team) – kaum Anfragen zur Zusammenarbeit erfolgen würden. Vom SAPV-Team, das nach Frau J – anders als die Pflegedienste – über „Ausstattung, Eignung und Zeit" verfügt, um Gespräche mit Betroffenen zu führen und diese abzurechnen, würde das Ehrenamt möglicherweise als Konkurrenz erlebt. Weiterhin nimmt sie als Grund für die ‚Reserviertheit' der Hauptamtlichen an, dass Raum und Zeit in der Begleitungssituation möglicherweise zu knapp seien, damit alle Akteure – Hauptamtliche vom SAPV-Team und Ehrenamtliche von der Hospizinitiative – (gemeinsam) handeln könnten.

---

[144] Der überwiegende Teil der ambulanten Hospizdienste in Deutschland beschäftigt seit 2001 qualifizierte Koordinator_innen hauptamtlich als Hospizfachkraft nach der Rahmenvereinbarung gemäß § 39a Abs. 2 SGB V, deren Personalkosten von den Krankenkassen mit einem Zuschuss gefördert werden (DHPV 2012a, S. 8ff.). Es gibt aber auch nach wie vor einige Hospizinitiativen, die darauf bewusst verzichten, sich den Qualitätsvorgaben der Krankenkassen zu unterstellen, sie koordinieren ihre Hospizinitiativen weiterhin ehrenamtlich.

„Während mit dem Nachbarort (.) das SAPV-Team, was ne gute Mannschaft ist, ein
guter Draht ist, eigentlich, [Mhm] und wir trotzdem nicht gerufen werden. Warum
auch immer. Also, eine Begründung auf Nachfrage, da sind wir im Gespräch, heißt:
‚Wenn wir erst da drin sind, wir, das Team, (?unv. 1 Sek.) dann ist kein Platz mehr‘.
Was mir auch die Ärzte gesagt haben: ‚Es sind schon zu viele Leute, die da sich
kümmern, und es geht da zu wie im Taubenschlag. Und (.) für Euch, tut uns leid,
bleibt kein Raum, keine Zeit nicht mehr‘. [Mhm] Ob das wirklich so ist, weiß ich
nicht. [Mhm] Aber vorstellbar ist es schon, mir wurde das schon auch von Angehörigen berichtet, dass das schade ist, aber (.) ja. [Mhm] Außerdem haben die hauptamtlichen Kräfte auch ne Eignung, selber Gespräche zu führen. Und ich glaube, sie
haben auch mehr Zeit zur Verfügung, die sie abrechnen können [Mhm] inzwischen,
so dass wir dann vielleicht auch Konkurrenten wären. Das// ja" (J_Abs. 15).

Ein guter Austausch und Kontakt hingegen wird von ihr in Bezug auf die hauptamtlichen Koordinator_innen anderer ambulanter Hospizvereine im Landkreis
benannt: Dieses Verhältnis wird von Frau J als ‚sehr gut‘ eingestuft, was sich in
einer regen Zusammenarbeit der Vereine auf mehreren Ebenen zeigen würde
(gemeinsame Fortbildungen, zu denen wechselseitig Einladungen erfolgten;
Austausch in Bezug auf die ‚Begleitungen‘). Für das Wachsen eines solchen
(inter)aktiven Verhältnisses, das sie als Qualitätsmerkmal gelingender Zusammenarbeit ansieht, spielt für Frau J der Faktor ‚Zeit‘ eine wesentliche Rolle.

„Ja, das Verhältnis Hauptamtlich: Was bei uns gut ist, und wir sind gut vernetzt, das
sind die einzelnen Vereine untereinander. Und zwar sowohl Hauptamtliche und Ehrenamtliche miteinander. Also zum Beispiel hier im Kreis X-Stadt haben wir fünf
Vereine, und der Xy-Kleinstadt-Verein arbeitet hauptamtlich. Die haben so viel zu
tun, weil sie auch Belegbetten im Xy-Kleinstadt-Krankenhaus haben, und das ist ein
großer Verein. Und die Verbindungen hier im Kreis sind ganz toll. Wir tauschen und
gegenseitig aus, wir laden uns gegenseitig zu Fortbildungen ein. Da guckt keiner:
‚Hier, ihr werdet aber bezahlt, und wir nicht‘. Also, das gibt‘s gar nicht. Aber auch
das ist zwischen// hat mit den menschlichen (..) Sympathien zu tun, also. Ja. Ich
denke, so. Denn das hat// ist auch erst// noch nicht alt, ist auch erst gewachsen.
[Mhm] Da ist also Hauptamt – Ehrenamt überhaupt kein Thema, keine Belastung,
gar nix. Im Gegenteil, auch wenn zum Beispiel die Xy-Kleinstadt-Leute aus der
Probstei, ist ja ein großes, großes Gebiet, was ja keinen eigenen Verein hat, wenn
die Anfragen bekommen und sagen: ‚Das ist so weit von Xy-Kleinstadt, und ihr aus
der Xz-Gemeinde seid doch dichter dran‘, oder ‚Wir haben gerade keine Kapazitä-
ten, könnt ihr nicht?‘, dann wird das sofort umgesetzt. [Mhm] Also ‚Amtshilfe‘, in
Anführungsstrichen" (J_Abs. 39).

Auch von Frau D, die ehrenamtlich auf einer Palliativstation tätig ist und hauptamtlich in einem Funktionsbereich derselben Klinik arbeitet, ist das Verhältnis
für die Qualität der Zusammenarbeit relevant. Sie macht dies deutlich am Bei-

spiel der Praxis der ‚Übergabe' von Patient_innen-Informationen. Frau D erzählt, dass ihr die Fakten, die den Ehrenamtlichen über eine Wandtafel vom Hauptamt zur Verfügung gestellt werden, als zu knapp erscheinen. Für eine bessere Qualität der gemeinsamen Sorgepraxis, respektive der Zusammenarbeit hält sie vor allem ausführliche Informationen vom Hauptamt (Pflegepersonen) in Form einer mündlichen ‚face-to-face'-Übergabe zwischen Ehrenamt und Hauptamt für besser. Auf Nachfrage erzählt Frau D, dass sie eigeninitiativ dem Hauptamt bislang noch keine Rückmeldung zu Situationen ihrer Sorgepraxis gegeben habe.

„Früher gab es wohl so kleine Übergaben zwischen Hauptamt und Ehrenamt, jetzt wird an diese Tafel geschrieben. Da steht aber immer wenig drauf. Wenig bis gar nichts. Gut, das, denke ich, könnte wieder so in die andere Richtung gehen: dass man so eine persönliche Übergabe macht und ich schon mal weiß: Ah, Patient in Zimmer 8 hat nen großen Gesprächsbedarf, oder, ne? Guck da mal als erstes rein, ne? Nachher bleib ich in Zimmer 1 hängen, und Zimmer 8 geht leer aus. [Mhm] Also da vielleicht nochmal mehr informiert werden: Wo hat denn jemand irgendeinen Bedarf, oder wo kann ich was einkaufen, oder keine Ahnung, das, was aktuell los ist an dem Tag für die Leute, ne? [Mhm] Da könnt' ich mir mehr Informationen vorstellen. Weil das findet im Moment nicht statt. Aber es ist wohl auch ne Schwierigkeit dadurch, dass die Station erweitert wurde, und so viele Berufsgruppen und die ständig irgendjemandem irgendeine Übergabe machen müssen [lacht], dass denen das zu viel wird. Und deshalb kam diese Idee mit der Tafel und ‚wir schreiben es einfach auf', aber: könnte mehr sein, finde ich" (D_Abs. 62).

„Nee, aber es gibt bestimmt Situationen, wo ne Rückmeldung gut wäre. [Mhm] Wo Patienten Bedürfnisse haben, ne? Oder Angehörige. Dass ich die dann weitergebe. [Mhm] Ja, das könnte ich mehr machen. Ist bestimmt sinnvoll" (D_Abs. 69).

4.2.1.2 Die unterschiedlichen Handlungslogiken und die Erwartungen aneinander

Für einige der Befragten ist das Verhältnis in Bezug auf die unterschiedlichen Handlungslogiken bzw. die damit verknüpften Erwartungen der Hauptamtlichen an das Ehrenamt von Bedeutung. Nach der Erfahrung etwa von Herrn L, Sozialpädagoge und Leiter eines stationären Hospizes (mit Erfahrungen auch im ambulanten Hospizdienst), haben die Hauptamtlichen die Erwartung, dass die Ehrenamtlichen möglichst in gleicher Handlungslogik wie sie selber arbeiteten – das Ehrenamt solle zum Beispiel „genauso in einen Dienstplan hineinpassen"; zugleich würde das Hauptamt das Verhältnis zum Ehrenamt vor allem dann thematisieren, wenn das Ehrenamt plötzlich fehle bzw. ausfalle.

„Ja, wenn es denn etwas fehlt an Ehrenamt, dann sind sie immer ganz erschrocken, weil Ehrenamt kann krank werden, kann ausfallen, muss nicht kommen [Ja.], hat die Freiheit [Mhm]. Diese Erwartung, (.) wenn die enttäuscht wird, denke ich, die Wegnahme einer Täuschung ist das ja, dass man denkt, sie müssten genauso in einen Dienstplan reinpassen wie das Hauptamt. Da muss es auch solche Enttäuschungen immer wieder mal geben, dass man spürt: Ach, wenn die nicht da ist, sind die Blumen dann tatsächlich nicht gemacht oder das passiert dann nicht" (L_Abs. 14).

Wie für Herrn L ist auch für Frau B das Verhältnis von Ehrenamt und Hauptamt in Bezug auf die unterschiedlichen Handlungslogiken relevant. Frau B hat die Erfahrung gemacht, dass die Hauptamtlichen sich zur Unterstützung – etwa im Rahmen von Projekten der Öffentlichkeitsarbeit der Einrichtung – eher eine hauptamtliche pädagogische Kraft als eine ehrenamtliche Mitarbeiterin wünschten.

„Wenn ne Kollegin da letztens zu mir sagte: ,Ja, weiß ich auch nicht, manchmal sind die dann doch irgendwie so zurückhaltend. Wie krieg' ich die denn irgendwie ein bisschen aktiver einbezogen? Oder irgendwie, konnten–se wieder nicht', hann kurzfristig abgesagt'. (...) Dass da manchmal dann so'n bisschen Frust auch aufkam, auch so von wegen ,Ja, ich dachte, die leiten dann auch so'n bisschen mehr an, oder würden jetzt auch vielmehr in die Tagungen mit einsteigen, und würden auch bei den Treffen mit dabei sein, und kümmern sich da um Essen und Trinken und so'. Da war eigentlich eher so eine pädagogische Kraft noch mal mehr gewünscht, so an Unterstützung, was die Ehrenamtlichen dann manchmal einfach nicht geleistet haben, vielleicht auch nicht konnten. Oder so ihre Rolle da einfach auch anders gesehen haben" (B_Abs. 22).

Die Hauptamtlichen, so Frau B, hätten in diesem Zusammenhang ein Dilemma erlebt: Einerseits hätten sie Frust empfunden über das Recht der Ehrenamtlichen, das ,Level' des eigenen Engagements im Projektverlauf selber bestimmen zu dürfen. Aber andererseits hätten sie parallel auch Freude über das Gestalten gemeinsamer Projekte mit dem Ehrenamt erlebt. Frau B stellt insgesamt einen hohen Gesprächs- und Reflexionsbedarf des Hauptamtes fest. Dabei beschäftigt die Hauptamtlichen vor allem die Frage, wie sie einen aktiveren Einbezug der Ehrenamtlichen und mehr Motivation und Verbindlichkeit erreichen könnten, aber auch, was Ehrenamtlichen an Regeln und Verbindlichkeiten überhaupt zuzumuten sei.

Auch Frau M, tätig als Pflegewirtin und Leitung in einem stationären Hospiz (mit Erfahrungen auch in den Settings ambulanter Hospizdienst und SAPV), sieht das Verhältnis von Ehrenamt und Hauptamt als eines der gegenseitigen Erwartungen: Allerdings erlebt sie – anders als Herr L und Frau B – vor allem

Erwartungen des Ehrenamtes an das Hauptamt und das Setting. Diesen Erwartungen müsse die Leitung begegnen.

„Ja, es ist schon so'n Thema. Also, es ist schon auch echt (..) herausfordernd. Also C [Vorname der Einrichtungsleitung] sagt immer: ‚Also sie müss// Wenn sie nicht hier arbeiten wollen, dann müssen sie auch nicht'. Also, die haben mir zum Beispiel gestern ihren, einen Zettel vorgelegt, also die Küche […] wäre unpraktisch und müsste einen kompletten Umbau kriegen. (lacht) Oder das Wohnzimmer wäre ihnen zu laut. (lacht) Also das ist natürlich auch sehr groß, und dadurch ist es laut. Also, sie haben ja auch recht, so, ne? Und wenn man natürlich in so ner stressigen Situation sind, Formular vorgelegt kriegen, wo und was hier alles umgebaut werden muss und dass wir einen radikalen Küchenumbau brauchen und dass das Wohnzimmer, so wie es ist, so nicht geht, (lacht) und C [Vorname der Einrichtungsleitung] das zu hören kriegt, dann ‚Oh, das darf jetzt nicht wahr sein, da geht's nicht lang'. Also wenn man dann eh schon voll ist, dann kann man das halt nicht hören" (M_Abs. 91).

„Ich denke// Ja, ich bin dann halt eher so, dass ich dann denke: Okay, kann man denn nicht auf einzelne Sachen eingehen? Kann ich denen halt klarmachen: ‚Okay, ne Trennwand bringt da nichts, weil es ist die Raumlautstärke, nicht jetzt die Trennwand, die was helfen würde'. So, ich versuche da halt drauf einzugehen, aber es braucht halt wirklich Geduld. Und manchmal denke ich auch, wenn der Zehnte ankommt und sagt: ‚Ja, wie wär's denn damit?', ‚Oh, nee, (..) hab ich schon zehnmal besprochen, ham wir// (.) haben wir uns schon was überlegt'. Also es ist halt schon (..) ne Sache, die muss gepflegt werden. Und gleichzeitig sehe ich aber auch, wie wertvoll sie ist" (M_Abs. 92).

Die Erwartungen der Ehrenamtlichen seien für das Leitungsteam aber auch mit Blick auf die konkrete Zusammenarbeit eine Herausforderung gewesen. Denn das Verhältnis zwischen den wenigen Hauptamtlichen und der zahlenmäßig größeren Gruppe der Ehrenamtlichen, so Frau M, sei seinerzeit auch von Befürchtungen der Hauptamtlichen bestimmt gewesen, dass das Leitungsteam den Ehrenamtlichen eine größere Wichtigkeit einräumen könnte als den Hauptamtlichen: Zum einen sei dieser Eindruck dadurch entstanden, dass die Ehrenamtlichen rascher ein vertrauteres Team gebildet hätten als die Hauptamtlichen; zum anderen seien die Hauptamtlichen unsicher gewesen, welche Aufgaben die Ehrenamtlichen übernehmen könnten. Im Laufe der Zeit, so stellt Frau M fest, habe für die Hauptamtlichen jedoch der Austausch mit dem Ehrenamt an Bedeutung gewonnen, so dass sie sich gegenwärtig sogar als ‚ein Team' verstanden wissen wollten.

„Was haben denn Hauptamtliche noch gesagt, was sie wichtig finden? Ja, so den Austausch auch. Also, sie wollen schon so als Team auch gesehen werden, also, das war ganz wichtig, wir haben da jetzt drüber gesprochen. Ich hatte erst die Weih-

nachtsfeier der Ehrenamtlichen geplant, also ich habe nen Termin festgelegt. Und
dann haben wir überlegt: Wann machen wir denn die der Hauptamtlichen? Und dann
kam ganz klar, die Aussage: ,Nee, wir wollen mit den Ehrenamtlichen zusammen
Weihnachtsfeier machen'" (M_Abs. 71).

4.2.1.3 Das Ehrenamt als Notwendigkeit zur Reflexivität

Befragte aus dem Haupt- wie dem Ehrenamt sehen ein reflexives Verhältnis als
Voraussetzung für gelingende Zusammenarbeit an. Die Notwendigkeit zur Reflexivität ergibt sich dabei für sie daraus, dass mit dem Ehrenamt „ein gänzlich
anderer Akteur" im Setting mitarbeite. Damit würde ein kontinuierlicher Prozess
des aktiven Aushandelns der Rolle, aber auch der Arbeit selber, in Gang gesetzt,
wobei für die Befragten das prozessuale Aushandeln des Verhältnisses zwischen
ehrenamtlich und hauptamtlich Tätigen die Grundlage gelingender Interaktionen
und in der Folge auch für eine Praxis gelingender Zusammenarbeit bildet. Diese
Einschätzung teilen sowohl die Ehrenamtliche Frau N, die in einem stationären
Hospiz tätig ist, als auch die Hauptamtliche Frau G, die als Pflegewirtin in der
Koordination Ehrenamtlicher und der Leitung im sektorenübergreifenden, (vor
allem) stationären Setting einer onkologischen Klinik arbeitet. Beide vertreten
die Auffassung, dass das Verhältnis zwischen Haupt- und Ehrenamt angesprochen und verhandelt werden müsse und sich nicht von selbst ergebe. Frau G
beschreibt das Verhältnis als eines mit Beziehungscharakter, in das es ihrer Erfahrung nach ,zu investieren' gelte und welches durch die entweder/oder-
Merkmale „sehr gut" bzw. „sehr schwierig" gekennzeichnet sei. Im Wortlaut
heißt es bei Frau G:

> „Es gibt erst mal ein Verhältnis. Das finde ich total wichtig, dass es ein=s gibt. Und
> ich würd fast sagen, dass es auch eine Beziehung ist und nicht nur'n Verhältnis.
> Zumindest in der Arbeit hier. Und das ist auch eins, was nich' immer// also was
> nicht (.) einzig aus Liebe besteht, so, das sieht man schon. Also, sich damit zu be-
> schäftigen, finde ich schon ne wichtige Sache, weil es, wie du das vorhin auch schon
> sagtest, einfach Spannungen auch gibt [Mhm] (.) Und das ist auch recht polarisiert,
> glaube ich" (G_Abs. 4).

Für Frau N sind Fragen der Verantwortung und der Anerkennung dabei zentral;
zur Relevanz des Verhältnisses für die eigene Arbeit äußert sie:

> „Also ein gutes Verhältnis, würde ich sagen, stellt sich nicht einfach so ein, sondern
> es braucht ne Struktur, wo einfach klar ist: Okay, was sind die Aufgaben des Ehren-
> amtes? Warum sind Ehrenamtliche überhaupt da? Wo sind die Grenzen? Mit wel-
> cher Haltung, mit welchem Selbstverständnis mache ich da Aufgaben? Es geht ganz

viel auch um Verantwortung und was halt immer schwierig ist, ist die Frage von Anerkennung [Mhm] würde ich sagen. Das unterscheidet Ehrenamtliche ganz stark von Hauptamtlichen, weil sie einfach kein Geld bekommen. Und ganz platt gesagt, würde ich sagen, sie sind viel mehr darauf angewiesen, irgendwie anders Anerkennung zu bekommen. Weil sie ihre Zeit spenden (.) und ihre Zuwendung und (.) da funktioniert es gut, wenn man in nem Haus ist, wo man das Gefühl hat, man wird gesehen, man (.) wird gepampert, also dann wird// (.) ganz oft gibt's ein Lob und auch wirklich gerne zu viel als zu wenig als zu wenig gesagt: ,Das ist echt toll, dass ihr das macht', so. Das habe ich gemerkt, dass das (.) ganz wichtig ist. (..) Nicht nur aus meiner persönlichen Erfahrung, natürlich brauche ich auch Anerkennung, aber ich hab einfach gemerkt, dass viele Leute// also dass sie ohne dem// dass das nicht funktioniert. Und dass sie dann irgendwann diesen Job auch nicht mehr hatten (.) [Mhm] und wollten" (N_Abs. 12).

Auch Frau F, die als Pflegefachkraft in einem palliativmedizinischen Konsildienst und als Koordination von Ehrenamtlichen auf einer Palliativstation tätig ist, betont das Verhältnis von Ehrenamt und Hauptamt. Allerdings steht für sie dabei – anders als bei Frau N und Frau G – nicht der kontinuierliche Prozess des *aktiven* Aushandelns des Verhältnisses zwischen ehrenamtlich und hauptamtlich Tätigen im Vordergrund, sondern die sich verändernden Strukturen: So sei die Arbeit „hochtouriger" geworden, überall fehle es an Zeit und Ruhe, was den Interaktionsprozess zwischen Ehrenamtlichen und Hauptamtlichen wesentlich beeinflusse. Wichtig seien dabei auch Organisationsstrukturen, wobei sich Frau F in diesem Zusammenhang vor allem auch an die Implementierung der Zusammenarbeit mit Ehrenamtlichen in ihrer Einrichtung erinnert, die ,Top-Down' von statten gegangen sei:

„Ja, also, das ist, wie gesagt, das ist ein veränderbarer Prozess oder ein Prozess, der sich ständig verändert. Am Anfang ist es tatsächlich so gewesen, dass sich sehr viele Mitarbeiter der Palliativstation gegen Ehrenamt ausgesprochen haben, und das wirklich nicht wollten. Und wir dann wirklich eine Entscheidung getroffen haben. Das war ein mühseliges Ringen, so im Sinne eines (..) wir// die// also (..) eine knappe Mehrheit will es und alle anderen werden gebeten, sich einfach darauf einzulassen. Im ersten Jahr gab's relativ viele Reibungen, das musste sich wirklich zurecht ruckeln" (F_Abs. 17).

Des Weiteren erwähnt Frau F die Bettenerweiterung, die unter anderem neues Personal und damit das Neu-Verhandeln-Müssen der Zusammenarbeit zwischen Ehren- und Hauptamtlichen zur Folge gehabt habe.

„Und wir haben immer wieder das Problem auf der Palliativstation, dass seit der Bettenerweiterung Übergaben wahnsinnig viel Zeit in Anspruch nehmen, weil wir ja ne sehr umfassende Übergabe für Patienten immer machen. Und dann kamen irgendwie die Mitarbeiter drüben auf mich zu und sagten: ‚Wir können uns das jetzt nicht mehr leisten, auch noch den Ehrenamtlichen ne gründliche Übergabe zu machen'. (..) Puh, ja, das finde ich, ist wirklich also ein sehr brisantes Thema. Wir hatten uns sowieso schon mal dem Thema gewidmet: Was soll Ehrenamtlichen in der Übergabe gesagt werden? Und da geht's gar nicht um medizinische Details, sondern wenn um medizinische Dinge, eigentlich nur die für sie relevanten Dinge oder wirklich Dinge, die einen vielleicht erschrecken könnten. Also, wenn jemand exulcerierend ist oder ein besonders starker Geruch ist im Zimmer, oder jemand stark erbricht, oder jemand kognitiv eingeschränkt, dann kann man das vermitteln [Mhm], ohne eine großartige Diagnose zu sagen – soviel Zeit muss aber sein. Das möchte die Pflege im Moment nicht mehr, unsere Stationsleitungen. Und haben ein System eingeführt, dass sie die Zimmernummern hinschreiben und nur noch wichtige Dinge daneben. Die ‚wichtigen Dinge' sind dann häufig nur noch ‚MRSA', wenn man Glück hat. Aber nicht: ist jemand verstorben, und diese Besonderheiten, die ich gerade benannt hab. Da geht gera// also geht bisschen was verloren" (F_Abs. 28).

Von ähnlichen Erfahrungen berichtet auch Herr L: In vielen Settings fehle es an der ‚Ressource Aufmerksamkeit' für die beiden Akteursgruppen Ehrenamt und Hauptamt und damit für die Entwicklung ihres Verhältnisses zueinander, weshalb er vorschlägt, zum Beispiel das stationäre Hospiz als „Lernort" zu denken und zu begreifen: Das praktische Erleben sieht er als die beste Art der Erfahrung zwischen Hauptamtlichen und Ehrenamtlichen an. Damit verbindet sich für Herrn L vor allem die Hoffnung, dass das Hauptamt versteht, was das Ehrenamt leistet und dass es als Akteur in der Sorgepraxis für Sterbende nicht ersetzbar sei. Die Aufmerksamkeit, die nach Ansicht von Herrn L eigentlich den Ehrenamtlichen gehören sollte, gehe manchmal in die Arbeit mit den Hauptamtlichen. Folglich komme es zu der Problematik, dass immer weniger Wertschätzung und Anerkennung zwischen Ehrenamtlichen und Hauptamtlichen, aber auch der Hauptamtlichen untereinander vorhanden sei. Seine These ist, dass so viel an Aufmerksamkeit und Achtsamkeit an die von unheilbarer Krankheit betroffenen Personen, die An- und Zugehörigen und Trauernden gehe, dass keine Zeit und keine Ressourcen mehr für die Akteure im Haupt- und Ehrenamt bleibe.

„Meine Phantasie ist, oder vielleicht auch nicht mehr meine Phantasie, sondern meine Hypothese ist, dass oft im Alltag das Hospizes diese gegenseitige Wertschätzung und Anerkennung zwischen Ehrenamt und Hauptamt [Mhm] einfach (..) nicht böswillig, aber einfach keine (..) Zeit oder (.) nicht mehr möglich ist, weil so viel an hoher Aufmerksamkeit und Achtsamkeit den Hospizbewohnern und den Angehörigen entgegengebracht wird, dass die Schale einfach leer ist. [Mhm] Das würde ich aber nicht nur als ein Phänomen zwischen Haupt- und Ehrenamt// sondern unter dem Hauptamt auch, dass die Hauptamtlichen auch untereinander relativ schnell unachtsam sind, wenn's unter=nander geht. Und vielleicht weil sie eine so hohe Aufmerksamkeit dem Bewohner, dem Sterbenden, den trauenden Angehörigen und so weiter entgegenbringt, die ja immer in der Position sind, wo das immer erstmal erwartet wird. (..) Und ich glaube, dass man dann die Achtsamkeit dem Ehrenamt gegenüber, was das leistet, einfach nicht mehr// nicht wertschätzt, das wäre zu negativ, sondern, dass einfach die (.) Kraft nicht mehr da ist dann. Das ist glaube ich die größte Gefahr hier" (L_Abs. 10).

Auch von Herrn H, der als Pastor in der Koordination Ehrenamtlicher und Leitung im sektorenübergreifenden (vor allem ambulant) palliativen Setting einer onkologischen Klinik tätig ist, wird das Verhältnis als ‚Lernort' wahrgenommen. Er sieht dabei jedoch anders als Herr L weniger das einzelne Setting als Ort, sondern möchte die Praxis der Hospiz- und Palliativarbeit insgesamt als Ort kritischer Reflexion verstanden wissen. Dies sieht er als notwendig dafür an, um entscheiden zu können, welche Richtung die Arbeit von Haupt- und Ehrenamtlichen nehmen solle. Dafür führt er zwei Argumente an: Im Rahmen der SAPV sei es durchaus sinnvoll, wenn Hospiz-Koordinator_innen medizinisch-pflegerischen Berufen angehörten, da es bei dieser Versorgungsform um die Kooperation mit Ärzt_innen und weiteren Pflegenden gehe. Allerdings hält Herr H dieses Konstrukt insgesamt für ungünstig, da seiner Erfahrung nach die Koordination der Sorgepraxis durch medizinisch-pflegerisches Personal Strukturen schaffe, die einer möglichst effizienten Versorgung diene und der sich die Hospizarbeit perspektiv unterordnen müsse. Dieses Angleichen an die Palliativmedizin ohne Berufsvielfalt entspricht nach Herrn H nicht mehr dem Ansatz und Wunsch der einstigen Hospizbewegung, außerhalb des Gesundheitssystems zu handeln. Herr H betrachtet die Hospizarbeit nicht unterteilt in Ehrenamt und Hauptamt, da beide Akteure die ursprüngliche Idee der Hospizbewegung historisch verbunden hätten. Dieses konstitutiv verbindende Element möchte Herr H für eine Reflexion der Ausrichtung der (medizinisch-pflegerisch dominierten) Arbeit in den Settings nutzen.

„SAPV ist ja Pflege, Medizin, die sind ja sehr stark so ausgerichtet: Das wird finanziert, die Koordination wird da finanziert. Und die müssen jetzt eben, wenn die SAPV anbieten, auch kooperieren mit Hospizdiensten. Da müssen die Ehrenamtlichen mit rein. Wird dann größtenteils koordiniert von medizinisch-pflegerischen Fachkräften, die dann irgendwann auch mal an nen Hospizdienst denken. Darum glaube ich, je nachdem wie stark die einzelnen Berufsgruppen in diesen neuen Strukturen sich aus dem Pflegerisch-Medizinischen heraus definieren, wird dann mehr oder weniger diese Hospizarbeit auch in einer Schnelligkeit eingefordert werden können, oder auch nicht, wo man überlegen muss, ob das ein günstiges (..) Konstrukt ist. Daran hab ich so meine Zweifel. Weil ich eben auch nicht aus dieser Berufsgruppe komme, und merke, die Sprache im Bereich vom Hospizlich-Palliativen: Wenn die sich mehr und mehr dem Palliativmedizinischen angleicht, wird sie ins Gesundheitssystem eingehen. Und das, was früher an Protest war, [Mhm] auch

durch andere Berufsgruppen, (.) wird vielleicht ne neue Protestbewegung werden –
oder eben nicht" (H_Abs. 28).

Als Voraussetzung einer von Reflexivität geprägten Zusammenarbeit sieht Frau
B neben gemeinsam getroffenen Absprachen (auf der Station) und gemeinsamen
Aktivitäten zur Entwicklung/zum Vorantreiben von Projekten (im Bereich Öffentlichkeitsarbeit) vor allem die Bereitschaft zur Kommunikation bei allen Beteiligten an: Es gelte, miteinander darüber in den Austausch zu kommen, wie die
gemeinsame Arbeit zu strukturieren sei und wie darin die Absprachen umgesetzt
werden könnten. Denn ohne das Interesse, sich aufeinander einzulassen, ein
Verständnis für die jeweiligen Eigenarten und ein großes Maß an Behutsamkeit
würde die Arbeit nicht gelingen. Die Aufgabe der Koordinator_in sieht Frau B
im Wesentlichen darin, bei den Hauptamtlichen um Verständnis für die Freiwilligkeit des Ehrenamtes zu werben. Denn aus ihrer Sicht stehe der Wunsch (der
Hauptamtlichen) nach Verbindlichkeit dem legitimen und grundlegenden Recht
der Ehrenamtlichen gegenüber, zum Beispiel Termine absagen zu dürfen; Ehrenamtliche und Hauptamtliche hätten per se nicht die gleichen Verbindlichkeiten.
Des Weiteren gelte es, bei Hauptamtlichen Reflexionen anzuregen, die folgende
Fragen betreffen: Welche Erwartungen an das Ehrenamt gibt es? Was ist an
Engagement-Bereitschaft realistisch zu erwarten? Wo ist zu akzeptieren, dass
etwas nicht umgesetzt werden kann, weil Ehrenamtliche keine bezahlten Mitar-
beiter_innen seien?

4.2.2   Charakteristische Merkmale des Verhältnisses

Ging es in Kapitel 4.2.1 um die Bedeutung des Verhältnisses Ehren-
amt/Hauptamt für verschiedene Aspekte der eigenen Arbeit der Befragten, behandelt Kapitel 4.2.2 mehrere Merkmale, durch die für die Befragten das Verhältnis als solches charakterisiert ist.

4.2.2.1   Freiheit

Als besonderes Merkmal des Verhältnisses zwischen Ehrenamt und Hauptamt
benennen einige der Befragten die ‚Freiheit' des Ehrenamtes im Kontrast zur
‚Pflicht' des Hauptamtes. In der konkreten Praxis bildeten diese beiden Merkmale von Haupt- und Ehrenamt zwar ein Spannungsfeld, könnten sich zugleich aber
auch wechselseitig ergänzen. Weil das Ehrenamt nicht bezahlt werde und die
Ehrenamtlichen deshalb zu allem ‚Nein' sagen könnten, sie also „nicht hierar-

chiegebunden" und insoweit „machtvoll frei" seien, brächten sie eine komplementäre, ungebundene Perspektive in die sorgende Praxis ein. Dabei gelte im
Ehrenamt das ‚Prinzip der Wahl‘ nicht nur mit Blick auf die zu begleitenden
Menschen (ein_e Ehrenamtliche_r dürfe in der Regel den Menschen begleiten,
den sie oder er begleiten möchte), sondern der freiheitliche Aspekt sei auch bezogen auf die Reflexion der institutionellen Strukturen und der Prozesse in der
Organisation.

Für Frau G zeigt sich dieses Frei-Sein der Ehrenamtlichen in deren unbe-
darfter Kritik an der Organisation/Institution. Damit brächten Ehrenamtliche die
Hauptamtlichen einerseits zum Nachdenken über organisationale und institutionelle Vorgänge; zum anderen ermöglichten sie ihnen damit aber auch einen
Blick darauf, was sie selber möglicherweise hindert, solche Fragen zu thematisieren. Der ehrenamtliche Akteur wirke also durch sein ‚freies‘ Handeln als Ka-
talysator im Hinblick auf das Hauptamt.

> „Und sie können mehr als das Hauptamt, in so nem Krankenhaus oder Altenheim
> oder vielleicht auch in nem Hospiz, oder auch in nem Pflegedienst, weil sie nicht
> hierarchiegebunden// in das System eingebunden sind. Weil sie jederzeit// die kön-
> nen nämlich auch gehen. (..) Und das ist jedem bekannt. Und das hat auch ein ge-
> wisses (..) na, Drohpotenzial ist falsch, aber es hat ne gewisse Macht. (.) So. Und ist
> frei von: Ich habe mich über das System geärgert, deswegen kritisiere ich es, sozu-
> sagen. Sondern es ist// wenn jemand von den Ehrenamtlichen einfach nur fragt: ‚Sag
> mal, warum geht denn dies hier so?‘, hat das nichts mit persönlichem Ärgernis über
> das System zu tun, sondern mit irgendwie einfach ner echt völlig normalen Frage
> und nem gesunden Menschenverstand, der einfach mal wissen will, wie's geht. Und
> diese Frage kann bedeuten, dass alle plötzlich nachdenken. Und nicht gefärbt von:
> Da will einer einem was auswischen, sondern wirklich irgendwie mit dem Hinterge-
> danken ‚Ey, da hat jetzt echt mal einer was gefragt. Stimmt eigentlich, hätten wir uns
> eigentlich auch mal fragen können. Warum hat sich das eigentlich keiner getraut?‘.
> So oder irgendwie, also das ist// Und deswegen ergänzen die sich" (G_Abs. 35).

Ein weiterer Aspekt im Kontext von ‚Freiheit‘ als charakteristischer Aspekt des
Verhältnisses zwischen Ehrenamtlichen und Hauptamtlichen liegt für Frau G
darin begründet, dass die Ehrenamtlichen „einfach gehen" könnten, wenn sie die
Bedingungen der Arbeit nicht mehr akzeptierten, die Hauptamtlichen hingegen
bleiben müssten, da sie in der Regel von der Arbeit ihren Lebensunterhalt bestreiten würden.

> „Und mancher Ehrenamtliche stellt ne Frage, die sich ne Pflegekraft hier nicht zu
> fragen traut. Weil die Pflegekraft muss von dem Geld, was sie hier verdient, ihr
> Häuschen abbezahlen und der Ehrenamtliche geht, wenn es ihm hier nicht mehr
> passt, in den Kindergarten und liest Märchen vor. [Mhm] (3) (lacht) Es ist einfach

so. Ja? (..) Und das ist glaube ich ne wichtige Funktion und ne schöne Ergänzung. (..) Wenn das gut klappt" (G_Abs. 36).

Frau M sieht in der Systemunabhängigkeit der Ehrenamtlichen allerdings eher ein Spannungsfeld aus ‚Freiheit-lassen' und ‚Regeln-machen': Einerseits wollten die Ehrenamtlichen Gutes tun und sich einbringen, was Frau M begeistert:

> „Also es gibt zum Beispiel eine, die hat ihren Mann verloren, die strickt seit zwei Jahren Strümpfe. Und hat jetzt schon tausend Euro oder so zusammengestrickt, von denen wir jetzt schon nen Pflegerollstuhl gekauft haben. Jetzt hat sie heute mir ne Mail geschrieben, wir können von zweitausendsreihundert Euro wieder irgendwie etwas kaufen. Also das ist für sie irgendwie ne wichtige Rolle, hier etwas Gutes zu tun" (M_Abs. 51).

Andererseits brauche sie (Frau M) als Verantwortliche für die Pflege in der Einrichtung Strukturen und Regeln, die auch von den Ehrenamtlichen eingehalten würden. Die Ehrenamtlichen lehnten dies in der Regel jedoch ab, weil sie sich dadurch ihrer Freiheit beraubt fühlten, wenn sie zum Beispiel Zeiten verbindlich festlegen sollten.

> „Und ich hatte halt so nen Wochenplan erstellt und wollte ganz gerne, dass sie sich halt fest dafür eintragen, und dass die feste Zeiten haben. Und da habe ich halt so gemerkt: Es ist halt schon ne große Hürde für Ehrenamtliche, die flexibel sein möchten, sich an Zeiten zu binden. [Okay] Gleichzeitig musste ich denen aber erklären, wie wichtig das ist// wir haben ne zeitlang, da lief das so, das ist aber selbst entstanden: Die haben sich immer eingetragen, wo sie g=rad meinten, dass es ihnen passt. Und dann kam es natürlich dazu, dass eine Woche lang voll viele da waren, danach die Woche waren nur zwei da, und Urlaubszeiten waren dann ganz schlecht. Da habe ich gesagt: ‚Nee, das geht eigentlich nicht. Wir können nicht irgendwie immer hoffen, dass dann was weiß ich// Ihr seid zuverläss// ihr müsst zuverlässig sein, also wir müssen uns drauf verlassen können'. Und ich hab dann wirklich so gemerkt, es waren dann ja auch so ein, zwei kritische Abende, wo erstmal so: ‚Oh, ich muss mich festlegen, ich muss irgendwie sagen, wann ich immer komme, ich bin hier nicht angestellt, ich möchte frei entscheiden'. Wobei man dann denen erklären muss, dass man schon ne Zuverlässigkeit braucht, weil ich mich da verlassen muss, dass einfach// dass die Pflege weiß: ‚Okay, wir werden da unterstützt, so, ne?'" (M_Abs. 95).

Die Herausforderung besteht für Frau M darin, die Ehrenamtlichen zu motivieren, weiterhin ‚unterstützend' zu handeln. Dabei helfe ihr ihre Haltung, den Ehrenamtlichen möglichst viel Freiraum zu lassen und parallel eine Identifikation mit der Einrichtung und den Aufgaben anzubahnen:

„Also (?unv. 1 Sek.) also, das ist so gut, wenn da mal jemand bei den Mahlzeiten mit sitzt, auch wenn da nur eine Person vorne ist oder wenn da überhaupt vielleicht auch gar keiner vorne ist, dass jemand Da ist in der Küche, dass jemand vielleicht nur drauf guckt, dass die Eier fertig gekocht sind. Dieses Gefühl zu haben, ‚es ist jemand da'. Und das, gleichzeitig, haben die Ehrenamtlichen am Anfang aber gar nicht so wahrgenommen. Also sie haben nicht gemerkt, am Anfang, wie wichtig sie sind. [...] Wo ich dann wirklich mehrfach, in unterschiedlichen Gesprächen, gesagt habe: ‚Doch, ihr seid gerade so wichtig'. Weil (.) auch Ehrenamtliche haben das Gefühl, sie müssten irgendwas tun. Und wenn sie sich dann an den Frühstückstisch setzen, dann haben sie das Gefühl: Ja, dann sitze ich da, gut, manchmal kommt ein gutes Gespräch zu stande, dann haben sie das Gefühl, sie tun was. Aber manchmal ist es auch so, da möchte der Gast nicht reden, und da sitzen sie neben ihm. [...] Denen klar zu machen, dass es total wichtig ist, dass sie da neben sitzen, dass das Gefühl auch, also erst mal für den Gast selbst gut ist, aber auch für das Personal zu wissen: ‚Okay, der Gast sitzt jetzt vorne nicht alleine, es ist jemand da, kann mir Bescheid sagen', das ist halt enorm wichtig. Aber die unterschiedliche// (3) das Wissen, was der andere// wie wichtig man ist, das wird ja ganz schnell// auch einfach nicht so gesagt. Man ist halt so im Alltag drin und es sagen die Wenigsten und das versuche ich halt immer nochmal zu sag//" (M_Abs. 66-68).

Die Grenzen der Freiheit des Ehrenamtes sieht Herr P, der in einem ambulanten Hospizdienst als Koordinator arbeitet, dann erreicht, wenn einige „seiner Ehrenamtlichen" die ‚Öffentlichkeit' ihres freiwilligen Engagements falsch einschätzten: Denn ihr Verhalten sollte nicht familiär-privat, sondern ‚dem öffentlichen Rahmen angemessen' und mithin professionell-distanziert sein. Er verweist dabei auf das Spannungsfeld, dass der Verein zwar einen familiären Charakter habe, die Einrichtung aber eben zugleich eine öffentliche sei, was dem Verhalten auch der Ehrenamtlichen gewisse Grenzen setze:

„Ich nehm auch jeden meiner Ehrenamtlichen, wie er ist. Und wenn die noch so schräg sind. Gut, es gibt Grenzen, ne? Ich hab einen Ehrenamtlichen, der ist über siebzig. Ein netter Kerl, aber so'n bisschen (.) rustikal. Der vertritt mich manchmal im Büro. Dann kommt der, und wenn's regnet, hab ich ihn// Einmal hab ich ihn hier besucht, weil ich hatte nen Außentermin, hatte ne halbe Stunde Zeit, bin ins Büro. Dann saß der hier im Unterhemd. Und hatte sein Hemd auf die Heizung gelegt, die Schuhe standen an der Heizung, die Socken an der Heizung. So, also solche Sachen musste da// ich sag: ‚Mensch, das geht hier nicht, ne? Hier kommen Leute rein. Wir haben hier ja Krankenhausbetrieb'. Hier kommen immer wieder auch mal Leute, die ganz betroffen direkt aus irgend=ner Situation kommen und jetzt einfach sich mal aussprechen, ausheulen oder'n Rat wollen. Und wenn dann hier einer sitzt im Unterhemd. (.) So, nee, also das sind so Grenzen" (P_Abs. 135).

Für die Ehrenamtlichen selbst ist die ‚Freiheit' des Ehrenamtes hingegen keine Selbstverständlichkeit, sondern etwas, das erlernt und gegebenenfalls auch erstritten und verteidigt werden muss. So erlebt zum Beispiel Frau N eine Diskrepanz zwischen der Freiwilligkeit im Sinne eines hohen Gutes des Ehrenamtes und der Erwartung der Anpassung (an hauptamtliche Strukturen). Sie ist der Ansicht, dass die ehrenamtliche Tätigkeit nur dann sinnstiftend sei, wenn sie mit von unheilbarer Krankheit betroffenen Menschen möglichst in direkter Interaktion zusammen sein könne. Der Erwartung der Hauptamtlichen hingegen, dass Ehrenamtliche auch hauswirtschaftliche Tätigkeiten übernehmen müssten, begegnet sie einerseits mit Unmut, andererseits indem sie argumentativ an die Werte der Freiwilligkeit des Ehrenamtes erinnert. Die Freiwilligkeit als Ehrenamtliche bedeutet für sie in der Praxis allerdings, dass Ehrenamtliche diese ‚Freiheit' erlernen und ein entsprechendes Selbstverständnis entwickeln und verteidigen müssten. Man müsse lernen, die Aufgaben, die Hauptamtliche Ehrenamtlichen übertragen, danach einzuschätzen, ob sie für Ehrenamtliche infrage kämen; auch müsse gelernt werden, dass man Aufgaben auch ablehnen oder einfach ‚einen-Kaffee-trinken' dürfe. Auch gegenüber Sterbenden gilt es für Frau N vor dem Hintergrund der Maxime der „Freiwilligkeit" einzuschätzen, wie nah die ehrenamtlich tätige Person Menschen eigentlich kommen möchte. Und nicht zuletzt bedeute das Selbstverständnis der Freiwilligkeit, auch sich selbst gegenüber die Kompetenz weiter zu entwickeln, sich mit Menschen auseinander zu setzen.

> „Aber das gab auch ne große Diskussion hier im Haus mit der Leitung, weil auch die Leitung diesen Unterschied nicht gesehen hat. Und ich hab dann auch mit der Leitung gesprochen und hab gesagt: ‚Natürlich sind wir alle dieser Hospizidee verbunden. Aber trotzdem, finde ich, kannst du nicht von mir verlangen, dass ich hierher komme und bereit bin, alles zu machen'. Weil ich ja auch mit ner Motivation hier bin, ne? Und die ist: Mit Menschen zusammen zu sein (.) und den Menschen zu begleiten. Und das hat ein Weilchen gebraucht, dass wirklich das klar war: Okay, es gibt ne// Also, oder mehr noch: Ich finde diese Arbeit sinnstiftend. Wenn ich's so machen kann, wie ich's für mich definiere. [Mhm] Und Kekse backen kann auch mal ein Teil davon sein. Aber eigentlich möchte ich hauptsächlich mit den Menschen nahe zusammen sein. […] Und da aber auch zu sagen: Es ist halt diese// Finde ich auch schwierig, wenn ich erstmal da reinwachsen muss, dass ich trotzdem freiwillig hier bin. Das heißt, ich musste auch lernen zu sagen: ‚Eigentlich muss ich hier gar nichts. Und ich kann mich auch nur hier hinsetzen und nur'n Kaffee trinken'. Und das hat viel mit ner Kompetenz zu tun, sich mit Menschen auseinander zu setzen. Weil es gibt natürlich auch Hauptamtliche, die dich sehr schnell dazu einladen, Dinge zu tun, wo ich sagen würde: ‚Nee, das ist Pflege', oder ‚Das ist überhaupt nicht mein Job'. Und das aber auch erstmal für sich rauszufinden, das kann ja auch// die Grenze ist ja auch individuell. Auch für sich herauszufinden: Wie nah möchte ich auch einem Patienten sein – und wie nah nicht? Das find ich und fand ich ganz

schwierig die ersten Jahre. Und da muss man auch ein bisschen aufpassen für sich. Weil wenn Hauptamtliche das nicht so (.) achtsam behandeln, dieses Thema, dann biste schnell am (.) Zimmer desinfizieren oder weiß ich nicht. Da würde ich sagen, das ist nicht meine Aufgabe'" (N_Abs. 25, 26).

4.2.2.2 Konkurrenz

Das Verhältnis zwischen Ehrenamtlichen und Hauptamtlichen wird von einigen Befragten als „polarisiert" beschrieben: entweder es sei sehr gut oder sehr schwierig; letzteres sei häufig mit dem Empfinden von Konkurrenz und Neid verbunden. Entsprechende Aussagen wurden lediglich von hauptamtlich tätigen Befragten aus der stationären Hospiz- und Palliativarbeit gemacht, Hauptamtliche aus dem ambulanten Bereich sowie ehrenamtlich Tätige äußerten sich hierzu nicht.

Frau G, Frau E und Frau F, die alle drei hauptamtlich in stationären Palliativ-Settings tätig sind, haben die Erfahrung gemacht, dass eine (un)zufriedene Haltung gegenüber dem Ehrenamt, die von Neid und Konkurrenz geprägt ist, wesentlich von der (Un)Zufriedenheit mit der eigenen Arbeitssituation bestimmt werde. In diesem Zusammenhang benennen sie insbesondere den Aspekt, dass betroffene Kolleg_innen das Gefühl hätten, nicht mehr zum Kern der eigenen Arbeit („sinnvolle, erfüllende Dinge zu tun") vordringen zu können. Frau F hat zudem die Erfahrung gemacht, dass die Hierarchie-Struktur, in die sich das Ehrenamt im stationären Setting kaum einordnen lasse, bei manchen hauptamtlichen Mitarbeiter_innen eine „hierarchische Unklarheit" und ein Empfinden von Machtverlust provoziere, das sie verunsichere. Frau E schätzt zusätzlich den Aspekt Angst und Unsicherheit gegenüber der eigenen Arbeit als Grund für Konkurrenz und Neid ein, und Frau G und Frau F haben die Erfahrung gemacht, dass sich Konkurrenzempfinden aus einer unklaren Rollensituation im Interaktionsgefüge heraus ergebe. In besonderer Weise sei dies gegeben, so Frau G, wenn ein Ehrenamtlicher im Hauptamt Arzt oder Rechtsanwalt sei: Dies würde ein mulmiges Gefühl von Konkurrenz bei den Ärzten der Einrichtung hervorrufen. Weiterhin erlebten alle drei Befragten sich überschneidende Aufgabenbereiche von Haupt- und Ehrenamt als Grund für Konkurrenz, wobei Unterschiede bei den Berufsgruppen festzustellen seien: Das Spektrum der Reaktionen reiche von Wertschätzung des selbstbewussten Ehrenamtes (durch Ärzte) bis hin zu starker Konkurrenz (durch zum Beispiel Pflege, Sozialdienst, Psycholog_innen). Die Ärzt_innen, so die Erfahrung von Frau G und Frau F, begegneten Ehrenamtlichen mit Respekt und Interesse an deren Einbezug in die Sorgepraxis. In diesem Zusammenhang fragten sie auch die Kompetenz der Ehrenamtlichen ab, was diese wiederum als „außerordentliche Wertschätzung" erlebten.

„Aber ich glaub, was nochmal so an Wertschätzung an nochmal ganz anderer Art rüberkommt, ist tatsächlich von den Ärzten zum Beispiel, (3) die wirklich fragen. Also, die Kompetenz abfragen, und ne andere als du das bei der Pflege hast. ‚Haben sie beobachtet? Was haben sie für einen Eindruck von den Patienten?'. Die fragen. Auch Oberärzte. Das// bin ich mir nicht so sicher, ob das überall so ist, aber hier ist das so. Und das empfinden die Ehrenamtlichen als außerordentliche Wertschätzung. [Klar] (..) Also, das spielt echt nochmal ne Roll//" (G_Abs. 40).

„Ein ganz anderes Ding sind die Ärzte. Also bei den Ärzten ist die Akzeptanz der Ehrenamtlichen völlig gegeben. Wo ich das Gefühl habe, die gehen respektvoll mit ihnen um, fragen immer wieder nach, achten drauf, dass Ehrenamtliche gut informiert sind in allem. Haben immer auch einen Blick auf die Ehrenamtlichen. Also, da, habe ich so das Gefühl, ist die Augenhöhe absolut gegeben, jeder hat seinen Bereich und man ist nicht in Konkurrenz, sondern geht respektvoll und gut miteinander um" (F_Abs. 35).

Diese Haltung stelle einen deutlichen Unterschied zur Haltung der meisten Pflegekräfte gegenüber dem Ehrenamt dar, denn nach Frau G sind Pflegekräfte und Ehrenamtliche meist zwar „nett" zueinander und sie begrüßten sich mit dem Namen, aber dass die Kompetenz des Ehrenamtes für die Pflegenden eine aktive Rolle spielen würde, wird von Frau G, Frau E und Frau F nicht wahrgenommen. Frau F erlebt das Problem vorrangig bei (leitenden) Pflegenden, die aufgrund der unklaren Hierarchie gegenüber dem Ehrenamt einen Machtverlust erlebten, der sie verunsichere und verletzende Reaktionen (zum Beispiel den Ausschluss von Ehrenamtlichen) hervorbrächte.

„Das hängt im Moment tatsächlich wirklich an unseren Stationsleitungen, insbesondere an einem, der da ein echtes Problem glaube ich hat. Und der da immer wieder also mich auch angeht. [Mhm] Also neulich kam er an und sagte: ‚Also den Herrn Sowieso, also den musste jetzt mal verabschieden, der fängt ja schon langsam an, dement// Ich kann hier keinen gebrauchen, der nicht spurt'. Also wirklich so, auch mit den Worten. Also, da muss ich wirklich also meine meine wirklich meine ganze Disziplin innere zusammen nehmen, um da vernünftig drauf zu reagieren. Und auch zu sagen: ‚Du, ich glaube, es liegt nicht an dir, zu beschließen, ob hier jemand vom Ehrenamt sein darf oder nicht'" (F_Abs. 33).

Eine weitere Situation, aus der für Frau F der Wunsch der leitenden Pflegenden nach einer klaren Hierarchie und Machtstruktur sichtbar wird, schildert sie wie folgt:

„Dann haben die Ehrenamtlichen d=rum gebeten, dass sie zumindest eine Namensliste der Patienten haben möchten, [Mhm] damit sie die Patienten den Zimmern zuordnen können, was (lacht) ja völlig selbstverständlich ist. Wir haben drüben Ausdrucke, die jeder Mitarbeiter bekommt, die wir auch in Übergabezeiten für Notizen nutzen. Wo jeder Patient mit (.) irgendwie Aufnahmedatum, Geburtsdatum und dann ist immer ne kleine Zeile nur eben ne kurze Diagnose, also ‚metastasiertes Bronchi-al-Karzinom' zum Beispiel. Das wird für die Ehrenamtlichen abgeschnitten. Das finde ich überhaupt nicht gut. Weil ich finde, also die ham alle nen Vertrag hier un-terschrieben, oder nicht nen Vertrag, aber eine Abmachung unterschrieben, und ha-ben alle einen Zettel erhalten, dass alles, was sie auf der Arbeit erfahren, natürlich unter Datenschutzrichtlinien zu handhaben ist, nicht nach außen getragen wird. Und ich finde, Ehrenamtliche haben durchaus ein Anrecht da drauf, zu wissen, was für'n Krankheitsbild ist das? Weil Patienten ja auch keinen Unterschied machen: Also Pa-tienten machen nicht den Unterschied zwischen Profession und Ehrenamt, und spre-chen über ihre Erkrankung. Und da kann es sehr hilfreich sein, wenn man es einord-nen kann, auch ohne dass ich vielleicht medizinisch darauf reagieren muss. Also das sind so die Punkte, wo ich merke: Da ist einfach, also da ist// von einer Seite wird immer wieder probiert die Hierarchie: ‚Ich hier, du da unten'// Wo wir ja eigentlich im Palliativbereich sagen, wir arbeiten auf Augenhöhe. Weil wir längst die Erkennt-nis haben: Jeder in dem Gefüge hat einfach einen Stellenwert, und der ist nicht zu bewerten von außen. Und da probiere ich auch immer wieder irgendwie d=rüber zu reden und das zu thematisieren" (F_Abs. 29).

Demgegenüber hätten Ehrenamtliche einen reflexiveren, souveräneren Umgang mit Konkurrenz: Nach Ansicht von Frau F seien sie manchmal menschlich und auch intellektuell weiter als Hauptamtliche und hätten die Größe, dem Hauptamt dessen Schwäche (Hierarchie- und Machtbedürfnis) zuzugestehen. Dafür sei ihnen Respekt zu zollen:

„Und gerade// und ich bin eben auch so jemand, dass ich schon denke: Die Ehren-amtlichen, gerade da finde ich es unglaublich wünschenswert und achte auch ein bisschen bei jetzt der Auswahl der Ehrenamtlichen da drauf, dass wir eben auch so'ne Bandbreite von Menschen haben, ja? Wir haben zum Beispiel einen dabei, das ist ein Phänomen für mich, dieser Mann. Der, also, ich glaube, ich hab es noch nicht erlebt, dass er einen in sich zusammenhängenden etwas komplizierteren Satz hätte bilden können. [Mhm] Also jemand, der verbal sich kaum ausdrücken kann, ganz unsicher ist, immer haarscharf neben dem liegt, was er eigentlich sagen will. Gelern-ter Altenpfleger. Der ist so klasse, also der ist einer der eifrigsten irgendwie (.) Eh-renamtlichen. Der ist kontinuierlich da, der packt überall mit an, der hat ein unglaub-liches Händchen, gerade für Menschen, die selber vielleicht nicht auf so'm hohen in-tellektuellen Niveau sind. Der macht alles, der geht mit denen spazieren, kloppt Skat, macht Sonderwünsche, setzt sich als Sitzwache neben das B// Und keiner stört sich da dran, dass es eben so von der Kommunikation manchmal ein bisschen holp-rig ist. Der bringt so viel einfach an Empathie und Fähigkeiten mit. Und dann haben wir aber auch Menschen, die wirklich selber, ne leitende Funktion im Gesundheits-bereich hatten, die locker glaube ich auch andere Professionen da in die Tasche ste-cken könnten, aber das überhaupt nicht nach außen kehren oder tragen. (lacht) Ich hab manchmal das Gefühl, unsere Ehrenamtlichen sind da wirklich weiter als die Profession. Und ich probiere das eben auch immer wieder, ihnen auch den Respekt zu zollen und zu sagen: ‚Ihr habt hier alle einen Stellenwert. Und bitte sagt mir auch, wenn's irgendwo reibt'. Und das Wunderbare ist ja, dass die Ehrenamtlichen so eine menschliche Größe zeigen und sagen: ‚Naja, wenn der das braucht, dann lassen wir ihm das.' Und das finde ich klasse" (F_Abs. 34).

Für Frau F ist eine Situation mit Hauptamtlichen der Berufsgruppe Psychologie in Erinnerung, die mit Konkurrenz reagierten, weil sie, so die Annahme Frau F, Angst hatten, dass Ehrenamtliche ihnen die psychosoziale Begleitung wegnehmen würden, da der Begriff „psychosoziale Begleitung" auf der Palliativstation nicht eindeutig, sondern individuell offen gedeutet würde. Probleme mit dem Ehrenamt hat nach Erfahrung von Frau G auch der Sozialdienst.

„Wo es geknistert hat am Anfang, und vielleicht auch manchmal jetzt noch, ist mit dem Sozialdienst. Also da noch so ne// so ne dritte// so ne hauptamtliche Berufsgruppe, wo es sehr viele Überschneidungen gibt. (.) Und wo mancher Patient dann gesagt hat: ‚Ach, Frau (.) Sozialdienst-Tante, das hat mir jetzt schon hier die B [Namensnennung Ehrenamtliche Hospizdienst Klinik], wie das geht mit dem Rollstuhl, das brauchen sie jetzt nicht nochmal' ( ) (lacht) ( ) Tja ( ) ne Oder: ‚Ach, den Tipp mit dem Essen auf Rädern für zu Hause'. Also das sind so Graubereiche, wo man auch gar nich// Hat das jetzt was mit Rolle zu tun, dass B [Namensnennung Ehrenamtliche Hospizdienst Klinik] weiß, dass ihre Mutter damals auch immer Essen auf Rädern bei Firma XY bestellt hat, oder ist das einfach jetzt so'n Alltagswissen, was sie weitergibt? So, ja? Und trotzdem ist es natürlich auch originäre Aufgabe der Sozialarbeit, irgend=ne Firma rauszusuchen für Essen auf Rädern für den Patienten Müller, Meier, Schulze. Also, und da überschneiden sich Sachen und da gab's, gibt's manchmal Geknister" (G_Abs. 41).

Überschneidungen der Aufgaben gäbe, so Frau G, auch von Hauptamtlichem (Sozialdienst) zu Hauptamtlichen (Koordination), wobei sie konkret auf Neidgefühle unter den Hauptamtlichen verweist, aber auch auf die Beobachtung, dass Betroffene die Konkurrenzsituationen (aus)nutzten.

„Und das ist bei den Ehrenamtlichen manchmal eben// ist das auch, zwischen Hauptamt und Ehrenamt, dass man sehr gut kommunizieren muss: (4) Was machen die, und warum machen die das, und nehmen die was weg, oder isses eher ne Ergänzung? [Mhm] Oder können die irgendwas besser? Ja, auch so was gibt's. Es gibt ja auch so Ehrenamtliche (lacht) (?unv. 2 Sek.) Ehrenamtlichen, wo das Hauptamt, und aber auch die Angehörigen der Patientinnen, aber insbesondere glaube ich das Hauptamt im Altenheim, uns gebeten hat, doch jemand anderes zu schicken. Weil (..) der, jetzt aber gar nicht aufgrund seiner Profession, der kommt nicht aus dem Gesundheitswesen, ist aber ein sehr politisch engagierter, kritischer Mensch (..) und der hat halt an der Medikation der Patientin herumgemäkelt. Ja? Das kann sogar sein, dass der Recht hat, aber es ist halt nicht seine Rolle, so. (lacht) Sowas gibt's natürlich auch, dass dann so Konkurrenz oder auch so dann (3) so so ne feindliche Position auch aufgrund sowas// von solchen Sachen entsteht" (G_Abs. 10).

„Wobei da auch eben// es gibt// manchmal auch die Patienten das ausnutzen. [...] Und das ist schon durchaus so, dass die Patienten uns auch alle drei bewusst fragen. Also die Ehrenamtlichen, die Sozialarbeit und uns fragen und gucken, ob wir alle das Gleiche sagen" (G_Abs. 43).

Frau E hebt den Aspekt hervor, dass das Verhältnis Hauptamt – Ehrenamt eine „gesetzte Verbindung" sei, in der jeder Akteur seinen Arbeitsauftrag habe. Aus ihrer Sicht stellt sich die Zusammenarbeit mit dem Ehrenamt als ein ‚Umgehen-Müssen' mit der Unterschiedlichkeit des Akteurs Ehrenamt (im Kontrast zur bekannten Rolle des Hauptamtes) dar. Vor diesem Hintergrund beschreibt sie das Unbehagen, dass Ehrenamtliche die Arbeit des Hauptamtes stören oder gar „aushebeln" könnten, indem sie zum Beispiel als „Hobbypsychologen" auftreten.

„Habe ich Leute, die das Gefühl haben, sie müssen hier lauter psychologische Gespräche führen? Auch die sind fehl am Platz, weil sie hier vielleicht gar nicht ausgebildet genug sind, oder genau ins Gegenteil// Reinfuhrwerken in das, was wir gerade bezwecken mit einem Patienten. Das brauche ich. Da muss ich mich d=rauf verlassen können, das// Wenn ich Ehrenamtlichen sage: Das und das ist das Thema, guckt doch mal, was ihr da machen könnt. Dass dann nicht so sozusagen Hobbypsychologen zum Werke kommen. Das finde ich ganz wichtig. Aber auch das ist in ner guten Ausbildung der Ehrenamtlichen und ner guten Betreuung eigentlich hier wirklich nie so gewesen. Das waren vielleicht Ängste, die wir hatten [Mhm], aber so ist nie so zum Tragen gekommen" (E_Abs. 17).

Weiterhin beschreibt sie ein (positives) Empfinden von Macht im Hauptamt. Dafür führt sie zwei Beispiele an: Zum einen die Macht, die Ehrenamtlichen ‚zuteilen' zu können, wenn etwa „die Chemie" nicht stimme – ein Vorgehen, das ihrer Einschätzung nach bei hauptamtlichen Kolleg_innen in dieser Weise nicht funktionieren würde.

„Ehrenamt ist sehr viel seltener da. Also, die Wahrscheinlichkeit, dass ich auf jemanden treffe, den ich nicht mag, [okay] ist ja relativ (.) selten. Ich kann, je nachdem, wie ich gestrickt bin als Hauptamt, ihn natürlich auch (..) quasi, ich kann ihn ja dann auch zuteilen, was ich unter Kollegen eher nicht kann. [Mhm] Also, ich beziehe das jetzt nicht auf mich, ich hab da nie so Probleme mit. Aber es gibt manchmal so [klar] Konstellationen, wo es dann// (3) aber es ist dann// wo es so ein bisschen abfällig wurde, vielleicht auch bei mir; dem Ehrenamt gegenüber, aber das gehört lange der Vergangenheit an. Aber da ist es natürlich was anderes, ob ich eine Kollegin hab, die auf Augenhöhe ist, oder ob ich vielleicht jemanden im Ehrenamt habe, den ich// der mich auch an einem Tag auf'm falschen Fuß erwischt. Von daher sind es einfach persönliche (?unv. 2 Sek.) inwieweit man sagen kann: (3) Ich arbeite das ab, oder ich// [Mhm] (.) Oder ich lasse es zum Konflikt kommen" (E_Abs. 21).

Zum zweiten hebt sie die Macht des Hauptamtes hervor, bestimmen zu können, ob ein_e Ehrenamtliche_r weiterhin auf der Palliativstation bleiben dürfe oder eben auch nicht; Frau E nutzt für Letzteres das Wort „Bereinigung."

> „Es gab eine Ehrenamtliche, die// (..) eigentlich nur einer, der eher schwierig war, der eher so seine eigene Krankheitsgeschichte nur erzählt hat. Das brauche ich überhaupt nicht [Mhm] das nervt nur. Und da muss man natürlich dann irgendwie so ne quasi so ne Bereinigung finden. Und demjenigen sagen: ‚Das ist jetzt hier nicht dein richtiger Platz'" (E_Abs. 17).

Im Ergebnis zeigt sich übereinstimmend, dass das Konkurrenzempfinden der Akteure der aktiven Kommunikation im Sinne einer Vermittlung zwischen den Positionen bedarf. Für Frau F geht es darum, Werte zu vermitteln, Streit zu reflektieren und bei der Klärung von Aufgaben und Rollen konstruktiv zu unterstützen: Im Fall der Konkurrenz hinsichtlich der psychosozialen Begleitung gehörten dazu zum Beispiel klärende Gespräche mit den Hauptamtlichen Psychologie; dabei solle es in reflexiver Haltung unter anderem darum gehen, dass der Begriff ‚psychosoziale Begleitung' in der Sorgepraxis nicht eindeutig bestimmt und deshalb offen zu deuten sei; dass Ehrenamtliche psychosoziale Begleitung auf anderem Niveau machten als Hauptamtliche der Psychotherapie und dass hierbei auch zwischen Personen der Krankenpflege und der Psychotherapie ein Gefälle bestünde. Zudem sieht Frau F die (Weiter-)Entwicklung von Weiterbildungseinheiten für Ehrenamtliche als die Aufgabe der Koordination an, vor allem mit Blick auf das Herausarbeiten der Unterschiede der Aufgaben und Rollen der Haupt- und Ehrenamtlichen. Angesprochen werden müsste auch, wie damit umzugehen sei, wenn jemand aus dem Ehrenamt mit beruflich-psychotherapeutischem Hintergrund in der Einrichtung tätig wäre. In einem solchen Falle sei, so Frau F, darauf zu achten, dass die Fachlichkeit der Ehrenamtlichen nicht zum Tragen komme.

> „Weil mir geht es ja darum, konstruktiv miteinander zu arbeiten. Und wenn man weiß, man muss mit ihm arbeiten, dann muss man Möglichkeiten finden. Und die suche ich auch eben in dem, was ich über's Ehrenamt bespreche und wie ich das dann zwischen diesen beiden Parteien vermitteln muss manchmal" (F_Abs. 40).

Herr L wiederum erlebt das stationäre Hospiz selbst als Ort des Lernens und Miteinander-Ringens. Denn trotz einer hochmotivierten Haltung bei allen (ehrenamtlich- wie hauptamtlichen) Akteuren und trotz großen Könnens gelinge die Kommunikation mit dem Anderen oft nicht. Er erlebt Konkurrenz als zentrales Thema nicht nur unter den Akteuren, sondern auch zwischen den Hospiz- und Palliativ-Settings („Wer macht es am besten?"), wobei Herr L beobachtet, dass letztlich aber niemand wisse, wer es eigentlich sei, der „den Faden gelingender Begleitung und Kommunikation" nicht abreißen lässt.

„Ja, weil's mich auch so// weil das ist so'n Ringen und Hochmotiviertes ist. Man ist ja umgeben von hochmotivierten Menschen, und wir scheitern so. Dann denke ich: Das war doch jetzt// wir sind Künstler im// in Manchem und kreativ, und dort (..) kann der eine Satz nicht transportiert werden zum anderen. [Mhm] Und das ist glaube ich auch für mich das, (.) was (.) deswegen (.) der Lernort ist. Es ist ein Lernort zum Leben und (..) miteinander zu ringen. Und so sehe ich auch Ehrenamt und Hauptamt: als zwei ganz wichtige Säulen, die zwar so abhängig voneinander sind, aber sich das nicht immer so eingestehen wollen.(..) Konkurrenz am Sterbebett. [Genau, das wäre auch eine Frage, ob das//] Das wäre für mich auch immer noch mal bitter, Konkurrenz am Sterbebett. Und nicht zu den Angehörigen hin, sondern auch zu allen Einrichtungen oder zu aufnehmenden Einr//. Also, wir nehmen ja von anderen Einrichtungen// Auch Konkurrenz: Wer macht's am besten? Auch das ist Thema zwischen Haupt- und Ehrenamt. Weiterhin behaupte ich, dass wir nie wissen, wo gelungenes// gelingendes Begleiten uns gelungen ist: Ob es nicht doch die Reinigungskraft ist, die jeden Tag in das Zimmer gegangen ist? Mit der die Patientin nen total guten Draht hatte. Wir das auch immer gar nicht mitkriegen, weil in der Zeit geht keiner von uns in den Raum, und die dann jeden Tag, ohne aufzusehen, ganz gut den Faden spinnt. Ist es der Ehrenamtliche, der mittwochs her// der jeden Mittwoch Bouletten, so heißt es hier im A-Bundesland, das ist immer der Tag, wo frische Bouletten gebacken werden, gebraten werden" (L_Abs. 23).

4.2.2.3   Kooperation und wechselseitige Ergänzung von Haupt- und Ehrenamt

Auf die Frage, ob sich die hauptamtlichen und die ehrenamtlichen Arbeiten wechselseitig ergänzen bzw. inwiefern die Akteursgruppen gegebenenfalls miteinander kooperieren, haben die Befragten sehr unterschiedlich geantwortet und dabei ganz verschiedene Aspekte beleuchtet. So sieht zum Beispiel Frau D eine ehrenamtliche ‚Ergänzung' zur hauptamtlichen Pflege darin, Abschiedsprozessen, mit denen betroffene Menschen alleine oder mit ihren Zugehörigen konfrontiert sind, zu begleiten. Vor diesem Hintergrund erzählt sie von ihrer Rolle als Ehrenamtliche in einer Gesprächssituation mit Zugehörigen:

„Also, dieses Gespräch […] mit der Familie, Mutter, Vater, Kind. Ich hatte den Eindruck, dass// Also dadurch, dass ich nun relativ lange dagewesen bin, hab ich ja auch erlebt: Wie// wie verhält sich der Mann gegenüber der Frau. Und das ging darum: Ja, sie sollte ins Hospiz. ‚Ja, und ich komme bestimmt nicht mehr nach Hause'. (3) Ja, so'n bisschen so dieses Austesten: ‚Wie ist es denn, wie schätzt denn mein Mann das ein?' [Mhm] So hatte ich den Eindruck, ne, dass sie das immer wieder anbrachte. Und er war total ehrlich und sagte: ‚Tja, im Moment sieht das nich' so aus, dass du wieder nach Hause kommst. (3) Aber man weiß ja nich', wie es sich weiter entwickelt'. So, also er hat ihr nicht alle Hoffnungen gemacht, aber er hat sie auch nicht genommen. Also, es war s// war ehrlich, und trotzdem hat er ihr noch ein Stück Hoffnung gelassen. Und ich fand, der// das war richtig gut immer reagiert. Und ich hab gedacht: Ja, super. Und das hab ich ihm dann auch noch mal gespiegelt. Und das (3) ja, ich glaub', dass so was dann auch wichtig ist, dass [Absolut] es da vielleicht nochmal so ne Reflexion gibt: Mensch, du machst das toll! Und (3) ja, das// ich weiß jetzt nicht, wie Pflege die Gelegenheit findet, solche Situationen// ich kann mir nicht vorstellen, dass Pflege dabeisitzt, wenn so ne Familie da ist, und sich mit unterhält und sich Zeit lassen kann, und vielleicht auch solche Dinge erfasst und widerspiegeln kann. [Mhm] Das ist vielleicht als Ergänzung zu dem, was die Pflege da macht, ne?" (D Abs. 42).

Ähnlich wie Frau D betonen auch alle anderen Befragten aus dem Ehrenamt diesen Aspekt der Begleitung der Betroffenen und ihrer Zugehörigen. Dabei haben für Frau N Ehrenamt und Hauptamt unterschiedliche Qualitäten: So sei das Hauptamt zumeist 24 Stunden vor Ort, während die Ehrenamtlichen nur temporär anwesend seien. Die Hauptamtlichen erfüllten dabei Bedürfnisse nach Symptomlinderung und andere Aufgaben im Rahmen der professionellen Sorgepraxis, weshalb die Beziehung zu den Hauptamtlichen in zeitlicher und inhaltlicher Hinsicht durch die Betroffenen nur wenig zu gestalten oder zu „regulieren" sei. Demgegenüber sei der Besuch der Ehrenamtlichen für die Betroffenen zeitlich und inhaltlich durchaus aktiv gestaltbar, das heißt sie könnten jedes Mal aufs Neue entscheiden, wann und für welches Zeitfenster die Ehrenamtlichen zu ihnen kommen und welche Aufgaben sie dabei übernehmen (zum Beispiel für ein Gespräch zur Verfügung zu stehen; gemeinsam zu schweigen; einen Einkauf zu machen). Nach der Erfahrung von Frau N helfe dieser partizipative Aspekt Betroffenen dabei, sich zu öffnen und jemandem in der persönlichen Begegnung Vertrauen entgegenzubringen.

„Also ich glaube es hat// also ich glaub es ist ein Unterschied. Ich weiß gar nicht, ob's gut oder schlecht ist. Ich glaube das kommt gleich in diese Idee von ‚Ergänzen'. Weil ich glaube die Qualität ist ne andere, tatsächlich. Und ich glaube, dass sich Menschen mir auch nochmal anders öffnen, also wenn sie wissen, ich bin nur einmal in der Woche da, drei, vier Stunden: Vielleicht sehen wir uns, vielleicht aber auch nicht. Das heißt, es gibt auch nen entlastenden Moment, noch jemanden zu haben, wo man weiß: ‚Okay, da kann man Vertrauen haben. Aber da bin ich jetzt nicht morgen nochmal mit konfrontiert, wenn ich die Person sehe'" (N_Abs. 36).

Mit seiner Erfahrung, dass „nur Bürger andere Bürger integrieren können", pointiert Herr A, der ehrenamtlich in der sorgenden Gemeinwesenarbeit tätig ist, seine Sicht der zivilgesellschaftlichen Rolle in Palliative Care und bringt damit das Verständnis von Kooperation/Ergänzung in einen gesellschaftspolitischen Bezug. Sein Erfahrungswissen leitet Herr A aus der Ambulantisierung der Psychiatrie ab, mit der er im Rahmen seiner früheren Berufstätigkeit als Arzt zu tun hatte. Die Intention dieser Bewegung, an deren Entstehung und nachhaltigen Umsetzung Herr A federführend beteiligt war, besteht in der Inklusion der Kranken in den Alltag im Stadtteil. Für Herrn A ist das oben genannte Bild übertragbar auf das Ehrenamt und Hauptamt in den Settings von Hospizarbeit und Palliative Care – für die Alltagsintegration von schwerstkranken und sterbenden Menschen bedarf es für Herrn A auch in diesem Feld der „Profis" sowie auch Bürger_innen. Helfen brauche beides: Es brauche Technik und brauche Zeit – beides in ausgewogenem Maße. Dabei merkt er an, dass viele Inklusionsprojekte deshalb scheiterten, weil die Arbeit der Bürger_innen als geringer an Wert eingeschätzt werde als die der „Profis."

> „Und da wir in der gesellschaftlichen Wertung immer natürlich die Profis [...] mehr bewundern. Weil: sie geben etwas her, es macht Spaß, da zuzugucken und etwas zu lernen. Während die dösigen Bürger, die immer nur Zeit mitbringen und eigentlich sonst gar nichts, die rutschen immer in der Bewertung runter. Und deswegen scheitern so viele Inklusionsprojekte. Weil man nicht sieht, dass beides gleichwertig ist. Und deswegen: Um wenigstens zur Gleichwertigkeit zu kommen, mache ich immer diese Übertreibung: ‚Nur Bürger können andere Bürger integrieren'. Außerdem ist es so ein schöner kurzer Satz (lacht), also ästhetische Gründe, wenn man so will. Dieser Satz gehört aber auch zu den Sätzen, bei denen ich am längsten gebraucht habe, um den auch zu lernen und nachempfinden zu können. Da habe ich mich lange innerlich auch gesträubt. Aber da steckt zumindest ne Menge Wahrheit da drin, glaube ich. Nicht alle Wahrheit, aber ne Menge" (A_ Abs. 114).

Nach den Erfahrungen von Frau K tragen vor allem die Rahmenbedingungen der Sorgepraxis dazu bei, dass das Ehrenamt „erwünscht" ist. Denn aufgrund der Personalknappheit fühlten sich aus ihrer Sicht die meisten Hauptamtlichen durch die Ehrenamtlichen entlastet. Neben der eigenen Arbeitsentlastung erlebten Hauptamtliche nach Ansicht von Frau K zudem eine positive Veränderung der Arbeitsatmosphäre im Setting. Darüber hinaus würden hauptamtlich Pflegende sich im Interesse der Betroffenen darüber freuen können, dass diese aufgrund der Besuche Ehrenamtlicher weniger einsam sein.

„Ja, aber ich sage auch, dass es ne Entlastungs-Geschichte ist, das ist es auch. Aber ich erlebe auch, dass die Menschen sich freuen. Also die Krankenschwestern, Altersheimmitarbeiterinnen, sie freuen sich. Sie freuen sich auch oft auch im Interesse dessen, der jetzt dann vielleicht jede Woche einmal besucht wird, der einfach auch ne andere Atmosphäre mitbringt" (K_Abs. 23).

Die Mehrzahl der befragten Hauptamtlichen stimmt darin überein, dass es beide Akteure (Ehrenamt wie Hauptamt) brauche, um rund um die Uhr eine gute Sorgepraxis zu gestalten. Vor diesem Hintergrund hat Herr H die Erfahrung gemacht, dass Ehrenamtliche und Hauptamtliche weniger eine „gleiche Hospizidee" verbinde, als vielmehr eine gemeinsame Idee von Mitmenschlichkeit, die er als „angewachsenes" Kulturgut bezeichnet, welches allerdings neu zu strukturieren, zu denken und zu benennen sei.

„Also ich komm' selber vom Land. Und wenn ich mir vorstellte, da diese blöde Nachbarin drei Häuser weiter wäre jetzt beim Hospizdienst und würde mich begleiten, wär' mir sehr unangenehm, ja? Man kennt sich da eher. Da ist auch ne andere Struktur, auch ne andere ehrenamtliche Struktur, da sind auch Kirchen nochmal ganz verwurzelt. Hier so, sag ich mal, X-Bundesland, (.) ham wir doch mehr so dies mehr Multi Kulti, und dieses Abbaugebiet von Kirchen, nicht nur Kohle, sondern auch Kirchen. Das eine ist ja auch untergegangen, mal gucken, wann das andere untergeht. Das muss da was hin, ja? Also, Mitmenschlichkeit ist was, was glaube ich'n sehr Angewachsenes ist. Und wie kann man das in diesem Kontext nochmal neu auch benennen oder neu strukturieren, neu denken? Und Menschen mit auf diesen Weg nehmen, in dieser alternden Gesellschaft was zu tun? Das ist aber auch nur hier in unserem Kontext. Jetzt stell ich mir mal vor: Hospizarbeit in nem anderen Kontinent sieht ja vollkommen anders aus" (H_Abs. 48).

Frau B wiederum ist der Ansicht, dass eine Zusammenarbeit von Ehrenamtlichen und Hauptamtlichen nicht per se Sinn macht, sondern dass dies davon abhängig ist, welche Ziele mit der Arbeit insgesamt verfolgt werden. Aus „rein palliativmedizinischer Sicht", so Frau B, gelinge die Sorge für Betroffene auch ohne Ehrenamt, aber unter Berücksichtigung der Hospizidee würde diese nicht ohne den zivilgesellschaftlichen Beitrag der Ehrenamtlichen gelingen. Frau B versteht den „solidarischen Beitrag" der ehrenamtlichen Arbeit als eine Bereicherung sowohl für die Gesellschaft als auch für die professionelle Versorgungsform, die dadurch menschlicher würde.

Die ‚leitende Norm' in nahezu allen hospizlich-palliativen Konzepten, dass Ehren- und Hauptamt sich ergänzen sollen, sieht Frau B als „Interpretationsfrage" an. Hinter dieser Norm steht für Frau B die Annahme, dass die Zusammenarbeit von Ehrenamt und Hauptamt funktioniert, was sie selber aber bei der Implementierung des Konzeptes ‚Ehrenamt auf der Palliativstation' ganz anders erfahren habe: So sei das Ehrenamt wenig akzeptiert worden und auch Ehrenamt und Hauptamt hätten sich zu Beginn kaum ergänzt. Die enge Umsetzung dieser Norm per ‚Holzhammer'-Methode habe in ihrer Praxis zudem zu Frust bei den Hauptamtlichen geführt, die der Auffassung seien, dass die ‚Patient_innen' in Krisensituationen in die Einrichtung kämen und daher letztlich stets Medizin und Pflege an erster Stelle zu stehen hätten. Alle anderen Angebote (zum Beispiel Kunst- und Musiktherapie, Basale Stimulation) würden ‚das Ganze' lediglich bereichern.

„Und bei mir schwingt halt immer noch so dieses mit, dass es auf jeden Fall nicht ohne Ehrenamtliche geht, so. Dabei komm' ich mir// bin ich fast militant, so. (lacht) Aber am Anfang bin ich da noch mittels wenig Erfahrung// hab diesen Gedanken auch noch so unterstützt, und war natürlich auch oft frustriert. Bis ich dachte: ‚Sieh es doch einfach mal anders, oder versuch's mal anders zu sehen!' Und ich glaube, dass es seitdem hier auch nochmal einfacher geworden ist: also für mich, die Arbeit und dadurch auch die Ehrenamtlichen zu integrieren. So, das nicht mit nem Hammer irgendwie zu versuchen, sondern eher so (lacht) auf ne sanfte Art und Weise (lacht), die zusammenzubringen. [Mhm] (7) Ja, also ‚Ergänzen' so in dem Sinne, dass es halt ne Vielfalt schafft. So, wo// (4) Lebensqualität fördert auf vielen, ja, auf ganz vielen verschiedenen Ebenen. Aber genauso gut könnte man auch überlegen: Wenn Musiktherapeuten, Kunsttherapeuten hinzu// ne Schwester, die basale Stimulation anbietet – das alles sind so tolle Sachen, wichtige Sachen, die das alles bereichern. Aber letztendlich würde es auch wiederum ohne gehen. Wenn die Kinder in Krisensituationen hier hin kommen, also auch in Visiten merkt man das oft mal: Letztendlich ist an erster Stelle immer die Medizin und die Pflege, so, ne? bei den Kindern, die hier hin kommen. Das ist in anderen Ar// Kontexten oder Angeboten auch noch mal// die sind vielleicht anders. Und alles, was da so rund=rum ist, (..) wobei die Psychologen sind natürlich auch immer sehr wichtig, aber an erster Stelle steht wirklich Medizin und Pflege. Und alles andere ist halt so dieses Sahnehäubchen oben=drauf. Was es aber direkt doch ausmacht" (B_Abs. 80).

Vor diesem Hintergrund versucht sie nun, ein neues, offeneres Verständnis des Begriffes ‚Ergänzen' zu entwickeln, das vor allem darauf abzielt, eine Personenvielfalt herzustellen, mit der auf ganz unterschiedlichen Ebenen die Förderung von Lebensqualität bei Betroffenen möglich werde.

„Also, ich find', da muss man auch gut hingucken, gerade wenn man eben Ehrenamtliche und Hauptamtliche zusammenbringen soll. Das ist wie ein Team-Aufbau woanders auch, nur mit Hauptamtlichen. Wer passt wirklich zusammen? Und dann kann's ne Bereicherung sein, und auch ne gute Ergänzung. Also Ergänzen wirklich in dem Sinne von ner Bereicherung, dass dann halt einfach mehr möglich ist: Mehr Angebote, ne größere Personenvielfalt. Also, wir haben zum Beispiel jetzt nur// eigentlich nur Frauen im hauptamtlichen Team (lacht), manchmal eben nen Arzt dabei, Stationsarzt, wobei die auch immer wieder wechseln. [Mhm] Und wo es einfach toll, dass wir ehrenamtliche Männer im Team haben (lacht), so, also, das ist auch für die Kinder auch immer ganz toll, vor allem für die Jungs" (B_Abs. 78).

In der Alltagspraxis würden mit diesem Verständnis von ‚Ergänzen' die Akteure „eher sanft zusammengebracht", so dass sich ein Interesse der Hauptamtlichen sowohl an Ehrenamtlichen als auch an der Zusammenarbeit entwickeln könne und dies bei Ehrenamtlichen dann „als eine positive Resonanz" ankomme. Dieses Moment positiver Resonanz trägt für Frau B wiederum zum Gelingen der Zusammenarbeit bei.

Frau B und Frau E messen in diesem Zusammenhang dem ‚Sich-Kennen' über eine geraume Zeit hinweg bzw. dem ‚Einander-Einschätzen-Können' einen hohen Wert für eine kooperative Zusammenarbeit bei, wobei für Frau E vor allem das Vertrauen auf Seiten der hauptamtlichen Akteure von Bedeutung ist: Diese müssten Vertrauen sowohl in das Gelingen der Erstqualifizierung als auch in die Vorauswahl sowie die Betreuung der Ehrenamtlichen entwickeln. Zugleich hat Frau E die Erfahrung gemacht, dass ‚Vertraut-Sein' zwischen Ehrenamtlichen bei Hauptamtlichen vor allem über ‚gemeinsame Zeit' bei der Arbeit und über Arbeitsroutinen entsteht.

> „Von den Ehrenamtlichen ist das natürlich// wir haben jetzt gerade wieder jemanden, der neu angefangen hat, (lacht) da habe ich nochmal gemerkt, wie vertraut uns unsere Ehrenamtlichen sind, die wir schon lange haben. Und wie sicher die sind in ihrer Arbeit. Wie unsicher derjenige war. Und das ist ja ganz klar, wenn man neu ist [Mhm] ist man unsicher" (E_Abs. 17).

Frau B wiederum schätzt insbesondere auch Begegnungen von Ehrenamt und Hauptamt in einem unkonventionellen Rahmen als hilfreich für den Vertrauensaufbau sowie eine kooperative Zusammenarbeit ein:

> „So, das sind dann auch diejenigen, die von den Hauptamtlich// äh, von den Ehrenamtlichen erwähnt werden, so: ‚Mit denen isses immer so nett, mit denen erzählen wir auch immer oder oder kucken auch, oder machen auch was zusammen'. Dann gibt's welche, die sind dann'n bisschen neutraler, die dem etwas distanzierter gegenüber stehen, oder einfach kein Interesse daran haben: da ist jetzt halt nicht, dass das so in=nander greift, sag ich mal. [...] Und da wurde eben auch gesagt, dass man sich teilweise gar nich' so kennt, auch jetzt irgendwie nach zwei Jahr// oder drei Jahren vielleicht noch gar nicht. Weil man sich eben so selten sieht und sich manchmal dann gar nich' so richtig einschätzen kann. So, ne, also dieses// diese persönliche Ebene, was auf jeden Fall auch sehr stark beeinflusst, so. (5) Was aber gewünscht wird, dass das mehr wird. [Mhm] Wo dann irgendwie dazu gehört, dass die Ehrenamtlichen vielleicht dann auch zu irgendwelchen Feiern dann mit dazu kommen, so.

(..) Oder anders=rum: die Hauptamtlichen zu Feiern von Ehrenamtlichen (lacht) dazu kommen" (B_Abs. 33, 35).

Zugleich allerdings weist für Frau B das Konzept ‚Zusammenarbeit' durchaus
auch Schwierigkeiten auf. So hält sie es für problematisch, wenn die Einrichtung
fest mit Ehrenamtlichen ‚rechnet', da sie es für unabdingbar hält, den
‚ehrenamtlichen Charakter' dieser Arbeit zu berücksichtigen, und dies zum Beispiel auch im Rahmen von Tätigkeitsbeschreibungen deutlich zu machen. Für
Frau B bedeutet dies, die Arbeit von Ehrenamtlichen als etwas Zusätzliches zu
betrachten (und zu planen), das aber auch wegfallen kann.

> „Ja, find' ich gerade so'n bisschen schwierig. Ich hab bei dem Konzeptaufbau, oder
> bei der Konzeptentwicklung, da hab ich so gedacht, ja// hab bei den Tätigkeitsbe-
> schreibungen auch immer bewusst darauf geachtet, dass es halt was is', was zusätz-
> lich kommt, so, was aber auch wegfallen kann. [Mhm] So halt gerade diesen ehren-
> amtlichen Charakter zu wahren, halt darauf auch Rücksicht nehmen zu können, dass
> man eben auch mal absagen kann, so. [Mhm] Und wenn man jetzt wirklich irgend-
> wie was aufbaut, was wirklich auch notwendig ist, und das auf den Schultern von
> Ehrenamtlichen aufbaut, dann wird's dann schwierig, wenn die dann mal sagen:
> ‚Ach, irgendwie geht's mir heut' nich' so gut, ich komm' nicht', oder so" (B_Abs.
> 78).

Frau C, die als Koordinatorin eines ambulanten Hospizdienstes arbeitet, verweist
auf ein anderes Spannungsfeld im Rahmen der Konzeption ‚Zusammenarbeit'.
Zum einen sieht sie, dass die Perspektive des ehrenamtlichen Akteurs die Arbeit
der hauptamtlichen Akteure ergänzt und bereichert, zum anderen verweist sie
aber auch auf eine reziproke Abhängigkeit beider Akteure voneinander: Zwar
würde der ambulante Hospizdienst ohne Ehrenamtliche nicht existieren, gleichwohl aber ‚diktierten' die Ehrenamtlichen dem Hauptamt ihre Bedürfnisse und
Wünsche. Zudem erlebt Frau C die Weisungsbefugnis als Hauptamtliche gegenüber den Ehrenamtlichen als Einschränkung der Freiheit – sowohl beim Ehrenamt (die Arbeitsform Ehrenamt vertrage nach Frau C in der Regel keinen
„Chef") wie auch bei sich selbst (das ‚Authentisch-Sein' werde erschwert). Eine
Möglichkeit, sich mit dieser Situation zu arrangieren, sieht sie darin, sich hinter
äußeren Vorgaben (zum Beispiel der Auflage der Krankenkasse zur Refinanzie-
rung) zu verstecken, um sich nicht immer wieder argumentativ auf die Auseinandersetzung um das Anerkennen der Weisungsbefugnis des Hauptamtes einlassen zu müssen.

> „Natürlich, bin total abhängig von denen! [Mhm] Also das ist ja auch das Problem
> des Authentisch-Seins letztendlich. Ich will ja authentisch sein und die sollen au-
> thentisch sein. Aber trotzdem gibt's Zwänge. [Mhm] Und diesen Druck möglichst//

das ist ja immer so beim Arbeitgeber, dass der ob// Irgendwie bin ich ja deren Vor// das nehmen die ja, wollen die ja nicht immer gerne hören, aber ich bin ja schon irgendwo auch deren Vorgesetzte in ner gewissen// oder Weisungsbefugte oder wie man es auch nennen will. [Ja, is' klar] Und das wollen die aber eigentlich nicht so wirklich sehen. Manche sagen ganz klar zu mir: ‚Du bist ja der Chef hier'. Also so irgendwie. Das finde ich immer ganz süß, wenn die das so sagen, ohne// Ich schmäler' das dann auch manchmal so'n bisschen, aber letztendlich issses ja so, ein Stück weit. Und das ist aber ein Ehrenamt. Und Ehrenamt und Chef, das ist ja aber irgendwie ein bisschen schräg [Mhm] so. [Mhm] Von daher (3) muss auch noch was auf ner anderen Ebene ablaufen, dass das nicht so in den Vordergrund tritt. (..) Und ich hab aber auch, ich hab aber auch// Manchmal bin ich ganz froh, dass ich so Sachen hab, hinter denen ich mich auch verstecken kann (lachend), und sagen kann: ‚Okay, hier die Krankenkasse fordert das jetzt aber'. Und ich nicht immer sagen muss, immer wieder// so auf ner anderen Eb// also, dann bin ich auch manchmal froh. Dass ich einfach sagen kann: ‚Du, es ist so, ich weiß, es ist doof, es nervt, aber ich kann es auch nicht ändern. Wir brauchen das Geld auch, um hier existieren zu können'" (C_Abs. 102).

Andere Hauptamtliche, wie etwa Frau I, Frau M oder Herr P, können der Verschiedenheit von Ehren- und Hauptamt hingegen vor allem Positives im Sinne von Kooperation und wechselseitiger Ergänzung abgewinnen. So hätten die Ehrenamtlichen zum Beispiel, so Frau I, ganz andere Möglichkeiten und Gelegenheiten, sich als Mensch zu zeigen und sich dem Anderen zu öffnen.

„Ich glaube, dass es bei denen, die beim Ehrenamt tätig sind, anders ist. Das gehört mit zu ihrem Instrument, sich selber auch zu zeigen. Und da besteht viel weniger Angst. Da wünsche ich mir manchmal bei uns, dass wir das mehr übernehmen kann. Und (.) ich denke, dass sie auch so gut orga// also ich mein', sie haben natürlich// sie machen das ehrenamtlich, das heißt, sie haben noch'n anderes Leben, sie ham auch'n anderes berufliches Leben, andere Tätigkeitsschwerpunkte noch. Das heißt, sie können es auch (..) anders verarbeiten, was sie dann mitkriegen, besser abschalten. Wenn Sie jetzt viel mit Patienten zu tun haben, fällt uns das natürlich schwerer. Aber das ist schon was, was besonders ist. Und ich denke, das macht auch so'n bisschen den Unterschied aus, warum wir uns da ergänzen, Ehrenamt und Hauptamt, ne?" (I_Abs. 24).

Hauptamtlich Pflegende, so Frau I, scheuten hingegen diese Offenheit. Dies sieht sie darin begründet, dass Hauptamtliche ausschließlich mit ‚Sterbenden' zu tun hätten und ihnen das Abschalten und Verarbeiten der Erlebnisse schwerer falle als den Ehrenamtlichen, denen dies aufgrund ihres hauptberuflichen Alltags und anderer Tätigkeitsschwerpunkte besser gelänge.

Herr P stellt besonders den Aspekt heraus, dass Ehrenamtliche als Mitmenschen und nicht als professionelle Expert_innen in die Situation kämen: Während die Ehrenamtlichen die Haltung des ‚Mitgehens' mit dem oder der Betroffenen ausmache, richten die Hauptamtlichen ihren professionellen Blick auf die Verbesserung der Versorgungsstrukturen der Betroffenen.

> „Für mich ist das wichtig, weil als Koordinator bin ich professionell. [Mhm] Als Begleiter bin ich niemals professionell. Sondern da bin ich immer nur als Mensch mit dem da, was ich hab. Ich hab nebenbei das Glück, auch noch auf meine Profession zurückgreifen zu können. Wenn Problemstellungen sind (.) oder Fragestellungen. Aber im Prinzip komme ich als Mensch und begleite einen anderen Menschen. Der ist der Experte für sein eigenes Leben, auch für sein Sterben. Und ich gehe mit. Mehr habe ich nicht anzubieten: Mitgehen. […] Dieses Mitgehen. Also der Hauptunterschied ist das Mitgehen. [Mhm] Der andere geht vor. Ich geh mit, ich be(.)gleite. Im wahrsten Sinne des Wortes. Der geht nen halben Schritt vor, ich gehe'n halben Schritt hinter. Und guck: Was ist da, was kommt da jetzt?" (P_Abs. 166, 172).

Einen ähnlichen Unterschied benennt Frau B, wenn sie sagt, Ehrenamtliche machten Angebote der Begleitung ohne ein therapeutisches Ziel; sie wollten eine ‚gute Zeit' ermöglichen und erreichten damit meistens eine Erhöhung von Lebensqualität, indem sie Normalität, Alltäglichkeit und Sozialität einbringen. Für Frau B bedeutet dies, dass Ehrenamtliche wohltuende soziale Verbundenheit ermöglichen, Einsamkeitsgefühle reduzieren, Zugehörigen Pausen der Entlastung ermöglichen und insgesamt das Spektrum an Hilfe erweitern. Indem Ehrenamtliche ihrem Umfeld von dem Erlebten erzählten, stellten sie zugleich eine Brücke in die Gesellschaft her. Damit wiederum erzeugten sie Aufmerksamkeit für die Hospizarbeit und geleichzeitig auch eine Öffnung der Gesellschaft gegenüber Themen wie Behinderung, Sterben und Tod.

> „Und ein ganz wichtiger Aspekt ist glaub' ich, eben neben dem, dass die Ehrenamtlichen hier reinkommen, dass die halt auch was mit raustragen [Mhm] so: von ihrer Arbeit berichten, immer natürlich mit dem Aspekt der Schweigepflicht, dass man keine Namen nennt und so=was, das nicht zurückverfolgen kann. Aber quasi halt ihrem näheren Umfeld davon berichten, was sie halt erleben. Was sie für Familien kennenlernen, in welchen Situationen sie sind. Und dadurch halt andere sensibilisieren für Familien, die in diesen Situationen leben (..) müssen, so. Das sucht sich ja keiner freiwillig aus [Mhm], so. Was das häufig auch für Probleme mit sich bringt, und für Einschränkungen. […] Und was eben ne Arbeit is', die, die wir hier machen, die wird zum Teil durch Krankenkassen finanziert, ein Großteil der Arb// Angebote, die wir machen, läuft über Spenden. Das heißt, wir sind da natürlich auch auf die Unterstützung angewiesen, so. Also, das ist wohl// wenn sie's nach außen tragen, dass dadurch halt möglich wird, dass immer mehr Menschen darauf aufmerksam werden, und möglicherweise Interesse daran haben, die Arbeit hier, also uns, zu unterstützen [Mhm] finanziell oder ideell. Aber eben auch eher (..) ja, eine Öffnung der

Gesellschaft diesem Thema gegenüber ermöglichen, und auch mit dem Thema ‚Behinderung' umzugehen, mit dem Thema ‚Sterben und Tod' umzugehen, so" (B_Abs. 52, 53).

„Sie sind und waren die Garanten dafür, dass die Betreuung von lebensbedrohlich erkrankten Menschen nicht nur Thema spezieller Versorgungskontexte ist oder wird, sondern der Umgang mit unheilbar erkrankten Menschen bleibt mit ihnen auch ein Thema der Gesellschaft und Hemmungen können abgebaut werden. Ohne das Engagement Ehrenamtlicher in der Hospizarbeit und Palliativversorgung würde sich die Hospizbewegung zurück entwickeln. Ich glaube, dass durch die ehrenamtliche Mitarbeit zum einen noch viel, viel mehr möglich ist, was man realisieren kann" (B_Abs. 49).

Demgegenüber seien Hauptamtliche in ihrem professionellen Handeln von ihrer Berufsbiographie sowie den entsprechenden fachlichen Erfahrungen geprägt, weshalb sie, so Frau B, stets therapeutische Ziele hätten und den Betroffenen einen ungezwungenen Kontakt in ihrer Arbeit in der Regel eher vorenthalten würden.

„Und, ja, gerade diese Kinder, die ja recht häufig im Krankenhaus sind, im Klinik Setting sind: Ja, wenn da immer nur Kon// Also, nein, wenn da immer – ich nehme das ‚nur' bewusst raus – wenn da immer Kontakt zu hauptamtlichen Menschen ist, es immer um therapeutische Ziele geht, um Begleitungen und um Förderungen, finde ich, sind denen dann so'n bisschen so diese, diese normalen, alltäglichen, ja, gesellschaftlichen Kontakte (3) ich weiß nich', ob ich mit der Formulierung g=rad so wirklich glücklich bin g=rade, aber, also diese ungezwungenen Kontakte irgendwie so vorenthalten werden, das finde ich g=rad//" (B_Abs. 50).

Hauptamtliche schauten zum Beispiel in Stresssituationen zuerst auf die Symptome und begännen ein Gespräch zumeist nicht mit ‚der Laubfärbung vor dem Fenster'; Ehrenamtliche hingegen, so Frau M, setzten sich ans Bett und würden unbedarft ein Gespräch anfangen.

„Und, klar, sind wir auch immer noch irgendwie Mensch dabei, aber es ist halt immer dieser fachliche Blick noch. Und in die Situation reinzugehen// also ich find es immer so schön: (..) Ehrenamtliche setzen sich dann dazu und ganz unbedarft und fangen halt irgendwie ein Gespräch an. Und das geht auch manchmal verloren auch. Auch hier ist es manchmal stressig und wird oft irgendwie geguckt: ‚Ja, okay, vielleicht guck ich erstmal: Wie sind denn die Symptome?', als irgendwie darüber zu sprechen, was da draußen irgendwie gerade am Laub da los ist oder so. (lacht) Also dieses Unbefangene, (.) Leichte, (.) das sehe ich schon eher auch von den Ehrenamtlichen, was sie halt mit rein bringen (.) ja" (M_Abs. 83).

Allen Vorstellungen von Kooperation und Ergänzung zum Trotz haben Frau D, Frau C und Frau K die Erfahrung gemacht, dass im Sorge-Alltag dennoch nicht von ‚gemeinsamer Arbeit' gesprochen werden könne; vielmehr gebe es nur punktuelle ‚Andock'-Momente zwischen Ehrenamt und Hauptamt (Pflegende) und jeder Akteur gehe vor allem seiner (eigenen) Arbeit nach.

> „Also, ich weiß nicht, wie es den anderen ergeht. Aber ich bin dann ja auch zweimal mitgegangen, bevor ich angefangen habe. Und da hat das Ehrenamt auch// also wir haben da unser Ding gemacht und hatten keinen weiteren Kontakt zur Pflege. (3) Nee, eigentlich nicht" (D_Abs. 26).

Entsprechend des Arbeits- bzw. Kooperationsverständnisses von Herrn P schließlich ist die Arbeit des Ehrenamtes auf die Koordination durch das Hauptamt unbedingt angewiesen. Das Ehrenamt als ‚Einzelkämpfer' könne sich zum Beispiel bei Fragen zu Versorgungsstrukturen auf die Expertise des Hauptamtes verlassen. Dabei stünde das Hauptamt, so Herr P, mit seiner Kompetenz und Professionalität stets unterstützend hinter dem Ehrenamt (zum Beispiel als Hilfe in Form der Supervision).

> „Es ist unverzichtbar, ne? Also das Ehrenamt braucht auf jeden Fall das Hauptamt. Als Anlaufstelle für (.) immer die Situationen, wo es Probleme gibt, wo irgendwie noch irgendwas geklärt werden muss. Also die Kompetenzen und Professionalität des Hauptamtes ist gewissermaßen die Stütze für den Ehrenamtlichen. Der Ehrenamtliche ist ja auf sich gestellt, ist ja'n Einzelkämpfer in der Familie. Aber er hat die Stütze – wegen der Supervision – in dem Hauptamtlichen. Der gewissermaßen so hinter ihm steht. Und er kann sich jederzeit umdrehen und sagen: ‚Da bin ich, nimm mich in den Arm'. Also jetzt symbolisch, ne? [Mhm] Oder ‚Gib mir irgendwas, was ich brauche!' oder ‚Hilf mir!', ne? Also ich steh da so dahinter. Das ist auch mein Verständnis von dieser Arbeit, auf meine Ehrenamtlichen bezogen" (P_Abs. 175).

4.2.3 Zusammenfassung

Festzuhalten bleibt, dass in allen Versorgungsbereichen der Hospiz- und Palliativarbeit (Ambulante Hospizarbeit, SAPV, Stationäre Hospizversorgung, Stationäre Palliativarbeit sowie sektorenübergreifende Hospizarbeit) Hauptamtliche und Ehrenamtliche zusammenarbeiten, wobei das Verhältnis von Ehrenamt und Hauptamt für alle Befragten von zentraler (wenn auch unterschiedlicher) Bedeutung ist: Während die *Hauptamtlichen* (im Bereich der stationären Palliativarbeit) die Ehrenamtlichen durchaus auch als ‚gefühlte Mehrbelastung' erleben, machte man im SAPV-Team hingegen die Erfahrung, dass es durch die qualifizierten Ehrenamtlichen zu einer Arbeitserleichterung für die hauptamtlich Pflegenden gekommen sei. Die *Ehrenamtlichen* wiederum nahmen das Verhältnis von Ehrenamt und Hauptamt als Maß für die Qualität der Zusammenarbeit wahr. Im Zusammenhang mit der wechselseitigen Wahrnehmung und Bedeutung werden zudem unterschiedliche Handlungslogiken und Erwartungen aneinander thematisiert: So existiert in der stationären Hospiz- und Palliativarbeit zum Beispiel die Erwartung einiger Hauptamtlicher, dass die Ehrenamtlichen möglichst die gleiche Handlungslogik wie sie selber verfolgen, das heißt ,in den Dienstplan passen' sollen. Zugleich werden auch Erwartungen der Ehrenamtlichen an die hauptamtlichen Einrichtungsleitungen thematisiert (zum Beispiel bezüglich Neugestaltung der Einrichtung), mit denen diese wiederum einen adäquaten Umgang finden müssten.

Wichtig erscheint den Befragten zudem, dass ein reflexives Verhältnis zueinander die Voraussetzung für eine gelingende Zusammenarbeit bilde. Dabei ergibt sich die Notwendigkeit zur Reflexivität für die Hauptamtlichen daraus, dass mit dem Ehrenamt, „ein gänzlich anderer Akteur" im Setting mitarbeite. Damit würde ein kontinuierlicher Prozess des aktiven Aushandelns der Rolle, aber auch der Arbeit selber, in Gang gesetzt, wobei für die Befragten das prozessuale Aushandeln des Verhältnisses zwischen ehrenamtlich und hauptamtlich Tätigen die Grundlage gelingender Interaktionen und in der Folge auch für eine Praxis gelingender Zusammenarbeit bildet. Als Voraussetzung einer von Reflexivität geprägten Zusammenarbeit werden gemeinsam getroffene Absprachen, gemeinsame Aktivitäten zur Entwicklung von Projekten und vor allem die Bereitschaft zur Kommunikation angesehen.

Als Charakteristika des Verhältnisses von Ehren- und Hauptamt konnten drei Merkmale beschrieben werden: Freiheit, Konkurrenz und Kooperation. Die ,Freiheit' des Ehrenamtes sehen viele der Befragten im Kontrast zur ,Pflicht' des Hauptamtes, wobei dies aber auch als wechselseitige Ergänzung interpretiert wird: Weil das Ehrenamt nicht bezahlt werde, brächten die Ehrenamtlichen eine komplementäre, ungebundene Perspektive in die sorgende Praxis ein. Dabei wird der freiheitliche Aspekt des Ehrenamtes auch auf die Möglichkeit der Reflexion der Prozesse in der Organisation und in den institutionellen Strukturen bezogen. Allerdings wird von einigen Hauptamtlichen auch thematisiert, dass sie die Systemunabhängigkeit der Ehrenamtlichen eher als Spannungsfeld aus ,Freiheit-lassen' und ,Regeln-machen' ansehen. Für die Ehrenamtlichen selbst ist die ,Freiheit' des Ehrenamtes hingegen keine Selbstverständlichkeit, sondern etwas, das erlernt und verteidigt werden muss.

Ein weiteres Merkmal des Verhältnisses zwischen Ehrenamtlichen und Hauptamtlichen ist Konkurrenz, wobei Konkurrenz und Neid häufig zum Beispiel aufgrund von Unzufriedenheit mit der eigenen hauptamtlichen Arbeitssituation empfunden würden. Auch stellt sich die Zusammenarbeit mit dem Ehrenamt für einige Hauptamtliche als ein ‚Umgehen-Müssen' mit der Unterschiedlichkeit des Akteurs Ehrenamt dar, das hierarchisch kaum einordbar sei. Vor diesem Hintergrund entsteht bei einigen auch ein Unbehagen, dass Ehrenamtliche die Arbeit des Hauptamtes behindern könnten. Entsprechende Aussagen wurden lediglich von hauptamtlich tätigen Befragten aus der stationären Hospiz- und Palliativarbeit gemacht, Hauptamtliche aus dem ambulanten Bereich sowie ehrenamtlich Tätige äußerten sich hierzu nicht. Im Ergebnis zeigte sich übereinstimmend, dass der Umgang mit dem Konkurrenzempfinden der Akteure der aktiven Kommunikation im Sinne einer Vermittlung zwischen den Positionen bzw. ‚Professionen' bedarf.

Ein drittes charakteristisches Merkmal ist die Kooperation und wechselseitige Ergänzung von Haupt- und Ehrenamt: Einig sind sich alle Befragte darin, dass beide Akteursgruppen unterschiedliche Qualitäten haben. Dabei stimmt die Mehrzahl der Hauptamtlichen darin überein, dass es beide Akteure (Ehrenamt wie Hauptamt) brauche, um rund um die Uhr eine gute Sorgepraxis zu gestalten, weshalb der „solidarische Beitrag" der ehrenamtlichen Arbeit als eine Bereicherung angesehen wird. Allerdings wird auch ein offeneres Verständnis des Begriffs ‚Ergänzen' eingefordert, das vor allem darauf abzielt, auf ganz unterschiedlichen Ebenen die Förderung von Lebensqualität bei Betroffenen möglich zu machen. Mit einem solchen Verständnis von ‚Ergänzen' würden die Akteursgruppen mit ausreichend Zeit und Gelegenheiten zum Vertrauensaufbau zusammengebracht, so dass sich ein Interesse der Hauptamtlichen sowohl an Ehrenamtlichen als auch an der Zusammenarbeit entwickeln könne und dies bei Ehrenamtlichen dann „als eine positive Resonanz" ankomme. Dieses Moment positiver Resonanz trage dann wiederum zum Gelingen der Zusammenarbeit bei. Dazu gehöre auch, die Arbeit von Ehrenamtlichen als etwas Zusätzliches zu betrachten, das aber auch wegfallen kann. Zugleich wird als Spannungsfeld die reziproke Abhängigkeit beider Akteure voneinander thematisiert.

4.3 Institutionalisierung und Professionalisierung des Ehrenamtes

Alle befragten Ehrenamtlichen und Hauptamtlichen (sowohl in ambulanten wie auch stationären Settings) beobachten einen Trend der Institutionalisierung und Professionalisierung der Palliativ- wie der Hospizarbeit. Ihre Erfahrung ist übereinstimmend, dass dabei auch dem Ehrenamt eine gleichsam ‚professionelle' Rolle zugeordnet wird. In diesem Zusammenhang wertet etwa Herr A es als ein Merkmal des Institutionalisierungs- und Professionalisierungs-Prozesses, dass man heute ein Zertifikat brauche, um helfen zu dürfen, womit das solidarische, mitmenschliche Helfen aus dem Blick gerate. Insgesamt allerdings nehmen die

Befragten die Institutionalisierung und Professionalisierung des Ehrenamtes vor allem innerhalb ihrer jeweiligen Settings wahr. Im Folgenden werden deshalb die Ergebnisse getrennt nach ambulanten (4.3.1) und stationären (4.3.2) Versorgungsbereichen dargestellt.

4.3.1 Ambulante Hospiz- und Palliativarbeit

Die Institutionalisierung des Ehrenamtes wird von hauptamtlich tätigen Befragten in der ambulanten Hospiz- und Palliativarbeit ambivalent erlebt: Einerseits gewinne die ambulante Hospiz- und Palliativarbeit durch die Institutionalisierung an Bedeutung innerhalb der gesundheitlichen Versorgungsstrukturen; andererseits ständen dem aber auch Elemente der Medikalisierung gegenüber. Herr H macht dies am Beispiel der multiprofessionellen Versorgungsform Spezialisierte Ambulante Palliativversorgung (SAPV) deutlich: Seit der gesetzlichen Implementierung der SAPV im Jahr 2007 sei es in diesem Bereich zu einer Priorisierung von Medizin und Pflege zu Lasten der ehrenamtlichen Hospizarbeit gekommen. So sei die spezialisierte Versorgungsform SAPV im Gesundheitswesen höher angesehen als die Sorgearbeit von ambulanten Hospizdiensten (das heißt die ehrenamtliche Sorge) – und dies, obwohl die Versorgungsform SAPV das unbezahlte Ehrenamt zur eigenen Finanzierung ihrer SAPV-Teams sogar benötigt. Zugleich aber werteten die Kooperationsverträge der ambulanten Hospizdienste mit einem SAPV-Team die ehrenamtliche Arbeit auch auf – sie etablierten sie, so Herr H, sozusagen als ,Player' im System der Gesundheitsversorgung. Insgesamt sei festzustellen, dass die SAPV das Ehrenamt (respektive den ambulanten Hospizdienst) zwar für die eigene Qualitätsentwicklung nutze, dass aber die Aufgabe der ,Pflege' der Ehrenamtlichen bei den ambulanten Hospizdiensten (hängen) bleibe, die für die motivations-fördernden Maßnahmen der Wertschätzung Ehrenamtlicher verantwortlich seien.

> „Und die wird irgendwann das Ehrenamt schlucken? Oder für sich benutzen? Was ja jetzt schon zum Teil so ist, dass ja SAPV das (.) freiwillige, unbezahlte Ehrenamt braucht, um finanziert zu werden. [...] Die SAPV braucht das, aber muss es nicht pflegen, weil das machen ja andere" (H_Abs. 32, 33).

Die Institutionalisierung des Ehrenamtes bedeutet aus Sicht von Herrn H immer auch Kontrolliert- und Bestimmt-Werden von außen. Insofern brauche es zur Wahrnehmung und Begleitung dieser Prozesse Hauptamtliche, die diese Institutionalisierung kritisch begleiteten und reflektierten:

„Und da braucht man auch Menschen im Hauptamt, die sowas auch thematisieren. Und nicht nur danach gehen: Nutzt es jetzt dem Kooperationsvertrag mit dieser Klinik, mit diesem SAPV-Team? Oder wem auch immer. Oder an Großzentren für ihre (..) Zentrums-Zertifizierung, dass man so ein Häkchen dann auch noch hat: Hospizdienst vorhanden. Ja, also da glaube ich, das ist auch wieder was, wo man dann sagt: Nee, so integriert möchte ich auch nicht sein ins Gesundheitswesen, dass ich mich dann als Kooperationspartner gut fühle und krieg dann schon wieder jemanden aus dem Gesundheitswesen vorgesetzt, der dann auch wiederum hier unsere Ehrenamtlichen weiterbildet und auf Linie bringt. Da hab ich keinen Bock drauf, auf so was, ja" (H_Abs. 39).

Ein weiterer Aspekt der Institutionalisierung, der von Befragten, die im ambulanten Hospizbereich als Koordinator_innen tätig sind, thematisiert wird, ist die Einführung von Qualitätsrichtlinien. Sie bewerten diese als Reglementierung der eigenen Fachlichkeit, denn die Umsetzung der Qualitätsrichtlinien zur Finanzierung ihrer Koordinator_innen-Stelle erfahren sie als ambivalentes Spannungsfeld zwischen Kontrolliert-Werden (einzuhaltende Rahmenvorgaben) und Kontrollieren-Müssen (zum Beispiel Dokumentationspflichten der Ehrenamtlichen).

„Das Problem ist ja: die Kontrolle. So, wenn die sich kontrolliert fühlen. Ich hab heut// hab jetzt zum Beispiel// ich hatte so eine innerliche Weigerung: Man muss ja im Prinzip über dieses Refinanzierungssystem muss man, (3) die müssen ja Protokolle schreiben, die abgeheftet werden und auch gegebenenfalls dann eingesehen werden können. Und ich hatte ein Problem damit, das vor Ort hinzulegen. Weil sie das oft auch als eigene Rückblick und Aufarbeitung benutzen. Und wenn du's vor Ort zum Patienten legst oder zu der Begleitung legst, kannst du nich' reinschreiben, was du möchtest, sondern du ka// musst so objektive Sachen reinschreiben wie ‚hat Schmerzen' oder// aber du kannst nich' reinschreiben zum Beispiel so was wie ‚der hat geweint'. Weil// das ha=m wir auch schon d=rüber gesprochen und da hatte ich halt gesagt: „Ja, kannste doch reinschreiben, (?von dem Gespräch?)!' Aber man kann das natürlich nich' reinschreiben ‚hat geweint', weil das was ganz Privates ist, wenn jemand weint. Und das macht er vielleicht nur bei der Person, und will auch nicht mehr angesprochen werden darauf. Und dann hab ich// wollt' ich das jetzt so einführen, und da ist ein großer, ein großer (.) Protest, also innerlich so, dass da hinzulegen. Und wir haben das jetzt so'n bisschen gespalten: Man schreibt jetzt da nur rein, wann jemand da ist. Und zu Hause können die dann den anderen Bogen führen. Das dürfen sie eigentlich auch nich', weil's um ne Schweigepflicht geht. [Mhm] Das ist ein Argument, ne. Aber man muss da irgendwie so'n Kompromiss finden. […] Also letztendlich geht es darum, dass die Ehren// der Mensch also in dem gesehen wird, was er da einbringen kann. Oder wie er auch, wie er innerlich strukturiert ist. Und das ist das Problem. Also das ist das Schwierige. Wenn dann dann so, wenn so Dinge dazu kommen, die auferlegt werden, weil dann bist du ja begrenzt irgendwie, so" (C_Abs. 8, 9).

Infrage gestellt wird von den Befragten Koordinator_innen zudem der ‚Druck‘, den die jeweils übergeordnete Organisation auf die Koordinator_innen ausübe, stets ausreichend Ehrenamtliche vorzuhalten und zu rekrutieren sowie Begleitungen vorzuweisen. Dieser Aspekt wird von Frau C in Bezug auf den eigenen Anspruch an eine professionelle Sorgepraxis thematisiert: Der hohe Aufwand bei der Rekrutierung, ‚Pflege‘ und ‚Kontrolle‘ der Ehrenamtlichen erschwere es dem oder der hauptamtlichen Koordinator_in, den Ehrenamtlichen bei ihren Begleitungen inhaltlich unterstützend zur Seite stehen zu können.

Eine Besonderheit im Zusammenhang mit der Wahrnehmung von Institutionalisierungsprozessen in der ambulanten Hospizarbeit stellt die Sichtweise von ehrenamtlichen Koordinator_innen im Rahmen einer nicht nach § 39a SGB V-geförderten Hospizinitiative (e.V.) dar. In solchen Initiativen oder Vereinen, von denen es laut schriftlicher Aussage[145] der DGP eine nicht unerhebliche Anzahl in Deutschland gibt, findet die Arbeit bewusst ohne das Führen von Nachweisen über das Einhalten der Qualitätsrichtlinien nach § 39a SGB V statt. Es ist davon auszugehen, dass die Initiativen und Vereine motiviert sind, sich und ihre Arbeit vollständig ehrenamtlich zu organisieren, weil sie die Hospizbewegung und die hospizliche Sorge als frei und unabhängig von den Auflagen des Gesundheitssystems verstehen. Zum Teil arbeiten die Initiativen mit Zuschüssen von den Landesregierungen, wie im vorliegenden Fall bei Frau J. Laut Aussage der DGP (per E-Mail vom 24.04.2017) gibt es cirka 1.500 ambulante Hospizdienste, wovon im Jahr 2016 cirka 905 eine Förderung nach § 39a SGB V erhalten haben. Ob oder inwiefern die knapp 600 ambulanten Hospizdienste nun solche Initiativen darstellen, kann nicht beantwortet werden. Da die Initiativen in Deutschland höchst heterogen organisiert sind und alle hier gemachten inhaltlichen Angaben auf den Aussagen von Frau J beruhen, ist zu der besonderen Situation von nicht nach § 39a SGB V geförderten Initiativen meines Erachtens weitere Forschung unbedingt erforderlich. Denn sollten wirklich über ein Drittel der Hospizdienste solche Initiativen sein, stellt diese Form der Begleitungsarbeit durchaus eine repräsentative Größe innerhalb der ambulanten Hospizarbeit dar.

Frau J, die ehrenamtlich in der Begleitung und als Koordinatorin in einer solchen Initiative tätig ist, hat die Erfahrung gemacht, dass die vollständig ehrenamtliche Struktur des Vereins nicht nur gut zu den eigenen Vorstellungen von freiwilliger Arbeit der in der Initiative tätigen Ehrenamtlichen passt, sondern

---

[145] Auf eine Anfrage per E-Mail (am 22.03.2017) bei den beiden Verbänden DGP und DHPV, wie das Verhältnis von ehrenamtlichen Koordinator_innen zu hauptamtlichen sei, antwortete der DHPV schriftlich (22.03.2017), dass dem Verband hierzu leider keine Zahlen vorlägen. Die DGP berichtete per E-Mail (24.04.2017), dass sie a) zukünftig Zahlen hierzu erheben werde und b), dass von „ca. 1.500 ambulante[n] Hospizdienste[n], [...] ca. 905 eine Förderung nach § 39a erhalten". Das heißt, knapp 600 ambulante Hospizdienste in Deutschland, mehr als ein Drittel, rechnen demnach nicht mit der GKV ab.

auch den Bedarfen des kleinen Ortes in einem Flächenbundesland gut entspricht. Wie die anderen Ehrenamtlichen im Verein sei auch Frau J damit sehr zufrieden, lediglich statistische Nachweise über die geleistete Begleitungsarbeit zu führen, aber keine Abrechnung über die gesetzlichen und privaten Krankenkassen vornehmen und daher auch keine Kriterien (zum Beispiel 24 Std.-Erreichbarkeit) erfüllen zu müssen, wie sie für hauptamtlich geführte Vereine gelten. Als Anerkennung der Ehrenamts-Arbeit würde der Verein ein pauschales Fördergeld (für Post, Fortbildungen, Supervision) vom Sozialministerium erhalten. Diese Form der Arbeit ermögliche den einzelnen Ehrenamtlichen im Verein sinnhaftes Handeln, weil sie als Ortsverbundene auch die Bedarfe des Ortes miteinbeziehen könnten.

„Wir sind ein Verein aus Ehrenamtlichen. Wir sind ein kleiner Verein, wir haben nur [...] Mitglieder, die fördern. Aber aktiv im Ehrenamt, so Begleitungen, machen nur zehn, zehn Personen. Und (.) ja, wenn man hauptamtlich tätig sein wollte, müsste man so einen Katalog, das wissen Sie alles, ne? [Ja] mit Tag- und Nacht-Rufbereitschaft und// also ganz viele Auflagen, das können wir überhaupt nicht leisten. [Mhm] Und das gibt auch dieser Ort gar nicht her. Also, an Anfragen oder// das ist also// wir werden sicherlich in dieser Größenordnung auch weiter arbeiten" (J_Abs. 28).

Abschließend soll als eine Folge der Institutionalisierung der ambulanten Hospiz- und Palliativarbeit die Verteilung der Geschlechter in den Organisationen der ambulanten Hospizdienste thematisiert werden: Schwerstkranke und ‚Sterbende' würden überwiegend von Frauen begleitet. Demgegenüber würde die Vorstandsarbeit in den Hospizdiensten zumeist von Männern gemacht.[146] Diese Beobachtung wird zum Beispiel von Herrn H ausgeführt:

„Und da gab's hier in X-Bundesland einen Hospizdienst, der eben einen extra Kurs für Männer gemacht hatte. Und das war mal interessant: Da sind wir auf die Idee gekommen, mal so zu gucken: Wie isses eigentlich mit dem Frauenanteil und dem Männeranteil im Bereich von Ehrenamt? Und wo sind die? Dann stellte sich eben heraus, und das ist gerade auch so ne Erhebung nochmal: Wer ist eigentlich im Vorstand von den Männern in diesen Hospizdiensten, wenn sie vereinsmäßig strukturiert sind? Und wer ist denn eigentlich in so'm Befähigungskurs? Da stellte sich dann eben doch so'ne Bewegung heraus, dass die meisten Männer sich eher in den Vorständen tummeln, dann aber größtenteils auch überhaupt nicht diesen Befähi-

---

[146] Die Herstellung von „Geschlecht und Bildung im Rahmen der ehrenamtlichen Hospizausbildung" untersucht zum Beispiel Melanie Pierburg im Rahmen ihrer ethnologischen Studie, siehe unter https://www.uni-hildesheim.de/gleichstellungsbuero/projekte/graduiertenkolleg-gender-und-bildung/promotionsprojekte/melanie-pierburg/ (05.03.2018).

gungskurs gemacht haben. Also ehrenamtlich im Vorstand sind, auch ne Art von Ehrenamt, [Mhm] und die Arbeit dann doch eher weiblich ist" (H_Abs. 4).

4.3.2 Stationäre Hospiz- und Palliativversorgung

In der stationären Hospiz- und Palliativversorgung kommt den rechtlichen Aspekten, wie Gesetzen, Rahmenvereinbarungen und Qualitätsrichtlinien, große Bedeutung zu. Aber auch wenn diese strukturellen Rahmenbedingungen innerhalb der Einrichtungen der stationären Hospiz- und Palliativversorgung als feste Größen weitgehend akzeptiert sind, so werden sie doch gleichwohl auch hier im Sinne von Institutionalisierungsprozessen reflektiert, und zwar als ein Rahmen, der zwar die Sorgepraxis sichert, sie aber zugleich auch einengt.

Der (mit der Institutionalisierung entstandene) Rahmen sichert die Sorgepraxis

Sicherheit entsteht für die einzelnen Settings und Mitarbeiter_innen zunächst einmal durch verbindliche finanzielle Rahmenbedingungen. So sieht zum Beispiel Frau B, Pädagogin und leitende Koordinatorin auf einer Palliativstation, die finanziell gesicherte[147] und strukturell fest verankerte Position der hauptamtlichen Koordinatorin als zentral an, da die Rolle der Koordination eine wichtige Funktion für die gesamte Arbeit im Setting übernehme: Die Person, die die Rolle als Koordination innehabe, fungiere nicht nur als präsenter Ansprechpartner für beide Akteursgruppen (Ehrenamt und Hauptamt) und als deren Vermittlungsinstanz (bezüglich der Thematisierung der Erwartungen und Ansprüche an den jeweils anderen); sondern darüber hinaus koordiniere sie den gesamten Prozesses der Zusammenarbeit (inklusive der Unterstützungsangebote) für die beiden Akteursgruppen. Vor diesem Hintergrund erachtet es Frau B zum einen als bedeutsam, dass der Rahmen für die Zusammenarbeit der Akteure gesteckt ist – das heißt die Möglichkeiten und Grenzen klar benannt sind. Zum anderen ist es aus ihrer Perspektive wichtig, dass die Arbeitsbelastung des Hauptamtes möglichst

---

[147] Zum Zeitpunkt des Interviews mit Frau B war das Gesetz zur Verbesserung der Hospiz- und Palliativversorgung (HPG) noch nicht verabschiedet worden und die Koordinations-Arbeit auf Palliativstationen fand in der Regel spendenbasiert statt. Gemäß HPG (§ 39a Abs. 2 Satz 2 SGB V) wird seit 08.12.2015 auch die ambulante Hospizarbeit für Versicherte im Krankenhaus berücksichtigt in der Krankenkassen-Förderung der ambulanten Hospizdienste. Von diesen neuen HPG-Regelungen profitieren in der Regel nun auch Palliativstationen, sofern sie für die ehrenamtliche Hospizbegleitung bei Versicherten innerhalb einer Klinik nach dem Modell eines ambulanten Hospizdienstes arbeiten. Gemäß HPG (2015) kann dann das Gehalt der Koordinationskraft über die Krankenkassen abgerechnet werden.

stressarm ist, da es andernfalls für ehrenamtliche Unterstützungsangebote auf der Station nicht offen wäre.

„Also, wir können uns sicherlich nicht beklagen. Aber die Stelle wird komplett über Spendengelder finanziert. [Mhm] Und, jetzt ohne mich irgendwie wichtig nehmen zu wollen, oder so, aber generell: Das ist auf jeden Fall ein Moment, dass es jemanden gibt, der da ein Auge d=rauf hat. So im Sinne von halt das koordiniert, Ansprechpartner, oder ansprechbar für die Ehrenamtlichen is', ansprechbar für die Hauptamtlichen is', hier und da auch mit, ja, vermittelt oder halt eben die Zusammenarbeit mit unterstützt, kuckt, dass das […] Ja, wenn es keinen geben würde, der das irgendwie organisieren würde, und man würde jetzt sagen: So, wir sind jetzt hier eine Station und wir Ehrenamtliche kommen täglich hinzu, so// (lacht). (..) Ich hab's nie selber erlebt, von daher kann ich hier jetzt nur mal ne Hypothese entwickeln, aber ich glaube, dass das nich' gut gehen würde, so. Weil's einfach was// ich glaub', es brauch' einfach nen Rahmen für die Zusammenarbeit und (..) die Möglichkeiten und Grenzen, die halt irgendwie klar sind. Und da eigentlich jeder, der hier arbeitet, sehr gut zu tun hat, gut ausgelastet ist, kann ich's mir irgendwie schwer vorstellen, dass jemand das irgendwie noch so nebenher irgendwie organisiert. Und ich hatte mit der Pflegedirektorin hier mal vor anderthalb Jahren oder so ein Gespräch, und da hatte sie mir erzählt, dass sie früher auf der, ich glaube onkologischen Station oder irgendeiner anderen Station, halt auch schon mal ehrenamtliche Mitarbeiter hatten, oder die halt gekommen sind. [Mhm] Und das lief am Anfang eben noch ganz gut, aber das hatte irgendwie keiner Zeit dann dafür, und dann ist das halt im Sande verlaufen. [Mhm] Und alle waren unzufrieden. Weil die, ich weiß nicht, ich vermute jetzt mal, Schwestern, eben das Gefühl hatten, sie werden den Ansprüchen oder Erwartungen nicht gerecht, oder das, was die Ehrenamtlichen brauchen, (?unv. 2 Sek.) halt nie machen, so. Genau" (B_Abs. 39, 41).

Konkret umfasse der ‚sichere Rahmen' auch den Versicherungsschutz für Ehrenamtliche, der gerade auch bei Hauptamtlichen ein Empfinden von Sicherheit schaffe, weil sie so das Gefühl hätten, Ehrenamtliche zum Beispiel alleine bei ‚Patient_innen' lassen zu können.

Der (mit der Institutionalisierung entstandene) Rahmen engt die Sorgepraxis ein

Wenn Befragte das Einengende des institutionellen Rahmens thematisieren, geht es in der Regel um den Druck der Organisation, der für sie in vielen Bereichen ihrer haupt- wie ehrenamtlichen Arbeit spürbar wird, und die Frage, wie damit umzugehen sei: In Bezug auf das wechselseitige Verhältnis zwischen Haupt- und Ehrenamt und hinsichtlich der Betroffenen, aber auch mit Blick auf den eigenen Anspruch.

Die Hauptamtliche Frau E macht in diesem Zusammenhang geltend, dass in der stationären Palliativarbeit das Verhältnis zwischen Haupt- und Ehrenamt durch eine knappe Besetzung im (pflegerischen) Hauptamt tangiert werde, da diese Personalknappheit die persönlichen Kontaktmöglichkeiten zwischen Hauptamt und Ehrenamt reduziere: So gebe es keine persönlichen Absprachen mit den Ehrenamtlichen mehr, sondern nur noch einen Stundenplan, in den sie ihre Zeiten eintragen müssten. Vor allem aber gebe es nur noch eine ‚stichpunktartige Übergabe‘, wobei diese zudem nur noch für diejenigen Ehrenamtlichen vorgesehen sei, die – auf Wunsch der Hauptamtlichen – bestimmte ‚Patient_innen‘ psychosozial begleiteten. Die ‚patient_innenfernen‘ Ehrenamtlichen, die hauswirtschaftliche Tätigkeiten übernehmen (zum Beispiel Schränke auffüllen in den Zimmern, hauswirtschaftliche Tätigkeiten wie Backen), bekämen gar keine Übergabe mehr.

„Wir haben einen Stundenplan, wo [ah, okay] die Leute sich eintragen. [Mhm] Und dann ist es ganz klar: Es gibt Menschen, die machen nur patientenferne Tätigkeiten, die verschwinden dann gleich hier zu den// füllen die Bäder auf, Schränke, und backen eben, oder machen die (?unv. 1 Sek.) und so'n Zeug. Das ist ganz klar, die kann ich gar nicht damit be(?unv. 1 Sek.), aber es gibt andere, von denen ich genau weiß: die sind toll in der Betreuung. Ganz patientennah. Und haben wir ja in der Regel ein, zwei, drei Patienten, wo wir möchten, dass sie hingehen. Und das, da mache ich eine Übergabe und sage dann eben: ‚In Zimmer so und so und so, und so, nich'. Zu dem Patienten, dazu gebe ich ein paar Stichpunkte, klar. [Mhm] (3) Genau" (E_Abs. 11).

Frau D, die als Ehrenamtliche auf einer Palliativstation tätig ist, verweist hinsichtlich einschränkender Rahmenbedingung auf das strukturelle Wachstum der Organisation: Die Erweiterung von Betten und Personal habe dazu geführt, dass die persönliche ‚Patient_innen-Übergabe‘ (Hauptamtliche an Ehrenamtliche) nur noch anonym am ‚schwarzen Brett‘ und mit nur wenigen Informationen erfolge. Sie erlebt dies als Verlust der wichtigen ‚face-to-face‘-Kommunikation und Interaktion zwischen Hauptamtlichen und Ehrenamtlichen.

„Also, ja, was bei uns, denke ich, sich verbessern könnte, wären vielleicht, aber das im Moment in so nem Wandel, so ne Art ‚Übergabe‘. [Ah, ja, okay] Früher gab es wohl so kleine Übergaben zwischen Hauptamt und Ehrenamt, jetzt wird an diese Tafel geschrieben. Da steht aber immer wenig drauf. Wenig bis gar nichts. Gut, das, denke ich, könnte wieder so in die andere Richtung gehen: dass man so eine persönliche Übergabe macht und ich schon mal weiß: Ah, Patient in Zimmer 8 hat nen großen Gesprächsbedarf, oder, ne? Guck da mal als erstes rein, ne? Nachher bleib ich in Zimmer 1 hängen, und Zimmer 8 geht leer aus. [Mhm] Also da vielleicht nochmal mehr informiert werden: Wo hat denn jemand irgendeinen Bedarf, oder wo kann ich was einkaufen, oder keine Ahnung, das, was aktuell los ist an dem Tag für die Leute, ne? [Mhm] Da könnt' ich mir mehr Informationen vorstellen. Weil das findet im Moment nicht statt. Aber es ist wohl auch ne Schwierigkeit dadurch, dass die Station erweitert wurde, und so viele Berufsgruppen und die ständig irgendjemandem irgendeine Übergabe machen müssen [lacht], dass denen das zu viel wird. Und deshalb kam diese Idee mit der Tafel und ‚wir schreiben es einfach auf', aber: könnte mehr sein, finde ich" (D_Abs. 62).

Frau F wiederum, die als Pflegefachkraft in einem palliativmedizinischen Konsildienst sowie als Koordination der Ehrenamtlichen auf einer Palliativstation tätig ist, problematisiert, dass es im stationären Palliativbereich immer mehr Professionen gebe und jede dieser Professionen ‚die Sterbenden' täglich sehen, sie psychosozial begleiten und untersuchen (lassen) möchte. Und bei alldem reklamiere jede Profession für sich Ansprüche auf Beachtung. Diese Form der Institutionalisierung, Professionalisierung und Medikalisierung des Sterbens führe dazu, dass für die Ehrenamtlichen immer weniger Raum bleibe. Und dies, so Frau F, gelte im Grunde auch für die ‚Patient_innen', die sich gegebenenfalls immer weniger der ‚Belagerung' durch die Expert_innen entziehen könnten.

„Naja, also wenn wenn wenn wenn zum Setting auch gehört, überhaupt die Liege- dauer der Patienten auf der Station, dann würde ich sagen: Das auf jeden Fall. Dann natürlich auch die Vielzahl der unterschiedlichen Professionen, wo jeder im weites- ten Sinne natürlich auch psychosoziale Begleitung macht. Also, wenn ich mir über- lege, was ein Patient an einem Tag, ja wie viele Menschen er zu Gesicht bekommt, die den Anspruch haben, etwas mit ihm zu machen, dann finde ich hat jeder Patient das Recht, irgendwann zu sagen: ‚Nee, jetzt ist gut!' [Na klar!] Und das ist natür- lich// Ja, also wir haben Ärzte, wir Pflegepersonen, wir haben Physiotherapie, wir haben Atemtherapie, wir haben unsere Musiktherapeutin, Psychologe. Alle kommen irgendwann im Laufe// Seelsorge ist dabei, ja? Dann gibt's Untersuchungen. Auch das nimmt natürlich Einfluss. Und irgendwo dazwischen müssen die Ehrenamtlichen sich so ihren Platz suchen" (F_Abs. 56).

4.3.3 Zusammenfassung

Alle befragten Ehren- und Hauptamtlichen beobachten einen Trend zur Instituti- onalisierung und Professionalisierung der Hospiz- und Palliativarbeit. Ihre Erfah- rung ist übereinstimmend, dass dabei auch dem Ehrenamt eine gleichsam ‚professionelle' Rolle zugeordnet wird. Für die *ambulante Hospiz- und Pallia- tivarbeit* wird die Institutionalisierung des Ehrenamtes dabei hauptsächlich von hauptamtlich tätigen Befragten erlebt: Einerseits gewinne die ambulante Hospiz- und Palliativarbeit durch die Institutionalisierung an Bedeutung innerhalb der gesundheitlichen Versorgungsstrukturen; andererseits bedeute die Institutionalisierung immer auch Kontrolliert- und Bestimmt-Werden von außen und beinhalte zudem auch medikalisierende Elemente. Insofern brauche es zur Wahrnehmung und Begleitung dieser Prozesse Hauptamtliche, die diese Institutionalisierung kritisch begleiteten und reflektierten. Einige Koordinator_innen ambulanter Hospizdienste thematisieren des Weiteren die Einführung von Qualitätsrichtlinien, die sie als Reglementierung der eigenen Fachlichkeit bewerten. Diese Vorgaben erhöhten den Aufwand bei der Rekrutierung, ‚Pflege' und ‚Kontrolle' der Ehrenamtlichen, weshalb sie den Ehrenamtlichen bei ihren Begleitungen inhaltlich nur noch unzureichend unterstützend zur Seite stehen zu können. Eine Besonderheit stellt die Sichtweise einer befragten ehrenamtlichen Koordinatorin einer nicht nach § 39a SGB V-geförderten Hospizinitiative dar: Sie versteht die hospizliche Sorge als frei und unabhängig von den Auflagen des Gesundheitssystems.

Auch in der *stationären Hospiz- und Palliativversorgung* kommt den rechtlichen Aspekten große Bedeutung zu. Aber auch wenn diese strukturellen Rahmenbedingungen innerhalb der Einrichtungen der stationären Hospiz- und Palliativversorgung weitgehend akzeptiert sind, so werden sie auch hier im Sinne von Institutionalisierungsprozessen reflektiert – und zwar als ein Rahmen, der zwar die Sorgepraxis sichert, sie aber zugleich auch einengt: Während durch die verbindlichen finanziellen Rahmenbedingungen einerseits Sicherheit für die einzelnen Mitarbeiter_innen entstehe, steige andererseits der Druck der Organisation auf die Hauptamtlichen, die nun auch überlegen müssten, wie mit diesem umzugehen sei. So führe zum Beispiel die knappe Besetzung in der stationären Palliativarbeit dazu, dass Übergaben von der Berufsgruppe Pflege an das Ehrenamt nur noch stichpunktartig gemacht würden. Diese Praxis wird von hauptamtlich tätigen Befragten als ebenso einschränkend erlebt wie von Ehrenamtlichen. Als weiteres Indiz für Prozesse der Institutionalisierung und Professionalisierung wird von Hauptamtlichen die Zunahme der Professionen-Vielfalt thematisiert: Diese auch als Medikalisierung des Sterbens interpretierbaren Prozesse führten dazu, dass für die Ehrenamtlichen immer weniger Raum bleibe. Auch ‚Patient_innen' könnten sich gegebenenfalls immer weniger der ‚Belagerung' durch die Expert_innen, die Ansprüche auf Beachtung für sich reklamierten, entziehen.

4.4 Die Selbstwahrnehmung der eigenen Rolle

In Kapitel 4.2 wurde das Verhältnis Ehrenamt/Hauptamt beleuchtet, also die Frage, welchen Stellenwert und welche Relevanz die Befragten diesem Verhältnis in Bezug auf verschiedene Aspekte ihres Arbeitsalltages beimessen und wodurch das Verhältnis für die Befragten charakterisiert ist. Im Folgenden geht es nun um die Selbstwahrnehmung der eigenen Rolle, also darum, wie sich die Akteure selber im Setting hospizlich-palliativer Arbeit wahrnehmen bzw. welche Rolle sie nach ihrer Einschätzung darin spielen (wollen). Den Hintergrund bilden dabei vor allem die Ergebnisse von Burbeck et al. (2014), die darauf hingewiesen haben, dass die Rolle des Ehrenamtes in den Settings von Palliative Care und mithin im Kontext der Zusammenarbeit von Ehren- und Hauptamt weitgehend ungeklärt sei. Insofern scheint es von Bedeutung zu sein, etwas über die Selbstwahrnehmung der jeweils eigenen Rolle in Erfahrung zu bringen: Im Folgenden werden Ergebnisse dazu präsentiert, was die Akteure zur eigenen ehrenamtlichen bzw. hauptamtlichen Arbeit motiviert (4.4.1); wie sie die Qualität und Bedeutung der eigenen Rolle einschätzen (4.4.2) und wie sie die eigene Sorge*praxis* wahrnehmen (4.4.3). Die Einschätzungen werden in den Unterkapiteln getrennt nach Ehrenamtlichen und Hauptamtlichen dargestellt.

4.4.1 Motivation der Akteure

Die Frage nach der Motivation der Befragten war im Leitfaden nicht vorgesehen, sondern diese Kategorie wurde induktiv entwickelt: Insofern gingen die Befragten von sich aus auf diesen Aspekt ein. Dabei zeigte sich sowohl bei den ehrenamtlich wie auch bei den hauptamtlich Tätigen ein heterogenes Bild.

Ehrenamtliche

Das Spektrum der Motivationen bei den ehrenamtlich tätigen Befragten ist breit. Für Frau J sind zum Beispiel drei Beweggründe auszumachen, warum sie am Übergang vom Berufsleben zur Rente in einer Hospizinitiative ehrenamtlich als Koordinatorin und als Begleitende tätig wurde: Zunächst habe ein persönliches Schlüsselerlebnis in ihr den Wunsch ausgelöst, Solidarität und Anteilnahme gegenüber dem Schicksal pflegender Angehöriger zu praktizieren. Ein paar Jahre später sei es dann eher zufällig zu ihrer Tätigkeit gekommen – über die Beschäftigung mit Literatur und Begegnungen mit anderen Interessierten im Ort.

> „Meistens gibt es ja irgendein Schlüsselerlebnis, wie man zu so einem Thema kommt, ne? Also familiär ist das Sterben in der Familie (..) ja, nicht Tabu, aber nie thematisiert worden. Und (..) ja, ich weiß nicht, ob ich das noch persönlicher erzählen soll, das wird// Als mein Vater starb, hat meine Mutter das ganz alleine bewältigt, und hat uns Kinder (.) ,verschont' in Anführungsstrichen. Ich hab das, da meine

Kinder klein waren, auch einfach so angenommen, nur als das dann zu spät war, da hab ich erst gemerkt, was sie leistet, und was das das alles bedeutet. Und dass ich da (.) unachtsam war. Oder (3) ja, wie soll ich's nennen? Dass ich die Situation verkannt habe und// Und das hat mir leid getan, dass ich mich nicht mehr eingebracht habe. [Mhm] (3) Und das ist eigentlich die Motivation gewesen, dass nicht nochmal, dass ich so blind daran vorbeigehe. [Mhm] Dann war Kübler-Ross aktuell in den Jahren, das fiel mir dann in die Hände, und, ja, so ging es dann weiter. Und dann wurde hier// waren// hatten sich drei Frauen hier am Ort zusammengetan und ham gesagt: ‚Wir gründen jetzt einen Verein. Aber wir sind nur drei, wir brauchen sieben' [Mhm] ‚zur Vereinsgründung'. Und ich lief ihnen in die Arme, sozusagen. Oder über'n Weg. [Mhm] Dachte ich: (?unv. 1 Sek.) passt" (J_Abs. 58).

Und schließlich, so Frau J, habe sich bei ihr in der konkreten Sorgepraxis für Angehörige und ‚Sterbende' ein Verständnis vom Ehrenamt in der Hospizarbeit entwickelt: Dieses betreffe einerseits ihr persönliches Selbstverständnis und andererseits ihre ehrenamtliche Arbeit in der Initiative.

„Mhm. Also ich glaube, ich würde kein anderes Ehrenamt übernehmen wollen. (..) Liegt mir nicht, denke ich, also, das ist schon sehr spezifisch, diese Aufgabe. Weil ich da, ja, einfach ein ganz persönliches Interesse hab an den letzten Dingen. Und (..) es ist eine Bereicherung, es ist ein Geschenk, der einem entgegengebracht wird. Man bekommt Vertrauen, und das ist alles sehr wertvoll. Also, ich glaube, dass die zwischenmenschlichen Beziehungen in dieser letzten Lebensphase eine Intensität haben, die im Alltag nicht so häufig vorkommt. Und also// Und dafür möchte ich auch gar nicht bezahlt werden. Also, das wäre// würde mir// das würde sich beißen (.) für mich" (J_Abs. 53).

„Ich glaube, ich empfinde es als eine Ehre, wenn ich einen sterbenden Menschen auf seinem letzten Weg begleiten darf. [Mhm] Das ist ein Geschenk an mich. Ein Geschenk an Vertrauen, (.) an Offenheit, (.) Menschlichkeit. Tja, so, das ist (.) eine Ehre, (.) das tun zu dürfen. [Mhm] (..) Hab ich noch nie so (.) gedacht, aber jetzt, wo wir darüber, über das Ehrenamt sprechen, fällt mir das ein" (J_Abs. 139).

Die positiven Auswirkungen, die dieses Selbst- und Arbeitsverständnis für ihre Rolle als Koordination mit sich brächten, liegen für Frau J darin, nicht ‚offiziell-sein' zu müssen und weder ‚Handlungs-Kataloge' für die Krankenkassen zu erfüllen noch den Krankenkassen gegenüber detailliert Rechenschaft über das Handeln ablegen zu müssen. Zwar müsse sie als ehrenamtliche Koordination andere Ehrenamtliche einteilen, aber weil diese eben nicht zum Dienst zu verpflichten seien, gelinge es ihr in dieser Rolle trotzdem gut, das Ausüben von Druck auf die anderen Ehrenamtlichen zu vermeiden.

„Und wenn mal notgedrungen so'n bissch// so'ne Anforderung kommt, wenn ich sag als Koordinatorin: Wir ham jetzt dies oder das veranlasst an Fortbildung oder an ‚Verpflichtungen' in Anführungsstrichen, dann gibt es immer einzelne, die sagen: ‚Wieso? Wir sind doch ehrenamtlich!'. Also Druck ist sehr unangenehm, den muss ich vermeiden. [Mhm] Das ist allen wichtig, dass sie diese Freiheit auch haben, ‚Nein' zu sagen. Oder zu sagen: ‚Ich brauch jetzt erst mal ne Pause'. Das ist alles klar, ne? [Mhm] Ja, und ich möchte das auch nicht anders. So dienstlich, dienstver-pflichtet und offiziell (.) möchte ich nicht. Ich möchte auch nicht in die Verlegenheit kommen, den Katalog dann erfüllen zu müssen und Rechenschaft ablegen zu müs-sen" (J_Abs. 30).

Ähnlich wie Frau J hält auch Frau K, die seit ihrer Pensionierung ehrenamtlich in einem ambulanten Hospizdienst tätig ist, auf allgemeiner Ebene das ehrenamtli-che Engagement in der ambulanten Hospizarbeit für eine sinnvolle Praxis im Alter(n), die den Engagierten weiterhin soziales Lernen und Sozialität ermög-licht. Zum anderen benennt sie ein weiteres politisch-gesellschaftliches Motiv: Würdig der Geschichte der Juden in Deutschland bzw. der Last der Schandtaten der Nationalsozialisten zu begegnen.

„Und ich habe auch noch ein Motiv, dass ich mit der Vergangenheit des Deutschen Volkes und der Ermordung von Millionen von Menschen habe ich// Das ist auch ein Motiv von mir, zu sagen: Es muss// also man hat eine Aufgabe, die nehme ich sehr ernst. Man muss etwas tun. Das ist eine Last, die, seit ich denken kann, mich poli-tisch beschäftigt. Und ich habe auch mir bei diesen Geschichten überlegt// ich habe Dritte-Welt-Arbeit gemacht, ich habe Friedensarbeit gemacht, ich habe in meinem Beruf, meiner Arbeit Heim-Arbeit gemacht, ich habe wirklich sehr schwierige Kin-der-Geschichten gehabt mit einschließlich Eltern. Und ich sage auch: Für mich, dass ich jetzt diese Geschichte mache, hat auch für mich also einen altersgemäßen, wür-digen, gesellschaftlichen Auftrag, den ich mache. Das ist meine Einstellung zu dem, was ich eben tue, also, was ich tue" (K_Abs. 13).

Auch die deutlich jüngere Frau N, die ebenfalls aus einem gesellschaftlich-solidarischen Interesse heraus die Situation für und den Umgang mit Schwerst-kranken verbessern möchte, erlebt ihre Rolle als Ehrenamtliche in einem statio-nären Hospiz als sinnstiftend – aber darüber hinaus auch als Ort des Relativie-rens von Alltagsproblemen.

„Also, ne, es gibt tatsächlich genug engagierte junge Menschen auch. Und ich frag mich so'n bisschen, warum die nicht da sind. Ist aber auch echt ne Herausforderung, merke ich ja auch, mit der Zeit und dem Geldverdienen. Man muss schon sehr privi-legiert sein. Und ich merk' einfach, dass es mir auch manchmal noch schwer fällt. Und gleichzeitig ich aber auch merke, dass es ja nicht nur das Geld ist, oder das ‚Nicht-Geld', was ich hier habe// das ist ein Ort, da bekomme ich einfach ganz viel.

Also ich komme raus aus dieser Mühle mit total viel arbeiten, gestresst sein. Ich relativiere total meine Probleme da auch aus. Also es ist auch ein guter Anker. Deshalb erhalte ich mir das, auch wenn ich eigentlich manchmal denke: ‚Ich hab überhaupt gar keine Zeit dafür‘. Aber sobald ich hier in diese Tür reinkomme, dann denke ich: ‚Hier‘. Und dann hab ich die Zeit eben. Und alles andere ist richtig egal. Und
das ist schön. Also, das macht‘s für mich ja auch so wertvoll" (N_Abs. 56).

Die Motivation von Frau N ist aber zugleich auch, sich über die ehrenamtliche
eine berufliche Tätigkeit erschließen zu wollen.

„Und gleichzeitig hab ich ja immer im Hinterkopf, und das war ja auch so die Eingangsrede: Ich möchte hier viel mehr sein. [Mhm] So, und das kann ich mir ehrenamtlich nicht leisten. Und ich möchte auch patientennah sein. Also, was ich schon
mache, sind ja Seminare geben und so. Aber das ist ja trotzdem (?unv. 1 Sek.) was
Externes. Und, ja, ich bin grad auf der Suche, wie das aussehen kann" (N_Abs. 63).

Ein Dilemma sieht sie darin, dass sich das Handlungsfeld der ehrenamtlichen
Begleitung von Schwerstkranken für sie aus zwei Gründen eben nicht als hauptamtliches Berufsfeld eigne. *Erstens* erfülle ihr Beruf nicht die in § 39a Abs. 2
SGB V genannten Bedingungen, obwohl sie zahlreiche Weiterbildungen in Palliativ- und Hospizarbeit sowie Erfahrungen im Bereich pflegerische Bildungsarbeit in Palliative Care nachweisen könne:

„Also ich habe eher so Suchbewegungen auch gemacht, weil ich hab gar keinen
pflegerischen Hintergrund, also keine Krankenpflegerinnen-Ausbildung oder Altenpflegerinnen-Ausbildung, bin über die Hospizarbeit aber an das Thema ran gekommen. Und hab dann tatsächlich überlegt, ob ich dieses Palliative Care in X-Stadt
studieren soll, und hab aber gemerkt: das ist mir jetzt nochmal zu fett, ein ganzes
Studium. Und dann habe ich so (.) halbherzige Sachen gemacht wie an der Fernuni
mich eingeschrieben für Gesundheitswissenschaften. (?unv. 1 Sek.) Also hatte ich
gehofft, nen gesellschaftlicheren Blick überhaupt für die Entw// (.) wie man mit
Menschen umgeht, die halt als nicht gesund definiert werden und so weiter. Merke
aber, dieses Fernuni-Konzept liegt mir nicht und dann habe ich schon seit (.) vielen
Jahren eigentlich mich selbständig gemacht […]. Ich bilde sozusagen die Altenpflegerinnen und Krankenpflegerinnen aus in diesem Spezialbereich Sterbebegleitung.
[Mhm] Professionell oder wie auch immer man es nennen möchte" (N_Abs. 1).

Zweitens befürchtet sie, dass die soziale Beziehungsqualität, die im Ehrenamt
über das Schenken von Zeit erlebt werde, im (bezahlten) Hauptamt in dieser
Weise nicht (mehr) möglich wäre.

„Und (..) ich glaube Nein. Auch wenn ich‘s mir wünschen würde, aber ich glaube
Nein. Weil (.) es ja einfach um ne Zeitspende geht. Und manchmal sitze ich einfach

nur ne Stunde da und halte die Hand. Oder bin präsent. Und wenn ich das bezahlt kriege und vielleicht brauche, dann kann ich da locker zwei, drei Stunden sitzen, aber nicht mit dem Patienten in Kontakt sein, oder nicht den Bedürfnissen der Patienten entsprechen. Also wenn ich mich mal schlecht mache an dem Punkt, ne. Also so der Verführung von ‚Ich kann hier Geld verdienen und meine Zeit verdienen'. Ich glaub der Punkt, zu entscheiden: ‚Wann gehe ich aus dem Zimmer raus, wann ist sozusagen die Situation für mich beendet?', ist ja dadurch, dass ich eben nicht bezahlt werde, nur durch meinen Beziehungs// und durch meinen// so begrenzt. Und ich würde es fast mal gerne als Selbstexperiment ausprobieren: Was passiert, wenn ich dafür Geld kriege? Ich befürchte, ich glaube, es wäre nicht das Gleiche. Vielleicht auch von der Haltung, vielleicht auch vom Herzen, dass das// vielleicht verändert das was. Also ich kann's mir gut vorstellen" (N_Abs. 34).

Für Frau N ist der Hospizbereich jener, in dem sie ‚aufblühe' und in dem sie gerne mehr arbeiten möchte. Um aber noch mehr Zeit dort zu verbringen, reiche die ‚Währung Anerkennung' im Ehrenamt zum Bestreiten des eigenen Lebensunterhaltes nicht aus. Insofern denkt sie auch über eine hauptamtliche Tätigkeit nach:

„Und habe halt gemerkt, das ist ein Bereich, da blühe ich voll auf, das ist mir total wichtig. Auch dieses Ehrenamt hier. (.) Gleichzeitig kann ich aber aus so einem nicht-pflegerischen Hintergrund überhaupt nicht Geld verdienen, um nur in dem Bereich zu arbeiten. (.) Jetzt habe ich sozusagen mich entschlossen, die Ausbildung zur Hospiz(.)koordinatorin zu machen, die beginnt im X-Monat in X-Stadt in dieser X-Weiterbildungsstätte, genau. Und das war so mein Versuch, diesem Thema näher zu kommen, aber auch einen professionellen Hintergrund zu haben, weil ich einfach mal C-Fach [Name Studienfach] studiert hab und ansonsten damit gar nichts zu tun hatte. Und da freue ich mich schon drauf, weil ich mir erhoffe, dass ich mit der abgeschlossenen Ausbildung dann sich nochmal andere Türen öffnen, auch in ambulanten Hospizvereinen. Weil ich möchte gern im Hospiz auch arbeiten, also nicht nur ehrenamtlich, sondern auch, ja, gerne da Geld verdienen" (N_Abs. 2).

Frau D kann demgegenüber ihre hauptamtliche Tätigkeit in einer Funktionsabteilung einer Klinik mit ihrem ehrenamtlichen Engagement auf der Palliativstation gut verbinden. Bei ihr habe eine Erkrankung dazu beigetragen, dass sie ihren helfenden Beruf aufgeben musste. Zugleich sei sie durch das neue Berufsfeld, das ‚weniger nah am Menschen' sei, zum sozialen Ehrenamt motiviert worden, da sie das Bedürfnis nach einem sinngebenden, helfenden Tätigsein als Ausgleich zum beruflichen Handeln verspüre.

„Also, bei mir erlebe ich das als, ja, etwas Sinnvolles zu machen neben meiner Tätigkeit in Sachen Xy [Nennung Funktionsbereich] in der Klinik. Also da auch etwas

für andere tun zu können. So andere zu unterstützen in ner schwierigen Situation"
(D_Abs. 32).

Später habe das neue Arbeitsumfeld in einer neuen, größeren Klinik ihr die Gelegenheit geboten, das hospizlich-palliative Ehrenamt zu entdecken und die ehrenamtliche Sorgepraxis zeitlich und organisatorisch gut mit dem Hauptamt zu
verbinden.

> „Und bin dann eben vor einem Jahr hier ins A-Krankenhaus [Nennung Name Kran-
> kenhaus] gekommen, und da bot sich das an mit der Palliativstation. [Mhm] Und
> dann dachte ich: Hm, da so ehrenamtlich mitzuarbeiten, das finde ich auch klasse.
> Hab dann da hospitiert, hab mir das angeguckt, was da so gemacht wird. Und ich
> kann das hier gut verbinden, dass ich sage: So, ich mach mittags Feierabend und ge-
> he dann rüber. [Mhm] Oder klinke mich morgens ein paar Stunden aus, ja, das ist so
> gut zu vereinbaren [...] Ich mache das ehrenamtlich. Ja. Also, ich trag mich dann
> hier aus und geh dann rüber. Ja, also ich mache das in meiner Freizeit" (D_Abs. 4,
> 7).

Neben ihrer Motivation, einen sinngebenden Ausgleich zur beruflichen Tätigkeit
zu finden, kann Frau D damit jener ‚Unmenschlichkeit' und Zeitnot im Umgang
mit ‚Sterbenden' neu begegnen, die für sie früher im Hauptamt Realität gewesen
ist. Seinerzeit habe die Arbeit darin bestanden, nur ins Zimmer zu schauen, um
zu prüfen, ob ‚der Patient' oder ‚die Patientin' bereits gestorben sei. Frau D erlebt
vor diesem Hintergrund die ehrenamtliche Arbeit auf der Palliativstation als
befriedigend. In diesem Sinne beschreibt sie etwa, dass in dieser ehrenamtlichen
Rolle auf der Palliativstation keine Aufgabe wichtiger sei als der Moment der
Begegnung mit dem sterbenden Menschen und/oder dessen Zugehörigen.

Hauptamtliche[148]

Für Frau B, Pädagogin und Koordinatorin Ehrenamtlicher auf einer Palliativstation, liegt eine besondere Motivation darin, den ‚gänzlich anderen Akteur Ehrenamt' als ‚Arbeitsgrundlage' zu haben. Sie ist fasziniert davon, dass sich Menschen, ohne dafür bezahlt zu werden, für andere in ihrer Freizeit einsetzten – und
es damit ihr als hauptamtliche Koordinatorin ermöglichen, den Solidaritätsgedanken des hospizlich-palliativen Ehrenamtes im Alltag erleben zu dürfen.

---

[148] Ausgewählte Beispiele dieses Unterkapitels sind im September 2017 von mir in der Fachzeitschrift ‚Praxis PalliativeCare' als Artikel publiziert worden (vgl. Fleckinger 2017b, S. 19ff.).

„Ja, natürlich sind die Ehrenamtlichen meine Arbeitsgrundlage (lacht). Ohne Ehrenamtliche bräuchte ich diesen Job nich' machen, da würde ich was anderes machen.
Aber jetzt mal davon abgesehen: ich hab mich auf diese Stelle beworben, und mich
auch schon, bevor ich angefangen habe, mit diesem Thema beschäftigt, weil ich (..)
einfach von dem Gedanken begeistert bin, dass sich Menschen ehrenamtlich, also in
ihrer Freizeit ohne irgendwie dafür finanziell entlohnt zu werden, dafür einsetz// so
dafür einsetzen, dass andere Menschen davon profitieren können" (B_Abs. 59).

Auch für Frau G, die als Pflegewirtin in der Koordination Ehrenamtlicher und
Leitung im sektorenübergreifenden, vor allem stationären Setting einer onkologi-
schen Klinik tätig ist, bildet das Ehrenamt so etwas wie die ‚Arbeitsgrundlage'.
Die Ehrenamtlichen ‚in dienender Haltung' koordinieren zu dürfen, bezeichnet
sie als „höhere Kunst der Personalführung." Die ‚dienende Haltung' bei der
Koordination der Ehrenamtlichen ist ihrer Ansicht nach deshalb bedeutsam, weil
Ehrenamtliche „unabhängig" seien. Die Koordinatorin diene ihnen in ihrem
Wunsch, ein Ehrenamt auszuüben:

„In meiner Stellenbeschreibung hier werde ich als ‚Leitende Angestellte' geführt.
Und ja, wenn ich (lacht) mich irgendwo bewerben wollen würde, würde ich das auch
schreiben, ich würde auch ‚Personalführung' schreiben. Klingt furchtbar, wenn eigentlich Ehrenamt gemeint ist, ich würd's aber machen, weil ich glaube, dass das die
höhere Kunst der Personalführung ist, [Mhm] mit Ehrenamtlichen umzugehen. Das
bedeutet nämlich dann wirklich, (..) denen zu dienen. Ja? Das ist dann immer so
mein Spruch: Führen heißt Dienen. Und denen muss man wirklich dienen, weil sie
unabhängig sind. Und das meine ich auch nicht negativ. Das meine ich total positiv.
[…] Meine Arbeit besteht darin, für's Ehrenamt die Möglichkeit zu schaffen, dass
die das machen können. So. Das heißt, ich diene ihnen in ihrem Wunsch, ein Ehrenamt auszuüben. Indem ich sie ausbilde, indem ich ihnen Patienten besorge, die dazu
passen, indem ich Zeiten vereinbare, dann was terminiere, sie irgendwo vorstelle, sie
irgendwo einführe an irgend ner Institution dann, was weiß ich wo. Das ist mein
Job. Also die haben nen hohen Stellenwert. […] Die sind (.) wichtiger als die Patienten (.) für meine Arbeit" (G_Abs. 56).

Für manche befragten Hauptamtlichen besteht die Motivation für ihre Arbeit
darin, anderen Menschen Bildung zu ermöglichen. Sie haben die Erfahrung gemacht, dass sich darüber weitere Optionen in der Sorgepraxis für ‚Sterbende',
aber auch für die Gesellschaft insgesamt eröffnen. Dies sei zum Beispiel in
Lehrveranstaltungen im Rahmen des Medizinstudiums der Fall, die Frau G zusammen mit Ehrenamtlichen durchführt, in denen den angehenden Medizi-
ner_innen die „Sorgerationalität" (Maio 2017, S. 175ff.) einer ganz anderen
Akteursgruppe (hier: der Ehrenamtlichen) nahegebracht werden könne.

Für andere Befragte, wie Frau C, Sozialpädagogin, Koordinatorin Ehrenamtlicher und Leitung eines ambulanten Hospizdienstes, sind es die Ehrenamtlichen, denen sie eine Chance zur persönlichen Weiterentwicklung ermöglicht. Auch Frau B stellt heraus, dass Ehrenamtliche über die Sorge für Betroffene und deren Zugehörige von der Praxis lernen könnten. Durch die miteinander geteilten Erfahrungen, wie andere mit endlichen und belastenden Situationen umgingen, würde sich die Perspektive auf die eigene Lebenswelt erweitern:

> „Menschen lernen meiner Meinung nach eben am besten dadurch, dass sie selber Erfahrungen machen. Und nicht dadurch, dass ihnen jemand etwas erzählt, wie [...] es denen geht, was irgendwie weit weg ist, und halt Erfahrungen damit machen können, wie andere Menschen damit umgehen. [...] Dass die Ehrenamtlichen dadurch auch nochmal ne andere Perspektive auf ihr eigenes Leben bekommen können, auf das Leben in ihrem Umfeld. Ja, das ist schon, das ist, was viele Ehrenamtlichen auch selber sagen, das ist ne sehr sinnstiftende Tätigkeit. Und das finde ich halt einfach toll" (B_Abs. 59).

Im Kontrast zu allen anderen befragten Hauptamtlichen unterscheidet Herr H, tätig als Pastor, Koordinator und Leitung im sektorenübergreifenden (vor allem) ambulanten palliativen Setting einer onkologischen Klinik, nicht zwischen Ehrenamt und Hauptamt und benennt gerade dies als motivierend: Sowohl bei hauptamtlich wie bei ehrenamtlich Tätigen lägen immer persönliche Beweggründe für die hospizlich-palliative Arbeit vor, wobei die konkrete Form des Handelns (also Ehrenamt oder Hauptamt) allein aus der jeweiligen Lebensgeschichte erwachse. Sowohl bei Hauptamtlichen wie auch bei Ehrenamtlichen würde die Motivation, sich für andere einzusetzen, über eigene Erfahrungen ‚ins Schwingen' gebracht. Die eigene Motivation sieht er dabei in seiner Begeisterungsfähigkeit für eine lebendige Gesellschaft mit Begegnungen, die ihm seine Arbeit biete. Begegnungen, in denen das Erzählen von Geschichten (von Glück oder Not) als ‚Kultur des Erzählens' gelebt werden könne.

> „Also, was ich immer interessant finde, ist, was erzählt wird. Also was die einzelnen so erleben, die Geschichten, die finde ich immer spannend. Aber das kann auch ein Hauptamtlicher erzählen. Aber sich überhaupt Geschichten zu erzählen, ist wichtig. Und (lacht) ich glaub, vielleicht ist das das, was mich interessiert. [Mhm] Also das Leben wird erzählt und das Leben wird weitergegeben. Und wir sagen ja auch immer: Wie jemand stirbt, hat immer Einfluss auf die, die zurück bleiben. Und was erzählen wir uns darüber, wie jemand gestorben ist, wie jemand gelebt hat? Das ist für mich das Bild einer Gesellschaft, die sich erzählt. Und sie erzählt sich so in ihrer Not, aber auch in ihrem Glück. Und je unterschiedlich die einzelnen Ehrenamtlichen – oder wir als Hauptamtliche – auch diese Geschichten sammeln, hören, und dafür stehen, dass das ne Kultur des Erzählens bleibt, so lange ham wir die Möglichkeit,

was lebendig zu erhalten. Es gibt ja auch so diesen Satz: Solange jemand noch etwas von mir erzählt, bleibe ich in der Erinnerung. Ist auch ne Art Auferstehung, um dieses Wort mal zu nehmen. [...] Und das glaube ich, ist was unheimlich Menschliches, was unabhängig ist von Hauptamt oder (.) Ehrenamt" (H_Abs. 65).

4.4.2 Einschätzung der Qualität und Bedeutung der eigenen Rolle

Im vorangegangen Kapitel ging es um die Motivationen der Befragten für ihre Arbeit als ehrenamtlich bzw. hauptamtlich Tätige. Im Folgenden wird nun dargestellt, wie die Befragten die Qualität und Bedeutung der eigenen Rolle einschätzen.

Ehrenamtliche

Alle befragten Ehrenamtlichen stellen das Merkmal *'Freiheit, Freiwilligkeit und Unabhängigkeit'* heraus, das für sie die besondere Rolle des hospizlichen Ehrenamtes ausmacht.

„Ja, ich gla// ja, es ist// alle, die mitarbeiten, verstehen sich nur als Ehrenamtler und wollen auch gar nichts anderes. Das ist also// Was natürlich auch impliziert, dass sie auch mal ,Nein' sagen können, ne? Und Urlaub machen können, so oft sie wollen. Und nicht irgendwie Dienstvorschriften erfüllen müssen. Sondern diese Freiheit ist allen sehr wichtig" (J_Abs. 30).

Zwar wird dieser Aspekt von den einzelnen Befragten sehr unterschiedlich beschrieben, unbestritten ist für die Befragten aber, dass ein verpflichtetes (hauptamtliches) Arbeiten die Qualität ihrer Rolle nicht nur wesentlich verändern, sondern sogar aufheben würde. So betont die ehrenamtlich als Koordinatorin und Begleitende tätige Frau J, dass sich im Rahmen ihrer Tätigkeit diese freiheitliche Qualität auf mehreren Ebenen der Interaktion wiederfinde: als Ehrenamtliche mit anderen Ehrenamtlichen; als Begleitende von ,Sterbenden'; und als Koordination gegenüber den Ehrenamtlichen. Das wichtigste Moment des sozialen Ehrenamtes sei die Freiheit *in* der Arbeit. Denn diese bedeute für sie als ehrenamtliche Koordinatorin, nicht dienstverpflichtet, aber auch nicht dienstverpflichtend tätig zu sein. Die Qualität der Arbeit würde nach Ansicht von Frau J darunter leiden, wenn die Arbeit eine hauptamtliche Pflicht wäre.

„Ja, wenn es zur Pflicht wird, wenn man dann nicht mehr die Freiheit, sondern seinen Terminkalender und seinen Stundenplan und sein// Ich glaube, man verliert ein

Stück Freiheit in dieser Arbeit, und das möchte ich nicht gerne preisgeben. Also (..)
ja. Auch die Motivation der anderen Ehrenamtler, die ich dann// mit denen ich dann
zusammenarbeite oder die mit mir zusammenarbeiten (..) wäre ne ganz andere, wenn
sie hauptamtlich tätig wären, ich glaube, das Verhältnis auch untereinander, nee"
(J_Abs. 64).

Die besondere Bedeutung der eigenen Rolle umschreibt Frau J mit dem ‚Dasein'
vor allem für Angehörige – zu deren zeitlicher und seelischer Entlastung.

„Wir werden oft ganz spät gerufen, ne, wenn der derjenige schon wirklich sich verabschiedet. Dann sind das die Angehörigen, die uns brauchen. Und wenn's ne Tochter ist, die nicht begreifen kann, dass die Mutter nun soweit ist und die in Tränen
aufgelöst ist, Stunden, Tage. Dann, ja, da sind wir dann (.) da. Oder aber wenn die
Frau, die ihren Mann zu Hause pflegt, endlich mal raus muss. So. Ja. Das sind Klei-
nigkeiten, aber, (.) ja" (J_Abs. 113).

Sie beschreibt die Qualität ihrer ehrenamtlichen Tätigkeit darüber, dass sie auch
Freiheit *in* der (eigenen) Zeit habe, das heißt sie halte ausreichend Zeit für Besu
che vor und sei im Vorfeld auf die Unterhaltung eingestellt. Dabei würde sie
insgesamt mit einer Haltung handeln, die „nicht offiziell beruflich" sei. Mit Blick
auf ihre Rolle bedeutet das für sie, ‚nicht auf die Minute zu achten'.

„Ja, ich bin ja (.) kein offizieller Mensch. Ich sitz ja nicht (.) und hab meinen Terminkalender, sondern ich mache das von zu Hause aus und bin Ehrenamtliche.
[Mhm] Und ich bin// hab mich heut Nachmittag darauf eingestellt, [Das ist echt
schön] dass wir uns unterhalten, und da kommt's wirklich nicht auf ne halbe Stunde
drauf an" (J_Abs. 10).

Frau N, die als Ehrenamtliche in einem stationären Hospiz arbeitet, sieht die
Rolle von Ehrenamtlichen darin, die Lücke zu schließen zwischen professionel-
ler Pflege von Hauptamtlichen und dem Anspruch der hospizlich-palliativen
Einrichtungen sowie der Gesellschaft, mitmenschliches Sterben zu ermöglichen.

„Und Rolle? (.) Rolle weiß ich nicht. Ich denk manchmal, dass Ehrenamt grad so'n
bisschen noch, vielleicht wird sich's irgendwann verändern, aber vielleicht wird's
auch immer so sein, ne Lücke schließt. Zwischen diesem ‚Okay, da ist was, was die
Pflege leistet und versucht, und im Hospiz auch mit viel Liebe und viel Zeit zu tun'.
Und trotzdem wird sie nie diese Zeit und diesen Luxus haben, den ich habe, wenn
ich da rein gehe und einfach nur für das, was kommt, zur Verfügung stehe" (N_Abs.
27).

Frau D, tätig als Ehrenamtliche auf einer Palliativstation (in derselben Klinik ist Frau D auch als Hauptamtliche beschäftigt), sieht die besondere Qualität des Ehrenamtes vor allem darin, dass diese Sorgepraxis in der Freizeit derjenigen liegt, die sie tun. Ihr selber gelinge in der Rolle als Ehrenamtliche die Trennung von Dienst und Freizeit, von Hauptamt und Ehrenamt, gut. Dabei ist ihr die Erfahrung wertvoll, dass ihre Haltung von den hauptamtlich Pflegenden akzeptiert wird:

> „Und für mich ist ja auch so die Geschichte, ja, nun bin ich ja Krankenschwester, ich könnte da ja einige Dinge übernehmen, wenn da jemand klingelt und Infusionen abstöpseln oder so, könnte ich ja tun. Aber das mache ich auch nicht, also auch von mir aus auch nicht. Also ich trenne da sehr stark. Also, das mache ich jetzt nicht. Und selbst, wenn da jemand aus dem Bett raus will, oder so, dann hole ich immer jemanden und frag': ‚Wie machen wir das jetzt, vielleicht zusammen?'" (D_Abs. 10).

Durch diese Qualität der ehrenamtlichen Sorge entstehe eine besondere, alltägliche Interaktionsform, die insbesondere auch von den von unheilbarer Krankheit Betroffenen geschätzt werde, da ihnen diese Alltagskommunikation ‚als Patient_in in der Klinik' nur noch selten begegne.

> „Ja, und dann versuche ich immer, zu Patienten nen Kontakt zu kriegen. Und so eine ganz gute Möglichkeit ist dadurch, dass in den Patientenbadezimmern so Schränke sind mit Pflegematerialien: Windeln, Vorlagen, Cremes, Seife und so weiter. Und dann gehe ich in die Zimmer, stelle mich vor und sage, was ich vorhabe, und frage dann die Leute, Patienten, Angehörige, ob ich irgendetwas für sie tun kann, so, irgendetwas anderes. Ja, und dadurch// Ich hab' das bisher immer so erlebt, dass mindestens ein Patient sich mit mir unterhalten wollte, so. [Mhm] Und das Schöne ist, dass die Zeit dann auch da ist. Und wenn ich dann im zweiten Zimmer mich mit jemandem stundenrund unterhalte, dann räume ich dann eben in den anderen Zimmern die Schränke nicht mehr voll. Ist auch egal, das ist für mich nur so ein Vorwand, um rein zu kommen, ne? Und nachmittags mache ich das so, dass ich mich dann eigentlich nur um die Küche kümmere und Kaffee vorbereite, die Kaffee-Runde. [Mhm] Und die gucke ich natürlich, dass ich die durchkriege. Aber hab dann ja auch dafür zwei, drei Stunden Zeit, [Mhm] egal" (D_Abs. 4).

In diesen Gesprächssituationen empfindet sie sich von ‚Patient_innen' und deren Zugehörigen eingeladen, sich mit ihnen über allgemeine Themen auszutauschen.

> „Und das war auch immer so, dass sich Leute gefunden haben, wo ich mich dann einfach dazu setze. Und jetzt beim letzten Mal eine recht schwer betroffene Patientin, deren Mann da war und die Tochter. Und, ja, ich hatte irgendwie noch gar nichts gesagt, außer mich vorgestellt, und dann haben die gesagt: ‚Ja, wir stellen Ihnen ei-

nen Stuhl hier hin. Können wir uns unterhalten?'. Hmm. ‚Ja, natürlich'. Und dann über Gott und die Welt, ja, was der Mann beruflich macht, was die Tochter macht, und so alles aufgegriffen. Krankheit war da gar kein Thema. So zwischendurch war die Frau dann auch miteinbezogen. Aber die hat dann mit ihrem Mann sich unterhalten. Aber ich hatte den Eindruck, dass das so die Situation sehr auflockerte. [Mhm] Und ich kann mir vorstellen, wenn man dann immer zusammensitzt, man hat sich irgendwann auch nix mehr zu erzählen, ist es ganz schön, wenn dann ein Dritter dabei ist und man sich über ganz allgemeine Dinge unterhalten kann, [Mhm] also den Eindruck hatte ich da auch. [...] Es war eine schöne Atmosphäre, also mir hat es gut gefallen, und ich glaub' der Patientin und den Angehörigen auch. [Mhm] (3) Auf der anderen Seite habe ich eine Situation erlebt, da habe ich auch// war nur die Patientin da, hab sie gefragt, ob sie Interesse an nem Gespräch hat oder ich sonst irgendetwas für sie tun kann. ‚Ach, nee' und ‚Was sollen wir denn hier?' und dann ‚Ach, naja, aber setzen Sie sich mal hin'. So, und dann hat sie erzählt und erzählt und ihre Krankheitsgeschichte und// (4) Ja. Die hat sich dann hinterher dafür bedankt, dass sie das mal loswerden konnte, ne, so von A bis Z erzählen, wie es ihr gegangen ist. So, also ich musste da gar nicht viel zu sagen, so, das war gar nicht so in ihrem Interesse, sondern sie wollte nur erzählen" (D_Abs. 4).

Frau D sieht diese Rolle des ‚*Vermittelns von Alltäglichkeit*' als besondere Qualität des Ehrenamtes an. Zum einen habe dies aus ihrer Sicht positive Auswirkungen für das Verhältnis Ehrenamt/Hauptamt, zum anderen auch für das Verhältnis zu den betroffenen ‚Patient_innen' und deren Angehörigen.

Als eine weitere Qualität des Ehrenamtes wird von einigen ehrenamtlich tätigen Befragten die Möglichkeit zur Reflexion ihrer Arbeit angesehen: Zum einen gebe es die Möglichkeit zur persönlichen Weiterentwicklung; zum anderen bestünde aber auch die Möglichkeit zur Reflexion über die eigene Rolle im Setting. Im Verhältnis zum Hauptamt gelte es, sich als Ehrenamtliche darüber bewusst zu werden, dass Ehrenamtliche nicht mit dem Auftrag kommen, für die Versorgung verantwortlich zu sein oder zu pflegen. Vielmehr müsse man sich zu vergegenwärtigen, dass Ehrenamtliche aus freien Stücken zu Besuch kommen, weil sie es persönlich so möchten. Dabei könnten sie aus der Dynamik der jeweiligen Situation heraus nach einem möglichen Interaktions-Bedarf schauen und offen für das ‚Momentum' sein. Auch sollten sich Ehrenamtliche vergegenwärtigen, dass ihr Angebot von ‚Patient_innen' jederzeit auch abgelehnt werden könne: Beziehungen zu ‚Sterbenden' oder deren Angehörigen, so Frau D, könnten zwar durchaus einen freundschaftlichen Charakter annehmen, Ehrenamtliche müssten dies aber reflektieren, um sich abgrenzen zu können.

„Ja, aber ich hab das für mich überlegt [Ja, klar, ja]: Also, wie weit darf es gehen? [Mhm] Weil es war dann auch so, dass die Frau und ich, wir haben uns dann auch in den Arm genommen, und uns auch gesagt: ‚Ach Mensch, gleich auf Anhieb so'ne

Sympathie. Und auf gleicher Wellenlänge'. Und da hab ich auch gedacht: Also, ist das jetzt noch in Ordnung? Aber ich denke, solange ich mich dabei gut fühle und ich trotzdem mich abgrenzen kann, ist das völlig in Ordnung [...] Also, was jetzt für mich zu weit gehen würde, im Normalfall jetzt, wäre, vielleicht Telefonnummern austauschen oder sich privat treffen oder so was, das hab ich auch mit dieser Frau so nicht gemacht, das war immer nur hier. [Mhm] Dann auch meist irgendwie zufällig, wenn die hier spazieren gegangen sind oder ich das mitgekriegt hab: er ist auf Station" (D_Abs. 51).

Vor diesem Hintergrund skizziert Frau D, dass der Kontakt von Pflegenden und von Arzt/Ärztin zu Patient_innen meist klar durch die Strukturen definiert sei. Demgegenüber sei die Herangehensweise an den Kontakt und auch die Ebene der Interaktion, die Ehrenamtliche mit ‚Patient_innen' einnehmen würden, eine privatere als die von Hauptamtlichen.

„Ja, das ist auch gut zu wissen (lacht), dass ich da für nichts verantwortlich bin, ne? (lacht) Ich gucke einfach, wo ergibt sich was, wo ist ein Bedarf? Ja, das passiert dann automatisch. Also, ich muss mich da auch nicht aufdrängen. Ich frag' ganz vorsichtig nach und hier und da ergibt sich dann was, und// Ich hatte ein älteres Ehepaar auch erlebt. Da war der Mann krank, und war eigentlich in dem Moment nur da in der Ambulanz, um die Schmerzen einzustellen. Und ich bin mit seiner Frau gut ins Gespräch gekommen [...], und dann habe ich zufällig mitgekriegt, dass er hier auf Station war und dann hab ich auch nen guten Kontakt vor allem zu der Frau gehabt, das fand ich klasse. Und dann gingen die hier spazieren. Und dann sehe ich von meinem Büro-Fenster im Funktionsbereich manchmal die Leute, ne? [Mhm] Dann haben wir uns gewunken [...] Und, ja, das war auch ein sehr netter Kontakt, ne. Ja, das finde ich toll, wenn sich so etwas ergibt. Ja. Also zur Ergänzung [...] zur Pflege" (D_Abs. 47).

Hauptamtliche

Viele der hauptamtlich tätigen Befragten sehen im Fallverstehen (im Sinne von Case Management) ein besonderes Merkmal ihrer fachlichen Rolle: Das Case Management, so zum Beispiel Herr P, ermögliche es einerseits ihm selbst, einen angemessenen Umgang mit der Situation der Betroffenen zu finden, und trage andererseits vor allem auch dazu bei, dass Betroffene und Zugehörige letztlich besser mit ihrem Problem umgehen könnten.

„Sagen wir mal so: Ich geh mein Leben lang mit Menschen um. Auf ne Weise, dass ich gucke, was haben die anderen für'n Problem? Und wie kann ich da jetzt irgendwie jetzt – auch als Anwalt -, was kann ich jetzt dazu tun, um das irgendwie so zu gestalten, dass die sich gut damit fühlen. Ob das jetzt ein Prozess ist oder ne Mediation oder weiß der Teufel was. Oder ob ich denen das dann ausrede, weil's aussichtslos ist. Aber irgendwie dieses Umgehen mit Menschen, mit deren Anliegen. Und das ist ja hier nichts anderes. Ich komme in Familien (.) und die haben'n Problem. Und ich guck: Was kann ich dazu beitragen mit meinem Angebot hier, meinen Ehrenamtlichen, dass ihr Problem besser handle-bar ist. Ne? (.) [Mhm] Nun mag ich Menschen sowieso gern. Das kommt mir auch entgegen dabei, ne? [Mhm] Klar" (P_Abs. 57).

Für Frau M ist das Herstellen von Vertrauen eine besondere Qualität ihrer fachlichen Rolle: Case Management ist für sie eine professionelle Tätigkeit einer hauptamtlich tätigen Person, die den gesamten Verlauf der Begleitung aus „einer Hand" steuere und dabei den tatsächlichen Bedarf der Familie ermittele sowie die Beratung und Unterstützung koordiniere. Weil die ,Patient_innen' zu dieser Koordinationsperson Vertrauen hätten, könnten sie sich auch auf das „ungewohnte" Angebot der ehrenamtlichen Unterstützung besser einlassen.

„Ah ja, okay, das ist ja int// Weil ganz oft// Also hier in H-Stadt ist es ganz oft so, Sie fangen als Ambulantes Hospiz an. Und ich finde es immer so schön, wenn man also ganz viele Aspekte mit reinnimmt, also, dass man wirklich hinkommt und guckt: Was ist wirklich der Bedarf? Und da halt das rauskristallisiert. Ganz oft war es Palliativberatung, und Ehrenamt kam dann da mit zu. Ich weiß nicht, wie es in C-Stadt ist, aber bei uns war es dann so: Ich hab auch weiterhin die Patienten weiter besucht, zu dem Ehrenamt. Also ich bin nicht nur einmal hingefahren und hab da Palliativberatung gemacht und war wieder weg, sondern wir haben das weiterhin nicht nur org// koordiniert, die Ehrenamtlichen, sondern sind auch weiterhin zu unseren Besuchen zusätzlich gefahren. [Mhm] Also Ehrenamtliche sind dann zum Beispiel zweimal die Woche oder einmal die Woche hingefahren und haben dann ihre Rolle übernommen. Und ich bin als Hauptamtliche hingefahren, als die, die das koordiniert und (.) berät. [Mhm] Also, ich habe keine einzige Maßnahme gemacht, also nichts Pflegerisches oder irgendwas, sondern es ging wirklich um die Beratung (.) und immer noch mal D=rauf-Schauen: Wie ist der aktuelle Stand? Muss es da noch verändert werden? [...] Und dann, um es noch komplizierter zu machen, (lacht) kam noch hinzu, dass wir ganz viel beraten haben. Also ganz oft Kontakt zu Ärzten gesucht haben, Vorschläge gemacht haben, genau, und vierundzwanzig Stunden Bereitschaft angeboten haben, auch oft rausgerufen wurden. So dass wir gesagt haben: Eigentlich machen wir ja die SAPV, also, da kam das halt eben zu mit der Spezialisierten Ambulanten Palliativversorgung. Wir haben auch immer schon nen Arzt dabei gehabt als Berater, also, der war auch vorher schon beim Ambulanten Hospiz angestellt und den konnte ich ab und zu auch mal mitnehmen oder im Hintergrund fragen. [Mhm] [...] Und dann kam noch die Komponente, dass ich dann später nicht nur als Ambulantes Hospiz und nicht nur als Palliativberatung, sondern auch als – gleichzeitige, eine Person – als SAPV hingefahren bin. Und dann in der Situation entschieden habe: Was ist das jetzt? [Mhm] Ist das Ambulantes Hospiz? Ist das SAPV? Und das blieb auch alles bei mir. Also wenn ich entschieden hab, das ist jetzt SAPV, dann habe ich alles dafür in die Wege geleitet, dass SAPV entsteht. Also ich bin zum Arzt gefahren, habe die Verordnungen geholt, habe unsere Ärztin mitgenommen. Und dann lief das ne zeitlang, SAPV, dann war's vielleicht irgendwann stabilisiert und dann habe ich gesagt: ‚Okay, die Ärztin kommt jetzt nicht mehr, aber ich komme weiter. Und sie gehen jetzt wieder dahin zurück, wo sie vorher waren. Es hat sich ja so stabilisiert, ich bringe die Ärztin nicht mehr mit'" (M_Abs. 23, 24, 25).

Andere hauptamtlich tätige Befragte wiederum stellten heraus, dass es zu ihrer fachlichen Rolle vor allem gehöre, einen Rahmen für gute Bedingungen des (Zusammen)Arbeitens von Ehrenamtlichen und Hauptamtlichen zu schaffen. Für Frau B bedeutet dies, die Bedenken der Hauptamtlichen gegenüber dem Akteur Ehrenamt mit aufzunehmen und einzubinden in das Konzept der Implementierung des Ehrenamtes.

„Ja, also eben zum einen das, was ich g=rad schon meinte, also grenzüberschreitend zu sein, dass sie halt irgendwie, ja, Sachen machen, die sie eigentlich zum Beispiel nicht können oder dürfen: Wie jetzt irgendwie, was weiß ich, Nahrung anreichen oder weil wir eben auch viele schwerst mehrfachbehinderte Patienten ja auch haben, die leicht aspirieren können, wo das wirklich auch ein Risiko sein kann. Und inwieweit sie jetzt vielleicht den Schwestern vielleicht in ihre Arbeit reinreden oder wenn sie mit Patienten was machen. Was Datenschutz angeht, ja, und generell, ob sie so von den Persönlichkeiten her ins Team passen, oder ob die jetzt nur fragen oder so. Ob die wirklich die ganze Zeit am liebsten irgendwie nur über Sterben und Tod mit den Familien reden wollen, worum's ja eigentlich auch gar nicht immer unbedingt nur geht. Ja, ob sie auch einen guten Kontakt zu den Schwestern und zu den Patienten auch aufbauen können, weil sie möglicherweise auch noch gar keine Erfahrungen haben. Ist das ganz viel Arbeit nachher, wenn die da sind? Wenn die, insbesondere die Pflegekräfte jetzt, die sie dann zusätzlich leisten müssen, wenn sie die ganzen Erklärungen und Erörterungen so zu den Patienten, so dass sie dann nochmal mehr hinterher gucken müssten als sonst vielleicht, ja, so vielleicht ein paar Beispiele […] [Mhm]. Genau. Und das war halt, dass ich versucht hab, diese Bedenken aufzunehmen, in dem Konzept irgendwie auch schon zu berücksichtigen, das so zu planen. Und dann die Ehrenamtlichen entsprechend gut vorzubereiten und auch die Hauptamtlichen in die Vorbereitungen mit einzubeziehen" (B_Abs. 4).

Für Herrn L sind mit dem Schaffen eines Rahmens für gute Bedingungen der Zusammenarbeit von Ehren- und Hauptamt vor allem auch normative Aspekte verknüpft: Vor dem Hintergrund seiner Erfahrung, dass es Hauptamtlichen wie Ehrenamtlichen gleichermaßen schwer falle zu respektieren, wenn ‚Sterbende' keinerlei Begleitung wünschten bzw. ablehnend gegenüber Angeboten von Kommunikation seien, stellt er fest, dass sich beide Akteure neu in Verständnis und Akzeptanz üben müssten.

„Und auf der anderen Seite auch zu respektieren, das ist ganz schwer für Haupt- und Ehrenamt, wenn ein Bewohner einsam gelebt hat und es auch nicht wünscht, dass einer kommt. [Mhm] Wo diese Schallmauer, wo wir denken, er müsste das jetzt nochmal – auch den Respekt zu haben, dass das einer nicht möchte" (L_Abs. 40).

Zum anderen wirbt Herr L nach eigenen Angaben bei den Hauptamtlichen der Einrichtung dafür, Prozesse des sozialen Wandels der Gesellschaft anzuerkennen und in die Sorgepraxis zu integrieren. Das heißt es geht ihm darum, dass hauptamtlich Tätige die Ehrenamtlichen nicht vereinnahmen, ihr Lebensumfeld mit in den Blick nehmen und anerkennen, dass man sie zu nichts ‚verpflichten' kann.

„Ich bin heute der Meinung, dass wir immer wieder sagen müssen: Vielleicht mal erst für ein Jahr oder so. Und ich stoppe auch eher heutzutage, wenn einer schon denkt, er müsse das jetzt fort und// dass man erst mal guckt und hospitiert und ein Stück sanft herangeht, nicht mit zu hohen (..) Verpflichtungen [Mhm]. Also das ist auch immer wieder etwas, wo (.) wo wir gucken müssen, dass die Motivation hält" (L_Abs. 28).

Für Frau G ist die Sorge für gute Rahmenbedingungen der Zusammenarbeit von Ehren- und Hauptamt noch einmal anders gelagert: Sie sieht in diesem Zusammenhang ihre Bedeutung (als Koordinatorin) vor allem im Präsent-Sein innerhalb organisationsstruktureller Abläufe auf Station, das heißt zum Beispiel bei der ärztlichen Visite mitzugehen. Indem sie ‚den Patient_innen' als Koordination der Ehrenamtlichen von ärztlicher Seite vorgestellt werde, würden diese die Scheu vor dem Wort ‚Hospiz' verlieren und im Weiteren offen für das Angebot ehrenamtlicher Begleitung sein.

„Ich bin mindestens einmal die Woche mit auf Visite zum Beispiel, und laufe da als einzig bunt Angezogene mit den Weißkitteln rum. Das führt dazu, dass ich mehr Kontakte kriege. Die Leute kommen eher auf mich zu, haben vor Hospiz nicht mehr so Angst. Weil wenn der Oberarzt sagt: ‚Das ist Frau X [Namensnennung Koordinatorin der Ehrenamtlichen auf der Palliativstation] vom Hospiz', dann muss dat ja irgendwie gut sein" (G_Abs. 22).

Frau F, die in einem palliativmedizinischen Konsildienst und zugleich als Koordinatorin Ehrenamtlicher auf einer Palliativstation tätig ist, sieht die Bedeutung ihrer fachlichen Rolle hingegen insbesondere darin, als Vermittler_in zwischen Ehrenamt und Hauptamt zu fungieren. Diese Vermittlung gelinge ihr vor allem über die Ergänzung ihrer beiden Funktionen, bei denen sie in regelmäßigem Austausch und in Interaktion sowohl mit den Ehrenamtlichen (Funktion: Koordination) als auch mit den Hauptamtlichen (Funktion: Palliativmedizinischer Konsildienst) sei.

„In der Praxis sieht es einfach so aus, dass wenn ich im Haus bin, und das bin ich fünf Tage die Woche mit ner regelmäßigen Arbeitszeit, keine Schichtdienste, keine Nachtwachen, ich sehr selbstverständlich im Laufe des Vormittags immer auf die Palliativstation gehe, weil ich da auch ärztliche Ansprechpartner habe. Aber dann immer mein erster Blick: Ist jemand von den Ehrenamtlichen da? Wann immer jemand da ist, gehe ich gezielt auf sie zu, spreche sie an. Also ich bin eigentlich in einem eigentlich doch fortlaufenden und ständigen Kontakt mit den Ehrenamtlichen, und hab immer nen wachen Blick auf das, was passiert da, und hinterfrage auch viele Dinge. Und probiere möglichst, (..) ja, einfach auch auch mir Informationen einzuholen: Wie sieht die Pflege das Ehrenamt, wie stehen die Ärzte denen gegenüber? Es gibt immer mal wieder Reibereien und Schwierigkeiten" (F_Abs. 10).

Frau M wiederum sieht in der Flexibilität der Arbeitsorganisation das Qualitätsmerkmal ihrer eigenen fachlichen Rolle: In stationären Hospizen sei es ihrer Erfahrung nach üblich, ein bestimmtes Konzept der Begleitung durch Ehrenamtliche umzusetzen. Der Regelfall sei dabei, dass alle Ehrenamtlichen für alle Sterbenden zuständig seien. Aufgrund ihrer Erfahrungen aus dem ambulanten Bereich habe sie für ihre stationäre Einrichtung allerdings einen alternativen Ansatz als sinnvoll angesehen. Danach, so Frau M, koordiniere die Hauptamtliche nach dem Erstgespräch, ob und welche von unheilbarer Krankheit Betroffenen welche Einzelbegleitung durch Ehrenamtliche (mit Erstqualifizierung) bekämen.

„So, also, diese Konzepte kenne ich so: Durch die Zimmer gehen, was anbieten, in die Situationen reinkommen, wieder rausgehen, so. [...] Das wollten wir aber so'n bisschen verhindern. Also, das war einerseits geprägt durch die Ausbildung, weil das schon vorbestimmt war, aber ich fand den Gedanken eigentlich gut, zu sagen: Ich übernehme ein bisschen das, wie ich es vorher schon kannte: Ich gucke mir die Gäste an, spreche mit denen, ich biete das nicht jedem an, das ist halt so, die kommen hier an, manchmal gibt es das schon im Erstgespräch, dass ich das sofort rauskrieg' und das auch anbiete, und manchmal kommen die aber auch erst ein, zwei Tage an, dann komme ich mit denen ins Gespräch. Und dann überlege ich mir: Welcher Ehrenamtliche passt gut? Also, das ist so, wie ich es einfach auch draußen gemacht habe. Rufe die an und dann kommen die speziell zu einem Bestimmten" (M_Abs. 41, 43).

4.4.3 Zusammenfassung

Die Selbstwahrnehmung der Befragten hinsichtlich ihrer jeweiligen Rolle zeigt sowohl bei den ehrenamtlich als auch den hauptamtlich Tätigen ein heterogenes Bild. Betrachtet man dabei zunächst die Motivation der Befragten, so benennen alle befragten *Ehrenamtlichen* ihr konkretes Engagement in der ambulanten

Hospizarbeit als eine sinnvolle Praxis, die ihnen soziales Lernen und Sozialität sowie einen sinngebenden Ausgleich zur beruflichen Tätigkeit ermöglicht. Die *Hauptamtlichen* hingegen stellen bei der Darstellung ihrer Motivation einen direkten Bezug zum Verhältnis Ehrenamt/Hauptamt her, was auf die große Bedeutung verweist, die den Ehrenamtlichen in diesem Kontext zugerechnet wird. Für mehrere der Hauptamtlichen bildet dabei ‚der gänzlich andere Akteur' sogar die vorrangige Motivation und Grundlage ihrer Arbeit, wobei sie insbesondere auch auf den Solidaritätsgedanken und die ‚Freiwilligkeit' im Ehrenamt verweisen. Andere Hauptamtliche finden es motivierend, anderen mit ihrer Arbeit (auf persönlicher wie gesellschaftlicher Ebene) ‚Bildung zu ermöglichen' oder sie begeistern sich für ‚das Entstehen einer Kultur des Erzählens'. Einige Hauptamtliche stellen ihr eigenes (früheres) Ehrenamt als ihre Motivation zur hauptamtlichen Arbeit heraus.

Betrachtet man die Einschätzungen der Befragten zur Qualität und Bedeutung der eigenen Rolle, so stellt man fest, dass alle *Ehrenamtlichen* die Merkmale ‚Freiheit, Freiwilligkeit und Unabhängigkeit' als Besonderheit der Rolle des hospizlichen Ehrenamtes herausstellen. Zwar wird dieser Aspekt von den einzelnen Befragten sehr unterschiedlich beschrieben, unbestritten ist für die Befragten aber, dass ein verpflichtendes (hauptamtliches) Arbeiten die Qualität ihrer Rolle nicht nur wesentlich verändern, sondern sogar aufheben würde. Andere Befragte sehen die Rolle von Ehrenamtlichen darin, die ‚Lücke' zwischen der professionellen Pflege von Hauptamtlichen und dem Anspruch der hospizlich-palliativen Einrichtungen (mitmenschliches Sterben zu ermöglichen) zu schließen: Dabei besteht für die Befragten die besondere Qualität der ehrenamtlichen Sorge darin, dass sie in der Freizeit der Engagierten stattfindet, wodurch eine besondere, eine alltägliche Interaktionsform entstehe; diese werde insbesondere auch von Betroffenen auf der Palliativstation geschätzt, da ihnen diese Alltagskommunikation ‚als Patient_in in der Klinik' nur noch selten begegne. Neben dem ‚Vermitteln von Alltäglichkeit' wird von einigen Befragten die Möglichkeit zur Reflexion als besondere Qualität der Rolle des Ehrenamtes angesehen: Zum einen biete sie Möglichkeiten zur persönlichen Weiterentwicklung, zum anderen könne auch die eigene Rolle im Setting sowie die jeweilige Sorgepraxis insgesamt zum Gegenstand reflektierenden Nachdenkens werden.

Die *Hauptamtlichen* sehen hingegen im Fallverstehen (im Sinne von Case Management) ein besonderes Merkmal ihrer fachlichen Rolle. Das Fallverstehen ermögliche es ihnen einerseits, einen angemessenen Umgang mit der Situation der Betroffenen zu finden, und trage andererseits vor allem auch dazu bei, dass Betroffene und Zugehörige letztlich besser mit ihrem Problem umgehen könnten. Zudem könne auf diese Weise Vertrauen hergestellt werden, da der Prozess des Case Managements (als einer professionellen Tätigkeit) durchgehend von einer hauptamtlich tätigen Person gesteuert werde. Dieses Vertrauen der ‚Patient_innen' in die Koordinationsperson bewirke zudem, dass diese sich besser auf das Angebot der ehrenamtlichen Unterstützung einlassen könnten. Andere hauptamtlich tätige Befragte wiederum stellten heraus, dass es zu ihrer fachlichen Rolle vor allem gehöre, einen Rahmen für gute Bedingungen für die Zusammenarbeit von Ehrenamtlichen und Hauptamtlichen zu schaffen: Dabei geht es zum Beispiel darum, Bedenken der Hauptamtlichen gegenüber dem Ehrenamt aufzugreifen oder (insbesondere auf der Palliativstation) als Vermittler_in zwischen Ehrenamt und Hauptamt zu fungieren.

4.5 Die wechselseitige Wahrnehmung von Hauptamt und Ehrenamt

Nachdem es im vorherigen Kapitel um die Selbstwahrnehmung der Akteure ging, soll es nun darum gehen, wie sich die Akteure wechselseitig als Ehrenamtliche bzw. Hauptamtliche wahrnehmen. Zunächst wird dargestellt, wie die Hauptamtlichen die Ehrenamtlichen (4.5.1) wahrnehmen; im Anschluss geht es um die Wahrnehmung der Hauptamtlichen durch die Ehrenamtlichen (4.5.2).

4.5.1 Wahrnehmung des Ehrenamtes durch das Hauptamt

Die Aussagen der Hauptamtlichen zu ihrer Wahrnehmung der Ehrenamtlichen changieren zwischen spezifischen Erwartungen und der Wertschätzung des Ehrenamtes. Erwartungen resultieren dabei zunächst daraus, dass zum Beispiel Palliativstationen durch komplexe Versorgungssituationen gekennzeichnet sind, die eine Planung der Sorge und der verschiedenen Therapieziele erforderlich machen. Insofern wird dieser Versorgungsbereich von den Befragten in der Regel als „professioneller Bereich" eingeordnet. Vor diesem Hintergrund vertritt Frau F die Ansicht, dass dies die Unterordnung der Ehrenamtlichen unter die Hauptamtlichen (die „Profession") erforderlich mache.

> „Also mein Anliegen ist wirklich zu sagen: Also gerade Ehrenamtliche in so nem professionellen Bereich wie unserem, wo ja unter bestimmten Therapiezielen die Arbeit einfach einfach geplant werden muss, da muss das Ehrenamt sich natürlich in irgendeiner Form schon auch unterordnen unter die Profession. Und gerade weil das so ist, habe ich eigentlich mit der Übernahme der Koodination sehr viel Wert darauf gelegt, und das immer wieder thematisiert: Innerhalb dieses fest abgesteckten Rahmens möchte ich einfach d=rum bitten, dass jeder möglichst selbständig und eigenverantwortlich guckt, was kann er eigentlich einbringen?" (F_Abs. 12).

Vor diesem Hintergrund der ‚Unterordnung unter die Profession' wird von den Hauptamtlichen die Selbständigkeit und Eigenverantwortlichkeit der Ehrenamtlichen als wichtig angesehen – allerdings in einem vom Hauptamt abgesteckten Rahmen. Denn erst diese Voraussetzung ermögliche dem Hauptamt die Planbarkeit des eigenen Tuns. Der Rahmen sieht zum Beispiel in der Einrichtung von Frau F folgendes Aufgaben-Angebot vor: Neben der Begleitung am Patient_innen-Bett gäbe es auch Aufgaben zur kreativen Alltags- und Lebensgestaltung auf der Palliativstation (zum Beispiel Dekoration oder sogenannte ‚Kreativ-Nachmittage'). Aus diesem vom Hauptamt entwickelten Katalog dürften sich die Ehrenamtlichen – in Austausch und Absprache mit der Koordinatorin – die eigene Aufgabe suchen.

> „Man kann es auch ganz gut einschätzen: Also je nachdem, wer kommt, weiß man sehr genau, was macht derjenige dann eigentlich hier? Mit welchen Aufgaben kann ich ihn betrauen? Und die Bandbreite ist wirklich sehr groß: Also da geht's einerseits um tatsächlich viel Kommunikation am Patientenbett oder mit Angehörigen, also wirklich sehr intensive Gespräche mit sehr viel inhaltlicher Auseinandersetzung. Bis dahin, dass einige es immer noch nicht schaffen, in ein Zimmer reinzugehen, weil die Berührungsangst immer noch groß ist. Dafür aber in anderen Bereichen, sowas wie Dekoration für die Station oder wir haben Back-Nachmittage etabliert, wir haben in den Sommermonaten so Grill-Nachmittage organisiert, wir ha~m angefangen so (..) am Wochenende einfach (.) einfach Nachmittage zu gestalten des gemütlichen Beisammenseins, mal mit Märchenlesen oder mit irgendwelchen// bisschen schöner Musik oder so. Also, probieren da im Moment so'n bisschen kreativ zu sein, alles so unter dem Aspekt, einfach ein stückweit auch Alltag- und Leben-Gestalten auf der Palliativstation. Und da hab ich so das Gefühl irgendwie, können Ehrenamtliche sehr selbständig wirklich einfach gucken, was sie tun und ich billige ihnen da eben auch viel Eigenverantwortung zu" (F_Abs. 13).

In diesem Zusammenhang erwähnt Frau F die unterschiedlichen persönlichen Voraussetzungen der Ehrenamtlichen, wobei sie das Gros der Arbeit im (ehrenamtlichen) Zuarbeiten für das Hauptamt einordnet. Ehrenamtliche mit ‚guten persönlichen Voraussetzungen' für die Begleitungsarbeit in der Einrichtung zeichne „Sensibilität" sowie die Fähigkeit zur „Distanz in der Nähe" aus.

> „Aber ich hab das Gefühl, es ist ein stückweit auch wirklich// für mich ist das einfach ne menschliche Kompetenz: Diese Sensibilität, dieses sich// ja, diese// (.) wie würde man das Ausdrücken, das ist so'ne (.) nicht professionelle Distanz, ist ganz falsch, aber das ist so'ne Distanz in der Nähe" (F_Abs. 51).

> „Wir haben ja diese wunderbare Küche jetzt, und die ist wirklich, wie das ja immer (lacht) so ist, der kommunikative Austauschpunkt. (lacht) Und das ist wirkl// also,

sobald die Ehrenamtlichen in der Küche sind, docken Angehörige an, und man kommt völlig unkompliziert über alle möglichen Dinge ins Gespräch. [Mhm] Und das können sie wirklich gut. Und es entsteht dann nicht so'ne enge Bindung – vielleicht liegt es daran" (F_Abs. 51).

Dabei wird von den Ehrenamtlichen auch die Reflexion der eigenen Sorgepraxis erwartet, der von Herrn P sogar eine elementare Rolle als (Mindest-) Voraussetzung für das ehrenamtliche Begleiten zugesprochen wird.

> „Weil, wenn die Reflexionsfähigkeit nicht da ist, so jemand kann nicht begleiten. Das ist absurd, ne? Also, Reflexionsfähigkeit ist mit ne Mindestvoraussetzung für Begleitung" (P_Abs. 141).

Neben solcherlei Erwartungen an die Ehrenamtlichen wird auch Wertschätzung für die Ehrenamtlichen und ihr Engagement formuliert. Für Herrn H ist es zum Beispiel eine besondere Qualität, dass den begleitenden Ehrenamtlichen Aspekte wie Leid und Einsamkeit bei ,Patient_innen' auffielen und sie dies auch thematisieren würden. Damit gäben sie Hauptamtlichen, denen in der Geschäftigkeit und Routine des Arbeitsalltages vielfach der ,Blick' und die ,Sensibilität' dafür fehlten, die Chance, die eigene Arbeit in der Sorge für Betroffene zu reflektieren.

> „Ich glaub, die haben immer noch diese Möglichkeit, konfrontierend zu sagen: ,Also hier, da liegt jemand, und da kümmert sich keiner'. Das geht bei dieser, sagen wir, Maschinerie vom Gesundheitswesen so'n bisschen irgendwie den Bach runter. Und das merkt man glaube ich nicht, wenn man in dem System so mitläuft. [...] Diese Schnelligkeit (?unv. 1 Sek.), auch in Kliniken, auch zu Hause, die möchte man nicht. Und man versucht sich abzulenken mit nem (?unv. 2 Sek.), ja? Und darum hab ich das Gefühl, dass die einzelnen Menschen, wenn die sich das angucken und das nicht so (.) wie die Pflegenden und die Mediziner und die im Gesundheitswesen arbeiten, wenn die sich das nochmal angucken, haben die auch noch ein ganz anderes kritisches Moment. Und das, glaube ich, ist wichtig, dass ne Gesellschaft sowas auch (.) aufrecht erhält" (H_Abs. 37, 38).

In diesem Sinne ist für Herrn H die Fähigkeit des Ehrenamtes zur Kritik sowohl für das Gesundheitssystem als auch für die Gesamtgesellschaft von Bedeutung. Ähnlich schätzt auch Frau G das ehrenamtliche Handeln ein, wenn sie vom resilienzfördernden oder gar „therapeutischen" Wert des Ehrenamtes spricht. Diese besondere Bedeutung zeige sich zum Beispiel dann, wenn Ehrenamtliche mit ihren Gesprächs- und Besuchsangeboten bei ,Patient_innen' Erstaunen darüber hervorrufen, dass diese einem anderen Menschen als Mensch etwas wert seien.

„Und irgendwie Freude auch hat, da dran. Das vermitteln Ehrenamtliche in der Regel ja auch, die kommen ja nicht und vermitteln den Eindruck: ‚Boh, wat ne Scheiße hier wieder'. Dann kommen die halt nicht. (lacht) An dem Tag, wenn die da keinen Bock d=rauf haben. Und (..) das ist glaube ich echt'n therapeutischer Aspekt von Ehrenamt im Gesundheitswesen: Dieses Erstaunen hervorzurufen darüber, dass man etwas wert ist. [Mhm] Ohne Gegenleistung etwas kriegt. Einfach weil man (..) so ist (lacht) wie man ist. (lacht) So. [...] Das ist vielleicht auch ein therapeutischer Aspekt für's Gesundheitswesen, aber eben auch für den Einzelnen. Für den Einzelnen, würde ich zumind// ist es gar nicht so'ne steile These, wenn das wirklich der Effekt ist, dass das einfach resilienzfördernd ist. Ja? So, wenn man sich wertschätzt. Und mitkriegt, dass andere das auch tun. Könnte man jetzt auf's Gesundheitswesen (lacht) übertragen" (G_Abs. 27, 31).

Herr L, der als Sozialpädagoge ein stationäres Hospiz leitet, ist schließlich der Ansicht, dass das Ehrenamt weiter zu fassen sei, als lediglich in Bezug auf die Begleitung ‚Sterbender'. Ihm geht es dabei nicht darum, einen Rahmen für das ehrenamtliche Engagement innerhalb der Organisation abzustecken, damit das Hauptamt planbarer handeln könne, sondern er zielt mit seiner Überlegung auf eine erweiterte Wertschätzung der ehrenamtlichen Sorgepraxis innerhalb der Organisation und der Gesellschaft. Denn neben den Ehrenamtlichen ‚am Bett' gebe es ‚weitere' Helfende, die für die Einrichtung und die ‚Patient_innen' ebenso wichtig seien.

„Ich möchte immer gerne von weiterem Ehrenamt sprechen, die das Haus tragen. Nicht jeder stellt sich oder möchte in die direkte Begleitung eines Sterbenden, ist aber indirekt bereit, zum Beispiel hier im Garten mit zu machen. Und begegnet auf einmal doch den Bewohnern, und begegnet den Angehörigen, und ist in seiner vielleicht (..) wo ich sage (.) Normalität, er hat da jetzt keine großen Kurse belegt, ist das, was ich unter guter Nachbarschaft empfinde, reagiert oft spontan sehr klug, unbedarft vielleicht auch, was aber die Patienten so schätzen. Da kommt einer, ist Hausmeister für fünf Einrichtungen in der A-Stadt (Name der Stadt), und kommt abends und macht ehrenamtlich hier die Dinge soweit, dass die Mülltonne draußen steht und so weiter, weil unser Hausmeister, den wir auch nur einmal haben, Urlaub macht. Und das schätze ich sehr, dass das Haus von diesen vielen Menschen profitiert. Von den Menschen, die spontan anrufen, wie heute am Morgen, schon jetzt an Weihnachten denken und ‚Wir organisieren wieder, dass sie zwei Vierpfund-Stollen bekommen'. So ganz praktische, runtergebrochen auf das, ja, auf das ganz Menschliche: ‚Sie kommen doch gar nicht zum Backen, wenn sie begleiten und wenn sie diese ganze Arbeit haben. Ich kann das zwar nich', aber ich bringe ihnen vor dem ersten Advent zwei große Stollen vorbei'" (L_Abs. 2).

Dabei sind es für Herrn L häufig die spontanen, vielleicht auch unbedarften Reaktionen bei Interaktionen mit ‚Patient_innen', die diese sehr schätzten. Insofern sollte seiner Ansicht nach jedes Engagement, das der Identifikation mit der Arbeit und der Einrichtung gelte, nicht nur möglich, sondern auch nach außen hin (öffentlich) sichtbar gemacht werden. Damit würden Berührungsängste gegenüber der Hospizarbeit gemindert werden.

> „Ich hatte zu Anfang sehr klar, dass das die Hospizhelfer sind, die wir ausbilden und die dann die Sterbebegleitung machen – ich sehe es jetzt viel weiter: alle Menschen, die uns durch ihren Beruf, durch einen Rechtsanwalt, der sagt ‚Ich mach das jetzt mal (.) heute hier und das setze ich durch', oder die helfen uns bei einem Hands-on im Garten, ne ganze Gruppe im Garten, samstags, obwohl das alles (.) Leute sind, die sicher genug Geld hätten, hier uns auch einen Gärtner hinzustellen für den Tag, aber ich glaube (4), dass die Identifikation, die dadurch geschieht, mit einem Haus wie nem Hospiz, ist wesentlich höher, als wenn man irgendwie vielleicht hundert Euro Geld spendet. Dieses Hand(.)feste sichtbar zu machen, und wir brauchen Menschen, Bürger, die sich identifizieren mit dieser Arbeit, die also diese// [...] Die dann am nächsten Ta// Sonnta// am Montag dann sagen: ‚Ich war aber in unserem Hospiz und es ist schon unser Hospiz, das habe ich schon drei Mal gemacht, immer im Frühjahr den Garten auf Vordermann zu bringen'. Und dadurch einfach auch mal ein Hospizgast, der sitzt dann da im Garten und beobachtet und die Berührungsängste fallen dann so langsam [Mhm], für Menschen, die in Berufsgruppen sind, die nicht sozial sind. Also es sind ja viele weit entfernt von dem, was wir heute hier machen, ne?" (L_Abs. 28, 30).

4.5.2   Wahrnehmung des Hauptamtes durch das Ehrenamt

Die Wahrnehmung der Hauptamtlichen und ihrer Sorgepraxis durch die befragten Ehrenamtlichen lässt zwei Blickwinkel erkennen: Zum einen eine Perspektive, die das Hauptamt dem Ehrenamt übergeordnet konzipiert und sich selbst als „on-top" einordnet; und zum anderen eine Perspektive, die Ehrenamt und Hauptamt als gleichwertige Akteure der palliativen und hospizlichen Sorgepraxis versteht.

Grundlage der ersten Perspektive ist die Annahme, dass das Hauptamt für medizinisch-pflegerische Versorgung der Patient_innen zuständig sei, während das Ehrenamt das Hauptamt „nur" bei der Verbesserung der Lebensqualität der Betroffenen unterstützen könne. In diesem Sinne zielt die Arbeit der Ehrenamtlichen vornehmlich darauf, das Hauptamt zu entlasten, was zugleich bedeute, dass die ehrenamtlichen Tätigkeiten im Kontext der Versorgung der ‚Patient_innen' durchaus verzichtbar seien. Frau D, die ehrenamtlich auf einer Palliativstation tätig ist, ordnet die Rolle der Ehrenamtlichen dementsprechend ein:

„Also, die Hauptamtlichen sind aus meiner Sicht rundum für die Versorgung des Patienten zuständig. Also Ärzte, Pflege, dass die gut versorgt sind aus medizinischer Sicht. Und Ehrenamt ist eben ‚on top‘, so. Und das, (..), ja, das klingt jetzt ein bisschen fies, aber so ‚nice to have‘, ne? [Mhm] Also die Patienten wären auch gut versorgt, wenn wir nicht da wären. Aber dadurch, dass wir da sind, haben sie nochmal ne bessere Qualität. [Mhm] Dadurch, dass wir vielleicht einfach Zeit für Gespräche haben oder mal was zu besorgen. Das habe ich auch erlebt, da wollte jemand ne Zeitung, dass die gekauft wird. Also Dinge, für die die Hauptamtlichen keine Zeit haben, dass wir das doch machen können. (3) Also, es geht ja in der Palliativmedizin darum, die Lebensqualität zu verbessern [Mhm]. Und ich glaube, das tun wir. Also dass wir nur sind, um es nochmal besser zu machen. [Mhm] Also, dass Patienten gut versorgt sind, da haben wir ja nichts mit zu tun, ne? Also, ich meine, ich verteile da Kaffee, aber dass// wenn ich das nicht tun würde, dann würde es eben eine Schwester machen und einmal rumlaufen. So, dass// (4) Ja. Aber ich denke, wir sind nur da, um die Lebensqualität noch ein bisschen zu verbessern. Also ‚nur‘ in Anführungszeichen, ne" (D_Abs. 28).

Aus der gleichen Perspektive wie Frau D argumentiert auch Frau K, die ehrenamtlich in einem ambulanten Hospizdienst tätig ist. Auch sie sieht die Hauptamtlichen als übergeordnet an, wenn sie die Ansicht vertritt, dass das Ehrenamt beim Hauptamt durchaus „willkommen" sei, wenn dem Ehrenamt die Kommunikation und der Austausch mit dem Hauptamt gelinge.

„Wenn man die Kommunikation hinkriegt, wenn man das schaffen kann, und das habe ich auch eigentlich noch nie in der ganzen Zeit anders erlebt, […] ist man willkommen in der Regel, weil man bringt etwas anderes mit, man hat auch letztendlich etwas zu sagen von der Sache her. Also nicht, weil man was zu sagen hat, sondern von der Sache her. Man kann auf bestimmte Dinge aufmerksam machen, man ist eine Entlastung, das ist gar keine Frage" (K_Abs. 21).

Sehen die befragten Ehrenamtlichen Ehrenamt und Hauptamt hingegen als gleichwertige Akteure in der Sorgepraxis an, thematisieren sie vor allem die Zuordnung von Aufgabenbereichen. Frau J, die ehrenamtlich in der Begleitung und als Koordinatorin einer Hospizinitiative arbeitet, erwartet vom Hauptamt das Einhalten von Leistungen gegenüber den Betroffenen (zum Beispiel 24 Stunden an sieben Tagen verfügbar zu sein), weil sie dafür schließlich auch bezahlt würden.

Auch Frau N, die als Ehrenamtliche in einem stationären Hospiz tätig ist, sieht Ehrenamt und Hauptamt als gleichwertige Akteure in der Sorgepraxis an. Dabei ist sie der Ansicht, dass es für die Aufgabenverteilung zwischen Ehrenamtlichen und Hauptamtlichen eine Basis des Vertrauens und Zutrauens brauche. Wie sie die Wirkung fehlenden Zutrauens und fehlender Aushandlungen auf die

Zuordnung von Aufgabenbereichen einschätzt, formuliert Frau N folgendermaßen:

„Weil es gibt wenig, was einem zugetraut wird. Es gibt auch die Tendenz, hier gerade, dass ich das Gefühl habe, die Hauptamtlichen ziehen die Ehrenamtlichen auch gerade zum Ende der Sterbephase ab und sagen: ‚Da geht mal jetzt lieber nicht mehr rein‘, was mich total verwundert oder was erst mal total unausgesprochen ist, weil ich eigentlich meine Funktion so sehe, dass genau da (.) also ich nicht weniger wichtig bin als vorher" (N_Abs. 13).

Als möglichen Grund für geringes Zutrauen der Hauptamtlichen in die Ehrenamtlichen nimmt sie Überforderung in Sterbesituationen an. Zugleich seien die Hauptamtlichen, so Frau N, nicht ausreichend über die Qualifikation der Ehrenamtlichen informiert. In Situationen der eigenen Überforderung gingen Hauptamtliche dann dazu über, Ehrenamtliche regelrecht zu ‚schützen‘, indem sie ihnen originär ehrenamtliche Aufgaben in der Hospizarbeit (die Begleitung von Menschen an deren Lebensende) vorenthielten.

„Also ich hab die Vermutung gehabt, weil ich das einfach auch in der// von außen mitkriege in der Pflege mit Menschen, die sterbend sind oder die dann (..) als ‚schwieriger Fall‘ bezeichnet werden. Also wo ich ne Überforderung bei der Pflege feststelle, wo ich denk mir: ‚Was ist jetzt eigentlich konkret schwer?‘. Also ich hätte es gar nicht als schwer eingeschätzt. Und ich (.) sehe das so, dass das Ängste sind oder eigene Überforderungsgefühle. Weil sie vielleicht auch aus nem anderen Bereich kommen, wo ganz anders – oder gar nicht – Sterbebegleitung stattgefunden hat. Und sie vielleicht gar nicht informiert darüber sind, dass wir a) ausgebildet, b) vorbereitet sind (lacht), dass wir genau das können. Das wissen die aber auch nicht, weil die haben uns ja auch nicht erlebt" (N_Abs. 17).

Frau N sieht es zugleich als ihre Aufgabe in der Zusammenarbeit mit dem Hauptamt an, sowohl ihre fachliche Rolle als Ehrenamtliche wie auch das ‚Geschützt-Werden‘ durch Hauptamtliche zu thematisieren. In diesen Gesprächssituationen nehme sie wahr, so Frau N, dass die Hauptamtlichen (Pflegende) sich in ihrer Professionalität in Frage gestellt fühlen. Unabhängig davon ermögliche ihr diese Kommunikation mit dem Hauptamt aber das Aushandeln des eigenen Aufgabenfeldes und eine Stärkung ihrer Rolle als Ehrenamtliche:

„Also ich hab so die Vermutung, dass das ne eigene Angst oder ne eigene Überforderung ist. Ich hab schon teilweise Situationen gehabt, wo (.) mir dann Pflegekräfte gesagt haben, ich soll da mal lieber nich‘ reingehen. War ein junger Mensch mit nem Gehirntumor, der, ja, zwischendurch auch sehr wütend wurde, und so. Und (.) für mich war das aber kein Kriterium, da überhaupt nicht mehr reinzugehen. [Ja, klar.] Genau. (..) Das konnte ich dann aber, weil ich da klar und sicher war, konnte ich das auch kommunizieren. Hab dann gesagt: ,Warum denn nicht?', und dann wurde mir das erklärt, wie er ist. Und dann habe ich gesagt: ,Okay, (..) gut, dass du es mir gesagt hast, ich gehe da jetzt mal rein' Und das war total wichtig und sinnvoll. Also// Für mich, weil ich die Begleitung da nicht hätte einfach beenden wollen. Und für ihn aber auch (.) offensichtlich. (..) Also, ich glaub', das ist so'n bisschen Arb// [...] Ja. (.) Keine Ahnung. Ich hab da jetzt nicht nochmal geguckt, was die daraus gemacht haben. Also die haben das schon natürlich mitgekriegt. Und ich glaub, ich hab dann sozusagen auch mein (.) Standing (lacht) etabliert, zu sagen: ,Okay, ich bilde mir ein Urteil'" (N_Abs. 18, 20).

4.5.3 Zusammenfassung

Neben der Selbstwahrnehmung der jeweils eigenen Rolle wurde auch die wechselseitige Wahrnehmung von Ehrenamt und Hauptamt erfragt. Betrachtet man dabei zunächst die Wahrnehmung des Ehrenamtes durch das Hauptamt, so ist festzuhalten, dass die Aussagen der *Hauptamtlichen* zwischen spezifischen Erwartungen an die Ehrenamtlichen und deren Wertschätzung changieren. Besondere Erwartungen resultieren daraus, dass zum Beispiel Palliativstationen von den Befragten als „professioneller Bereich" eingeordnet werden. Dabei wird die Ansicht vertreten, dass solch ein komplexer Versorgungsbereich eine Unterordnung der Ehrenamtlichen unter die Hauptamtlichen („die Profession") erforderlich mache, bei der die Hauptamtlichen den Rahmen für das ehrenamtliche Handeln absteckten. Die unterschiedlichen persönlichen Voraussetzungen der Ehrenamtlichen bestimmten dabei die Art der übertragenen Aufgaben, wobei die Befragten das Ehrenamt hauptsächlich als (ehrenamtliches) Zuarbeiten für das Hauptamt einordnen. Weiterhin sind die Befragten der Ansicht, dass ,Sensibilität' sowie die Fähigkeit zur ,Distanz in der Nähe' gute Voraussetzungen für die ehrenamtliche Begleitungsarbeit seien, wobei als Mindestvoraussetzung insbesondere die Reflexion der eigenen Sorgepraxis erwartet wird.

Neben solchen Erwartungen wird von den *Hauptamtlichen* aber vor allem Wertschätzung für die Ehrenamtlichen und ihr Engagement formuliert: So fielen den begleitenden Ehrenamtlichen viele Aspekte bei den ,Patient_innen' auf, für die den Hauptamtlichen (in der Geschäftigkeit und Routine des Arbeitsalltages) vielfach die ,Sensibilität' und Zeit fehle. In diesem Sinne schätzen einige hauptamtlich Tätige die Fähigkeit des Ehrenamtes zur Kritik und Reflexion als bedeutsam ein. Es wird sogar vom resilienzfördernden oder gar „therapeutischen" Wert des Ehrenamtes gesprochen.

Hinsichtlich der Wahrnehmung des Hauptamtes durch das Ehrenamt bzw. die *Ehrenamtlichen* scheinen im Datenmaterial zwei verschiedene Blickwinkel

auf: Zum einen eine Perspektive, die das Hauptamt als dem Ehrenamt übergeordnet konzipiert, und zum anderen ein Blickwinkel, der Ehrenamt und Hauptamt als gleichwertige Akteure der palliativen und hospizlichen Sorgepraxis versteht. Grundlage der ersten Perspektive ist die Annahme, dass das Hauptamt für
die medizinisch-pflegerische Versorgung der ‚Patient_innen' zuständig sei, während das Ehrenamt das Hauptamt ‚nur' bei der Verbesserung der Lebensqualität
der Betroffenen unterstützen könne. In diesem Sinne zielt die Arbeit der Ehrenamtlichen vornehmlich darauf, das Hauptamt zu entlasten bzw. zu ergänzen.
Sehen die befragten *Ehrenamtlichen* Ehrenamt und Hauptamt als gleichwertige
Akteure in der Sorgepraxis an, thematisieren sie vor allem die Zuordnung von
Aufgabenbereichen. So wird vom Hauptamt das Einhalten von Leistungen gegenüber den Betroffenen (zum Beispiel 24 Stunden an sieben Tagen verfügbar
zu sein) erwartet, weil sie dafür schließlich auch bezahlt würden. Zugleich wird
vereinzelt konstatiert, dass die Hauptamtlichen oft nicht über die Qualifikation
der Ehrenamtlichen informiert seien, was dazu führe, dass sie Ehrenamtliche zu
‚schützen' versuchten, indem sie ihnen originär ehrenamtliche Aufgaben in der
Hospizarbeit (die Begleitung von Menschen an deren Lebensende) vorenthielten.
Insofern stellt die Aushandlung der Aufgabenzuordnung eine Daueraufgabe dar,
die nach Ansicht der Befragten allerdings nur auf einer Basis von Vertrauen und
Zutrauen bewältigt werden kann. Diese Basis sei in den entsprechenden Aushandlungsprozessen nicht immer gegeben, da sich die Hauptamtlichen hierbei
durchaus auch mal in ihrer Professionalität in Frage gestellt fühlten.

4.6 Möglichkeiten/Grenzen von Haupt- und Ehrenamt aus Betroffenen-Sicht

Wie im Kapitel zum methodischen Vorgehen (Kapitel 3) dargestellt, fanden sich
für die Durchführung der Expert_inneninterviews 15 Interviewpartner_innen, die
von mir jeweils in Rahmen eines Experteninterviews befragt wurden. Dabei
bestand eine in den Expert_inneninterviews gewählte Stimulus-Technik in der
Anwendung einer „Zirkulären Frage" (zum Beispiel Kruse 2014, S. 225). Mit
dieser – die Perspektive wechselnden – Frageform sollte erreicht werden, *über*
die Frage nach einer Fremdeinschätzung eine subjektive Einstellung der Befragten zu erheben. Damit war die Hoffnung verknüpft, dass die Interviewten bis
dahin noch nicht erwähnte Relevanzsetzungen preisgeben. Konkret wurden dafür
die Haupt- und Ehrenamtlichen von mir im Interview gefragt: „Würde es Ihrer
Einschätzung nach aus der ‚Betroffenenperspektive', also aus der Sicht eines
‚sterbenden' Menschen, einen Unterschied machen, ob ein Hauptamtlicher oder
ein Ehrenamtlicher im Rahmen der Sorgepraxis begleitet?"

Mit dieser Frage sollte eine neue Perspektive der Einschätzung von Möglichkeiten, aber auch Grenzen sowohl der Ehrenamtlichen als auch der Hauptamtlichen in ihrer Sorge für ‚Sterbende' erschlossen werden (Kapitel 4.6.1). Die befragten Ehren- und Hauptamtlichen waren dabei aufgefordert, die ‚Betroffenenperspektive' einzunehmen und ihre Einschätzung auf die beiden Akteursgruppen Ehrenamt und Hauptamt – nicht aus der Selbstwahrnehmung oder der wechselseitigen Wahrnehmung heraus – sondern aus Sicht eines ‚Dritten' abzugeben. Dieser ‚Dritte Akteur' ist allen Befragten aus ihrer Praxis gut bekannt, bildet er doch die zentrale Figur im Rahmen ihrer Arbeit. Mit der „Zirkulären Frage" (Kruse 2014, S. 225) wird somit eine weitere Möglichkeit genutzt, die subjektive Einstellung der Befragten hinsichtlich der Möglichkeiten und Grenzen von Hauptamt und Ehrenamt in der Sorge für ‚Sterbende' zu erheben. Diese Sichtweisen der Haupt- und Ehrenamtlichen werden in Kapitel 4.6.2 durch die Perspektiven der Betroffenen selbst, das heißt der Adressat_innen der hospizlich-palliativen Arbeit, ergänzt.

4.6.1   („Zirkuläre") Einschätzungen der Hauptamtlichen und Ehrenamtlichen aus ‚Sterbenden'-Sicht

Mit einer Ausnahme waren die Befragten übereinstimmend der Ansicht, dass das Miteinander von Ehrenamt und Hauptamt für Betroffene einen komplementären, sich ergänzenden Wert habe. Insofern machte für die – nun aus Betroffenen-Perspektive antwortenden – Befragten der Status der Tätigkeit (allein), also ‚ehrenamtlich' oder ‚hauptamtlich', eher keinen Unterschied in der Begleitung. Gleichwohl ließen sich aus ihren Aussagen Unterschiede in der Begleitung in verschiedener Hinsicht analysieren. Ins Blickfeld rückten dabei vor allem folgende Aspekte: Das Sich-Einlassen-Können auf den Moment versus Professionalität (4.6.1.1); das ‚Entlastungsmoment' des Ehrenamtes im Rahmen ganzheitlicher Sorgepraxis (4.6.1.2); und das ‚Sicherheit spendende Moment' des Hauptamtes (4.6.1.3).

4.6.1.1   Sich-Einlassen-Können auf den Moment versus Professionalität?

Das Fragezeichen in der Überschrift bringt bereits zum Ausdruck, dass die Befragten mit Blick auf das ‚versus' (im Sinne eines Entweder-Oder von ‚Professionalität' einerseits und ‚Sich-Einlassen-Können' andererseits) unentschieden sind – insofern steht es eher für das Ringen um eine Antwort. Interessant ist in diesem Kontext, dass diese Gegenüberstellung von ‚Sich-Einlassen-

Können' und ‚Professionalität' ausschließlich für Hauptamtliche ein Thema war. Dabei waren die Befragten zunächst einheitlich der Ansicht, dass Ehrenamtliche ihr Da-Sein für Betroffene einbringen könnten, ohne eine zeitliche Begrenzung in den Blick nehmen zu müssen; Hauptamtliche hingegen wären – teils aus privaten, teils aus beruflich-strukturellen Gründen – stets gefordert, die Zeit im Blick zu behalten. Frau C, die als Sozialpädagogin die Koordination und Leitung eines ambulanten Hospizdienstes übernommen hat, formuliert dazu aus ihrer Sorgepraxis:

> „Ich weiß nicht, wie das ist mit der Zeit. Weil ich glaube, das könnte nochmal ein Faktor sein. (3) Dass, wenn Ehrenamtliche begleiten, ne Ehrenamtliche und ne Hauptamtliche, also als Hauptamtliche würde man also schon mehr nach der Zeit gucken. Also ich müsste gucken, [Mhm] weil ich ja auch um eine bestimmte Uhrzeit zu Hause sein muss oder mein Kind abholen" (C_Abs. 82).

Für Frau M, Pflegewirtin, Koordinatorin Ehrenamtlicher und Leitung eines stationären Hospizes, ist das Bild einer stets in Bereitschaft stehenden Hauptamtlichen bezeichnend für die Art des Zugewandt-Seins im Rahmen der Sorge. Denn in der Alltagspraxis des Hauptamtes gelte es, meist mehrere Dinge parallel erledigen zu müssen. Die Hauptamtlichen ständen immer ‚auf Abruf', was auch Auswirkung auf die Qualität der Interaktion in der Begleitungssituation habe.

> „Ja, also der Ehrenamtliche bringt ja auf jeden Fall mehr Zeit mit. [...] Also, natürlich haben auch die Hauptamtlichen die Möglichkeit, sich zu ihm zu setzen, aber immer mit diesem (.) Handy in der Hosentasche, doch irgendwie raus zu müssen und schon auch den Druck zu haben, irgendwie vielleicht gleich wieder raus zu müssen, weil man noch das und das erledigen muss. Also ich glaube schon, dass das auch ausstrahlt, ganz egal, ob man sich wirklich jetzt grad ne Viertelstunde Zeit nimmt oder nicht, das ist glaube ich ne andere Viertelstunde, als wenn sich'n Ehrenamtlicher hinsetzt" (M_Abs. 85, 86).

Herrn H ist in diesem Zusammenhang jedoch die Differenzierung wichtig, dass zum Beispiel hauptamtlichen Koordinator_innen – anders als etwa Pflegekräfte oder Ärzt_innen – ‚Zeit' zur Verfügung stünde, so dass ‚Zeit' nicht als ein generelles Unterscheidungsmerkmal zwischen Ehrenamt und Hauptamt gelten könne. Für die Befragten nimmt also die besondere Aufmerksamkeit für den Moment sowie das Zugewandt-Sein(-Können) wesentlichen Einfluss auf die Qualität einer Begleitungssituation. Insofern sei diese ‚andere Qualität von Zeit' (in der Begleitungssituation) von grundlegendem und hohen Wert für Betroffene.

Vor diesem Hintergrund nehmen die Befragten gänzlich verschiedene Erwartungen der Betroffenen gegenüber Haupt- und Ehrenamtlichen wahr. Herr P, tätig als Koordinator Ehrenamtlicher und in der Leitung eines ambulanten Hospizdienstes, erlebt zum Beispiel einen Unterschied in der Erwartungshaltung von Betroffenen auf der Ebene der professionellen Kompetenz. Seine Wahrnehmung ist, dass die Hauptamtlichen besonderen Erwartungen an ihre Professionalität ausgesetzt seien, während die Ehrenamtlichen in ihrer Sorgepraxis in der Regel frei von diesen Erwartungen handeln könnten.

> „Ich glaube, dass vom Hauptamtlichen mehr Kompetenz erwartet wird. [Mhm] Und zwar nicht, was das menschliche Begleiten betrifft, sondern das Drumherum. Dass dann einfach auch gefragt wird: ‚Ja, was können wir denn noch machen? Was gibt's noch für Möglichkeiten und wie sehen sie das denn?' Also dass da mehr tatsächlich auch die Rolle des Professionellen gefragt ist, der sich im Feld auskennt. Glaube ich. Während unsere Ehrenamtlichen spiegeln mir das relativ wenig zurück, dass sie zu solchen Sachen gefragt werden. Und wenn, dann leiten sie es immer weiter, ne? Aber es gehört nicht zum Begleitungsalltag […] Ja, klar. Dass da Kompetenz ist, eben die Feldkompetenz nenne ich das immer. Während das vom Ehrenamtlichen nicht erwartet wird" (P_Abs. 212, 214).

Die ‚Erwartungshaltung' sterbender Menschen deutet Herr L, der als Sozialpädagoge ein stationäres Hospiz leitet, allerdings völlig anders, nämlich als Bedürfnis der Betroffenen, sich eine Person auszusuchen, die sie (zugewandt) begleiten solle. Die Professionalität der Hauptamtlichen sei dabei etwas, das dem Erleben der Beziehungsebene im Wege stehe. Wenn aber jemand „in seiner Freizeit" kommt, um zu begleiten, könnten dabei von den Betroffenen andere, neue Beziehungsmuster der Interaktion ‚ausprobiert' werden.

> „Weil sie sich den Menschen glaube ich in der Begleitung ein Stück suchen. Wobei ich nicht// da geht's nicht um Wertung, sondern ich glaube, dass die// dass sie// In unserem hauptamtlichen Team erleben die Betroffenen sicher eine hohe Kompetenz und Verlässlichkeit. Das ist glaube ich so, was auch das Team ausstrahlt: denen vertraut man, weil die schon so viel Erfahrung haben. Und Menschen in einer schweren Situation halten sich an (..) Erfahrene. Die, die das einfach// wo sie sagen: Die wissen dann auch. Bei dem Ehrenamt denke ich (..) das ist noch mal, dass sie (.) Beziehungen nochmal vielleicht erleben, die anders sind als das, was sie vorher erlebt: da kommt einfach einer in seiner Freizeit, und da ist jetzt nicht ne riesen Freundschaft vorneweg gelaufen. Es sind ja andere Muster auch, die dort entstehen. Und dort (..) kann man auch frei sagen: Ja, also den, der mittwochs da kommt, oder dieser junge Mann. Und oft ist es ja so: Der ganz alte Mensch, der mit dem ganz jungen//" (L_Abs. 38).

Mit anderen Worten: Die Suche bzw. das Finden einer ‚erlebbaren Verbindung zwischen zwei Menschen' ist nach Ansicht von Herrn L für Betroffene unter

Hauptamtlichen schwerer möglich, da die ‚Rolle Hauptamt' präsenter sei als die
Persönlichkeit ‚dahinter'. Hauptamtliche würden Schwerstkranken durch ihre
berufliche Erfahrung, ihre Kompetenz und Verlässlichkeit Sicherheit geben. Und
Betroffene reagierten in der Regel vorrangig auf die berufsbezogenen Fragen, die
Hauptamtliche in ihrer Haltung transportierten. Dem gegenüber zeichne die Rolle des Ehrenamtes ein natürlicher Umgang mit Betroffenen aus, bei dem stets die
eigene Lebenswelt, der Alltag und die Persönlichkeit präsent seien. Beides er-
leichtere den Betroffenen ‚das Finden' einer Person, die sie begleitet bzw. begleiten soll.

> „Da suchen die sich nochmal das ein Stück im Ehrenamt, meine ich, eher als im
> Hauptamt – da ist immer noch so die// da ist doch die Rolle noch präsenter. Und (.)
> ich glaube auch, dass diese Natürlichkeit (.) und die Geschichten, die mit Ehrenamt
> verbunden hier reinkommen, natürlich auch mit Hauptangestellt// natürlich, wenn ne
> hier pflegt und hat drei Kinder, und auch mal erzählt und so, das verbindet, aber die
> (..) Fragen, die man einem Ehrenamtlichen stellt, das spüre ich ja auch, wenn die
> dann// und fragen mich dann nochmal: ‚Und die kommt jetzt wirklich immer? Die ist
> doch eigentlich im Orchester dort, Violinenspielerin. Und warum macht die das?'
> Das sind dann nochmal andere Fragen, als: Ich habe gelernt, Krankenschwester zu
> sein, ich habe gelernt, Sozialarbeiterin zu sein, und das ist mein Beruf, und ich bin
> jetzt hier und ich mache das auch (..) mehr als hundert Prozent. Das sind andere Fra-
> gen einfach, das ist auch ohne Wertung, löst es andere Fragen aus" (L_Abs. 38).

Das ‚Konstrukt Ehrenamt', so Herr L, schaffe somit Möglichkeiten und Raum,
dass Betroffene und Ehrenamtliche sich in der Begleitung in Beziehungen erleben könnten, die auf beiden Seiten auf Freiwilligkeit gründen. Es sei damit auch
das Erleben neuer ‚Wahlverwandtschaften' (zum Beispiel Enkel/Großvater)
möglich.

> „Das sind ja auch oft so Konstellationen, ähnlich wie Enkel und Opa oder so, ob-
> wohl derjenige nie nen Enkel hatte […] Wir spüren ja manchmal, dass da einer im-
> mer wieder kommt, und derjenige das ganz toll findet, dass einer nur für ihn kommt,
> und das ist ja oft da, wo Beziehungen gar nicht so selbstverständlich waren. Und (..)
> da denke ich, da liegt ne Chance drin [Mhm], und wenn das gelingt, ist glaube ich
> für beide Seiten so fruchtbare und auch so'ne hohe (.) wie soll ich das sagen (5) ne
> hohe Befriedigung auch für beide Seiten, weil die einfach auch spüren, weiß// Sonst
> hätte man die Energie ja nicht für die andere Seite" (L_Abs. 38, 40).

Andere Befragte wie etwa Frau C und Frau F sehen das ‚Sich-Einlassen-Können'
auf die Begleitungssituation, das ‚Zugewandt-Sein', unabhängig vom Status
Ehrenamt oder Hauptamt. Ihrer Erfahrung nach kann diese Qualität der Beglei-

tung auch Hauptamtlichen gelingen, sofern sie die Bereitschaft zur Zuwendung mitbrächten.

> „Also es kommt ja drauf an, wie du da hin kommst, also, was du da auch machst: Ob du da nur jetzt da deinen (.) deinen Standard abfragst, oder ob du auch ‚einfach da‘ bist" (C_Abs. 84).

Herr H wiederum glaubt, dass es aus Betroffenenperspektive durchaus ein wichtiges Kriterium sei, mit welchem Anliegen oder mit welchem ‚Auftrag‘ die Begleitenden zu den ‚Patient_innen‘ kämen, denn darüber bestimme sich ihre Rolle: Die ehrenamtliche Rolle mache dabei aus Betroffenen-Sicht aus, dass die Engagierten aus Interesse an der jeweiligen Person da seien, freiwillig und ohne Bezahlung.

> „Genau, und da gibt's ein so'n Satz, hat vielleicht// hat'se schon gehört. Da sagt dann jemand zu nem Ehrenamtlichen: ‚Ja, sie sind ja wegen mir da. Und sie werden nicht dafür bezahlt. Sie interessieren sich ja für mich'. Fand ich ne schöne Differenzierung. Und Hauptamt wird ja dafür bezahlt, zu kommen. Ein Ehrenamtlicher kommt ja freiwillig. Und von daher ist mir jetzt auch wichtig geworden, dass ich diesen Ausdruck (.) auch nicht mehr ‚Ehrenamt‘ nehme, sondern es ist ein ‚freiwilliger Mitarbeiter in der Hospizarbeit‘. Also so würd ich das nämlich jetzt nennen und nicht mehr ein ‚ehrenamtlicher Hospizmitarbeiter‘. Also weg von der Ehre. Weil die wirklich mit dem ‚alten Ehrenamt‘ noch zu tun hat und jetzt mehr mit diesem// mit welcher Freiwilligkeit. Also auch mit nem freien Willen, mit ner wirklich werthaften Entscheidung versucht ein Mensch einen Menschen auch zu besuchen, zu begleiten, und sich für ihn als Menschen zu interessieren. Und nicht als jetzt (..) ‚Sie haben ja vielleicht ein Bronchial-CA. Aha, sie haben ein Mamma-CA, dann müssen sie in die Frauenklinik. Oder, Ja, was ham sie für ne Krankheit?‘ Diese Frage ist eine andere. Sondern dieses: ‚Ich möchte dich besuchen‘, ist ein Unterschied zu nem Bezahlten, der aus ner bestimmten Fachrichtung kommt. Oder mit ner bestimmten Professionalität. Also auch wir, glaube ich, als Koordinatoren, die da hauptamtlich sind, wir kommen mit nem anderen (..) Schild vor'm Kopf" (H_Abs. 23).

Die Rolle der Hauptamtlichen mache hingegen aus, dass sie als professionelle Fachkräfte bezahlt würden und vor allem über ihre Funktion (zum Beispiel als Pflegekraft oder Koordinator_in im Hospizdienst) in den Kontakt zum Betroffenen träten. Doch auch wenn der ‚professionelle Auftrag‘ die Gesprächssituation wesentlich mitbestimme, so könne dieser doch auch, so Herr H, für beide Interaktionspartner_innen (Betroffene wie Hauptamtliche) in den Hintergrund rücken.

> „Dann kann sich auch so'ne […] schön gestaltete Beziehung entwickeln, wenn // […] das Gespräch zwischen Menschen eigentlich was Wichtiges ist. Und das kommt

da 'drauf an. Dann, glaube ich, kommt man in ein gutes Gespräch. Und dann ist auch irgendwann egal, ob hauptamtlich oder ehrenamtlich" (H_Abs. 21).

Auch Frau B, die als Pädagogin in der Koordination Ehrenamtlicher auf einer Palliativstation tätig ist, ist wie Herr H der Auffassung, dass auch hauptamtliche Begleitung von Betroffenen durchaus als positiv erlebt werde könne. Gleichwohl aber streicht sie immer wieder die besondere Qualität der ehrenamtlichen Beglei-tung, also das „Zugehen aus freien Stücken", heraus:

> „Ich glaub', der Unterschied ist halt wirklich nochmal der, dass es halt für die Hauptamtlichen nur ein Job is', so, die dafür bezahlt werden. Und Ehrenamtliche das halt in ihrer Freizeit machen. Das ist// (4) und möglicherweise, auch ohne ir-gendwie ne lange Ausbildung oder sowas zu haben, oder Fachwissen, sondern, ja, sich so halt einbringen. […] Ja, so dieses wirklich dieses bewusste Zugehen aus freien Stücken, ohne dass es mein Job is'" (B_Abs. 73).

Insgesamt kann man feststellen, dass es bei der ‚Betroffenen-Perspektive' der hauptamtlichen Befragten (vor allem der Koordinator_innen) zu einer starken Betonung der ehrenamtlichen Qualität ‚Freiwilligkeit' im Rahmen der Beglei-tungspraxis kommt: So heben sie das ‚Freiwillig-Da-Sein' der Ehrenamtlichen als Grundlage für eine ‚besondere Beziehungs- und Interaktionsqualität' für die Betroffenen heraus und kontrastieren dies mit der bezahlten Tätigkeit der Haupt-amtlichen. Zugleich aber betonen sie, dass die Betroffenen auch die hauptamtli-che Begleitung positiv erlebten, wenn sich trotz des ‚professionellen Auftrags' ein „gutes Gespräch" in sozialer Nähe entwickele.

4.6.1.2 Das ‚Entlastungsmoment' des Ehrenamtes im Rahmen ganzheitlicher Sorgepraxis

Für Frau D, die als Ehrenamtliche auf einer Palliativstation tätig ist, stellt der Akteur Ehrenamt gerade auch für Betroffene eine Entlastung von Verantwortung dar: Denn die ‚Patient_innen' spürten den Druck, unter dem hauptamtlich Pfle-gende in der Regel stünden und wollten ‚die Schwester' mit ihren Anliegen nicht noch mehr unter Druck setzen. Mit dem Akteur Ehrenamt werde insofern Druck aus der Gesamtsituation der Sorgepraxis genommen, denn die Patient_innen wüssten, dass sie bei Ehrenamtlichen – anders als bei hauptamtlich Pflegenden – kein schlechtes Gewissen zu haben bräuchten, wenn sie sie ansprechen.

> „Vielleicht können sie sich auch// sie wissen, wenn ich mich dahin setze: ich habe Zeit. So, und dann müssen die Patienten nicht denken: ‚Oh Mensch, die Schwester,

hat eigentlich// sind da noch so viele andere Patienten, und die muss sich ja kümmern, und die muss gleich wieder raus'. Und schlechtes Gewissen. Ich kann mich jetzt gar nicht unterhalten. [Mhm] So, das haben die, glaube ich, bei den Ehrenamtlichen nicht. Ich hab das noch nie erlebt, dass jemand gesagt hat: ‚Mensch, wenn sie es eilig haben, dann gehen sie aber wieder'. So, das glaube ich, ist aus hauptamtlicher Sicht schon anders. Also das kenne ich auch als Krankenschwester, dass dann eher bei den Patienten so'n Druck ist, weil die wissen: [Mhm] Pflegepersonal hat Druck, ne? Ja" (D_Abs. 40).

Vor dem Hintergrund der Entlastung für die Gruppe der ‚Sterbenden' stellt auch Frau J noch einen weiteren Aspekt heraus: Die Betroffenen hätten in ihrer momentanen Lebenswelt vielfach den Wunsch und das Bedürfnis, dass jemand „Ruhe" in die konkrete Situation der Sorgepraxis hineinbringe. Diese Eigenschaft schreibt sie eher den Ehrenamtlichen zu.

„Also, ich möchte mal eine ganz nette Begebenheit erzählen, also ‚nett' in Anführungsstrichen, die ich in diesem Zusammenhang erlebt habe: Ich bekam den Anruf vom Pflege// vom SAPV-Team, ich möchte reingucken und vorbeikommen. Und verabredete mich dann mit dem kranken, sterbenden Menschen, der noch telefonieren konnte, mich aber natürlich nicht kannte. Und mel// fragte vorsichtig nach, auch ob es recht sei, wenn ich einmal einen Besuch abstatten würde. Und da bekam ich die Antwort: ‚Oh ja. Und wenn sie kommen, schmeißen wir alle anderen raus. Und unterhalten uns in Ruhe'. Ich kam dann, da war// lag er akut im Sterben, und es war nur Hektik, und ich hab mich leise wieder zurückgezogen. [Mhm] Das war auch, ja, eine Erfahrung, also ein so'n Spot auf etwas, was vielleicht öfter vorkommt" (J_Abs. 19).

Frau G betont vor diesem Hintergrund noch einen anderen Aspekt, der für die Betroffenen durch die ehrenamtliche Begleitung dadurch erlebbar werde, dass sie ihre Person in diesen Momenten nicht mit den Werten „krank" und „wertlos" verknüpfen (müssen):

„Das ist manchmal verknüpft, oder so, ja: ‚Ich bin's ja eh nicht wert, ja klar, werd ich auch krank. Hab ja mein ganzes Leben Scheiße gebaut, ist ja keine Frage, dass ich jetzt auch hier einen d=rauf kriege'. Und plötzlich kommt da jemand und zeigt: Du bist was wert. Und dann merken die plötzlich: Daran kann's vielleicht nicht liegen. Und wenn's nur'n Hauch von Zweifel ist, finde ich das'n super Effekt. [Mhm] [...] Ja, irgendwie so: ‚Häh, ja, wie jetzt? Es könnte an mir doch was Liebenswertes sein, dass so jemand einfach kommt'. Ja?" (G_Abs. 25, 27).

„Da kommt plötzlich so'n Mensch, und der ist auch berufstätig und hat auch zwei Kinder. Und nachmittags um fünf, nach'm Büro, kommt der hier hin und sagt: ‚Wollen wir zusammen mal Monopoly spielen?' Oder ‚Ich kann Klavier, Sie auch.

Eine Hand kaputt, spielen wir zu zweit, ich links, Sie rechts'. Oder was auch immer die mit denen veranstalten, oder ‚Ich erzähle Ihnen ne Geschichte'. Und dann sind die erstaunt: ‚Wie jetzt, sowas gibt's? Also Leute machen was ohne Geld? Und die wollen auch von mir nix'. Und umso erstaunter sind die, wenn zum Beispiel dann auch mal'n schlechter Tag dabei ist und man mal grantig war, und man jemanden auch mal rausgeschmissen hat, und gesagt hat: ‚Ich will das nicht heute' oder ‚Ich hab heut Schmerzen, komm=se nächste Woche wieder', wenn der dann wirklich wieder kommt. Ja? Und ganz klar ist: Nicht, weil der das muss. [Mhm] Sondern weil der das will. Und das ist glaube ich ganz was Wertvolles. Es ist// (.) Ich merk das auch, wenn ich dann auch noch weiterhin auch mit den Patienten im Kontakt bin und immer mal wieder auch so mit denen spreche und die berichten auch so dann, (..) dann merkt man so, dass die – dadurch, dass die die dies// ja, wie soll ich das sagen, die erfahren das als eine ungeheure Wertschätzung ihrer Person, dass jemand anderes sich ihnen widmet – ohne Geld. Also, sie merken: Ich bin es wert. Und da sind manche Patienten dabei, die zum Beispiel – jetzt würde ich dem Ganzen, auch ne steile These, therapeutischen Aspekt zusprechen – die merken plötzlich: Ich bin nicht krank, weil ich (.) wertlos bin. [Mhm] Oder so, ja?" (G_Abs. 23).

Frau I, die hauptamtlich als pflegerische Fachkraft in einem SAPV-Team arbeitet, sieht im Rahmen einer ganzheitlichen Sorge insbesondere das freiwillige, phantasievolle Angebot von Zeit und sozialer Nähe, das die Ehrenamtlichen Betroffenen machten, als großes Entlastungsmoment für alle an der Versorgung beteiligten Akteure an. Damit könne ein neuer Blickwinkel auf das Geschehen entstehen für die hauptamtlich Pflegenden, die Zugehörigen und die Betroffenen selber.

„Weil Ehrenamtler so'ne besondere Position haben: Also sie sind eben nicht// sie stehen nicht für ne Fachkompetenz in Bezug auf die Krankheit, sondern sie stehen eigentlich für eine (.) ich sag mal lebenserfahrung-mitmenschliche Kompetenz in Bezug auf den Umgang mit Krankheit. Und sie nehmen für sich überhaupt nicht in Anspruch, irgendetwas besser zu wissen und jetzt was zu vermitteln. Sondern sie sind diejenigen, die da sind und mit denen man reden kann oder mit denen man fernsehen kann oder mit denen man (..) weiß ich nicht was, nen Ausflug macht. Egal. Also das// die füllen so eine Lücke (..) außerhalb der Familie zu stehen, Themen ansprechen zu können (..) und belastbar zu sein, das auszuhalten, über Krankheit und Tod, Sterben zu sprechen, wenn es gewünscht ist, es aber nicht zu müssen, ja? Und das kann die Familie nicht immer leisten und das können auch die Professionellen nicht leisten. Das können sie zeitmäßig nicht leisten, das geht gar nicht. [...] Außerdem, find' ich, fehlt uns oft die Phantasie, was wir machen können. Also ich hab einfach schon so tolle Sachen auch erlebt: Ich hab einen Patienten im Pflegeheim gehabt, ganz ungewöhnlicher Mensch, LKW-Fahrer, Opernliebhaber. Und die Frau, die Dame, die vom Ehrenamt kam, hat mit ihm Gedichte gelesen. [Mhm] Und er sagte mir, die letzten Gedichte hat er während seiner Schulzeit gelesen, aber die konnte er alle noch auswendig, ja? Und der hat das so genossen. So genossen, dass da jemand kam, und sie hat zu jedem Besuch hat sie ein Gedicht mitgebracht. Das war so'n Gesprächsanlass, man konnte drüber reden, man musste nicht. Tolle Idee, muss ich sagen. Ich weiß nicht, ob mir das so, wenn ich jetzt fest angestellt wäre in nem Altenheimpflegeheim, ob mir das überhaupt eingefallen wäre. Und das, finde ich, ist ja das Schöne: Da kommt nochmal so'n anderer Blickwinkel mit rein. Und für viele ist das (.) ein neuer Zugang" (I_Abs. 17).

Und manchmal bräuchten ‚Patient_innen' zur seelischen Entlastung auch einfach fremde Personen, weil Angehörige oder Freund_innen ihnen in dem Moment zu nahe stünden.

„Also, um über's Sterben und über den Tod zu reden, da rede ich ja nicht mit jedem drüber. Also: Was braucht es eigentlich, was muss mein Gegenüber eigentlich mitbringen, damit ich da drüber rede? Und das sind ja ganz unterschiedliche Dinge: Manche brauchen einen Fremden dazu. Weil es zu nah ist, mit Angehörigen oder Freunden da drüber zu sprechen, das ist zu nah, ja? Sie brauchen auch'n Fremden dazu, weil der andere sie nicht kennt, und noch nicht in so'ne Kiste steckt. Und einfach nur'n offenes Ohr hat: Wie gehst du damit um? Und sie brauchen eigentlich auch jemanden, der bereit ist, was von sich selbst zu zeigen" (I_Abs. 23).

Bei vielen der hauptamtlichen Pflegenden sieht Frau I in diesem Zusammenhang das Dilemma, sich entweder als Mit-Mensch oder aber als professionelle Fachkraft zu zeigen: Sie stünden dann vor der Entscheidung, ob sie als Fachkraft handelten oder die eigenen Gedanken als (Mit-)Mensch mitteilen sollten. Als Grund dafür, dass die hauptamtliche Pflege sich so schwer damit tue, sich als Mit-Mensch zu zeigen, sieht Frau I die Angst davor an, zu viel von sich preiszugeben, sich zu sehr einzulassen auf Situationen bzw. sich nicht (ausreichend) abgrenzen zu können.

„Das ist übrigens auch was, was wir von der Pflege schwer tun. [Mhm] Dieses Uns-als-Mensch-zeigen und sagen: Naja, was denk' ich eigentlich da drüber? Oder: Aus was für einer Situation komm' ich denn jetzt? Und ich finde das manchmal auch absurd, dass sich mir jemand total öffnen soll und mir sagen soll, was ihn belastet, und ich öffne mich gar nicht. [Mhm]. Und deswegen bringe ich das oft auch mit ein, indem ich dann was von mir erzähle, ja? Und sei es, dass ich Sachen aus der Familie erzähle. Damit die überhaupt mal ein Bild haben: Wer spricht da mit mir? [Mhm] Ich öffne mich und gut (?unv. 1 Sek.) Und da tun sich viele in der Pflege schwer, sich nicht nur als Pflegekraft in dem Moment zu präsentieren, sondern als Mensch. Ja? Weil natürlich die Angst besteht, dass man zuviel von sich zeigt, dass man sich zu sehr einlässt auf Situationen, dass man sich nicht abgrenzen kann und so weiter" (I_Abs. 23).

Diese Rolle, der/dem Betroffenen als Mensch und Person ein Gegenüber zu sein, ein Gegenüber, von dem sich die Patient_innen in der Interaktion auch ein Bild machen könnten, erfüllen für Frau I die Ehrenamtlichen und entlasteten so auch die hauptamtlich Pflegenden ein Stück weit in ihrem Dilemma, sich entweder als Mit-Mensch oder aber als professionelle Fachkraft zeigen zu müssen.

4.6.1.3 Das ‚Sicherheit spendende Moment' des Hauptamtes

Einige hauptamtlich in stationären Palliativeinrichtungen tätige Befragte berichten von ihrer Wahrnehmung, dass ‚Patient_innen' die Begleitung durch hauptamtliche Akteure eher begrüßen würden als die von „alltags-kompetenten" Ehrenamtlichen. Frau G nimmt als Grund dafür an, dass sie das Hauptamt als „offizieller" einschätzten: Neben der Bezahlung und der Qualifikation der Mitarbeiter_innen, sei es vor allem die öffentlich sichtbare Funktion der hauptamtlichen Akteure, die ihnen Sicherheit in ihrer fragilen lebensweltlichen Situation gebe:

> „Das gibt so manche Patienten, die wollen dann keinen Ehrenamtlichen. Da geht's glaub ich nicht darum, dass die keinen haben wollen, der nicht bezahlt wird oder so, oder dass die das Ehrenamt nicht wertschätzen oder so, sondern ich// Manchmal habe ich das Gefühl, dass für die das wichtig ist, dass ich dafür bezahlt werde, und zwar auch mit ner Funktion hier am Krankenhaus und mit irgend=ner Qualifikation, die da an der Tür steht oder auf der Visitenkarte oder so. Und dass ich sozusagen'n zusätzlicher (3) therapeutischer Mitarbeiter bin, wie auch immer man das jetzt definieren will. Und die wollen eben gerade nicht das, womit immer für's Ehrenamt auch sehr geworben wird: so Alltags-Kompetenz, und// Das wollen die dann vielleicht auch, aber (.) nicht primär. [Mhm] Also die brauchen (.) eher jemanden, der immer auch nochmal ne Sicherheit vermittelt: Wenn die bei uns zu Hause ist und mich besucht, könnte die auch (..) keine Ahnung (.) bei Luftnot mir die Reserve Dormicum in den Port spritzen? [Mhm] Also, (lacht) (..) irgendwie so, ja? Und// Oder die weiß über Patientenverfügungen Bescheid. Das wissen unsere Ehrenamtlichen auch, aber (.) bei manchen Patienten habe ich's Gefühl, dass die da eher so meinen, das wäre bei mir dann offizieller" (G_Abs. 17).

Dabei ist Frau G auch der Ansicht, dass der hauptamtliche Status von den ‚Patient_innen' vielfach überschätzt werde, denn die Annahme der Betroffenen, das Hauptamt könnte qua seines Status bereits andere Dinge für sie erreichen, sei in gewisser Weise ein Irrtum:

> „Ich könnt' dann mehr was// Genau. Weil ich hier Mitarbeiter bin und so. Und das ist natürlich eigentlich auch'n Irrtum. Weil das unsere Ehrenamtlichen ganz genau so können. Die gehen hier ganz genauso zum Stationsarzt und sagen: ‚Hör mal, der

Herr Müller hat mir aber gerade was erzählt, das macht mir Sorge'. Ja? Und dann reagiert ja der Stations- oder Oberarzt ganz genauso, als wenn ich das sage. Es wird offensichtlich von den Patienten// oder ist so meine These, dass es manchmal anders wahrgenommen wird. [...] Anders=rum ist es so, Beispiel Patientenverfügung, eine Eh// unsere T [Namensnennung einer ehrenamtlichen Mitarbeiterin] zum Beispiel, die hier immer die Teezeit macht, eine Ehrenamtliche, ist Anwältin, und die muss immer sehr vorsichtig sein (lacht), weil die sagt: ‚Ich kann keine Rechtsberatung machen in meiner Rolle als Ehrenamtliche'. Weil die natürlich dauernd zu so Frag// zu Sachen gefragt wird. [Mhm] (4) So, und die weiß da natürlich viel meh// die ist Juristin, die weiß natürlich mehr da drüber als ich. Also (.) Ja" (G_Abs. 19, 20).

Einzig die Befragte Frau E, tätig als leitende Ärztin einer Palliativstation, ist der Auffassung, dass schon die Frage nach einem Unterschied in der Begleitung durch Ehrenamtliche oder Hauptamtliche aus Betroffenen-Perspektive keinen Sinn mache, da die Rollen von Hauptamtlichen (medizinische Betreuung oder Pflege) und Ehrenamtlichen (weder medizinische Betreuung noch Pflege) klar festgelegt seien.

„Das finde ich kann man so überhaupt nicht// (..) also das gibt's als Problematik gar nicht, finde ich. Weil ja Hauptamt entweder medizinische Betreuung macht oder Pflege. Und Ehrenamt weder medizinische Betreuung noch Pflege. [Mhm] Sondern eigentlich das, was on top kommt. [Mhm] Und (.) also, wenn ich jetzt jemanden habe, zum Beispiel, der gerne raus möchte. Und der=n Ehrenamtlich(.) hat, die mit ihm rausgeht, dann ist das für den Betroffenen was ganz Wunderbares. [Mhm] Das kann ich ihm nicht geben. Und darum ist das was, was sich ergänzt. Also ich finde nicht, dass das irgendwo// natürlich würd's einen Unterschied machen, aber auch da ist es bei den Patienten ganz oft so: Sie verstehen sich mit demjenigen – gut isses" (E_Abs. 28).

Einige der Befragten sind der Ansicht, dass die Betroffenen keine wertende Unterscheidung in Ehrenamt und in Hauptamt vornehmen und dass ihnen jedes Angebot an Hilfe willkommen sei. Dies bestätigt wiederum auch Frau E: In der konkreten Begleitungssituation sei es den betroffenen lediglich wichtig, dass sie sich mit der Person gut verstünden:

„Patienten nehmen gerne das, was ihnen angeboten wird. [Ja] Oder sagen eben: ‚Will ich nich'. Und dann geht da auch keiner hin, es wird ihnen, ihm ja nicht aufgedrängt. [Mhm] Und von daher glaube ich, ist das für Patienten: Es sind nette Menschen, egal ob wir oder die (lacht) Ehrenamtlichen, das ist// (lacht) Wird nur als positiv gesehen" (E_Abs. 28).

Diesen subjektiven Einschätzungen der haupt- und ehrenamtlich tätigen Befragten, die über die Frage nach einer Fremdeinschätzung (Perspektive Betroffener) erhoben wurden, folgen in Kapitel 4.6.2 nun die Sichtweisen der schwerstkranken Menschen selbst.

4.6.2 Einschätzungen der Betroffenen („Sterbende')

Im Rahmen der drei problemzentrierten Interviews mit narrativem Charakter (Witzel 2000, Abs. 4) wurden die Betroffenen („Sterbende') von mir – anders als die Haupt- und Ehrenamtlichen – lediglich danach gefragt, wie ihr aktuelles Befinden sei, in der jeweiligen Einrichtung zu leben, wobei zwei Betroffene auf einer Palliativstation und eine Betroffene in einem stationären Hospiz lebten. Dabei machten die Interviewten eine Vielzahl an Aussagen, die im Folgenden unter drei Aspekte gefasst werden: die Atmosphäre in der Einrichtung (4.6.2.1); die Rolle als ‚Sterbende_r' in Einrichtungen der Palliativ- bzw. Hospizarbeit (4.6.2.2); Bedeutung von Ehrenamt und Hauptamt in der aktuellen Situation (4.6.2.3).

4.6.2.1 Atmosphäre in der Einrichtung

Zur Atmosphäre auf der Palliativstation, in der Herr Q als junger (unter 35 Jahre alt) von unheilbarer Krankheit betroffener Mann (als ‚Patient') lebt, tragen nach seiner Einschätzung beide Akteure (Ehrenamt und Hauptamt) bei. Er fühle sich gut aufgehoben und versorgt, gibt er an. Die Atmosphäre beschreibt er als „familiär innerhalb einer Klinik", wobei ihm beide Aspekte zusammen (die familiäre wie auch die offizielle medizinisch-pflegerische Sorge in der Einrichtung) von Bedeutung scheinen für seine fragile Situation mit akuten Schmerzschüben und anderen Symptomen. Das Da-Sein des Ehrenamtes erlebt Herr Q als Entlastung für das Hauptamt, was sich für ihn darin zeigt, dass die Hauptamtlichen weniger überfordert seien und die Freiheit hätten, ihrer Arbeit nachzugehen.

> „Ich find das gut, ja. Durch die Station hier, sag ich mal, und diese Ehrenamtlichen, sind die Schwestern un// oder die Hauptberuflichen, die hier arbeiten halt, sind die ganz entspannt. [Ah, okay] Die können ihre Arbeiten weiter machen [Mhm] und werden halt durch die Ehrenamtlichen gut entlastet, sag ich mal. Was jetzt, (.) wenn man ein Gespräch sucht oder wie gesagt, das// wie gesagt, das ist auf der einen Seite familiär, aber du bist trotzdem noch im Krankenhaus und weißt, dass// du wirst von allen Seiten// kriegst du hier das Positive rein" (Q_Abs. 21).

Die Hauptamtlichen (die Pflegenden, der palliativmedizinische Konsildienst und die Musiktherapeuten werden von ihm erwähnt) wie auch die Ehrenamtlichen sind nach Herrn Q in der Lage, Betroffenen die Angst vor der Einrichtung zu nehmen, indem sie auch fachlich aufklärten, was eine Palliativstation im Rahmen der Gesundheitsversorgung leisten könne und dass dieser Ort keine Sackgasse bzw. ‚Endstation' sei. Dabei nähmen alle Beteiligten sein Unbehagen und seine Angst ernst.

> „Die Frau S [Name pflegerische Leitung Palliativmedizinischer Konsildienst] hat mich dann hier unten angemeldet, dass ich dann hier auch gut aufgehoben bin. Und, wie gesagt, sie hat// was sie mir erzählt hat, stimmt hundertprozentig überein: Also mit der Versorgung, mit der Betreuung. Wie gesagt, es ist alles super hier. Also, ich fühl mich wohl hier. Es ist nicht wie// Ich dachte immer erst, dass Palliativstation ist ne Einbahnstraße. [Mhm] Ist es aber nicht. Ist es wirklich nicht. Also wie gesagt, ich hab hier// Wie gesagt, ich hab gedacht, ich komm hier rein und nicht wieder raus. Aber wir sind viele hier zum Einstellen. Es sterben auch zwischendurch welche. Aber, wie gesagt, ich fühl mich durch den// ob's jetzt Bezahldienste sind oder diese (.) wie heißen die jetzt wieder, (.) Betreu(.) die Ehrenamtlichen// Man ist hier in guten Händen" (Q_Abs. 13).

Dadurch könne er Hoffnung auf Heilung behalten und den Akteuren gegenüber trotzdem offen sein; beides stelle für ihn Lebensqualität und Wohlbefinden dar. Durch die wiederkehrenden Aufenthalte zur Schmerzeinstellung erlebt Herr Q zudem einen Zuwachs an Vertrauen und Sich-Kennenlernen untereinander. Im folgenden Zitat drückt Herr Q zum Beispiel seine Hoffnung auf Genesung aus, indem er davon erzählt, mit welchen Gefühlen er seiner Frau per SMS von sich verbessernden Blutwerten schrieb.

> „Ich hab ne Zwei-Tages-Chemo, ja. Weil ich noch so'n junger Kerl bin, hat man mir gesagt, hauen sie mir gleich ne gute rein. Und laut den Werten hat es einiges gebracht. [Mhm] Und ich guck nach vorne. (?unv. 1 Sek.) seh wahrscheinlich auch ein bisschen verheult aus, weil ich bisschen// ich habe vorhin mit meiner Frau getextet, dass ich so// da musste ich vor Freude einfach heulen, weil die Werte sich so dermaßen verbessert haben (.) gegenüber dem, wo ich hier eingefahren bin, also ins Krankenhaus überhaupt. Sind die Werte soweit runter gegangen, dass ich, ich sag mal, fast sagen könnte: Die Krankheit ist fast weg. Aber (.) wollen wir's mal nicht an die Wand malen. Ja, aber ich fühl mich sau wohl. Und ich fühl mich auch wirklich super sau wohl hier mit den ganzen Leuten hier" (Q_Abs. 56).

4.6.2.2   Die Rolle als ‚Sterbende_r' in Einrichtungen der Palliativ- bzw.
Hospizarbeit

Die Rolle, in den Einrichtungen der Palliativ- und Hospizarbeit als ‚Sterbender'
oder ‚Sterbende' zu leben, nehmen die Interviewpartner_innen ambivalent wahr.
Dabei kommt in ihren Aussagen der Vergegenwärtigung des Anlasses, warum
sie selber und andere (überhaupt) an diesem Ort der Hospiz- oder Palliativarbeit
sind, eine wichtige Bedeutung zu. In diesem Zusammenhang formulieren sie
auch ihre ‚Zerrissenheit' in der Annahme des Settings als den ‚aktuell richtigen'
Ort, da das Erleben des eigenen Abschieds einen nur schwer auszuhaltenden
‚Spannungszustand' darstellt. Damit in Zusammenhang stehen auch Unterschiede in der Selbst- und Fremdwahrnehmung des eigenen fragilen Zustandes. Gemäß ihrer Selbstwahrnehmung sind zwar die Aktivitäten des täglichen Lebens im
eigenen Zuhause nicht mehr alleine zu bestreiten, gleichwohl aber würde das
eigene Krankheitsgefühl nicht der Schwere und Dramatik entsprechen, die ihnen
(als sogenannten ‚Sterbenden') von den Haupt- und Ehrenamtlichen in der Einrichtung signalisiert würden. Frau O, die als ältere (über 80 Jahre alt), von unheilbarer Krankheit betroffene Frau in einem stationären Hospiz ihre Tage ver-
bringt, formuliert etwa über ihr Erleben der Differenz von Selbst- und
Fremdwahrnehmung:

„Zu Hause kann ich nicht mehr leben, alleine. [Mhm] (..) Wenn ich mich auch nicht
so krank fühle, wie sie (.) mir alle (.) vorgaukeln. [Mhm] (.) Und ich fühl mich hier
eigentlich sehr gut" (O_Abs. 19).

Der ‚Spannungszustand', von dem für die Befragten das Erleben des eigenen
Abschieds gekennzeichnet ist, zeigt sich in ihren Aussagen über die Schwierigkeit, die Gedanken an das Sterben auszuhalten. Dabei nehme das Gefühl der
Angst vor dem Unbekannten (‚Sterben', Tod) viel Raum ein. So möchte etwa
Frau O im Interview mehrfach bestätigt bekommen, dass sie nicht ‚sterbend' ist,
auch wenn ihr dies Ehrenamtliche und Hauptamtliche in der Einrichtung – zwar
vorsichtig, aber doch bestimmt – stets zu vermitteln suchten.

„Wenn ich (..) jetzt an der (?unv. 1 Sek.) bin (lacht). [Mhm] Ich weiß ja auch nicht,
was auf mich zukommt. [Mhm] Man sieht es mir nicht an (.) und ich weiß nicht, was
kommt. [Mhm] Dass ich so krank bin, sieht man mir nicht an, ne? [Mhm] Oder sehen Sie das?" (O_Abs. 15).

Neben der Schwere der immer wiederkehrenden belastenden Gedanken an die
unbekannte Größe ‚Sterben' und Tod zeigt sich der ‚Spannungszustand' auch in
der ‚Aufgabe', mit eben diesem Abschied leben und einen Umgang damit finden

zu müssen. Für Frau O sind mögliche Strategien dafür a) die Zukunft auf sich zukommen zu lassen, das heißt nicht sorgenvoll zu sein, b) die eigenen Gewohnheiten beizubehalten, um sich lebendig zu fühlen, und c) nicht über das Schicksal zu jammern, nur weil bekannt sei, dass das Lebensende nahe ist.

> „Nech. Die Leute// die meisten denken, also wenn ein Mensch über achtzig ist: ‚Ach der braucht das nicht mehr'. Und ich finde das sehr wichtig, dass man das so braucht. Ich verändere meine Gewohnheiten darum ja nicht. [Mhm] Nur weil ich einundachtzig bin [...] Nur weil man jetzt krank ist oder (.) weiß, dass man sterben muss [Mhm] oder oder. Das ist verkehrt. [Mhm] Damit machen Sie sich selbst unglücklich. [...] (3) Ja, der Mensch darf sich nich' aufgeben. [Mhm] (..) Was so'n bisschen Lippenstift bewirken kann. [Mhm] (.) Mehr hab ich auch nicht d=rauf. [Mhm] Kein Rouge und kein Make up, gar nichts. [Mhm] Ne, wenn man sich dann besser fühlt, dann ist es doch gut. [Mhm] Ne?" (O_Abs. 45, 51, 69).

Für Frau R, die als Frau mittleren Alters (jünger als 52 Jahre alt) von unheilbarer Krankheit betroffen auf einer Palliativstation lebt, gilt es in diesem Zusammenhang zu akzeptieren, dass der eigene Körper nicht mehr so unter Kontrolle zu bekommen ist, wie es der eigene Anspruch wäre. Auch hätten die vielen eingenommenen Medikamente viel durcheinandergebracht im Körper. Dies war auch der Grund, warum das Interview mit der Probandin (P) unterbrochen werden musste. Der Dialog mit der Interviewerin (I) vor der Unterbrechung lautete wie folgt:

> I: (..) Sie kriegen nicht so gut Luft, ne? #00:02:50-7#
> P: Ja, ich hab nur grad ein ganz kleines Probl// Ganz, einmal ganz kurz zur Toilette gehe könnte. #00:02:55-7#
> I: Ja, sicher, ja klar. #00:02:56-8#
> P: Ich glaube, das wird ein bisschen länger dauern. #00:03:02-4#
> I: Okay, ich schalt das Gerät einfach aus, okay? #00:03:04-9#
> P: Ja, danke schön. Bitte um Verzeihung für dieses Malheur. #00:03:06-5#
> (R_Abs. 9-15)

Vor diesem Hintergrund der Unkontrollierbarkeit des eigenen Körpers falle es ihr zunehmend schwerer, so Frau R, Hilfe anzunehmen und Schwächen bei sich selbst zu akzeptieren – das heißt es werde ein neuer Lernprozess nötig, zum Beispiel die Schamgefühle für körperliche Ausfälle auszuhalten. Ihrer Erfahrung nach ist es schwer, diese Einschränkungen im Leben „erhobenen Hauptes" durchzustehen und zu bewältigen.

> „Ja, jetzt ebend// das ist ebend, (..) dass mein ganzer Körper nicht mehr so will, und so voller Tabletten gest// gestopft worden ist jetzt, dass er mit der Regulierung gar

nicht mehr klarkommt ne? [Mhm] Die ganze Verdauung nicht mehr stimmt und ich
meinen Körper nicht mehr unter Kontrolle hab, wie ich das gerne hätte. Das ist
schon ne harte Nummer, das zu akzeptieren. [...] Ja, ich denk', das gehört alles zu
den Dingen, die ich nicht gut haben kann: Ist Hilfe annehmen. Und (..) ich werde
lernen müssen, Hilfe anzunehmen. [Mhm] Und grad solche Probleme wie jetzt eben,
das (.) hier durchzustehen, und das noch erhobenen Hauptes, (.) ist nicht so einfach.
[...] Ne? Da würde ich jetzt lieber in Tränen ausbrechen, als (.) da fröhlich drüber zu
reden" (R_Abs. 27, 29, 31).

Deshalb hält sich auch die Freude, in Kürze nach Hause entlassen zu werden, bei
Frau R in engen Grenzen. Denn sie ist der Ansicht, dass jede_r, der auf die Palliativstation komme darum wisse, dass er wiederkommen müsse, und auch, dass er
von dieser Abteilung in einem schlechteren Zustand weggehen würde als von
jeder anderen Station.

„Doch, (.) doch, doch. Ich bin froh, dass ich nach Hause gehe erstmal wieder. (..)
Nur, wer hier herkommt, (.) der weiß, dass er öfter kommt. [Mhm] (..) Und ebend in
einem nicht so guten Zustand hier wieder geht. [Mhm] (3) Und, (.) ja. Hat es Erfolg
gehabt, dass ich hier war? (..) Kann man nicht mal sagen. Ja, ein paar Probleme sind
gelöst. (.) Ein paar sind neu entstanden" (R_Abs. 25).

Vor diesem Hintergrund kommt dem Prozess der Vergegenwärtigung des Anlasses, warum man selber (überhaupt) in einer Einrichtung der Hospiz- oder Palliativarbeit ist (etwa zur Schmerzeinstellung) sowohl für Herrn Q als auch für Frau
R eine wichtige Bedeutung zu. In diesem Zusammenhang gelte es für sie aber
auch zu realisieren, dass es Menschen in der Einrichtung gebe, die nicht mehr
nach Hause gehen werden.

„Weil es gibt ja verschiedene (..) Aufgaben hier unten. Bei//Ich bin zum Beispiel da
zur (.) Schmerzeinstellung. Da werde ich eingeführt, dass ich schmerzfrei (.) leben
kann erst mal für ne gewisse Dauer. Und welche sind halt da, wo es heißt dann, dass
die nicht mehr wiederkommen, oder wie auch immer" (Q_Abs. 6).

Zu dieser Vergegenwärtigung gehört für alle Befragten zugleich auch der Prozess der Annahme der Einrichtung als ‚aktuell richtiger' Lebensort. Für Frau R
ist dieser Lebensort allerdings ambivalent geblieben, weil die Entspannung und
Befreiung aus der Einsamkeit, die sie vor allem in Interaktionen mit Ehrenamtlichen erlebt, stets nur kurzfristig anhielte.

„Nach ner gewissen Zeit wurde auch ich von dieser (.) Musik so'n bisschen wegge-
tragen. Und (.) einfach von dem Druck, unter dem man hier ja mit Schmerzen, mit
Problemen, was man hier erreichen will im Krankenhaus die ganze Zeit beschäftigt

ist, war das wirklich angenehm. So'n bisschen befreiend. Und das ist auch das, was ich von den Ehrenamtlichen// was ich ganz schön finde. Die Schwester ha// haben auf dieser Station schon sehr viel Zeit für einen, das ja, aber es ist immer dieses Professionelle. Und dieses (.) Zwischenmenschliche, ne? Wenn dann so ein Ehrenamtlicher ankommt und sagt: ‚Darf ich ihnen einen Kaffee bringen?'. (.) Oder wenn die das organisieren, dass wir hier am Wochenende gemeinsam frühstücken. Für die, die wir eben noch alle gut (.) zu Fuß sind. Dass man endlich mal rauskommt aus seinem Zimmer. [Mhm] Und sich dort ein bisschen nett unterhält. Das finde ich ne ganz tolle Sache" (R_Abs. 4).

Zur Ambivalenz der Annahme der Palliativstation als Lebensort gehöre es auch, so Herr Q, diesen Ort im Grunde vermeiden zu wollen.

„Ja, wenn man diejenigen Gedanken hat, so ungefähr. (.) Montag, Dienstag war auch ein bedrückender Tag noch oder waren drückende Tage noch, wo ich denn alleine war. Ich war dann auch, ich glaub, momentan der einzigste Raucher gewesen, so dass ich denn alleine auch im Raucherraum war, und dann wurde es immer wieder mehr und dann, ja, kommt man ins Gespräch mit den neuen Nachbarn, die dann leider auch hier sein müssen wegen Neu-Einstellung (.) oder auch zum Sterben, wie ich das mitgekriegt hab, dass hier über's Wochenende da Leute gestorben sind. Und, wie gesagt, jetzt geht's mir, wie gesagt// ich ess meistens in der Küche, weil ich kein Zimmer-Esser bin, ich ess lieber in der Küche. Dann treffe ich da auch noch Leute, da kommen auch die Ehrenamtlichen mal mit, wenn die da sind, und setzen sich dazu. Mich stört so was nicht, wenn// Die fragen halt auch: ‚Kann ich mich dazu setzen?', ‚Ja, na, sicher'. (?unv. 2 Sek.) Nachbarn eine rauchen und wir schnacken. Und dann kommt wieder ein Ehrenamtlicher rein, wenn einer da ist. Die sind ja nicht von morgens bis abends da, sag ich mal, die sind zwischendurch immer da, wenn, (.) was zu tun ist, sag ich mal, nur wirklich. Weil abends will man doch so bisschen seine Ruhe haben. Also, wie gesagt, ich bedaure es jetzt zwar nicht, zu gehen, [Mhm (lacht)] aber ich sage, ich möchte die Woche// oder durchziehen hier, muss morgen meine zweite Chemo, die geht bis Freitag. Und dann gehe ich Freitag ab nach Hause" (Q_Abs. 54).

4.6.2.3 Bedeutung von Ehrenamt und Hauptamt in der aktuellen Situation

Die Interviewpartner_innen treffen auch Aussagen dazu, in welcher Beziehung sie sich zu den Akteuren Ehrenamt und Hauptamt wahrnehmen, welche Bedeutung die jeweiligen Akteure für sie in ihrer aktuellen Situation haben und was sie von ihnen erwarten. Frau O beschreibt sich zum Beispiel als in einer freundschaftlichen Beziehung zu einer ehrenamtlich Engagierten, die sie regelmäßig in der Einrichtung des stationären Hospizes besuche. Sie bezeichnet sie als „freie Mitarbeiterin." Frau O erfährt diese Besuche als uneigennützig und schätzt dabei

die Qualität, gemeinsame Alltagserfahrungen in einer Atmosphäre ‚wie unter
guten Bekannten' zu teilen. In den Gesprächen gehe es um Alltägliches, zum
Beispiel um Jahreszeiten und bestimmte Pflanzen, die es nach einem alten
Brauch im Winter im Garten zu schneiden gelte (zum Beispiel ein Blütenzweig
aus dem eigenen Garten).

> „Diese Dame eben ja auch. [Ach so] Die ist auch (..) freie Mitarbeiterin. Und die be-
> sucht mich hier und (.) ganz uneigennützig. Wir unterhalten uns, haben unsern Spaß.
> Ne? Ich hatte sie// ihr gesagt: Barbarazweige müssten geschnitten werden. [Mhm]
> Hat sie auch prompt gemacht. Na, und dann hat sie einen mitgebracht" (O_Abs. 34).

Sie schätze und erlebe diese Begleitende, so Frau O, als ‚aktive Brückenbauerin'
der Beziehung von Mensch zu Mensch. Denn über die Sektoren (ambulantes
Wohnen, stat. Hospiz) hinweg habe diese die Beziehung zu ihr über einige Zeit
aufrechterhalten, obwohl ihrerseits zeitweise gar keine Resonanz gekommen sei
– nur mit dieser Fähigkeit der Ehrenamtlichen, das soziale Band nicht abreißen
zu lassen, habe sich die Beziehung zu einem Miteinander entwickeln können.

> „Ja. Inzwischen (.) eine gute Freundin geworden. Es war schon über ein Jahr.
> [Mhm] [...] Das ist schon mal ganz schön. [Mhm] (.) Und die wird mich auch wei-
> terhin begleiten. [Mhm] Wenn ich (..) jetzt an der (?unv. 1 Sek.) bin (lacht). [Mhm]
> Ich weiß ja auch nicht, was auf mich zukommt" (O_Abs. 61, 63).

Neben ihrer Alltäglichkeit, die die Ehrenamtlichen mitbrächten, würden sie Betroffenen, so Frau R, das wohltuende Gefühl vermitteln, die Hauptperson zu
sein: Dass die Ehrenamtliche, von der sie Besuch bekäme, sie immer wieder in
den Mittelpunkt der gemeinsamen Interaktion stellen würde, bildet für Frau R
einen Kontrast zum Leben in der Familie, in der sie diese Aufmerksamkeit so
nicht bzw. anders verteilt erlebt habe.

> „Und die ja auch, die gehen ja auch auf einen zu, die fragen auch einen mal. Das ist
> vielleicht auch eine der Geschichten, dass man hier natürlich Hauptperson ist.
> [Mhm] Wo man normalerweise in seinem Familienverbund oder wo man ist, ist man
> ja nur eine der Figuren, die agiert. Aber hier ist man die Hauptperson. Und die Eh-
> renamtlichen (.) kommen ja immer wieder auf einen zu. Und stellen einen in den
> Mittelpunkt" (R_Abs. 43).

Auch Herr Q betont mehrfach die kommunikative Beziehung zu den Ehrenamtlichen. Wie für Frau O ist auch für ihn die soziale Fähigkeit der Ehrenamtlichen,
gemeinsame Alltagserfahrungen mit ‚Patient_innen' zu teilen, bedeutsam. Darüber gelinge es ihm, sich nicht vorrangig als „Kranker" zu fühlen, sondern als
ein dem Anderen gleichwertiger Mensch. Seine Krankheit, so Herr Q, wiege für

ihn damit weniger schwer, vor allem auch deshalb, weil seine Freude an Kommunikation Resonanz finde. Ehrenamtliche würden insofern nicht nur Einsamkeit nehmen, sondern zugleich auch den Personen-Kreis in der Klinik erweitern, was ihm eine positivere Stimmung ermögliche.

„Letztens kam auch ne Ehrenamtliche rein hier, klopfte an und (.) hat mich nach meinem Leben gefragt, was ich so gemacht hab und hin und her. Ja, da fiel kein Wort über die Krankheit, es ging nur (..) um alltägliche Dinge und so. Und das fand ich ganz gut. (.) Bis die dann auch wieder los musste zum Nächsten. Weil, wie gesagt, die haben auch nicht immer Zeit, aber sie haben Zeit, wenn sie da sind. Und die wollen ja dann, wenn möglich, alle Zimmer abklappern und das Gespräch suchen mit den Leuten. Also ich find's gut, so wie das hier ist. [...] Ich find's einfach nur gut, dass sie da ist und (.) ich rede auch gerne. Muss ja immer den ganzen Tag alleine sein. Man kann sich ja nicht auch mit den Patienten den ganzen Tag auf der Pelle hocken. Wenn die dann mal zwischendurch spontan, so, wie Sie heut Abend, hier rein kommt. Also, Sie waren zwar angemeldet, aber wenn hier rein kommen hier und: ‚Haben sie Zeit für mich, Herr Q [Name des Betroffenen]?', sag ich: ‚Jou'. Denn (..) wird irgendwas erzählt. Über irgendwas. Und dann erzählt die mir aus ihrem Leben was und ich erzähl aus meinem was" (Q_Abs. 24, 26).

Die Ehrenamtlichen, die, so Herr Q, weder die Krankenakte kennen noch vom Krankheitsverlauf der ‚Patient_innen' Kenntnis hätten, trügen über ihre alltagsorientierten Gesprächsangebote zu einer familiären Atmosphäre in der Klinik bei, die wohltue. Sie vermittelten das Gefühl, für alle ‚Patient_innen' da zu sein, schauten aktiv ins Zimmer, in die Küche und in den Raucherraum hinein.

„Ja, die Ehrenamtlichen haben natürlich nicht so den Durchblick in der Krankenakte, die wissen nicht, was einem fehlt, die sind (.) ich glaub (.) so, wie ich das so mitgekriegt hab oder wie ich das (.) wahrnehme, ist es so, dass: Man kann denen sich auch ausschütten, ich sag, weil die vielleicht irgendwann mal selber in der Situation waren, durch Familie oder so, da können die sich da auch gut reinversetzen in die Lage, (..) wie man sich fühlt. Und da sind sie halt// wie gesagt, man kann mit den Leuten über alles reden. Oder schickt die los zum Zigaretten holen oder irgendwas. Wie gesagt, die sind für einen da. (.) Wie gesagt, ich musste mich auch erst dran gewöhnen, dass ich nem wildfremden Menschen mich öffne. Ob das jetzt der Musiktherapeut war oder zum Beispiel// Wie gesagt, bloß ich bin offen eigentlich für alles Neues. So, und ich find das auch ganz gut hier soweit" (Q_Abs. 17).

Für Herrn Q sind Ehrenamtliche guter Laune und wollen weniger über Krankheit und eher über das Leben reden. Sie hätten Interesse an der Biographie des oder der Anderen; man könne sich ihnen anvertrauen und mit ihnen über alles reden, da sie sich gut in die Lage und die Gefühle des anderen hineinversetzen könnten.

„Und das ist das Gute, dann geht der Tag besser rum und (.) man kommt nicht auf dumme Gedanken oder macht sich keine Gedanken auch um irgendwas. Also, wie gesagt, ich fühl mich hier gut aufgehoben. Ich denke auch nicht// Ich hab meine Krankheit soweit verarbeitet, ich steh da schon d=rüber. Und auch durch die ganzen Leute nimmt man das gar nicht mehr so wahr, dass man krank ist. [Mhm] Weil (.) man kriegt// es wird einem gut zugesprochen und (.) über Krankheit wird eigentlich gar nicht gesprochen. Es fragt auch keiner, weswegen, weshalb, warum man hier ist. Und das ist das Gute daran. Man wird nicht dran erinnert. Bloß, wie gesagt, die fragen, wir erzählen über (.) irgendwas. Ob das über Tages-Themen sind, also, was draußen so passiert, und ruck zuck ist die Stunde oder bis Kaffee oder bis Mittag schon wieder rum, und denn. (.) Wie gesagt, dann haben die ja auch noch ihr Privatleben noch, wo sie denn was machen müssen, sag ich, ne? Also ich find das schon ganz gut so" (Q_Abs. 21).

Neben den Bedeutungen von Haupt- und Ehrenamtlichen äußern sich die Betroffenen insbesondere auch zu den jeweiligen Rollen, die sie der haupt- bzw. der ehrenamtlichen Sorge zuschreiben. Das Hauptamt werde, so Frau R, dafür bezahlt, sie zu ‚behandeln' und zu betreuen; beim Ehrenamt hingegen erlebt Frau R das Handeln als freiwillig.

„Weil die Freiwilligkeit dahintersteckt. Also von einer Krankenschwester erwarte ich, dass sie mich betreut, weil sie dafür bezahlt wird. Aber eine Ehrenamtliche, die macht es nur, weil sie mir eine Freude machen will. So würde ich das jetzt einfach mal interpretieren" (R_Abs. 8).

Laut der Befragten hätten Ehrenamtliche neben der Arbeit im stationären Hospiz und auf der Palliativstation auch ein Privatleben, in das sie zurück müssten und möchten; sie hätten keinen Arbeitsvertrag und bekämen auch kein Geld wie die Pflegerinnen und Pfleger; sie seien in der Lage, die Begleitung aufrechtzuerhalten, obwohl seitens der Schwerkranken kaum Resonanz möglich wäre. Frau O schätzt die Fähigkeit der Ehrenamtlichen, Beziehungsarbeit zu leisten, folgendermaßen ein:

„Ich hatte sie also vor (3) ach, April vor zwei Jahren, (.) zwei Jahre, ja, kennengelernt. [Mhm] Durch diese Krankheit. [Mhm] Und da wollte ich sie gar nicht, ich hab sie abgelehnt. [Mhm] Aber ich war da gar nicht ganz klar im Kopf. Und das war der Grund wohl. [Mhm] Aber sie hat nicht locker gelassen. Und somit ist das entstanden" (O_Abs. 85).

Dabei wird die Rolle der Ehrenamtlichen von den Interviewpartner_innen einerseits als uneigennützig beschrieben; andererseits, so die Annahme, gingen sie ihrer Tätigkeit möglicherweise auch aus eigenen Einsamkeitsgefühlen nach.

„Vielleicht fühlen die sich manchmal ein bisschen einsam, (.) unausgefüllt. Nehme ich an. [Mhm] Weil// (.) ist halt so" (O_Abs. 87).

Auch Frau R fragt sich, was die Ehrenamtlichen von ihrem beeindruckenden Handeln haben mögen, bekämen sie mit ihren Angeboten zeitweise doch recht wenig Resonanz von den Betroffenen.

„Ich// (3) Ja, ich hab mir auch Gedanken drüber gemacht: Was haben diese Menschen davon? Warum tun sie das, ne? Warum machen sie einfach anderen// (..) Ich meine eine Dame mit hier, die für uns auch hier ab neun Uhr Frühstück macht, die ist bestimmt schon acht Uhr da. Auf'm Sonntagmorgen so früh aufzustehen, dass man hier um acht Uhr im Krankenhaus ist und für die alle den Tisch zu decken, [Mhm] und in Wirklichkeit kommen dann von zehn gedeckten Plätzen nur drei. Weil alle anderen sich an dem Tag nicht gut fühlen. Dann finde ich das schon ne starke Sache" (R_Abs. 17).

4.6.3 Zusammenfassung

Die ‚zirkuläre' Frage nach der Einschätzung von Ehren- und Hauptamt aus Betroffenensicht beantworteten die befragten Ehren- und Hauptamtlichen (mit einer Ausnahme) übereinstimmend dahingehend, dass das Miteinander der Akteure für Betroffene einen komplementären, sich ergänzenden Wert habe. Aus dieser Perspektive machte für die Befragten der Status der Tätigkeit allein, also ‚ehrenamtlich' oder ‚hauptamtlich', eher keinen Unterschied in der Begleitung. Gleichwohl waren aber auch Unterschiede zu erkennen, die sich in drei Punkte fassen lassen:

a.   Die Befragten sind mit Blick auf das Entweder-Oder von ‚Professionalität' einerseits und ‚Sich-Einlassen-Können' andererseits unentschieden und ringen gewissermaßen um eine Antwort. Diese Gegenüberstellung war ausschließlich für Hauptamtliche ein Thema: Während Ehrenamtliche ihr Da-Sein für Betroffene einbringen könnten, ohne eine zeitliche Begrenzung in den Blick nehmen zu müssen, seien Hauptamtliche hingegen stets gefordert, die Zeit im Blick zu behalten – wobei für einige private und für andere beruflich-strukturelle Gründe eine Rolle spielen. Vor diesem Hintergrund nehmen die Befragten (unterschiedliche) Erwartungen der Betroffenen wahr: Während die Hauptamtlichen besonderen Erwartungen an ihre Professionalität ausgesetzt seien, könnten die Ehrenamtlichen in der Regel frei von diesen Erwartungen handeln. Die Professionalität der Hauptamtlichen bewirke, dass sie vor allem über ihre Funktion in den Kontakt zu den Be-

troffenen treten würden, was dem Erleben der Beziehungsebene eher im
Wege stehe; wenn aber jemand „in seiner Freizeit" komme, um zu begleiten, könnten dabei von den Betroffenen andere, neue Beziehungsmuster
‚ausprobiert' werden, die auf beiden Seiten auf Freiwilligkeit gründeten.
Insgesamt wird das ‚Freiwillig-Da-Sein' der Ehrenamtlichen mit der bezahlten Tätigkeit der Hauptamtlichen und deren beruflich-professionellem
„Schild vor dem Kopf" kontrastiert, zugleich wird aber auch betont, dass
die Betroffenen auch die hauptamtliche Begleitung positiv erlebten, wenn
sich trotz des ‚professionellen Auftrags' ein „gutes Gespräch" in sozialer
Nähe entwickele.

b. Eine weitere Dimension der Unterscheidung von Ehren- und Hauptamt ist
    das ‚Entlastungsmoment' des Ehrenamtes im Rahmen ganzheitlicher Sorge-
    praxis: Die Ehrenamtlichen reduzierten den Druck in der Gesamtsituation
    der Sorgepraxis und entsprächen auf diese Weise einerseits dem Bedürfnis
    der Betroffenen, dass jemand ‚Ruhe' in die konkrete Situation hineinbringe;
    andererseits ermöglichten sie es den Hauptamtlichen, sich auf ihre beruf-
    lich-professionelle Rolle zu konzentrieren; und schließlich entlasteten sie
    die Gesamtsituation auch dadurch, weil ‚Patient_innen' zur seelischen Ent-
    lastung häufig einfach eine fremde Person bräuchten, da Angehörige oder
    Freunde ihnen in dem Moment zu nahe stünden.

c. Als Besonderheit des Hauptamtes wird zudem thematisiert, dass es Sicher-
    heit spende: So sei es vor allem die öffentlich sichtbare, „offizielle" Funkti-
    on der hauptamtlichen Akteure, die den Betroffenen Sicherheit in ihrer fra-
    gilen lebensweltlichen Situation gebe. Einige der Befragten sind der An-
    sicht, dass die Betroffenen keine wertende Unterscheidung in Ehrenamt und
    in Hauptamt vornehmen und dass ihnen jedes Angebot an Hilfe willkom-
    men sei. Eine Befragte ist der Auffassung, dass schon die Frage nach einem
    Unterschied in der Begleitung durch Ehrenamtliche oder Hauptamtliche aus
    Betroffenen-Perspektive keinen Sinn mache, da die Rollen von Hauptamtli-
    chen (medizinische Betreuung oder Pflege) und Ehrenamtlichen (weder
    medizinische Betreuung noch Pflege) klar festgelegt seien.

Fragt man die Betroffenen selbst, so kann man zunächst feststellen, dass zur
konkreten Atmosphäre auf der Palliativstation („familiär innerhalb einer Klinik")
beide Akteure beitragen. Dabei wird zwar auch hier das Ehrenamt als Entlastung
für das Hauptamt erlebt, aber beide Akteure leisteten ihren Beitrag dazu, die
Angst vor der Einrichtung zu nehmen. Gleichwohl wird von den Betroffenen
ihre ‚Rolle', in den Einrichtungen der Palliativ- und Hospizarbeit als
‚Sterbende_r' zu leben, als ambivalent wahrgenommen, zum Beispiel wenn es zu
Unterschieden in der Selbst- und Fremdwahrnehmung des eigenen Zustandes

komme und das eigene Krankheitsgefühl nicht der Schwere und Dramatik entspreche, die von den Haupt- und Ehrenamtlichen in der Einrichtung signalisiert würden. In diesem Zusammenhang ist es für alle Befragten von Bedeutung, sich den Anlass für den Aufenthalt in der jeweiligen Einrichtung zu vergegenwärtigen, wobei für die Befragten die Palliativstation als Lebensort ambivalent bleibt: Zum einen, weil die Entspannung und Befreiung aus der Einsamkeit, die vor allem in Interaktionen mit Ehrenamtlichen erlebt würden, stets nur kurzfristig anhalte; zum anderen bestehe die Ambivalenz darin, diesen Ort im Grunde vermeiden zu wollen. Diese ‚Zerrissenheit' hinsichtlich des Lebensortes geht auch damit einher, dass das Erleben des eigenen Abschiedes einen nur schwer auszuhaltenden ‚Spannungszustand' darstellt, mit eben diesem Abschied leben und einen Umgang damit finden zu müssen.

Vor diesem Hintergrund äußerten sich die Betroffenen auch zur Bedeutung von Ehrenamt und Hauptamt in ihrer aktuellen Situation. Auch von den Betroffenen wird dabei die Bezahlung des Hauptamtes mit der Freiwilligkeit des Ehrenamtes kontrastiert. Dabei zeichne sich das Ehrenamt durch seine Alltäglichkeit aus, die auch dazu führe, dass man sich wieder im Mittelpunkt der gemeinsamen Interaktion erlebe. Zudem könnten Ehrenamtliche die Einsamkeit erträglicher machen und den Personen Kreis in der Klinik erweitern, sie hätten Interesse an der Biographie der/des Anderen und man könne sich ihnen anvertrauen. Bei all dem wird die Rolle der Ehrenamtlichen von den Betroffenen einerseits als uneigennützig beschrieben; andererseits, so die Annahme, gingen sie ihrer Tätigkeit möglicherweise auch aus eigenen Einsamkeitsgefühlen nach.

4.7 Einschätzungen zur gelingenden Kooperation von Ehren- und Hauptamt

Die bisher dargestellten Ergebnisse haben gezeigt, dass für die befragten Hauptamtlichen und Ehrenamtlichen ihr wechselseitiges Arbeitsverhältnis von einiger Relevanz ist. Interessant ist es daher, welche Erfahrungen die Befragten hinsichtlich einer gelingenden Kooperation von Ehrenamt und Hauptamt haben, aber auch, welche Wünsche und gesellschaftspolitischen Veränderungsoptionen sie in diesem Zusammenhang thematisieren. Die Ergebnisse hierzu werden in den folgenden vier Unterkapiteln dargestellt: Die Rolle des Hauptamtes (4.7.1), die Rolle des Ehrenamtes (4.7.2), die Bedeutung der (Weiter-)Bildung (4.7.3) sowie gesellschaftspolitische Perspektiven (4.7.4).

4.7.1   Die Rolle des Hauptamtes

Auf Ehrenamtliche zugehen und Probleme ansprechen

Als einen der wichtigsten Aspekte der Rolle der Hauptamtlichen benennen die Befragten das aktive Ansprechen auftretender Probleme und Konflikte, auch wenn dabei einzukalkulieren sei, dass die Ehrenamtlichen gegebenenfalls wegblieben, wenn die hauptamtliche Seite Kritik übe. Diese Fähigkeit, Probleme anzusprechen, setzt nach Ansicht einiger Befragter allerdings die Bereitschaft voraus, die gemeinsame ‚Arbeits'-Beziehung mit dem Ehrenamt und den Gestaltungs-‚Auftrag' einer gemeinsamen Sorgepraxis anzuerkennen. Dazu gehöre, so Frau C, die einen ambulanten Hospizdienst leitet, auch das Anerkennen von Ambivalenzen: Zum einen gäbe es die Weisungsbefugnis des Hauptamtes gegenüber dem Ehrenamt, das sich nur mäßig mit dem (freien) Ehrenamts-Status vertrage. Zum anderen widerspreche aber auch gerade diese Freiheit des Ehrenamtes dem institutionell notwendigen Maß an Verbindlichkeit der Ehrenamtlichen; mit beiden strukturellen Ambivalenzen gelte es sich seitens des Hauptamtes, so Frau C, zu arrangieren: Aus ihrer Sicht sollte der hauptamtliche Akteur nach Möglichkeit bemüht sein, die beiden Pole der hauptamtlichen Arbeit – Kontrolle einerseits und Ermöglichung andererseits – auszutarieren. Dies bedeute für Frau C, das Spannungsfeld zwischen ‚Kontrolle aus Angst, dass etwas aus dem Ruder laufe' und ‚den Ehrenamtlichen sämtliche Freiheiten lassen' in eine ‚sinnhafte Begleitung der Begleitenden' zu übersetzen.

> „Genau, ich hatte jetzt so eine Situation, jetzt ich erinnere mich an die, dass eine Patientin, also eine Begleitung, im Krankenhaus war. Und die Ehrenamtliche hat die da nicht besucht, weil sie gerade selber Stress hatte. Und das wusste ich aber nicht. Und dann ging es bei mir darum: Wie sag ich diesem Menschen jetzt, dass das so eigentlich nicht in Ordnung ist? Und ich hab das dann so versucht zu formulieren: ‚Weißte was, ich sehe ja, dass du Stress hast, aber es wäre für mich ganz schön, wenn ich das weiß, dann kann ich ja auch hingehen und sie mal da besuchen'. Also, das sind dann immer so Sachen, das ist dann auch so tagesform-abhängig auch, ne? Also mich nervt das dann natürlich, so dass ich denke: ‚Ey, das geht jetzt irgendwie gar nich', dass du da nicht hingehst'. Geht nich', ganz klar, geht nich'. (?unv. 4 Sek.) Und dann aber zu sagen: ‚Okay, dann mache ich das. Du musst das nicht tun, wenn du das nicht kannst, aber ich möchte für ne Alternative sorgen'. Oder jemanden dann hinschicken. Also darum geht's letztendlich. Und das gelingt mal besser und mal schlechter. Das hat auch was mit dem Gegenüber zu tun. Ich guck die ja nicht an, ob die jetzt vielleicht denkt: ‚Oh scheiße, ich bin da jetzt nicht hingegangen'. Und eigentlich weiß die auch, dass das jetzt vielleicht nicht richtig war, oder so. Und dass sie trotzdem bei der Stange// also das finde ich manchmal richtig schwierig. [Mmh]

Will ja nicht, dass die gehen. [Mmh] Und wenn die merken, es wird zu eng, dann gehen die halt. Sind Ehrenamtliche" (C_Abs. 100).

Zu einem solchen Austausch gehöre es, so Frau J, die als ehrenamtliche Koordinatorin eine Hospizinitiative leitet, von Seiten der Hauptamtlichen regelhaft auf das Ehrenamt zuzugehen, das heißt es verbindlich in die Sorgepraxis miteinzubeziehen, damit die Verbindlichkeit (zum Beispiel aufgrund von Personalwechseln bzw. Wechsel der Verantwortungsbereiche) über die Zeit nicht verloren gehe.

„Ja, die könnten schon noch mal auf uns zukommen, ne? [Mmh] Ja, das ist son bisschen// es ist// Wir haben auch mal nen Vertrag unterzeichnet vor vielen Jahren, aber es ist// dann ist Wechsel im Vorstand oder in der Verantwortlichkeit und dann verliert sich das, ne? Und das ist verloren gegangen, ja. Also da// wenn (..) könnten die schon nochmal// Oder aber ich könnte nachfragen. Ich könnte natürlich sagen: ‚Wie ist das eigentlich bei euch, findet noch diese Tagung oder diese Sitzung statt? Macht es Sinn, dass wir kommen?'" (J_Abs. 104).

Zu einem solchen Austausch gehöre es aber auch, so Herr P, der als Koordinator Ehrenamtlicher einen ambulanten Hospizdienst leitet, den Ehrenamtlichen zuzuhören: Diese Fähigkeit gelte es für Hauptamtliche als Kultur der eigenen professionellen Sorgearbeit weiter zu entwickeln und schätzen zu lernen.

„Ich lerne von meinen Ehrenamtlichen unendlich viel. Weil die Ehrenamtlichen, die mir über ihre Begleitungen erzählen, die Ehrenamtlichen, die mir sagen, (.) wie sie umgegangen sind mit bestimmten Situationen, was sie erlebt haben, wie sie das gemanage-t haben oder wie die Familien umgehen: Das erweitert mich total, so. Ich freue mich über jeden, der ausführlich berichtet. Weil ich immer// (.) also Sterben heißt ja, jeder stirbt auf seine Weise, ja, nix Neues. Das heißt, es gibt Millionen Arten, dann auch mit Dingen umzugehen, Dinge zu erleben. (.) Und je mehr ich davon in mich aufnehmen kann, desto breiter fühle ich mich auch aufgestellt. Also ich bilde mich fort durch meine Ehrenamtlichen, das schätze ich auch sehr" (P_Abs. 218).

Wertschätzung und Vertrauen

Als ein weiterer Aspekt der hauptamtlichen Expertise wird von einigen Befragten die Wertschätzung des ehrenamtlichen Engagements thematisiert. In diesem Zusammenhang sollten die Hauptamtlichen nicht nur den Fortbildungsbedarf der Ehrenamtlichen sensibel erfassen und Angebote machen, die den Horizont für Ehrenamtliche erweiterten; sondern die hauptamtliche Aufgabe und Expertise (zum Beispiel in der Erstqualifizierung) besteht aus ihrer Sicht ebenso darin, den

Ehrenamtlichen den Mut und die Wertschätzung zu vermitteln, dazu zu stehen, dass in den Momenten des ‚Einfach da seins' etwas Wertvolles in der Interaktion geschehe. Frau G sieht den besonderen Wert der Ehrenamtlichen darin, dass diese in der Interaktion ‚lediglich' sie selbst seien und keine professionelle Rolle im Setting übernähmen: Diesem Sachverhalt gelte es individuelle Wertschätzung entgegen zu bringen.

> „Das ist glaube ich wiederum Hauptamt, nämlich mein=s zum Beispiel, all das zu vermitteln, dass das in Ordnung ist. Also, das ist glaube ich ein ganz wichtiger Aufgabenbereich auch dieses Kurses, des Befähigungskurses: Klar zu machen, dass da was Wertvolles passiert mit ganz großer Kompetenz – die auch schon da ist, auch schon vor'm Kurs. Man lernt ja gar nicht so viel in dem Kurs, also. Ich glaub, man lernt in dem Kurs mehr, dass man schon viel weiß (..) als das da neue Inhalte dazu kämen. [Mmh] Und das ist dann wieder Hauptamt, das da irgendwie wichtig ist, dass das da klar macht, dass das geht. Und dass Ehrenamtliche nicht bessere, (.) kostenfreie (.) Blumengießer sind. Wobei Blumengießen ne total wichtige Aufgabe ist, (lacht) aber (.) so, ne? […] Ein Bild. (4) Ich hab mal irgendwann in nem// (4) Also, sie sind sie selbst. [Mmh] (..) Also, sie spielen eben nicht die Rolle des Arztes, der Krankenschwester, der MTRA oder was auch immer es alles für so Sachen gibt. Und ziehen auch ihren Kittel nicht aus, wenn sie nach Hause gehen. Sondern sie kommen nackt und sie gehen auch nackt – als sie selbst. Das ist glaube ich ne ganz wichtige Funktion" (G_Abs. 63, 65).

Neben der individuellen Ebene der ‚Wertschätzung' wird auch das Bemühen um eine öffentliche Sichtbarmachung des Engagements als wichtige Aufgabe des Hauptamtes erachtet. Herr L, der sowohl Erfahrungen im stationären wie im ambulanten Sektor hat und aktuell als Sozialpädagoge ein stationäres Hospiz leitet, sieht es als Herausforderung und Ziel für Hauptamtliche an, die Arbeit, die Ehrenamtliche in die Einrichtung einbringen, nach außen und innen transparent zu machen. Auf diese Weise, so Herr L, könne man dem Abwandern von Ehrenamtlichen aufgrund von Unaufmerksamkeit, Intransparenz oder Selbstverständlich-Nehmen ihres Tuns entgegensteuern, wobei die Verantwortung dafür nicht nur bei der Leitung verortet, sondern auch als Kultur entwickelt werden sollte.

> „Das sieht derjenige, der das jetzt macht für dieses Haus, was er alles eingesetzt hat. Aber vielleicht liegt es auch ein Stück immer wieder an uns: Können wir das transportieren, wieviel Zeit, zum Beispiel, derjenige ehrenamtlich für unser Haus dann eingesetzt hat? Also, das ist glaube ich immer die Herausforderung. Und ich bin mir noch nicht sicher, ob das immer nur an die Leitung delegiert werden muss, diese Rolle, ob das nicht unser aller Bemühen sein muss im Hauptamt, das immer wieder zu gucken: wie können wir eine Kultur entwickeln? [Mmh] Die dann auch eher sichtbar macht, was nicht so selbstverständlich ist, ne? […] Wir verlieren auch Ehrenamtliche durch solche (..) Unaufmerksamkeiten" (L_Abs. 14, 15).

Gleichzeitig wird von Hauptamtlichen im stationären Palliativbereich allerdings auch thematisiert, dass hauptamtliche Koordinator_innen dafür Sorge tragen sollten, dass auch das Ehrenamt die hauptamtliche Sorgepraxis wertschätzt. Andernfalls würde eine spätere Zusammenarbeit der Akteursgruppen nur schwer gelingen. In diesem Zusammenhang sieht es zum Beispiel Frau B als ein wichtiges Moment der Rolle der hauptamtlichen Koordinator_innen an, dafür Sorge zu tragen, das Ehrenamt nicht zu überhöhen: Ansonsten würde von den Pflegenden ein Ungleichgewicht in der Wertschätzung Ehrenamt/Hauptamt wahrgenommen, das zu Frustrationen führen könne – zumal die Ehrenamtlichen stets in ein bestehendes Stationsteam mit bereits festgelegten Rollen hineinkämen. Deshalb solle bei den Ehrenamtlichen schon früh für eine Wertschätzung für die Arbeit der Hauptamtlichen geworben werden.

> „Ja. Also, ich finde, das muss auch zu gleichen Teilen geschehen. (4) Also, manchmal// Oder irgendwie, wenn jetzt Ehrenamtliche kommen oder sich irgendwie bemühen und (?unv. 2 Sek.) immer nur dankbar sein, oder muss denen den Weg ebnen oder so. Das ist auch wichtig, so, bedingt (lacht), aber letztendlich kommen Ehrenamtliche ja auch in ein Team rein, und in nem Team hat jeder seine Rolle, und dann funktioniert es nicht, wenn man jetzt manchen den roten Teppich ausrollt und anderen eben nich'" (B_Abs. 99).

Neben der gegenseitigen Wertschätzung ist Frau B der Aspekt einer ‚wachsenden Kooperation' zwischen Ehrenamt und Hauptamt in der hospizlich-palliativen Sorgepraxis auf Basis von Vertrauen wichtig. Dabei sei das Schaffen von Gelegenheiten zum Vertrauensaufbau besonders wichtig:

> „Ja. Vertrauen auch zu=nander aufbauen. Nehmen wir jetzt// das ist für mich immer so was, was ich also im Hinterkopf behalten hab, diesen Spruch: Vertrauen wächst mit der Häufigkeit der Kontakte. [Mmh] Und das ist tatsächlich so, weil das erleb' ich hier auch. Und hab immer versucht, viel dafür zu werben, auch gezielt irgendwie Begegnungen zu schaffen" (B_Abs. 90).

4.7.2 Die Rolle des Ehrenamtes

Nachdem im vorangegangenen Kapitel gefragt wurde, welche Erfahrungen, Wünsche und Veränderungsoptionen von den Befragten hinsichtlich einer gelingenden Kooperation von Ehrenamt und Hauptamt mit Blick auf die Hauptamtlichen formuliert wurden, werden im Folgenden entsprechende Einschätzungen hinsichtlich der Rolle der Ehrenamtlichen vorgestellt.

Mit Blick auf eine gelingende Kooperation führen viele hauptamtlich tätige Befragte so etwas wie eine ‚ehrenamtliche Professionalität' als wichtig an. Damit ist für sie ein bestimmtes Auftreten und Handeln im Setting verknüpft. So werden zum Beispiel für die komplexen und angespannten Alltagssituationen der Sorge im stationären Palliativbereich bestimmte Eigenschaften von Ehrenamtlichen als wichtig angesehen: Ehrenamtliche, so zum Beispiel Frau E, sollten für das Hauptamt „ansprechbar" sein und damit in der Lage, auf dessen Anweisungen hin zu handeln. Nach Möglichkeit sollte es sich um Persönlichkeiten handeln, die für konkrete Situationen im Setting, aber auch für das Stressempfinden der Hauptamtlichen sensibel seien. Vor diesem Hintergrund sollte sich die ehrenamtlich engagierte Person „unauffällig einfügen" können und sich und insbesondere ihre Probleme nicht in den Vordergrund stellen.

„Also wenn jetzt gerade, was weiß ich, jemand im Sterben liegt, dass das dann ist das für alle anstrengend oder ansch// anspannend ist. Weil hier vielleicht viele Angehörige sind, man trauernd, oder weil es kleine Kinder gibt, die ein Elternteil verlieren. Dann tut man als Ehrenamtlicher gut daran, sich unauffällig einzufügen, und nicht ganz viel zu fordern in dem Moment (?unv. 1 Sek.). Oder eben ansprechbar zu sein, wenn jemand dann von den Hauptamtlichen sagt: ‚Wir kümmer// müssen uns gerade ganz viel um den kümmern. Kannst du bitte mal da hin gehen?' Wenn man dann ohne viel Federlesens dann einfach macht. Was geht, wenn man sich so lange kennt. Wie gesagt, der eine Ehrenamtliche, der viel, sehr viel immer seinen eigenen Kram kommuni// in den Vordergrund gestellt hat: Das geht nicht. Das kann ich mal akut machen, das kann ich mir anhören, aber das kann ich nicht als Dauerbrenner machen, so was. Geht gar nicht. So jemanden kenne ich auch in einem unserer [A-Stadt] Hospize, wo ich mich immer wundere, dass diejenige noch ehrenamtlich ist. Aber das ist nicht meine Sache, das geht mir auf die Nerven, (lacht) zunehmend. Wenn jemand das als Dauerbrenner hat. Das ist einfach nicht gut" (E_Abs. 45).

Zudem wird von den hauptamtlich tätigen Befragten erwartet, dass sich Ehrenamtliche im Zeitverlauf ein Basiswissen aneigneten (zum Beispiel über Erkrankungen und ihren Ablauf), unter anderem indem sie auch das Hauptamt dafür „nutzen", um sich an dessen Professionalität weiterzubilden.

„Also, meine Ehrenamtlichen können von mir sicherlich lernen: das, was ich an Professionalität habe. Das wird auch manchmal abgefragt. Ich hab auch Leute, die kommen und sagen: ‚Du, in der Begleitung ist das und das passiert. Erzähl doch mal, wie siehst du das? Oder was gibt's da noch für Möglichkeiten?'. Also sie mich auch nutzen richtig, um sich weiterzu(.) bilden gewissermaßen. Das finde ich ganz schön" (P_Abs. 218).

Auch wird von den Ehrenamtlichen Selbstbewusstsein und „Standing" als Ehrenamtliche_r erwartet. Frau G zum Beispiel wünscht sich, dass Ehrenamtliche ähnlich „unbescheiden" und selbstbewusst („schon eben mit diesem Standing") wie das Hauptamt zur eigenen Kompetenz stehen:

> „Also indem es mit nem gewissen Selbstbewusstsein// oder die Ehrenamtlichen, es, das Ehrenamt ist ja doof, also indem die Ehrenamtlichen einfach mit nem gewissen Selbstbewusstsein und nem gewissen// (4) Ja, also mit ner gewissen Unbescheidenheit, aber im positiven Sinne, also schon eben mit diesem Standing: ‚Ich mache das hier freiwillig, und ich mache das gut, (..) was ich mache. Und ich habe eine Kompetenz, das ist eine andere als du sie hast. Und wenn ich deine Kompetenz brauche, frage ich dich. Aber ich biete mich eben auch an, dass du mich fragst. Und ich steh' da auch für zur Verfügung'. Wie auch immer. Dann ist das so// das ist ja so'n gegenseitiges Ding. [Mmh] Also (3) so, dann kann Ehrenamt da ganz viel für machen, nur das muss eben das Standing da sein" (G_Abs. 62).

Weil eine gelingende Zusammenarbeit im Interaktionsgefüge hospizlich-palliativer Sorge zu gleichen Teilen von beiden Akteursgruppen bestimmt werde, so die Einschätzung weiterer Befragter aus dem Hauptamt, sei jeweils sowohl eine Klarheit der Rollen, der Absprachen und des Sich-Kennens genauso wichtig wie auch die Akzeptanz der Tatsache, dass jeder Akteur seinen Verantwortungsbereich habe. Vor diesem Hintergrund stellt für die Befragten auch eine wertschätzende Haltung der Ehrenamtlichen gegenüber der Arbeit des Hauptamtes eine weitere wichtige Eigenschaft des Ehrenamtes dar.

Dazu gehört etwa für Frau B, dass Ehrenamtliche bewusst das Gespräch mit dem Hauptamt suchen, das von ihnen geplante Handeln absprechen und nicht ‚einfach' etwas tun. Denn für sie trägt das Ehrenamt zu gleichen Teilen dazu bei, dass die Kooperation zwischen beiden Akteuren wachse. Dabei hat für Frau B das wechselseitige Interesse der Akteure an der Arbeit des jeweils anderen Akteurs bzw. die Motivation, das Handeln des anderen verstehen zu wollen, oberste Priorität.

> „So wenn es darum geht, in einem Team zusammenzuarbeiten. [Mhm] (7) Und vor allen Dingen, (..) ich glaub' das Wichtigste ist immer so das Interesse an dem, was die anderen machen. Das dann auch zu verstehen so. Das ist aber was, was die Ehrenamtlichen meist, allein weil sie neu hier sind, mitbringen. Das ist irgendwie schon so selbstverständlich eigentlich. [...]Also, weil die meisten wirklich nich' aus diesem beruflichen Hintergründen kommen wie die, die hier arbeiten, sondern aus anderen. Wirklich so, um zu verstehen: ‚Wie geht das? Wofür ist das gut?' Also, sie sind interessiert daran (?unv. 4 Sek.). Den anderen wahrzunehmen" (B_Abs. 99, 101).

Auch sollten Ehrenamtliche, so wiederum Frau E, mutig sein, auftretende Probleme zeitnah beim Hauptamt ansprechen.

„Wenn es Probleme gibt, ist es immer gut, dass Ehrenamt sich// (3) den Mut hat, das anzusprechen, dass es einfach auch geklärt wird [Mmh] in der jeweiligen Situation. (.) Wenn es irgendwas gibt, wo, was jemandem schwerfällt, oder akut schwergefallen ist in einer Schicht, ist das auch immer gut, das Akute anzusprechen, wenn der Rahmen dafür da ist. Und (..) es gibt ja in einer Schicht in der Regel mindestens drei Hauptamtliche, zwei Pflege, einmal ärztlicher Bereich, oftmals auch noch Sozialarbeiterin, sich dann einfach den auszugucken von dem man weiß, mit dem kann man das gut besprechen" (E_Abs. 45).

4.7.3 Die Bedeutung der (Weiter-)Bildung

Die befragten Haupt- und Ehrenamtlichen stimmten darin überein, dass den Bildungsangeboten im Kontext der Hospiz- und Palliativarbeit eine besondere Rolle im Hinblick auf eine gelingende Zusammenarbeit zukomme. Dabei haben alle Befragten dem Konzept der Erstqualifizierung einen hohen Stellenwert für die gelingende Zusammenarbeit von Ehrenamt und Hauptamt beigemessen, wobei sich die Befragten insbesondere zu Konzept, Organisation und Inhalt der Erstqualifizierung äußerten.

Dabei sind die Befragten, die in *stationären Palliativ- und Hospiz-Einrichtungen* tätig sind, der Ansicht, dass sich die Differenzierung in ambulante und stationäre Hospiz- und Palliativarbeit auch im Rahmen der Erstqualifizierung widerspiegeln sollte: Das heißt auch in der Erstqualifizierung seien verschiedene Schwerpunkte nötig, für die es aktuell aber (noch) keine verbandliche Empfehlung und kein Curriculum gebe. Insofern sei das in der Praxis vielfach genutzte Erstqualifizierungs-Curriculum für Ehrenamtliche in ambulanten Hospizdiensten (zum Beispiel das ‚Celler Modell') um die relevanten Bedarfe im stationären Palliativ- bzw. Hospizsetting zu ergänzen. Für die Befragten, die im *stationären Palliativbereich* arbeiten, fällt darunter zum Beispiel der Umgang mit den Besonderheiten im komplexen Alltag auf der Palliativstation: Die Sorgepraxis dort bedeutet aus ihrer Sicht zum einen, dass es keine Langzeitbegleitungen gebe, sondern gegebenenfalls lediglich eine einzige Begegnung; zum anderen sei für die Ehrenamtlichen die Herausforderung zu meistern, sich spontan auf den Anderen einzulassen. Dies setze eine Bereitschaft und Fähigkeit zur Flexibilität voraus. Frau F, die als Pflegefachkraft eines palliativmedizinischen Konsildienstes und zugleich als Koordinatorin Ehrenamtlicher auf einer Palliativstation arbeitet, fasst dies für ihre Einrichtung folgendermaßen:

„Ich glaube, dass unsere Schulungen ganz gut waren, weil sie sich zwar auf der einen Seite an dem Curriculum der Ambulanten Hospizdienste, also der Hospizausbildung, orientiert haben. Aber wir haben natürlich bei der Ausbildung schon ein bisschen auch noch Dinge einfließen lassen, die hier eine Relevanz für die Station haben. Und haben natürlich auch immer und immer wieder deutlich hervorgehoben: Hier geht es nicht um Langzeitbegleitungen. Also das// diese Arbeit da drüben erfordert von den Ehrenamtlichen ein ganz hohes Maß an einer Flexibilität, dieses sich-spontan-auf-nen-Menschen-Einlassen, in dem Wissen, ich seh den vielleicht nur dieses eine Mal. Das, finde ich, ist ne echte Herausforderung. Die muss man erstmal meistern" (F_Abs. 49).

Damit die Erstqualifizierung als Vorbereitung auf die spätere Zusammenarbeit mit dem Hauptamt fungieren könne, sei es wichtig, so Frau B, die Ehrenamtlichen mit der Skepsis „so mancher" Hauptamtlicher (gegenüber der Zusammenarbeit mit dem Ehrenamt) vertraut zu machen.

„Also, was die Ehrenamtlichen angeht: Wir haben halt mit fünf angefangen, die die Schulung gemacht haben. Und die ganz, ganz vorsichtig auch angefangen haben sach ich mal. Also die wussten, dass halt die auch die ersten Ehrenamtlichen da sind, und dass da, ich hab's auch transparent gemacht, dass das auch für alle noch neu ist. Und man sich da erst mal dran gewöhnen müssen, man jetzt erst mal die Rollen finden muss. Und dass ich sie da gerne begleite irgendwie, wenn da Fragen aufkommen mit der Familie und so. Und die waren ganz ganz vorsichtig. Also jetzt nicht nur, im Sin// weil ich das gesagt hab, dass irgendwie ne Skepsis da war, sondern auch, weil's für alle ein ganz neues Feld war, so. Also, die sind da jetzt irgendwie nich' so reingesprungen so hier bin ich, und jetzt mach ich das, sondern eher vorsichtig gefragt: ‚Wo kann ich jetzt unterstützen, muss ich dafür jetzt irgendetwas wissen?' Genau. Von daher war das für beide Seiten eigentlich total schön, sich da so langsam 'rantasten zu können" (B_Abs. 9).

Vor diesem Hintergrund sind ihrer Ansicht nach die Hauptamtlichen aktiv in die Erstqualifizierung einzubeziehen; darüber hinaus sollte den Hauptamtlichen ausreichend Zeit für den Vertrauensaufbau gelassen werden.

„Und das war halt, dass ich versucht hab, diese Bedenken aufzunehmen, in dem Konzept irgendwie auch schon zu berücksichtigen, das so zu planen. Und dann die Ehrenamtlichen entsprechend gut vorzubereiten und auch die Hauptamtlichen in die Vorbereitungen mit einzubeziehen. Das ist halt so ein bisschen so, diese Sorge, wie man halt, wie ein Eindruck gewonnen werden kann während der Schulung: Was sind's das für Leute, so?" (B_Abs. 4).

Für das ‚stationsintegrierte Arbeitsfeld' der Ehrenamtlichen hat Frau B deshalb das Erstqualifizierungs-Curriculum inhaltlich ganz neu konzeptioniert. Der Ausgangspunkt seien dabei die Bedarfe und Rahmenbedingungen im eigenen Setting gewesen.

Andere Konzept- bzw. Organisations-Bedarfe für Erstqualifizierungen zeigten sich aus Sicht der Befragten, die in *stationären Hospizen* tätig sind. Um den besonderen Bedarf eines stationären Hospizes deutlich zu machen, wählte Herr L den Kontrast zur ambulanten Hospizarbeit, in der vor allem das Sich-Einlassen auf eine andere Person und deren Lebenswelt erforderlich sei: Ehrenamtlich Begleitende müssten hier lernen, sich ‚auf den Moment' einzulassen, sich als Begleitende in die Situation hineinzugeben und wieder heraus zu nehmen. Im stationären Hospiz-Setting hingegen sei das Haus zwar das beständige Moment, die zu Begleitenden jedoch wechselten in der Regel in kürzeren Abständen als im ambulanten Bereich. Zudem seien die Ehrenamtlichen im stationären Setting stets von vielen weiteren Akteuren umgeben, was die Dynamik in der Begleitungsform nochmals potenziere. Die Vorbereitung auf die Begleitungsarbeit im Rahmen des (in diesem Fall konzeptionell vorgesehenen) ‚überindividuellen' Begleitungs-Ansatzes, bei dem Ehrenamtliche dort eingesetzt werden, wo Bedarf ist (das heißt sie begleiten Menschen nicht 1:1 wie im ambulanten Hospiz-Bereich bis zu deren Versterben), solle, so Herr L, im Rahmen der Erstqualifizierung erfolgen.

> „Und ich denke, dass wir// ich hab die vielen Jahre zu Anfang die Schulungen selbst auch gemacht, [Mmh] und was ich sehe, ist, dass wir auch gucken müssen: Wie bereiten wir sie heute vor? Was brauchen sie eigentlich? Oder dass ich ein Stück unterscheide zwischen denen, die in einem stationären Hospiz regelmäßig kommen und denen, die als Hospizhelfer in einem Hospizdienst, einem ambulanten Hospizdienst, Sterbende begleiten, dann vielleicht ne Pause machen und danach wieder jemanden zu Hause besuchen: das ist so sehr auf diesen Moment. Hier begegnen ihnen gleich zwölf vielleicht. Und die Angehörigen noch, und dann die Mitarbeiter. [...] Also: Vertrautes und Bewegung, ist das ja hier im Hospiz. Also Rahmenbedingungen sind da, aber der Patient – kann sein, dass der nächste Woche schon nicht mehr da ist. (..) So'n großer Wechsel, ne? [Mmh] [...] Ja, und dass es ja da eventuell steht, wenn ich mal soweit bin" (L_Abs. 30, 32).

Die Pflegewirtin Frau M teilt die Ansicht von Herrn L und insbesondere den von ihm präferierten Begleitungs-Ansatz nur bedingt. Als Koordinatorin Ehrenamtlicher und Leitung eines stationären Hospizes hat sie sich gegen das in stationären Settings meist angewandte (und oben bei Herrn L beschriebene) ‚Bedarfs'-Konzept bzw. den ‚überindividuellen' Begleitungs-Ansatz entschieden und das im ambulanten Bereich übliche Konzept der 1:1-Begleitungen (‚Einzelbegleitungen') in ihr Setting implementiert. Das Konzept entspräche am ehesten ihrer Vorstellung von ‚gelingender Sorgepraxis' und die Erstqualifizierungen in ihrem Hause seien danach aufgebaut. Auch das Zustandekommen einer Begleitung ähnele in ihrer Einrichtung der Vorgehensweise im ambulanten Bereich: Nach einem Erstgespräch mit der/dem Betroffenen würde die Hauptamtliche stets die oder den Ehrenamtliche_n für die Einzelbegleitung auswählen.

> „Wir haben uns halt am Anfang überlegt, wie wir das Ehrenamt hier auch aufbauen im stationären Bereich. Es wurde ja schon ausgebildet, wo das Hospiz noch gar nicht bestanden hat. [Mmh] Also es gab nen Ausbildungskurs, der ist im April letzten Jahres angefangen, es hat sich ne Pfarrerin gemeldet, die das gemacht hat und hat dann nach einem Konzept, was noch gar nicht von hier entwickelt worden ist, halt die Ehrenamtlichen ausgebildet. So dass sie mit einer Vorstellung natürlich hier rein gekommen sind, wie sie ausgebildet worden sind. Also sie hatten// wurden sehr ambulant geprägt ausgebildet. Also das heißt, die Vorstellung ist, Einzelbegleitungen zu machen. Und die Hospize sind ja alle sehr unterschiedlich aufgebaut" (M_Abs. 39).

Insgesamt sind die Befragten der Ansicht, dass die Erstqualifizierung Ehrenamtlicher einen wesentlichen Beitrag zu einer gelingenden Zusammenarbeit der Akteure Ehrenamt und Hauptamt leiste. Denn neben der Entwicklung persönlicher und sozialer Fähigkeiten böten sie vor allem auch die Gelegenheit, Vertrauen zum Beispiel zwischen Koordinator_innen und Ehrenamtlichen aufzubauen. Zugleich könnten sie, so Herr H, eine Kultur der Mitmenschlichkeit ermöglichen.

> „Ich glaube, oder so ist mein Ansatz jetzt: (3) Alles, was sich unter ‚Hospiz' bewegt, hat nur dann nen Wert, wenn jeder für sich die Gänze seiner Möglichkeiten erreicht. Und wenn man mit einem Lehr- und Lernkonzept diese Hospizbewegung auch (.) bereichert, die// diese Individualität, die// diese Möglichkeiten, auf andere zuzugehen, sich selber zu reflektieren, auch in den Fokus nimmt, und das kann sich bei// gegenseitig (.) bereichern. [Mmh] So dass dann eigentlich jede Seite, oder (lacht) ich sag jetzt mal jede Sei// jeder Mensch (.) verändert. Ich merke, dass wir durch die Kurse auch uns verändern. Und dass die Menschen, die in diese Qualifizierung gehen, sich auch während des Kurses verändern. [Mmh] Und das, glaube ich, ist ne Ermöglichung von Beziehungspflege, die man mit=nander auch kultivieren kann. Also es ist'n Stück Kultivieren von Mitmenschlichkeit" (H_Abs. 52).

Während die Befragten, wie deutlich geworden ist, recht ausführlich auf die Erstqualifizierungen für Ehrenamtliche eingegangen sind, wurde die Weiterbildungen für Hauptamtliche mit Blick auf die gelingende Zusammenarbeit von Ehren- und Hauptamt nur am Rande thematisiert. Einige wenige Befragte sehen hier die Möglichkeit, das Wissen und die Erfahrung Ehrenamtlicher in die Weiterbildung von Hauptamtlichen zu integrieren. Frau G verweist diesbezüglich auf die Erfahrung, dass Ehrenamtliche aufgrund ihrer Systemunabhängigkeit ethische Fragen im Sinne der ‚Patientin' bzw. des ‚Patienten' anders bewerten und vertreten könnten als Hauptamtliche, denen sie in diesem Zusammenhang eher „Betriebsblindheit" zuschreibt.

„Und (..) Ethik ebenso. Und da finde ich Ehrenamt'n ganz wichtigen Punkt, auch nochmal wegen dieser Systemunabhängigkeit. Aber auch wegen dieser Vielfalt an Lebenserfahrungen, an Unterschiedlichkeiten, die die so mitbringen, und so nem gesunden Menschenverstand, also raus aus dieser Betriebsblindheit Krankenhaus, Gesundheitswesen. Ja? Wo ich glaube, dass ethische Werte in den Ausbildungen und in der täglichen Praxis irgendwann sehr (.) sozialisiert wäre glaube ich sehr freundlich gesagt, so hingebogen werden, dass sie dann passen. Und da sind, glaube ich, Ehrenamtliche anders drauf, weil die von außen kommen und ne andere (.) Idee auch nochmal haben von ‚was ist gut für den Patienten?' [Mhm] Also: Auf wessen Seite bin ich da? [Mmh] Und auch da, finde ich, ist es außerordentlich fruchtbar, wenn man das vorher mitn=ander übt" (G_Abs. 50).

4.7.4 Gesellschaftspolitische Perspektiven

Alle Befragten vertreten die Ansicht, dass der Umgang mit Sterbenden im Sinne eines Ausbaus der Hospiz- und Palliativarbeit verbessert werden sollte, wozu zunächst vor allem gehöre, die gegenwärtige Situation als gesellschaftliches Problem wahrzunehmen. Gegenwärtig werde allerdings eine entsprechende Problematisierung, so die Erfahrung von Frau E, von jenen Ärzt_innen unterlaufen, die zum Beispiel vermittelten, dass das Problem mit Medikamenten und Chemotherapien zu lösen sei. Gleichermaßen erlebe sie bei Angehörigen ihrer Patient_innen sowohl Angst vor dem Thema Sterben als auch die Distanzierung von ‚Sterbenden': Die Erwartungs- bzw. Konsumhaltung der Bürger_innen, dass von Ärzt_innen und Pflegenden ‚etwas gemacht' werden solle, was ‚dann auch helfe', offenbare das Nicht-Wahrnehmen des Problems und die Angst vor dem Thema Sterben. Vor diesem Hintergrund ist es für Frau E ein gesellschaftspolitisches Anliegen, die Eigenverantwortung der Gesellschaftsmitglieder zu steigern: Die aktive Zuwendung der Angehörigen zu den ‚Sterbenden' würde zum Beispiel helfen, Erwartungen realistisch einzuordnen, die Nähe zu ‚Sterbenden' ermöglichen sowie das Pflegepersonal entlasten. Eine solidarische Sorgepraxis und eine gelingende Interaktion zwischen Hauptamtlichen, Bürger_innen und ‚Sterbenden' wären so aus ihrer Sicht möglich.

Darüber hinaus, so die Perspektive einiger Befragter, gelte es insgesamt solidarische Antworten für die Alten und Kranken unserer Gesellschaft zu finden: Zum einen, weil die Großfamilie als Sorge-Modell nicht mehr ‚trage', und zum anderen, weil die materiellen Ressourcen des Staates nicht mehr ausreichten für eine immer älter werdende Gesellschaft. Die Umsetzung sieht zum Beispiel Frau K, die ehrenamtlich in einem ambulanten Hospizdienst tätig ist, darin, dass es ein gesellschaftliches Umdenken dahingehend geben müsse, institutionell gute Rahmenbedingungen für das Ehrenamt und bessere Arbeitsbedingungen für das Hauptamt zu schaffen.

„Also wenn ich die letzten fünfundzwanzig Jahre angucke oder mehr, ist sind ja schon mehr, kann man sagen, dass der Gedanke sich wohl durchsetzt. Das hat aber meiner Meinung nach auch sehr viel damit zu tun, dass diese Gesellschaft ja in ganz hohem Maße zu Einzelkämpfern wird. Also wir werden – Sie bestimmt, ich auch – wir werden erleben, dass die Gesellschaft sich nicht mehr aus zehn oder zwanzig Familienmitgliedern aufstellt. Da sehe ich sowieso noch ganz spannende Geschichten, weil wenn wir unsere Geschichten so klein halten, wie wir sie im Augenblick halten – ein Mann, eine Frau und ein Kind – dann werden wir dringend darauf kommen müssen, wie wir alle diese Aufgabe (..) erweitern und ihnen auch eine gesellschaftliche Notwendigkeit unternehmen. Das sehe ich ganz deutlich. Also, wir werden sonst, das glaube ich auch, dass wir sonst mit unseren materiellen Ressourcen wirklich// Wir schaffen das nicht mehr. [Mmh] […] Wenn ich sehe, also ich hab ja auch Leute im Altersheim, also in der Hauptsache, eben nicht nur im Krankenhaus, sondern auch in Altersheimen, wenn ich sehe, dass am Wochenende kein Mensch auf der Station ist, den die alten Menschen kennen, bitteschön, wie soll das gehen? Ja? Wie soll das gehen? Und von daher, würde ich sagen, ist die Gesellschaft, Gesetzgeber et cetera, dringend darauf angewiesen, dass man natürlich für die Hauptamtlichen, die die Arbeit machen, bessere Bedingungen zu schaffen, aber auch sich dieser ganzen (.) Entwicklung, die da heißt ‚Wir haben keine Großfamilie mehr, sie können nicht herangezogen werden‘. Wir müssen dafür Antworten finden, dringend müssen wir sie finden. Sonst weiß ich nicht, wie das mit den Alten oder Kranken oder Sterbenden weitergehen soll. Das glaube ich ganz hundertprozentig. […] Da sehe ich noch nicht soviel, aber wir werden meiner Meinung nach den finanziellen Verhältnissen auch ins Auge gucken müssen: Wer bezahlt das? Und wir sind uns glaube ich darüber einig, dass die Gesellschaft nicht mehr mit sechzig aus dem Leben geht (lacht), sondern in der Regel mit achtzig oder noch später. (?unv. 2 Sek.) Aber da ist ganz viel zu tun, und meiner Meinung nach muss ganz viel getan werden" (K_Abs. 31-33).

Wie Frau K sind auch andere Befragte der Ansicht, dass die Gesellschaft für eine gelingende Sorgepraxis die Rahmenbedingungen schaffen müsse: Das bedeute zum einen, dass jede_r für seine Arbeit so bezahlt werden müsse, dass man davon leben könne. Zum anderen solle die Gesellschaft konkreter formulieren, dass Ehrenamt ein gesellschaftliches Gut sei: Dies sei notwendig, weil Ehrenamt für einen gewissen moralischen Anspruch stehe (zum Beispiel die Bereitschaft, Freizeit für eine Sache zu geben, die man für wichtig hält) und nicht nur für den

einzelnen sinnstiftend sei, sondern ein tragendes Element der Gesamtgesellschaft. Insofern solle institutionell ein Rahmen geschaffen werden, der es erlau-
be, dass möglichst viele Personen im Ehrenamt tätig sein könnten. Vom Prinzip
her sollte es aus ihrer Sicht also möglich sein, dass Menschen ihre Freizeit *in*
einer Gesellschaft auch *für* die Gesellschaft geben – ob als Lesehilfe in Grund-
schulen oder bei Gesprächen mit sterbenden Menschen. In den Worten von Frau
I klingt das zum Beispiel folgendermaßen:

„Also, wenn man's gesellschaftspolitisch sieht, (.) ist (.) eigentlich Ehrenamt// Also
Ehrenamt steht für einen gewissen moralischen Anspruch einer Gesellschaft. Also
die Bereitschaft, seine Freizeit für eine Sache zu geben, die man gut findet. Die ist ja
nicht nur für die einzelne Person sinnstiftend, sonst würden es die einzelnen ja nicht
machen, sondern das ist ein tragendes Element der gesamten Gesellschaft. Und das
gibt's ja in den unterschiedlichsten Ebenen, ob jetzt im Hospiz als Ehrenamt oder im
Sportverein. In jedem Fall sind das Menschen, die sagen: Ich mache das, weil ich
daran glaube und weil ich das gut finde. Und in Bezug auf die Gesellschaft würde
ich mir wünschen, dass das nicht nur etwas ist, was man machen kann, sondern dass
das etwas ist, was man machen sollte. Also, gerade wenn ich daran denke, wie viele
in die Rente gehen, und eigentlich doch ziemlich fit sind. Dass da die Gesellschaft
ein Stück weit einen moralischen Anspruch entwickelt, dass die Menschen, die Zeit
haben, sich doch bitte auch gesellschaftlich engagieren. Dass das präsenter wird,
dass da// Solche Dinge ändern sich langfristig, und sie ändern sich aber auch aufgrund von moralischen Vorstellungen, die sich ändern, und Ansprüchen in einer Gesellschaft. Und da, glaube ich schon, diesen Anspruch könnte man (.) klarer formulieren in der Gesellschaft. Dass mehr Menschen bereit sind, das zu tun" (I_Abs. 38).

Für Frau E wäre es in diesem Zusammenhang zum Beispiel eine ‚furchtbare
Vorstellung' von Gesellschaft, wenn alles Tun in der Gesellschaft bezahlt würde
– und das Individuum immer davon ausgehe, nur dann Dinge für andere zu tun,
sofern sie bezahlt würden.

„Das würde ich nie so unterschreiben, dass Sie sagen, es kann sich nicht jeder leisten, ich finde, jeder kann so was machen. Und wenn ich zwei Stunden irgendwie
mache, oder wenn ich// oder drei Stunden im Monat. Ich glaube, das ist ne Gesellschaft ohne Ehrenamt nicht leben kann. [Mmh] Das ist meine persönliche Einschätzung. Ich finde es furchtbar, wenn immer alles bezahlt wird, und ich immer nur davon ausgehe, ich mache Sachen, die bezahlt werden. Das Gesellschaftliche ist, dass
jeder natürlich für seine Arbeit so bezahlt werden muss, dass er davon leben kann.
Aber da könnten wir jetzt ja=n Fass aufmachen, das ist ja// (lacht) da würde dieser
Vormittag nicht ausreichen. Ich finde, ne Gesellschaft ist nur lebendig und warm,
wenn es Ehrenamt gibt [Mmh] Und, ja, ich finde, man merkt einen Unterschied zwischen Menschen, die ehrenamtlich was machen, und die, die eigentlich nur konsumieren. Das finde ich sehr deutlich" (E_Abs. 51).

Um solche Ideen umzusetzen und entsprechende Prozesse anzustoßen, sei es allerdings notwendig, so etwa Frau C, öffentlich darüber zu reden. Vor diesem Hintergrund hält sie es für eine gesellschaftspolitische Aufgabe, den öffentlichen Diskurs informell mitzubestimmen.

> „Wenn dann mehr darüber geredet wird, dann würden da auch mehr Menschen vielleicht in dem Moment dann sagen: Okay, ich hab mal gehört, vielleicht kann ich doch nochmal irgendwie gucken, tut mir ja auch gut. Nicht nur für den anderen, auch für mich" (C_Abs. 117).

Auf diese Weise könne auch, so Frau C, mehr Offenheit für die Verzahnung von nachbarschaftlicher und institutioneller Sorge entstehen – sowohl im Rahmen der institutionellen Sorgearbeit als auch im Kontext informeller Sorge.

> „Naja, aktuell, ich meine, letztendlich ist das ja eine Grundfrage, dass man da mehr Offenheit hat für's Thema, ne? [Mmh] Wenn die Nachbarn auch mal kommen würden, würde uns das auch sehr unterstützen. [Mmh] Oder irgendwelche Freunde sich nicht abwenden würden. Ist auch die Frage, was jemand lieber möchte. Dass seine Freunde da sitzen oder// Manchmal, ich will das gar nicht werten, weil manchmal kann man einem Fremden mehr erzählen, als// weil es nicht so dicht ist. Es ergänzt sich" (C_Abs. 115).

Einige Befragte sehen in Ergänzung zum eher informellen Reden über die hospizlich-palliative Sorgepraxis vor allem auch die organisierte Öffentlichkeitsarbeit als gesellschaftspolitische Notwendigkeit an. Vor diesem Hintergrund betonen Frau N, Herr P sowie Herr L unterschiedliche Aspekte: Nach Ansicht von Frau N, die als Ehrenamtliche in einem stationären Hospiz tätig ist, sollte es mehr gesundheitspolitische Diskussionen mit dem Ziel geben, einen kritischen Diskurs innerhalb der Versorgungsstrukturen anzuregen und damit gesundheitspolitische Änderungen auf den Weg zu bringen:

> „Also grundsätzlich würde ich mir viel mehr ne Diskussion auch wünschen in der Öffentlichkeit: Wie wird mit alten Menschen umgegangen? Und wie stirbt man heute? Und dann ist man eben schnell an dem Punkt, dass man sich fragen kann, ob die Pflege, so, wie sie aussieht, okay ist. Und dann ist halt die Frage, ob die Hospizidee eine kleine Insel bleiben soll. Oder ob das nicht eigentlich die Idee ist, wie alle Menschen sterben wollten. Und ich würde sagen: Ja. Und dieses Thema näher ran zu holen an die Menschen. [...] Und zu sagen: Wir haben es in der Hand. [...] Also ich glaube, man könnte gesundheitspolitisch ganz viel anders machen. [Mmh] Sollte man auch" (N_Abs. 71).

Herr P wiederum verweist darauf, dass mit organisierter Öffentlichkeitsarbeit die Möglichkeit des sich-Begleiten-Lassens stärker in der Gesellschaft etabliert werden könne. Das Ziel dieser Öffentlichkeitsarbeit liegt für Herrn P darin, die Versagensangst und die Scham, die Begleitung eines oder einer Familienangehörigen nicht alleine ‚zu schaffen', zu verringern. Als ein Beispiel für eine solche Veränderung führt Herr P die Palliativmedizin an. Diese würde – anders als die Begleitung durch Ehrenamtliche – bereits sehr gut von den Bürgern und Bürgerinnen der Gesellschaft in Anspruch genommen.

> „Ja. Ich meine, was die Palliativmedizin betrifft, ist da ja viel in Bewegung gekommen. Also das merke ich auch hier in meinem Umfeld, jetzt hier in meiner Arbeit, dass viele schon davon gehört haben, so. Das finde ich sehr positiv. Aber Begleitung? (..) Meine (4) Ich überlege gerade, das war ne gute Freundin eine meiner besten Freundinnen, die ich auch ganz gut kenne natürlich aufgrund von Feiern und so. Die hatte mit ihrer Mutter das Problem, dass sie da begleitet hat. Die ist nicht auf die Idee gekommen, mich anzusprechen. [Mmh] Hab ich sie hinterher gefragt: ‚Sag mal, und warum hast du nicht?'. ‚Ja, ja'. Ihr lag auf der Zunge, zu sagen, hat sie mir gesagt, ‚Das macht man doch nicht', das muss sie als Tochter doch wohl selber machen. Find ich schade" (P_Abs. 228).

Herr L sieht das Ziel von Öffentlichkeitsarbeit hingegen darin, dass sich ein neues Verständnis vom Ehrenamt entwickelt, und zwar bei den Hauptamtlichen in den Einrichtungen der Hospiz- und Palliativarbeit und innerhalb der Gesellschaft insgesamt. Hintergrund ist seine Erfahrung, dass es die klassische Trennung in Hauptamt und Ehrenamt nicht mehr gebe, sondern sich in unserer heutigen komplexen und mobilen Gesellschaft das ehrenamtliche und hauptamtliche Handeln oft mischten.

> „Ich glaube, meine Vision ist, dass wir den Begriff Ehrenamt weiter stecken als wir ihn im Moment verstehen. Und dass wir in unserer mobilen Gesellschaft nicht mehr diese klassische Rolle, jetzt haben wir hier ein Ehrenamt, das müssen wir schön abgrenzen, und// Dass das sich öfter mischt. Und dass ich auch, wenn ich vielleicht einmal im Jahr so'n Einsatz nur mache, trotzdem in dem Moment Ehrenamt bin. Und dass wir das als Gesellschaft kultivieren mehr und dass wir nicht mehr von den langen Verläufen von Ehrenamt ausgehen dürfen. Das ist meine Vision, dass wir insofern genauso, wie in der Hospizlandschaft das wichtig ist, im Hier und Jetzt die Wertschätzung geben und nicht immer jemanden so binden auf lange Sicht, weil doch dort die größte Scheu für Menschen ist: Bindungen einzugehen, überhaupt// das sind ja alles Fragen, die wir insgesamt// Familie, Trennung von Menschen und Systemen// und das greift auch hier rein, würde ich//, weil wir ja menschliche Wesen sind. Und dass wir dort (..) vielleicht auch nochmal kreativer sind und mit hoher Wertschätzung neue Formen der Unterstützung sehen und, (.) ja, Ehrenamt, wie ich dieses Beispiel von B-Stadt sehe, wo junge Leute auf einmal uns helfen, das sichtbar

zu machen. Also ich glaube, die die Kreativität der jungen Menschen, denen man immer nachsagt, dass sie das alles so nicht mehr machen, aber die haben wieder neue Augen, die sie öffnen, und uns vielleicht auch nochmal öffnen, was Heute damit verbunden ist: Begegnung von einer Enkelin darzustellen, die eine Begegnung mit ihrer Großmutter im Sterben im Hospiz hatte. Und dass die nochmal eingeladen wird, dass das nicht ne Einmaligkeit ist, sondern sie auch später nochmal gefragt wird: ‚Wie war das denn?'. Also das, denke ich, ist so meine Vision, da auch noch kreativer zu werden" (L_Abs. 55).

Neben Herrn L äußerten sich auch die anderen Befragten zu potenziellen Veränderungen oder Alternativen hinsichtlich der Zusammenarbeit von Hauptamtlichen und Ehrenamtlichen. Auf meine Frage, inwiefern es aus ihrer Sicht gegebenenfalls Alternativen zum bestehenden und anerkannten Modell gäbe, fielen die Antworten höchst unterschiedlich aus. Einige legten zum Beispiel nahe, dass es weniger um eine Alternative zu Haupt- und Ehrenamt gehe, sondern vielmehr darum, so etwas wie ein reflexives Arbeitsverständnis zu entwickeln. Dabei sieht es zum Beispiel Herr A vor diesem Hintergrund als zentral an, dass die Einrichtungen der Hospiz- und Palliativarbeit lernten, dass alle im Interaktionsgefüge der Sorge beteiligten Akteure ihre jeweiligen Fähigkeiten in diesem System hätten.

„Und dann muss auch den Hospizlern dann manchmal sagen: ‚Ist ja ganz nett, wenn ihr immer diesen doofen Ärzten da die Schuld zuschiebt, aber ihr müsst auch mal gucken, wie ihr selber da Mist gebaut habt'. […] Ich sage immer ganz gerne, dass, wenn sie das so gegenüber stellen, diese Ärzte und die Pflegenden natürlich auch, also die Profis auf der einen Seite. […] Und auf der anderen Seite dann die idealistischen Bürgerinitiativen. Und dann sage ich: ‚Ja, dann müsst ihr mal gucken, wenn das jetzt so rivalisiert miteinander, dann kann und muss man ja in der Marktwirtschaft Sorge haben, dass das eine von beidem überflüssig wird. Und wenn ihr das nicht wollt, dann müsst ihr mal gucken: Wofür sind denn die Palliativler gut – und da fällt ihnen oft sehr viel zu ein –, und wofür sind denn die Hospizler gut, was fällt Euch dazu ein? Was können Hospizler besser als Palliativler?' Und dann wird sehr schnell nachgedacht, und dann merken sie: ‚Donnerwetter, eigentlich gibt es ne ganze Menge'. Zum Beispiel mein alter Schnack, was die Integrations-Fähigkeit angeht: ‚Nur Bürger können Bürger integrieren!' […] So lange ich von Profis umzingelt bin, bin ich nicht integriert. Ganz einfach" (A_Abs. 104-108).

Mit Blick auf die Ziele der hospizlichen Bürgerbewegung, die immer auch das Gemeinwohl mit einbezogen habe, betrachtet Herr A auch die Entwicklung der spezialisierten ambulanten Palliativversorgung (SAPV) eher skeptisch. Seiner Erfahrung nach hätte man zuerst die allgemeine Versorgung für die Gesamtbe-

völkerung stärken (AAPV) und dann für die wenigen übrigen Fälle spezialisierte
Regelungen (SAPV) finden sollen.

„Ja, und jetzt die Palliative Care. Je älter ich werde, werde ich da ein bisschen mil-
der, glaube ich. Was glaube ich ein völlig verfehlter Start war, sind diese SAPVs.
Das ist vom Wortsinn schon völlig blödsinnig, nämlich an den Anfang etwas Spe-
zialisiertes zu stellen. Kann man zum Schluss auch machen, aber erst mal fängt man
doch mit dem allgemeinen Bevölkerungs-Bedarf, mit den Bedürfnissen der Bevölkerung an. Und versucht erst mal Hausärzte entsprechend, ob sie es wollen oder nicht,
dazu zu zwingen (lacht), sich dafür zu engagieren, dass zu ihren Patienten nicht nur
die Gesundenden, sondern auch die Sterbenden und die alten Menschen gehören. So,
und wenn das nicht reicht, kann man dann noch ein bisschen Spezialisierung nach-
schieben. Aber da ist es ja genau umgekehrt gemacht worden" (A_Abs. 100).

Insgesamt ist für die Befragten eine Alternative zum wechselseitigen Arbeitsverhältnis von Haupt- und Ehrenamt allerdings kaum denkbar, vor allem aber nicht
wünschenswert. So befürchtet zum Beispiel Frau J zwar, dass das Ehrenamt von
den hauptamtlichen ‚Profis' zunehmend an den Rand gedrängt werden könne,
das ‚Überflüssig-Werden' des Ehrenamtes wäre aus ihrer Sicht jedoch zu bedauern, da sie es für einen gesellschaftlichen Wert an sich hält, und zwar sowohl für
das soziale Miteinander als auch für die, die es ausübten.

„Wir haben gerade ein Koordinatoren-Treffen gehabt, was auch vom Land finanziert
wird. (.) Unter einer Supervisorin. Und da wu// kam genau diese Frage auch. Und
die Stimmen, aus ganz X-Bundesland waren Koodinatorinnen da, sagten: ‚Ja, bei
uns verändert sich was. Da passiert was. Wir zählen nicht mehr so richtig. Weil genau diese Situation: es gibt viele viele die das professionell jetzt machen und (.) wir
sind über. Oder die Perspektive ist so, dass wir uns selbst überflüssig machen, gemacht haben, haben werden. So. Nee, gar nicht wir uns selbst, aber die Entwicklung.
[Mmh] So. Das zeichnet sich ab, ja (.) [Mmh] (.) ja. [...] Also, wenn diejenigen, die
das professionell machen, dann auch wirklich (.) nicht nur ihre Professionalität zeigen, sondern auch ihr Herz, sag ich jetzt mal, (lacht) also wenn sie das retten können, oder wenn das auch ein wesentlicher Impuls in ihrer Arbeit ist, dann// nicht
nur‘n Job [Mmh] dann ist es gut, kann es so sein. Aber dass wir ganz überflüssig
sein würden, das würde ich schon sehr bedauern, ja. (.) Ja. [...] Das ist ein Ehrenamt, (3) ja, was einen Wert darstellt für die Gesellschaft, denke ich jetzt. Das klingt
vermessen, wenn man‘s selber ausfüllt (lacht) oder selber ausübt, aber// (.) nee, das
sollte nicht auf der Strecke bleiben. Es ist auch so, was man selber dann auch weitergibt im Nicht-Betroffenen- also im eigenen Umfeld, ne, oder was auch das auslöst
im Freundeskreis, das würde ja dann (.) wegfallen" (J_Abs. 129, 131, 133).

Auch für andere Befragte ist das komplementäre Verhältnis von Haupt- und
Ehrenamt alternativlos. Ebenso, wie es parallel zum Ehrenamt unbedingt der

Fachkompetenz des hauptamtlichen Akteurs bedürfe, brauche es neben dem Hauptamt auch das Ehrenamt: Beim Hauptamt Pflege allerdings sei nach der Einschätzung von Frau I mehr Wertschätzung für das Ehrenamt erforderlich. Nötig wäre ihrer Ansicht nach eine vertiefte Reflexion des Aspektes, dass die hauptamtliche Pflege selber auch nur ein Baustein im Gefüge sei, wie die Hausärzt_innen oder das Ehrenamt auch. Des Weiteren bräuchten die hauptamtlich Pflegenden die Einsicht, dass es ein Team brauche, in dem jeder und jede seine und ihre Rolle erfülle.

„Und (..) in Bezug auf// also gibt's ne Alternative zum Ehrenamt? Ich finde: Nein. Im Gegenteil. Das sollte viel stärker noch gesellschaftlich präsent sein – in allen Gebieten. Und das Hauptamt kann man auch nicht ersetzen. Es braucht beide. Ja. Man braucht diese Fachkompetenzen, man braucht Menschen, die sich beruflich weiterbilden, fortbilden, die da natürlich anderes Wissen und, ja, Fähigkeiten weitergeben können. Aber, natürlich, in Bezug auf die Pflege, ich weiß im Palliative Care Bereich wird das Ehrenamt tendenziell sehr stark geschätzt, das ist ja aber nicht in allen Bereichen der Pflege so. […] Dieses Gefühl, für alles da zu sein, alles zu wissen und alles zu können, das ist mir manchmal zu (.) unreflektiert. Das ist nicht so: Wir sind ja nur ein Baustein im ganzen Gefüge. Und die Ehrenamtler sind ein anderer Baustein. Und wir brauchen alle. Genauso brauchen wir eben auch die Hausärzte, die ja oft recht ungeliebt sind. Aber mein Ziel ist ja nicht, einen Hausarzt irgendwie zu demontieren, sondern mein Ziel ist, einen Hausarzt so ins Team zu holen, dass ich das Gefühl habe: Doch das wird was, mit dem kann man gut zusammenarbeiten: Wir versorgen den schon zusammen, den Patienten. Und da hat jeder seine Rolle zu erfüllen, und das ist wichtig" (I_Abs. 40).

Gebe es lediglich das Hauptamt, so Frau I, würde die Sorgepraxis weniger mitmenschlich-solidarisch sein: Sie würde einfach einen anderen, fachlichen Schwerpunkt haben. Aus diesem Grund der Mitmenschlichkeit ist für Frau M das Ehrenamt im Bereich der Hospiz- und Palliativarbeit unabdingbar.

„Also ich glaube// natürlich würde der Ablauf des Hospizes funktionieren, der Betrieb würde laufen, sag ich mal so. Aber ich glaube der Gedanke von Hospiz, der würde halt ein bisschen sich verändern. Also ich sehe ja selbst immer, wenn ich an ‚Hospiz' denke, denke ich halt: ‚Wie trete ich jemanden anders gegenüber?', dass das Verständnis von Hospiz da ist, also dass ich gleichwertig und ‚ich nehme dich wahr' und ‚ich komm zu dir auf eine Ebene' und ‚ich seh dich (.) so wie du bist'. Diese Gedanken, diese ganz leichten ohne dieses ganze Konstrukt von ‚ich sehe deine Symptome' und mmhh, das können die halt so leichter reinbringen. […] Und deswegen glaube ich, dass das total wichtig ist, weil genau das die Ehrenamtlichen leichter mitbringen. Also, ich glaube schon, dass jeder Hauptamtliche, der hier arbeitet, das auch in sich hat, aber dass schnell mal durch diese Hauptamtlichkeit irgend-

was reinrutscht, was nicht mit Verständnis halt (?unv. 1 Sek.) jederzeit, immer da
ist" (M_Abs. 102).

Frau B wiederum ist überzeugt, dass die Sorgepraxis im stationären Palliativbereich keinesfalls ohne Hauptamtliche gelingen könnte. Die hauptamtlichen
‚Profis' seien grundsätzlich wichtig – sowohl in den Krisensituationen als auch
im Aufbau und der Begleitung der Betroffenen und ihrer Familien. Ihrer Erfahrung nach könnten Ehrenamtliche dies gar nicht leisten. Die Betroffenen und ihre
Zugehörigen nähmen es positiv wahr, dass im Setting umfassend alles in den
Blick genommen werde. Dadurch entstünde Vertrauen. Diese besondere Form
der Sorgepraxis, so Frau B, gelänge in keinem Fall ohne das Fachwissen der
hauptamtlichen ‚Profis'. Parallel allerdings sei die solidarische Rolle des Ehrenamtes nicht durch Hauptamtliche zu ersetzen.

„Ne Alternative irgendwie zum Ehrenamt: Das wüsste ich nicht. Weil// (4) Also das,
was die Ehrenamtlichen hereinbringen, kann man einfach schon// das liegt ja der
Rolle inne, kann kein Hauptamtlicher machen. Also gerade, so dieses Gefühl, von
wegen ‚da investiert jemand seine Freizeit', was ich vorhin auch schon mal gesacht
hab, das ist halt etwas, eine Rolle, die ein Hauptamtlicher so gar nicht übernehmen
kann. Es sei denn, er kommt in seiner Freizeit hier hin. Dann ist er aber auch irgendwie ehrenamtlich. [Mmh] (?unv. 2 Sek.) (7) Aber dieses Gefühl von Solidarität,
in der Form, wie Ehrenamtliche das vermitteln können, oder (..) schenken können
[Mmh], so, können Hauptamtliche einfach mit ihrer Rolle schon alleine nich' (.) in
der Form (.) leisten, so" (B_Abs. 109).

Einige Befragte vertreten die Position, dass es nicht nur keine Alternative zur
Zusammenarbeit von ‚Ehrenamt' und ‚Hauptamt' gebe, sondern dass dieses
Modell auch auf viele andere Bereiche sozialen Zusammenlebens ausgeweitet
werden solle. Auch Frau G wünscht sich „noch viel mehr" Ehrenamt, das sie im
Sinne einer Kultur des ‚barmherzigen Gebens' versteht:

„Nee. Also ich find genau […] dieses Zusammensein, dieses sich-Ergänzen, Anei-
nander-Lernen, Miteinander-Erfahren ist genau das, was die Gesellschaft braucht.
Also das ist genau das, das braucht sie auch noch viel mehr. Und ich will gar keine
Alternativen, ich will das genau so und ich will es noch viel mehr. [Mmh] Und viel
ausgeprägter auch in diesem Sinne von ne Symmetrie herzustellen zwischen Ehrenamt und Hauptamt, also ne Gleichwertigkeit mindestens sozusagen. Weil ich glaube,
dass das (..) hatten wir das nicht vorhin?// unsere Gesellschaft ges// ist irgendwie//
braucht ne Therapie (lacht) oder so ähnlich. Und ich glaub das ist die Therapie.
[Mmh] Die braucht diese Erfahrung, wieder will ich fast sagen, weil das gab's glaub
ich mal, das hieß dann nicht Ehrenamt, sondern das hieß einfach (.) Barmherzigkeit
oder was auch immer. Oder es war einfach völlig selbstverständlich in der Kultur
verwurzelt, dass man sich zum Beispiel um Sterbende und Kranke kümmert in der

Familie, da gab's sowas irgendwie, brauchte man so'n Ehrenamt wie die Hospizarbeit vielleicht gar nicht, weil es das gab, gab's hat in der Familie. Oder ne Freiwilligkeit will ich's irgendwie nennen. Und das gibt's nicht mehr so. Und damit wir das wieder kriegen, ob das jetzt Famil// der Familienbegriff ist ja auch weiter geworden, denk ich mal, (?unv. 1 Sek.) wer sich da um wen kümmert sozusagen, das muss ja nicht der Bruder, die Mutter, die Tante, die Schwiegermutter sein, sondern das kann ja dann eben nen ‚freiwilliger Anderer' sein. [Mmh] Das brauchen wir. Und deswegen will ich keine Alternative" (G_Abs. 70).

Herr H geht noch einen Schritt weiter, indem er das Modell von Haupt- und Ehrenamt auch noch durch die Betroffenen ergänzt. Denn wir alle seien ja nicht nur Haupt- oder Ehrenamtliche, sondern (zumindest potenziell) immer auch in der Rolle der Betroffenen.

„Das ist glaube ich notwendig, dass ne Gesellschaft sich erlaubt, auch kritische Menschen zu haben, die in verschiedene Rollen schlüpfen können. Weil gerade dieses In-Rollen-Schlüpfen auch bedeutet, (.) man kriegt ne andere Perspektive mal mit. [Mmh] Also auch für Hauptamtliche mal wichtig, ehrenamtlich zu sein. [Mmh] […] Und ich glaube Rollen// also wenn ich an Rollen denke, ist das ja sowas// ist ne eigene Zuschreibung, ein eigenes Deutungssystem, und ich kann auch meine Rolle wechseln, ja? Wer bin ich, und wenn ja, wie viele? Das kommt ja auf den Kontext an, darum auch diese Kontextfrage: Wo mache ich was? Wann bin ich auch ehrenamtlich? Wann bin ich privat? Wann bin ich mal in der Rolle auch der Betroffenen? Wo ich glaube, die Spannung, die man durch Ehrenamt und Hauptamt hat, hat damit zu tun, dass wir selber uns wandeln. [Mmh] Darum kann das nie (..) aus—nander gehen, kann auch keine Ergänzung sein, sondern hat mit dem Menschenbild zu tun, was dahinter steckt: Dass man sich selber empfindet als ‚ich kann auch changieren, ich bin das Chamäleon in der Menschenwelt'. Ja?" (H_Abs. 74).

4.7.5 Zusammenfassung

Zusammenfassend kann man konstatieren, dass die Kooperation von Haupt- und Ehrenamt durch einen strukturellen Widerspruch geprägt ist: Einerseits existiert so etwas wie eine Weisungsbefugnis des Hauptamtes gegenüber dem Ehrenamt, andererseits ist das Ehrenamt gerade durch seine Freiwilligkeit gekennzeichnet und insoweit auch frei darin, Weisungen zu folgen oder eben nicht. Vor diesem Hintergrund benennen die Befragten das aktive Ansprechen auftretender Probleme und Konflikte als einen der wichtigsten Aspekte der Rolle der Hauptamtlichen. Dabei gelte es das Spannungsfeld zwischen ‚Kontrolle' und ‚Freiheit' in eine ‚sinnhafte Begleitung der Begleitenden' zu übersetzen. Als ein weiterer Aspekt der hauptamtlichen Expertise wird von einigen Befragten die wechselseitige Wertschätzung von Haupt- und Ehrenamt, vor allem aber die Wertschätzung des ehrenamtlichen Engagements thematisiert. In diesem Zusammenhang sollten die Hauptamtlichen nicht nur den Fortbildungsbedarf der Ehrenamtlichen sensibel erfassen und Angebote machen, sondern vor allem auch signalisieren, dass sie mit ihrem ‚Einfach-Da-sein' etwas Wertvolles leisteten. Neben der individuellen Ebene der ‚Wertschätzung' wird auch das Bemühen um eine öffentliche Sichtbarmachung des Engagements als wichtige Aufgabe des Hauptamtes erachtet. Mithilfe des Transparent-Machens der ehrenamtlichen Arbeit nach innen und außen könne man dem Abwandern von Ehrenamtlichen aufgrund von Selbstverständlich-Nehmen ihres Tuns entgegensteuern. Allerdings dürfe das Ehrenamt dabei aber auch nicht überhöht werden, da es ansonsten zu Frustrationen beim Hauptamt kommen könne. In diesem Kontext sei insgesamt das Schaffen von Gelegenheiten zum Vertrauensaufbau besonders wichtig.

Hinsichtlich der Rolle des Ehrenamtes für eine gelingende Kooperation führen viele hauptamtlich tätige Befragte eine ‚ehrenamtliche Professionalität' als wichtig an, womit für sie ein bestimmtes Auftreten sowie bestimmte Eigenschaften verknüpft sind: Ehrenamtliche sollten für das Hauptamt „ansprechbar" sowie in der Lage sein, auf dessen Anweisungen hin zu handeln; ehrenamtlich engagierte Personen sollten sich „unauffällig einfügen" können und sich und insbesondere ihre Probleme nicht in den Vordergrund stellen; sie sollten sich ein Basiswissen erarbeiten und zudem ein „Standing" als Ehrenamtliche_r entwickeln. Für eine gute Zusammenarbeit sei sodann die Klarheit der Rollen wichtig sowie die Akzeptanz der Tatsache, dass jeder Akteur seine Verantwortung habe. Vor diesem Hintergrund sei auch eine wertschätzende Haltung der Ehrenamtlichen gegenüber der Arbeit des Hauptamtes zentral. Dazu gehöre zum Beispiel auch, bewusst das Gespräch mit dem Hauptamt suchen und damit dazu beizutragen, dass die Kooperation und das Vertrauen zwischen beiden Akteuren wachse.

Die befragten Haupt- und Ehrenamtlichen stimmten darin überein, dass den Bildungsangeboten im Kontext der Hospiz- und Palliativarbeit eine besondere Rolle im Hinblick auf eine gelingende Zusammenarbeit zukommt, wobei insbesondere dem Konzept der Erstqualifizierung ein hoher Stellenwert beigemessen wird. Dabei wird insbesondere die Ansicht vertreten, dass sich die Differenzierung in ambulante und stationäre Hospiz- und Palliativarbeit auch im Rahmen der Erstqualifizierung wiederspiegeln sollte. Insofern sei das in der Praxis vielfach genutzte Erstqualifizierungs-Curriculum für Ehrenamtliche in ambulanten Hospizdiensten (zum Beispiel das ‚Celler Modell') um die relevanten Bedarfe im stationären Palliativ- bzw. Hospizsetting zu ergänzen. Damit die Erstqualifizierung als Vorbereitung auf die spätere Zusammenarbeit mit dem Hauptamt fungieren könne, sei es wichtig, die Hauptamtlichen aktiv in die Erstqualifizierung einzubeziehen. Insgesamt sind die Befragten der Ansicht, dass die Erstqualifizierung Ehrenamtlicher einen wesentlichen Beitrag zu einer gelingenden Zusammenarbeit der Akteure Ehrenamt und Hauptamt leiste, da sie neben der Entwicklung persönlicher und sozialer Fähigkeiten vor allem auch die Gelegenheit böte, Vertrauen zum Beispiel zwischen Koordinator_innen und Ehrenamtlichen aufzubauen. Während die Befragten recht ausführlich auf die Erstqualifizierungen für Ehrenamtliche eingegangen sind, wurden die Weiterbildungen für Hauptamtliche nur am Rande thematisiert. Einige wenige Befragte sehen hier die Möglichkeit, das Wissen und die Erfahrung Ehrenamtlicher in die Weiterbildung von Hauptamtlichen zu integrieren.

Die gelingende Zusammenarbeit von Ehren- und Hauptamt hat schließlich auch eine gesellschaftspolitische Dimension: Alle Befragten vertreten die Ansicht, dass der Umgang mit Sterbenden im Sinne eines Ausbaus der Hospiz- und Palliativarbeit verbessert werden sollte. Dazu sei es allerdings notwendig, eine entsprechende öffentliche Debatte zu führen, um eine solidarische Sorgepraxis und gelingende Interaktion zwischen Hauptamtlichen, Bürger_innen und Sterbenden herzustellen: Dazu gehörten auch die Schaffung institutionell guter Rahmenbedingungen für das Ehrenamt und besserer Arbeitsbedingungen für das Hauptamt; die Wertschätzung des Ehrenamtes als ein gesellschaftliches Gut, das möglichst viele Bürger_innen ausüben (können) sollten; sowie die Verzahnung von nachbarschaftlicher und institutioneller Sorge. Insgesamt ist für die Befragten das wechselseitige und komplementäre Arbeitsverhältnis von Haupt- und Ehrenamt alternativlos, da beide Qualitäten – die berufliche Fachlichkeit des Hauptamtes wie auch die solidarische Rolle des Ehrenamtes – für die Sorgepraxis gleichermaßen unverzichtbar seien.

5 Zusammenfassung und Diskussion

Im Folgenden werden die zentralen empirischen Ergebnisse vor dem Hintergrund der aufgeworfenen Fragestellungen und des Forschungsstandes diskutiert und theoretisch fortgeführt. Hierfür seien die zentralen Fragestellungen der vorliegenden Arbeit noch einmal genannt: Wodurch ist das Verhältnis zwischen hauptamtlich und ehrenamtlich Tätigen bestimmt und wie schätzen die beteiligten Akteure selber dieses Verhältnis ein? Welche Bedeutung geben die Akteure dem Ehrenamt bzw. schreiben sie ihm zu? Welche Perspektiven können aus den Ergebnissen für eine gelingende Zusammenarbeit von Haupt- und Ehrenamt abgeleitet werden? Vor diesem Hintergrund widme ich mich zunächst den Motivationen der beteiligten Akteure aus dem Ehren- und Hauptamt (5.1) sowie der Bedeutung des Ehrenamtes in Hospizarbeit und Palliative Care (5.2), um mich im Anschluss ausführlicher dem wechselseitigen Arbeitsverhältnis von Ehren- und Hauptamt (5.3) sowie den damit verbundenen Institutionalisierungs- und Professionalisierungsprozessen (5.4) zuzuwenden. Abschließend werden die Ergebnisse der Arbeit mit Blick auf die Perspektiven der Zusammenarbeit von Ehren- und Hauptamt diskutiert (5.5).

5.1 Motivationen der Akteure

Bei den Motivationen der Ehrenamtlichen in Hospizarbeit und Palliative Care fällt insgesamt auf, dass diese sich nicht in altruistischen Motiven erschöpfen, sondern deutlich vielfältiger sind. Diese Vielfalt der Motive korrespondiert in den Augen der Hauptamtlichen mit einer neuen „Ansprüchlichkeit", wobei die Ehrenamtlichen ihre Tätigkeiten heute in einem Spannungsfeld von ‚Geben' und ‚Nehmen' ausübten: Dabei reichen die Motive für dieses spezifische zivilgesellschaftliche Engagement von eigenen positiven Erfahrungen mit Hospizarbeit oder auch dem Wunsch, vor Ort mit anderen gemeinsam sozial tätig zu sein, über berufliche Neuorientierung bis hin zur Erzielung ‚gesundheitlichen Wohlbefindens' und zum Setzen eines ‚Gegengewichtes' zum beruflichen Leistungs- und Erfolgsdruck. Auf diese Vielfalt der Motive zivilgesellschaftlichen Engagements in Hospizarbeit und Palliative Care verweisen auch Begemann und Seidel (2015), wobei sie diese vor allem in der Erstqualifizierung berücksichtigt wissen

© Springer Fachmedien Wiesbaden GmbH, ein Teil von Springer Nature 2018
S. Fleckinger, *Hospizarbeit und Palliative Care* , Sozialwissenschaftliche Gesundheitsforschung, https://doi.org/10.1007/978-3-658-22440-0_5

wollen. Auf das (neue) Spannungsfeld von Geben und Nehmen bezieht sich indirekt Goebel (2012), die das Engagement nicht nur altruistisch, sondern vor allem auch als Biographie-Arbeit einordnet.[149] Auch Claxton-Oldfield et al. (2012) benennen neben altruistischen weitere Motive für die Wahl einer Tätigkeit als ‚hospice volunteer‘, etwa die Beschäftigung in der Freizeit, die Stärkung des Selbst oder den persönlichen Gewinn, wobei allerdings die altruistischen Motive am wichtigsten seien. Stelzer/Lang (2014), die die Motive von ‚hospice volunteers‘ in Deutschland und den USA verglichen, konnten für beide Länder zeigen, dass Ehrenamtliche sich engagieren, weil sie „seek to help others, seek new learning experiences, seek social contacts, or seek personal growth" (Stelzer/Lang 2014, S. 156). Hayek et al. (2011) wiederum benennen neben altruistischen Motiven insbesondere auch Vorstellungen einer „solidarisch verstandenen Wertegemeinschaft, zu der man sich zugehörig fühlt und die durch die hospizelle Tätigkeit auch aktiv hergestellt wird" (Hayek et al. 2011, S. 98).

Insgesamt kann man festhalten, dass die Motive der zivilgesellschaftlich Engagierten sich erweitert haben (vgl. auch Schneider 2017).[150] Auch wenn die altruistischen von einigen Autor_innen als die wichtigeren Motive angesehen werden, so wurde in der vorliegenden Studie von einigen Hauptamtlichen (vor allem Koordinator_innen) konstatiert, dass die Ehrenamtlichen heute mit neuen Ansprüchen in den Einrichtungen arbeiteten, die nicht mehr nur das ‚Geben‘ im Blick hätten, sondern häufig auch den eigenen (immateriellen) Gewinn. Dabei muss meines Erachtens unentschieden bleiben, ob diese neue „Ansprüchlichkeit" vor allem als Zunahme des ‚Nehmens‘ oder aber als Kennzeichen eines selbstbewusster werdenden Ehrenamtes zu interpretieren ist; insgesamt kann sie aber sicherlich als lebendiger Ausdruck des Strukturwandels im Ehrenamt verstanden werden.

Die Motivationen der Hauptamtlichen stellen sich hingegen völlig anders dar: Während sich die Motive der Ehrenamtlichen stets auf die konkrete Tätig-

---

[149] Vgl. auch Schlaugat (2010), die ebenfalls einen Bezug zwischen der Motivation und der eigenen Biographie annimmt, wobei sie eine ‚bestehende eigene Betroffenheit‘ als Auswahlkriterium für das ehrenamtliche Tätigkeitsfeld betrachtet.
[150] Auf der allgemeinen Ebene zivilgesellschaftlichen Engagements findet sich die Motivvielfalt der Ehrenamtlichen unter anderem in der bevölkerungsrepräsentativen Befragung zu ‚Motivationen im Ehrenamt‘, die das Institut für Demoskopie ‚Allensbach‘ im Jahr 2013 im Auftrag der Bundesregierung durchgeführt hat (Haumann 2014), im ‚Zweiten Engagementbericht‘ der Bundesregierung (BMFSFJ 2017) sowie bei Klöckner (2016) und auch Gensicke (2015), der den Bezug zum Faktor ‚Zeit‘ aufgreift. Die Motivationen explizit neuer Gruppen von Ehrenamtlichen untersuchen in Bezug auf ‚Ältere‘ zum Beispiel Klie (2013) sowie in Bezug auf ‚sozial benachteiligte Freiwillige‘ zum Beispiel Meusel (2016). Den mit den Motivationen neuer Gruppen von Ehrenamtlichen eng verknüpften Diskurs ‚Zivilgesellschaftliches Engagement und soziale Ungleichheit‘ thematisieren darüber hinaus Munsch (2011), Fischer (2012) sowie der ‚Siebte Bericht zur Lage der älteren Generation‘ (Deutscher Bundestag 2016, S. 81f.; vgl. auch Klie 2017).

keit des Helfens und Begleitens als soziales und zivilgesellschaftliches Engagement beziehen, stellen alle befragten Hauptamtlichen mit Blick auf ihre eigene Motivation einen direkten Bezug zum Verhältnis Ehrenamt/Hauptamt her. Dies wiederum verweist auf die große Bedeutung, die den Ehrenamtlichen in diesem Kontext zugerechnet wird, wobei für einige Hauptamtliche gerade die Zusammenarbeit mit diesem ‚gänzlich anderen Akteur' die vorrangige Motivation und Grundlage ihrer Arbeit bildet: Dabei verweisen sie insbesondere auf den Solidaritätsgedanken und die ‚Freiwilligkeit' im Ehrenamt, auf die Ermöglichung von Bildung oder auch auf das Entstehen einer ‚Kultur des Erzählens'. Eine solche Kultur des Erzählens und Zuhörens ist dabei sicherlich anschlussfähig an Ausführungen von Heller (2017, S. 13), in denen er die Notwendigkeit von „Zuhörende[n] für die Narrative unseres Lebens und Sterbens" konstatiert.

Interessant ist dabei allerdings, dass die historische Erzählung der Kontinuität der Hospizidee für die Motivation der befragten Ehrenamtlichen wie auch Hauptamtlichen nicht relevant zu sein scheint. Meine Annahme war, dass diese Erzählung von Bedeutung ist und dass sie gegebenenfalls sogar einen motivierenden und verbindenden Hintergrund von Ehrenamt und Hauptamt bilden könnte. Dies hat sich (zumindest in meinem Material) nicht bestätigt. Möglicherweise zeigt sich hierin ein Effekt der fortschreitenden Säkularisierung im Sinne einer säkularisierten Hospizidee, die in aller Regel nicht mehr auf historische christliche Werte und Vorstellungen Bezug nimmt, sondern sich vor allem in die zivilgesellschaftlichen Werte der Solidarität und Partizipation sowie einer kommunalen Sorgekultur kleidet.

5.2 Bedeutung des Ehrenamtes

Die Bedeutungen und Funktionen des Ehrenamtes in Hospizarbeit und Palliative Care zeigen sich im vorliegenden Material als ausgesprochen vielfältig. Sie lassen dabei unterschiedliche Verbindungen zu den in Kapitel 2 dargelegten zivilgesellschaftlichen Funktionen erkennen wie auch zu den Ergebnissen des ‚E-APC-White Papers' von Goossensen et al. (2016), die die ehrenamtliche als eine relationale Tätigkeit verstehen, die zwischen ‚Da-Sein' und ‚Aufgaben erledigen' angesiedelt sei. Insgesamt benennen Goossensen et al. (2016, S. 190) dabei vier Felder, für die die Ehrenamtlichkeit von Bedeutung ist: a) das ‚being there' (das ‚Da-Sein' für die ‚Sterbenden' in der konkreten Situation); b) das ‚performing tasks' (die Erledigung unterschiedlichster Aufgaben); c) das reflexive Potenzial für die Zusammenarbeit zwischen Haupt- und Ehrenamt; und d) die Entwicklung einer kommunalen Sorgekultur. Diese vier Bereiche bestätigen sich auch in der vorliegenden Untersuchung als zentral:

a. *,Being there' (das Da-Sein für die ,Sterbenden' in der konkreten Situation)*:
    Es wurde deutlich, dass für die Befragten die besondere Qualität der ehren-
    amtlichen Sorge darin besteht, dass sie in der Freizeit der Engagierten statt-
    findet. Dadurch entstehe eine besondere, alltägliche Interaktionsform, die
    insbesondere von ,Patient_innen in der Klinik' (auf der Palliativstation) ge-
    schätzt werde, da ihnen diese Alltagskommunikation nur noch selten be-
    gegne. Zugleich scheint diese durch die Ehrenamtlichen verkörperte Alltäg-
    lichkeit (Student [2004, S. 64] bezeichnet die Ehrenamtlichen auch als
    „Fachleute fürs Alltägliche") auch dazu zu führen, dass sich Betroffene
    wieder im Mittelpunkt einer gemeinsamen Interaktion erleben können, was
    die Einsamkeit erträglicher machen, den Personen-Kreis in der Klinik er-
    weitern und die Lebensqualität steigern könne (vgl. hierzu auch Babenderde
    et al. 2015; Fleckinger/Meyer 2015). Im Zentrum steht dabei der freiwillige
    ,mitmenschliche' Besuch der Ehrenamtlichen, durch den die Betroffenen
    als Person wahrgenommen und nicht nur auf ihre Krankheit reduziert wür-
    den. Bei all dem wird die Rolle der Ehrenamtlichen von den Betroffenen als
    uneigennützig beschrieben.

b. *,Performing tasks' (die Erledigung unterschiedlichster Aufgaben)*: Diese
    Kategorie wird in der vorliegenden Studie vor allem im Sinne von Entlas-
    tung deutlich, welches das Ehrenamt auf den unterschiedlichen Ebenen
    möglich macht. So stimmt die Mehrzahl der Hauptamtlichen zum Beispiel
    darin überein, dass der „solidarische Beitrag" der ehrenamtlichen Arbeit
    notwendig sei, um rund um die Uhr eine ganzheitliche Sorgepraxis zu ge-
    stalten: Einerseits erledigen die Ehrenamtlichen eine ganze Reihe von un-
    terstützenden Tätigkeiten im Alltag (zum Beispiel Einkäufe erledigen,
    Räume gestalten, Kuchen backen, Weihnachtsfeier ausrichten), andererseits
    reduzierten sie aber auch den Druck in der Gesamtsituation der Sorgepraxis.
    Auf diese Weise entsprächen sie dem Bedürfnis der Betroffenen, dass je-
    mand ,Ruhe' in die konkrete Situation hineinbringe, zugleich ermöglichten
    sie damit aber auch den Hauptamtlichen, sich auf ihre beruflich-
    professionelle Rolle zu konzentrieren.

c. *,Reflexives Potenzial für die Zusammenarbeit zwischen Haupt- und Ehren-
    amt'*: Neben dem ,Da-Sein' und der Erledigung von Aufgaben wird von
    den hauptamtlich tätigen Befragten das reflexive Potenzial als besondere
    Qualität der Rolle des Ehrenamtes angesehen, aber auch erwartet: Einerseits
    ermögliche das reflexive Potenzial des Ehrenamtes insbesondere auch den
    Hauptamtlichen, ihre Rolle im Setting sowie die jeweilige Sorgepraxis ins-
    gesamt zum Gegenstand reflektierenden Nachdenkens zu machen; anderer-
    seits sind die Befragten der Ansicht, dass ,Sensibilität' sowie die Fähigkeit
    zur ,Distanz in der Nähe' gute Voraussetzungen für die ehrenamtliche Be-

gleitungsarbeit seien, wobei als Mindestvoraussetzung insbesondere die Reflexion der eigenen Sorgepraxis erwartet wird. Das Potenzial der Reflexivität des Ehrenamtes realisiere sich dabei auch aufgrund seiner anderen Perspektive: So fielen den begleitenden Ehrenamtlichen viele Aspekte bei den ‚Patient_innen‘ auf, für die den Hauptamtlichen (in der Geschäftigkeit und Routine des Arbeitsalltages) vielfach die ‚Sensibilität‘ und Zeit fehle. In diesem Kontext wird stets auch auf die Freiheit und Freiwilligkeit des Ehrenamtes verwiesen, die auch eine Reflexion der organisationalen und institutionellen Strukturen und Prozesse möglich mache. Allerdings ist für die Ehrenamtlichen selbst diese ‚Freiheit‘ der Kritik und Reflexion keine Selbstverständlichkeit, sondern etwas, das erlernt und verteidigt werden muss (hierauf wird unter 5.3 noch ausführlicher eingegangen).

d. *‚Die Entwicklung einer kommunalen Sorgekultur‘:* Auch mit Blick auf die Entwicklung einer kommunalen Sorgekultur hat das Ehrenamt in Hospizarbeit und Palliative Care eine wichtige Bedeutung (vgl. Klie 2007; 2016; Deutscher Bundestag 2016)[151]. So sehen die Befragten der vorliegende Studie eine Funktion von Ehrenamtlichen darin, die ‚Lücke‘ zwischen der professionellen Pflege von Hauptamtlichen und dem gesellschaftlichen Anspruch, ein mitmenschliches Sterben zu ermöglichen, zu schließen: Erstens könnten die Ehrenamtlichen den schwerstkranken Menschen persönliche Nähe in einem größeren zeitlichen Umfang zukommen lassen, als es hauptamtlich tätigen ‚Profis‘ möglich sei; zweitens ermöglichen sie über alltägliche Interaktionsformen eine gesellschaftliche Teilhabe der Betroffenen; drittens entlasteten sie die Angehörigen, die sich für die Zeit des Besuchs der Ehrenamtlichen ein „time-off" nehmen könnten; und viertens schließlich beförderten Ehrenamtliche auch die Enttabuisierung des Sterbens in der Gesellschaft, indem sie als Multiplikatoren ihres (in der Hospiz- und Palliativarbeit) Erlebten fungieren und diese „Narrative des Lebens und Sterbens" (Heller 2017) weitertragen.

Insgesamt wird deutlich, dass die Funktionen und Bedeutungen des Ehrenamtes ausgesprochen vielfältig sind und nicht auf bestimmte Aspekte festgelegt werden können. Insofern kann man den Thesen von Beher/Liebig (2012, S. 976) zu Sozialer Arbeit und Ehrenamt auch für die Hospiz- und Palliativarbeit zustimmen, dass nämlich eindeutige Antworten zur Funktion von Ehrenamt nur dann gegeben werden könnten, wenn „Widersprüche, Ambivalenzen und Doppeldeutigkeiten" zugelassen würden. Zugleich müsse der Blick auf das „heterogene Beziehungsgeflecht zwischen ehrenamtlicher und beruflicher Arbeit" (Beher/Liebig

---

[151] Vgl. auch Wegleitner et al. (2016); Heller/Wegleitner (2017); Schuchter/Heller (2016); vgl. zur zivilgesellschaftlichen Qualität ehrenamtlicher Arbeit in Palliative Care Fleckinger (2013c; 2014).

2012, S. 979) gerichtet werden, auch wenn sich dieses Geflecht von vielfältigen Wechselbeziehungen einer „eindeutigen und allgemein gültigen Charakterisierung und Bewertung zu entziehen" (ebd.) scheine.

5.3 Das wechselseitige Arbeitsverhältnis von Ehren- und Hauptamt

Die Ergebnisse dieser Untersuchung unterstreichen, dass sich die Hospiz- und Palliativarbeit in den vergangenen drei Jahrzehnten in der Breite der Gesellschaft etabliert hat (vgl. auch Pleschberger/Müller-Mundt 2017; Melching 2017), wobei das Ehrenamt für die gegenwärtigen Versorgungsstrukturen als elementar angesehen wird. Zugleich wird deutlich, dass insbesondere auch das wechselseitige Arbeitsverhältnis von Ehrenamt und Hauptamt für alle Befragten von zentraler Bedeutung ist. Dies gibt der Leopoldina (2015, S. 64) Recht, die gerade für den Bereich der Hospizarbeit und Palliative Care gefordert hatte, die organisationale Praxis der haupt- und ehrenamtlichen Akteure eingehender zu beforschen, um Erkenntnisse zu den Kooperationsbeziehungen zwischen verschiedenen Akteuren, aber auch zu den „Machtrelationen und Herrschaftsstrukturen im Sinne von Ver- und Entpflichtungsmustern sowie Über- und Unterordnungsverhältnissen zwischen den institutionellen Akteuren" zu erlangen.

Die Ergebnisse der vorliegenden Studie verweisen dabei zunächst auf den immer wieder thematisierten Kontrast zwischen der ‚Freiheit' des Ehrenamtes und der ‚Pflicht' des Hauptamtes, wobei dies häufig auch als wechselseitige Ergänzung interpretiert wird: Weil das Ehrenamt nicht bezahlt werde, brächten die Ehrenamtlichen eine komplementäre, ungebundene Perspektive in die sorgende Praxis und damit in die Zusammenarbeit mit dem Hauptamt ein, die dieser auch zu Gute käme. Dies erinnert an das ‚reflexive Potenzial' im vorangegangenen Kapitel und entspricht zum Beispiel den Ergebnissen von Goossensen et al. (2016, S. 190), die konstatieren, dass „HPC volunteering has a lot to offer, not only to people with life-limiting conditions and those close to them, but also to healthcare organisations and paid staff: volunteers may have different views than paid medical staff and detect different signals from patients, which they can then pass on to paid staff."

Aber auch wenn die Idee der komplementären Wechselseitigkeit von Ehren- und Hauptamt durchaus plausibel erscheint, so verweisen die Ergebnisse der vorliegenden Studie auch darauf, dass die Hauptamtlichen der unterschiedlichen Versorgungssektoren die Ehrenamtlichen (etwa aufgrund des Solidaritätsgedankens, siehe Kapitel 5.1) zwar in hohem Maße wertschätzen, zugleich aber die Zusammenarbeit mit ihnen sehr verschieden (und eben keineswegs nur positiv) erleben und bewerten: Während nämlich die Hauptamtlichen in SAPV-Teams die Erfahrung machen, dass es durch die qualifizierten Ehrenamtlichen zu einer Arbeitserleichterung für die hauptamtlich Tätigen kommt, erleben die Hauptamtlichen im Bereich der stationären Palliativarbeit die Ehrenamtlichen durchaus auch als eine ‚gefühlte Mehrbelastung'.

Insgesamt ist dabei festzuhalten, dass die Aussagen der Hauptamtlichen zwischen der Wertschätzung der Ehrenamtlichen und spezifischen Erwartungen an sie changieren. Besondere Erwartungen resultieren zum Beispiel daraus, dass Palliativstationen von den Befragten als ‚professioneller Bereich' eingeordnet werden und die Ansicht vertreten wird, dass solch ein komplexer Versorgungsbereich eine Unterordnung der Ehrenamtlichen unter die Hauptamtlichen („die Profession") erforderlich mache, wobei die Hauptamtlichen den Rahmen für das ehrenamtliche Handeln abstecken. In dieser Logik bestimmen dann die unterschiedlichen persönlichen Voraussetzungen der Ehrenamtlichen die Art der ihnen übertragenen Aufgaben, weil die befragten Hauptamtlichen das Ehrenamt in erster Linie als (ehrenamtliches) Zuarbeiten für das Hauptamt einordnen. Dies entspricht auch der Einschätzung von Charbonnier (2011, S. 52ff.), der darauf verweist, dass die stationäre Palliativversorgung in Krankenhäusern hierarchisch strukturiert sei und einer medizinischen Rationalität folge; dabei seien die Aufgaben und die Einbindung der Ehrenamtlichen bislang an den (unterschiedlichen) Leitbildern der jeweiligen Palliativstationen bzw. Krankenhäuser orientiert.

Ein weiteres Phänomen des Verhältnisses zwischen Ehrenamtlichen und Hauptamtlichen, das nur von hauptamtlich tätigen Befragten aus der stationären Hospiz- und Palliativarbeit beschrieben wird, ist Konkurrenz: Dabei werden Konkurrenz und Neid häufig zum Beispiel aufgrund von Unzufriedenheit mit der eigenen Arbeitssituation empfunden (was zum Beispiel auch von Schumacher 2015, S. 24 bestätigt wird)[152]. Auch stellt sich die Zusammenarbeit mit dem

---

[152] Schumacher (2015, S. 24) konstatiert, dass „die Arbeit der Hauptamtlichen als mehr oder weniger selbstverständlich hingenommen wird, während die Ehrenamtlichen für ihre ‚Beziehungsarbeit' Dank und Anerkennung ernten." Doch auch Hauptamtliche bedürfen der Anerkennung und bekämen oft zu wenig davon. Vielfach, so Schumacher (ebd.) weiter, würde angenommen, dass Hauptamtliche keine Anerkennung bräuchten, bekämen sie doch ihr Gehalt in monetärer Form. Doch dieser „Fehlschluss" wirke sich „umso belastender auf die Beziehung von Haupt- und Ehrenamtlichen aus, je mehr Hauptamtliche sich über ihre unmittelbaren Dienstpflichten hinaus engagieren, denn dies tun sie in gewissem Sinne ebenfalls freiwillig" (Schumacher 2015, S. 24). Auf einen weiteren Aspekt im Zusammenhang mit der Arbeitsunzufriedenheit von hauptamtlich Pflegenden weisen die Überlegungen von Fischer (2010) hin: Sie thematisiert Unklarheiten im beruflichen Selbstverständnis in der Alten- und Krankenpflege: „Der Bäcker backt, der Maler malt, der Pfleger ..." (Fischer 2010, S. 239). Dabei ist ihre Hypothese, dass sich „Wertschätzungsdefizite in Bezug auf die Arbeitsleistung [...] als Folgen von institutionellen Handlungsbedingungen und von vorurteilsbehafteten kollektiven Deutungsmustern" zeigen (Fischer 2010, S. 239). Es fehle auf mehreren Ebenen an Transparenz und Wahrnehmung der Professionalität in der Pflege (bestehend aus Fachqualität, Interaktionskompetenz und

Ehrenamt für einige Hauptamtliche als ein ‚Umgehen-Müssen' mit der Unterschiedlichkeit des Akteurs Ehrenamt dar, der hierarchisch kaum einordbar sei. Probleme dieser Art thematisieren zum Beispiel auch Olk und Gensicke (2014, S. 219), die das ‚bürgerschaftliche Engagement' in Ostdeutschland untersuchen: Unklarheiten über Handlungsmöglichkeiten der einzelnen Akteure ergäben sich immer dann, wenn die Zuständigkeiten der einzelnen Gruppen nicht klar genug abgegrenzt und die Rahmenbedingungen für den Einsatz von Ehrenamtlichen nur vage geregelt seien (vgl. auch Matuschek/Niesyto 2013, S. 13; Schlaugat 2010, S. 162f.).

Inwieweit Probleme dieser Art von den Ehrenamtlichen thematisiert werden, hängt weitgehend davon ab, wie sie das Verhältnis von Haupt- und Ehrenamt und damit auch ihre eigene Rolle interpretieren. Dabei finden sich bei den Ehrenamtlichen zwei grundsätzlich verschiedene Perspektiven auf das wechselseitige Arbeitsverhältnis: In der ersten Perspektive wird das Hauptamt als dem Ehrenamt übergeordnet konzipiert, die zweite versteht Ehrenamt und Hauptamt als gleichwertige Akteure der palliativen und hospizlichen Sorgepraxis. Grundlage der ersten Perspektive ist die Annahme, dass das Hauptamt für die medizinisch-pflegerische Versorgung der ‚Patient_innen' zuständig sei, während das Ehrenamt das Hauptamt lediglich bei der Verbesserung der Lebensqualität der Betroffenen unterstützen könne. In dieser Perspektive sehen die Ehrenamtlichen ihre Rolle vornehmlich darin, das Hauptamt zu entlasten bzw. zu ergänzen.

Begreifen die befragten Ehrenamtlichen Ehrenamt und Hauptamt hingegen als gleichwertige Akteure in der Sorgepraxis, thematisieren sie vor allem die Zuordnung von Aufgabenbereichen. Problematisiert wird dabei zum Beispiel, dass die Hauptamtlichen oft nicht über die Qualifikation der Ehrenamtlichen informiert seien: Dies könne dazu führen, dass Ehrenamtliche von Hauptamtlichen ‚geschützt' würden, indem ihnen die originär ehrenamtliche Aufgabe in der Hospizarbeit (die Begleitung von Menschen an deren Lebensende) vorenthalten würde. Vor diesem Hintergrund kommt der Aushandlung der Aufgabenzuordnung eine große Bedeutung zu, die nach Ansicht der Befragten allerdings nur auf einer Basis von Vertrauen und Zutrauen bewältigt werden kann.[153] Diese Basis

---

Strukturkompetenz) als Wertschätzungsbasis (Fischer 2010, S. 245ff.; vgl. zu Perspektiven professioneller Pflegeethik auch die empirische Studie von Wettreck 2001 und die Theoriearbeit von Friesacher 2008).

[153] Dabei gilt ‚Vertrauen' in der psychologischen Denktradition (Schweer 2010; vgl. auch 2013; Schweer/Thies 1999; 2003) als Grundlage für gelingende Interaktion und in der sozialpädagogischen Forschung (Wagenblass 2001, S. 1934ff.) als „strukturierendes Medium sozialer Beziehungen" (Wagenblass 2001, S. 1937ff.). In der soziologischen Begriffsdefinition nimmt – sowohl bei Simmel (1908, zit. nach Rammstedt 2007, S. 708) als auch bei Luhmann ([1968] 2014, S. 9ff.) – der Zeitbezug eine zentrale Rolle ein: Nach Simmel (1908, zitiert nach Rammstedt 2007, S. 708) gelte, dass ‚Vertrauen' die „Hypothese künftigen Verhaltens" als Handlungsgrundlage der Gegenwart nutze.

scheint in den entsprechenden Aushandlungsprozessen allerdings nicht immer gegeben zu sein, da sich die Hauptamtlichen hierbei gelegentlich in ihrer Professionalität in Frage gestellt fühlten.

Interessant ist schließlich, dass die Unklarheiten über Zuständigkeiten sowie auch das gelegentliche Aufkommen von Konkurrenz in dem Moment verschwinden, wenn die Haupt- und Ehrenamtlichen gebeten werden, ihr gemeinsames Arbeitsverhältnis aus Sicht der Betroffenen ('zirkuläre' Frage) einzuschätzen. Diese Frage beantworteten die Ehren- und Hauptamtlichen (mit einer Ausnahme) übereinstimmend dahingehend, dass das Miteinander der Akteure für die Betroffenen einen komplementären, sich ergänzenden Wert habe. Vor diesem Hintergrund nehmen die Befragten (unterschiedliche) Erwartungen der Betroffenen wahr: Während die Hauptamtlichen besonderen Erwartungen an ihre Professionalität ausgesetzt seien, könnten die Ehrenamtlichen in der Regel frei von diesen Erwartungen handeln. Und während die Hauptamtlichen vor allem über ihre professionelle Funktion in den Kontakt zu den Betroffenen träten, kämen die Ehrenamtlichen in ihrer Freizeit, wodurch es den Betroffenen ermöglicht werde, soziale Verbindungen einzugehen, die auf beiden Seiten auf Freiwilligkeit gründeten. Als Besonderheit des Hauptamtes wird zudem thematisiert, dass es Sicherheit spende, denn es sei vor allem die öffentlich sichtbare, „offizielle" Funktion der hauptamtlichen Akteure, die den Betroffenen Sicherheit in ihrer fragilen lebensweltlichen Situation vermittle.

Insgesamt kann man festhalten, dass auch das wechselseitige Arbeitsverhältnis von Ehren- und Hauptamt nicht einheitlich bestimmt oder charakterisiert werden kann (vgl. Beher/Liebig 2012, S. 979). Zum einen unterscheiden sich die unterschiedlichen Versorgungsbereiche in ihren spezifischen Anforderungen und Rahmenbedingungen, zum anderen treffen in der Praxis ganz unterschiedliche Perspektiven und Logiken aufeinander. Insofern bestätigen sich die Annahmen von Goesmann (2016, S. 25), die sie für die ehrenamtliche psychosoziale Demenzbetreuung formuliert hat, auch für den Bereich Hospizarbeit und Palliative Care, dass nämlich vor allem die unterschiedlichen Logiken (des Systems Pflegeheim, der Ehrenamtlichen und der Angehörigen) zu Konflikten führen, weil

---

Nach Luhmann ([1968] 2014, S. 1) ist ‚Vertrauen' „im weitesten Sinne eines Zutrauens zu eigenen Erwartungen ein elementarer Tatbestand des sozialen Lebens. Der Mensch hat zwar in vielen Situationen die Wahl, ob er in bestimmten Hinsichten Vertrauen schenken möchte oder nicht. Ohne jegliches Vertrauen aber könnte er morgens sein Bett nicht verlassen." Es habe insofern die Funktion, „zwischen der Komplexität der Möglichkeiten von Zukunft und der mit der Gegenwart wirklich gewordenen Vergangenheit bei Interaktionen und Wahrnehmungen zu vermitteln, um Komplexität in dem Maße zu reduzieren, dass der Einzelne in seinem sozialen Kontext leben und handeln kann" (Rammstedt 2007, S. 708). Kurz: Mit der Möglichkeit von ‚Vertrauen' steht nach Luhmann ([1968] 2014, S. 8f.) eine „wirksame[...] Form der Reduktion von [sozialer, SF] Komplexität zur Verfügung."

diese mitunter nur schwer zu vereinbaren seien. Im Material der vorliegenden
Studie wird dies exemplarisch auch an dem strukturellen Widerspruch der ‚professionellen Kontrolle' deutlich: Einerseits hat das Hauptamt die Befugnis, dem
Ehrenamt Weisungen zu erteilen, andererseits ist das Ehrenamt gerade durch
seine Ungebundenheit und Freiheit gekennzeichnet, Weisungen zu befolgen oder
eben nicht – ein Spannungsfeld, das als ‚reziproke Abhängigkeit' beider Akteure
möglicherweise treffend beschrieben ist.

5.4 Institutionalisierung und Professionalisierung

In den vergangenen 20 Jahren hat sich die Hospiz- und Palliativarbeit nicht nur
etabliert, sondern sie hat sich zugleich auch zu einem lukrativen Segment der
Gesundheitsversorgung entwickelt. Verbunden war diese Entwicklung mit der
Implementierung diverser rechtlicher und verbandlicher Vorgaben und Vereinbarungen sowie struktureller Rahmenbedingungen, was zur Profilierung der unterschiedlichen hospizlich-palliativen Versorgungsbereiche geführt und die hospizlich-palliative Sorgepraxis insgesamt maßgeblich verändert hat. Diese Prozesse,
die häufig mit Begriffen wie Institutionalisierung, Medikalisierung oder Professionalisierung belegt werden (Gronemeyer/Heller 2014b; Heller/Wegleitner
2017), finden sich auch in den Daten der vorliegenden Untersuchung wieder.

Insgesamt kann man zunächst festhalten, dass alle befragten Ehren- und
Hauptamtlichen einen Trend zur Institutionalisierung und Professionalisierung
der Hospiz- und Palliativarbeit wahrnehmen. Dabei werden diese Prozesse weder
eindeutig positiv noch eindeutig negativ, sondern vor allem in ihrer Ambivalenz
bewertet: Denn einerseits stärke die Institutionalisierung die Bedeutung der Hos-
piz- und Palliativarbeit innerhalb der gesundheitlichen Versorgungsstrukturen
und sichere sie dadurch auch ab; andererseits bedeute die Institutionalisierung
aber immer auch Kontrolliert- und Bestimmt-Werden von außen, was mögliche
Spielräume grundsätzlich einenge. In diesem Zusammenhang thematisieren zum
Beispiel einige Koordinator_innen ambulanter Hospizdienste die Einführung von
Qualitätsrichtlinien, die sie als Reglementierung der eigenen Fachlichkeit bewerten. Zugleich vergrößerten diese Vorgaben aber auch den Aufwand bei der Rekrutierung, ‚Pflege' und ‚Kontrolle' der Ehrenamtlichen, weshalb für die Unterstützung der Ehrenamtlichen bei der konkreten Begleitung Sterbender nur noch
wenig Raum sei.

Vor diesem Hintergrund ist es in gewisser Weise nur folgerichtig, dass die
Befragten übereinstimmend die Erfahrung machen, dass im Rahmen der institutionellen Etablierung auch dem Ehrenamt zunehmend eine gleichsam
‚professionelle' Rolle zugeordnet wird: Einerseits ist die Arbeit der Ehrenamtli-

chen mit ihrer gesetzlichen Verankerung aus dem informellen Terrain herausgetreten und hat nun einen öffentlich legitimierten Charakter bekommen; andererseits entstanden dadurch verbindliche Anforderungen an die ‚Erstqualifizierung‘ der Ehrenamtlichen, an ihre organisationale Anbindung, an die Dokumentation ihrer Tätigkeiten, an ihre regelmäßige Teilnahme an Supervision usw. Diese Vorstellungen einer Professionalisierung des Ehrenamtes gehen in der stationären Hospiz- und Palliativarbeit gegebenenfalls soweit, dass von einigen Hauptamtlichen erwartet wird, dass die Ehrenamtlichen möglichst die gleiche Handlungslogik wie sie selber verfolgen und in diesem Sinne ‚in den Dienstplan passen‘ sollen. Diese Professionalisierung des Ehrenamtes hat nach Ansicht der Befragten auch dazu geführt, dass die früheren familiären Strukturen in den Hospizvereinen zunehmend verloren gegangen seien. Vor diesem Hintergrund benennt Schneider (2017, S. 73) die mit einer solchen ‚Professionalisierung‘ des Ehrenamtes verbunden Widersprüche:

> „Das Ehrenamt in der Hospizarbeit soll einerseits durch eine klare Profilbildung, durch konkrete Tätigkeitsbeschreibungen oder gar ‚Zielvereinbarungen‘, aber auch durch Wissens- und Kompetenzvermittlung stärker konturiert und dennoch vor Überforderung geschützt werden. Gleichzeitig soll es in seiner Freiheit, Freiwilligkeit, Offenheit und Spontaneität unbeschnitten bleiben. Es soll in seiner gesellschaftlichen Wirkkraft gemäß der Hospizprogrammatik bedeutsam bleiben oder noch bedeutsamer gemacht werden – zum Beispiel in allen Einrichtungen, in denen gestorben wird, als ‚bürgerschaftliche Ressource und zivilgesellschaftliche Instanz‘ wirken – und gleichwohl gesellschaftlich nicht vereinnahmt werden (zum Beispiel als Kostensparfaktor im Gesundheitssystem), sondern bürgernah bleiben […] Ehrenamtliches Engagement am Lebensende soll noch mehr Lebensbereiche umfassen, jedoch nicht zu einem allumfassenden Dienstleister und Wunscherfüller im Sterben werden, und gleichzeitig bleibt die Vorstellung des intensiven, ‚intimen‘, biografisch individualisierend wirkenden Begleitens in der letzten Lebensphase erhalten.“

Neben der Professionalisierung des Ehrenamtes thematisieren die befragten Hauptamtlichen allerdings auch die Professionalisierung der Sorgepraxis selbst, die vor allem in einer Zunahme der Professionen-Vielfalt deutlich werde. Dabei haben die Befragten bei dieser Form der Professionalisierung vor allem die Betroffenen im Blick: Denn gerade auch die ‚Patient_innen‘ könnten sich immer weniger der ‚Belagerung‘ durch die Expert_innen, die ja immer auch Ansprüche auf Beachtung für sich und ihre Tätigkeiten reklamierten, entziehen.

Damit sprechen die Befragten an, was auch in der Literatur von einigen Autor_innen problematisiert wird: Indem Palliative Care zur Regelversorgung werde, werde das „Sterben zu einem verwaltenden, kontrollierten und institutionalisierten Prozess“ (Gronemeyer 2008, S. 159). Sowohl von staatlicher Seite wie auch von Seiten der Palliativmedizin werde versucht, „Sterben und Tod zu modernisieren, das heißt: ihn ökonomisch, medizinisch und institutionell zu beherrschen", womit das Lebensende „fast zwangsläufig [...] zum Ort einer Dienstleistung" (Gronemeyer 2008, S. 159) werde. Dieser professionalisierte Umgang mit dem Sterben habe, so Gronemeyer (2008, S. 37f.), zu einem sprunghaften Anstieg neuer Berufsbilder für das ‚Aufgabenfeld' des letzten Lebensabschnittes geführt:

> „Da sind Krebsärzte, Palliativmediziner, Schmerztherapeuten, Palliativschwestern (sie sind speziell für die Pflege Sterbender ausgebildet); Psychoonkologen; Hospizfachkräfte; Brückenschwestern; Fatigue-Spezialisten; Pflegende, die sich im Umgang mit demenziellen Erkrankungen auskennen; Sozialarbeiter; ehrenamtliche und professionelle Sterbebegleiter. Natürlich bedarf es auch der Beratung bei Patientenverfügungen; und im Hintergrund sind Supervisoren tätig, die wiederum jene betreuen, die in der Palliativpflege oder der Hospizarbeit tätig sind, und deren Burnout-Symptome bekämpfen. Im Hintergrund wirken auch die Krankenkassenvertreter, die darüber entscheiden, was bezahlt wird und was nicht; außerdem eine wachsende Zahl von Wissenschaftlern" (ebd.).

Dieses ‚palliative Komplettangebot' (Gronemeyer 2008, S. 40) ist durchaus auch als Ökonomisierung der professionellen Versorgung beschreibbar, weil Palliative Care eben auch zu einem lukrativen Markt geworden ist. Maio (2017, S. 175) problematisiert in diesem Zusammenhang, dass gegenwärtig eine „komplette Überformung der medizinischen Rationalität durch eine betriebswirtschaftliche Logik" stattfinde, was gerade die Palliativmedizin in ihrem Kern erschüttere. Denn „nicht die Verwirklichung einer genuin sozialen Praxis gilt als Rechtfertigung des Handelns, sondern die Maximierung der Zahl, und was nicht gezählt werden kann, gilt als wertlos. Die Verbürokratisierung der modernen Medizin führt somit zu einer Abwertung anderer Verhaltensrationalitäten, anderer Entscheidungsgesichtspunkte und somit genau der Gesichtspunkte, die für die Heilberufe in ihrer Berufswahl und Sozialisation motivationsleitend und identitätsstiftend waren" (Maio 2017, S. 175).

Für Gronemeyer und Heller (2014b, S. 230) gilt dieser Befund allerdings nicht nur für die Heilberufe im Allgemeinen und die Palliativmedizin im Besonderen, sondern es bestehe die Gefahr, dass die Prozesse der Ökonomisierung und Bürokratisierung vor allem auch die Hospizbewegung und ihre Ideale von den Betten der Sterbenden verdrängten: „Die Hospizbewegung ist in der Gefahr, ein Teil jenes Prozesses zu werden, der das Sterben zur Planungsaufgabe werden lässt. Sie ist aufgebrochen, um aus dem Ägypten eines kalten und seelenlosen Krankenhaussterbens auszuziehen, und kommt nun nicht etwa im Gelobten Land einer würdigen Sterbekultur an, sondern findet sich plötzlich als Teil eines Managementprojektes wieder, das ‚Sterben' heißt."

Wie oben bereits gesagt, nehmen die Befragten der vorliegenden Studie diese Entwicklungen durchaus wahr, wobei einige explizit betonen, dass es – um diese Prozesse der Institutionalisierung und Ökonomisierung zu begleiten – vor allem auch Hauptamtliche mit einer kritischen Reflexionskompetenz brauche. Die Perspektiven einer solchen kritischen Reflexion liegen für Maio (2017, S. 178) in einer „professionelle[n] Hilfe durch gelingende Interaktion auf der Basis von wissenschaftlicher Expertise in Verknüpfung mit verstehender Zuwendung"; Heller und Wegleitner (2017, S. 16) verweisen auf neue „Zugänge, die von Selbstverantwortung, Mitverantwortung und durch ein Zueinander von professionell-institutioneller und bürgerschaftlich-ehrenamtlicher Sorge charakterisiert sind."

5.5 Perspektiven der Zusammenarbeit von Haupt- und Ehrenamt

Das empirische Material der vorliegenden Studie bietet einige Hinweise, wie diese ‚gelingende Interaktion' (Maio) bzw. dieses ‚Zueinander von professionell-institutioneller und bürgerschaftlich-ehrenamtlicher Sorge' (Heller/Wegleitner) gestaltet werden kann. Dabei betonen die Befragten zunächst ganz grundsätzlich die Notwendigkeit eines reflexiven Verhältnisses zueinander, die sich zum Beispiel für die Hauptamtlichen vor allem daraus ergibt, dass mit dem Ehrenamt ‚ein gänzlich anderer Akteur' im Setting mitarbeitet, der nicht immer klar (etwa in der Hierarchie einer Palliativstation) zu verorten ist (s.o.). Damit ist gleichermaßen die Erfahrung und die Hoffnung verbunden, auf diese Weise einen kontinuierlichen Prozess des aktiven Aushandelns der Rollen, der Zuständigkeiten und des Verhältnisses zwischen ehrenamtlich und hauptamtlich Tätigen in Gang zu setzen und zu halten. Als Voraussetzung einer solchen reflexiven Zusammenarbeit werden gemeinsam getroffene Absprachen, gemeinsame Aktivitäten (zum Beispiel zur Entwicklung von Projekten) und vor allem die Bereitschaft zur Kommunikation angesehen. Neben der Klarheit der Rollen sei dabei insbesondere von Bedeutung, dass jeder Akteur seine spezifische Verantwortung auch akzeptiere. Wie oben bereits ausgeführt, erwarten viele hauptamtlich tätige Befragte in diesem Zusammenhang eine gewisse ‚Professionalität' von den Ehrenamtlichen, womit für sie ein bestimmtes Auftreten sowie bestimmte Eigenschaften verknüpft sind: Ehrenamtliche sollten für das Hauptamt „ansprechbar" sowie in der Lage sein, auf dessen Anweisungen hin zu handeln; ehrenamtlich engagierte Personen sollten sich „unauffällig einfügen" können und sich und insbesondere ihre Probleme nicht in den Vordergrund stellen; sie sollten sich ein Basiswissen erarbeiten und zudem ein „Standing" als Ehrenamtliche_r entwickeln.

Aus solchen und ähnlichen Erwartungen an die Person und an die Rolle der Ehrenamtlichen wird bereits ersichtlich, dass die Zusammenarbeit von Ehren- und Hauptamt ein gewisses Konfliktpotenzial birgt. Vor diesem Hintergrund benennen die Befragten das aktive Ansprechen auftretender Probleme und Konflikte als eine der wichtigsten Anforderungen an die Rolle der Hauptamtlichen (vgl. auch Schumacher 2015, S. 19). Dabei gelte es das Spannungsfeld zwischen *,Kontrolle aus Angst, dass etwas aus dem Ruder laufe'* und *,den Ehrenamtlichen sämtliche Freiheiten lassen'* in eine *,sinnhafte Begleitung der Begleitenden'* zu übersetzen.

Schneider (2017, S. 72f.) verweist in diesem Zusammenhang auf den Wandel im Ehrenamt, der insbesondere durch eine zunehmende Heterogenität der ehrenamtlichen Persönlichkeiten sowie ihrer Motive gekennzeichnet sei, was die Koordination insgesamt aufwendiger und schwieriger mache; mit wachsender Größe der Organisationen sei es daher umso erforderlicher, „Ehrenamt und Hauptamt strikt zu trennen und den organisatorischen Umgang mit dem Ehrenamt konsequent zu professionalisieren. Dies ist umso bedeutsamer, je unterschiedlicher die Betreuungssettings werden, in denen Ehrenamtliche eingesetzt werden: von den zunehmend heterogenen Sterbenswelten zuhause bei den Patienten in den eigenen vier Wänden über Alten-/Pflegeheime bis hin zu jenen speziellen Einrichtungen der Wohnungslosen- oder der Behindertenhilfe oder Gefängnissen." Für die Zukunft, so Schneider (2017, S. 73) weiter, zeichne sich eine Entwicklung ab, die deutlich unterscheide zwischen einem „hauptamtlichen, generalistisch-ganzheitlich professionalisierten Case Manager auf der einen Seite und dem alltagsweltlich-funktional eingesetzten, spezialisierten, mit eigener Expertise und Professionalität ausgestatteten Ehrenamtlichen auf der anderen Seite." An dieser Stelle stellt sich allerdings meines Erachtens die Frage, ob die strikte Trennung von Haupt- und Ehrenamt nicht dem Teamgedanken entgegenläuft, der von einigen der Befragten der vorliegenden Studie als besonders wichtig erachtet wird: Wenn Haupt- und Ehrenamt strikt getrennt sind, wer gehört dann zum Team? So formuliert etwa Melching (2015c, S. 70) das Ziel, Haupt- und Ehrenamt nicht gegeneinander auszuspielen, sondern als ein Miteinander zu begreifen: „Im besten Fall haben wir dann auch irgendwann in der Palliativversorgung nicht nur ,multiprofessionelle Teams plus Ehrenamtliche', sondern nur noch ,multiprofessionelle Teams' – und jeder weiß, dass die Ehrenamtlichen selbstverständlich ein Teil dessen sind." Letztlich aber scheint mir die Frage, wer zum Team gehört, keineswegs nur eine Frage der Zuständigkeiten zu sein, sondern vor allem auch etwas mit Wertschätzung zu tun zu haben.

Dieser Aspekt der Wertschätzung wurde auch von den Befragten der vorliegenden Studie (auf die Frage nach einer gelingenden Kooperation von Haupt- und Ehrenamt) immer wieder genannt. Auch wenn dies keineswegs verallgemeinert werden sollte, so scheint es mir dabei von Interesse, dass es ausschließlich Hauptamtliche und insbesondere Koordinator_innen waren, die diesen Aspekt der wechselseitigen Wertschätzung von Haupt- und Ehrenamt, vor allem aber die Wertschätzung des ehrenamtlichen Engagements explizit thematisiert haben: Zum Beispiel sollten Hauptamtliche nicht nur den Fortbildungsbedarf der Ehrenamtlichen sensibel erfassen und Angebote machen, sondern vor allem auch signalisieren, dass sie mit ihrem ‚Einfach da sein‘ etwas Wertvolles leisteten. Neben dieser individuellen Ebene der ‚Wertschätzung‘ wird auch das Bemühen um eine öffentliche Sichtbarmachung des Engagements als wichtige Aufgabe des Hauptamtes erachtet. Mithilfe des Transparent-Machens der ehrenamtlichen Arbeit nach innen und außen könne man dem Abwandern von Ehrenamtlichen entgegensteuern. Die Frage ist allerdings, ob das so ausgedrückte Verständnis von Wertschätzung auch dem Bedürfnis der Ehrenamtlichen entspricht.

Qualitative Studien der soziologischen Ehrenamtsforschung, die im Rahmen der begleitenden Sorgearbeit von Ehrenamt und Hauptamt (für Menschen, die von schwerer Krankheit betroffen sind) den Fokus auf Wertschätzungsstrukturen in der Zusammenarbeit der beiden Akteursgruppen legen, finden sich meiner Recherche nach nicht. Burbeck et al. (2014), die in ihrem Survey nach Ergebnissen aus qualitativen Studien zum Rollenverständnis von Ehrenamtlichen in der Zusammenarbeit mit Hauptamtlichen fragen, leiten diesbezüglich sogar eine Forschungslücke für Palliative Care-Settings ab. In jüngeren Arbeiten im deutschsprachigen Raum konnte Goesmann (2016), die ‚Wertschätzung‘ vor dem Hintergrund der theoretischen Einordnung von ‚Anerkennung‘ nach Honneth (1994) versteht, zeigen, „welche Bedeutung die Wertschätzung für die Qualität der ehrenamtlichen Arbeit hat" (Goesmann 2016, S. 13).[154] Allerdings hat Goesmann (2016, S. 127f.) ihre Vorannahme, dass sich für Ehrenamtliche die Frage der Wertschätzung vor allem auch vor dem Hintergrund der Zusammenarbeit mit den hauptamtlich Pflegenden stellt, im Rahmen der Auswertung verworfen, denn ihre Interviewpartner_innen hätten nur wenig Schnittstellen mit Hauptamtlichen und diese zudem „überwiegend als positiv beschrieben."

Gleichwohl hat Goesmann (2016, S. 118ff.) einige Formen der Anerkennung und Wertschätzung ausmachen können, wobei sie davon ausgeht, dass ‚Wertschätzung‘ sich im Feld sowohl der ehrenamtlichen als auch der hauptamtlichen Sorgearbeit vor allem in der konkreten Interaktion mit den Betroffenen äußert (Goesmann 2016, S. 47): Diese ‚wechselseitige Wertschätzung‘ zeige sich

---

[154] Am Beispiel der ehrenamtlichen psychosozialen Demenzbetreuung ist Goesmann (2016) ihrer Forschungsfrage mittels offener Leitfadeninterviews mit Ehrenamtlichen nachgegangen; die Auswertung erfolgte nach der Methode der Objektiven Hermeneutik.

„in einer unmittelbaren personalen Zuwendung, deren Ziel es ist, das Wohlbefinden des Gegenübers zu steigern. Dabei ist die Wertschätzung, welche die Ehrenamtliche gibt, weit bedeutender als jene, die sie erhält. Vielmehr ist die Reziprozität unbedingt freiwillig, was das Zurückbekommen von Wertschätzung durch die Demenzkranke betrifft. Fehlende Rückmeldung führt keinesfalls zu einem Abbruch der Beziehung: Reziprozität ist keine Bedingung, da hier ausdrücklich nicht nach einer ökonomischen Logik des Äquivalententauschs gehandelt wird […] Es ist vielmehr die selbst gewählte Aufgabe des Ehrenamtilichen, das Angebot zur Reziprozität kontinuierlich aufrechtzuerhalten und zu bemerken, wenn es angenommen wird. Erfolgen Rückmeldungen seitens des Klienten, dienen diese als Grundlage für erneutes Fallverstehen, welches wiederum den Ausgangspunkt für ein neues, modifiziertes Angebot zur Reziprozität bildet. Reziproke Wertschätzung kann somit als konstituierendes Merkmal einer gelingenden Ehrenamtsbeziehung betrachtet werden" (Goesmann 2016, S. 178; vgl. auch Goesmann/Fischer 2014, S. 22ff.).

Neben der ‚reziproken' erwähnt Goesmann (2016, S. 180) eine ‚organisationale Wertschätzung'. Diese zeige sich allerdings weniger in symbolischen, als vielmehr in unterstützenden Maßnahmen durch die jeweilige Organisation bzw. die jeweiligen Hauptamtlichen. Insofern spiele Geld in Form von Aufwandsentschädigungen zum Beispiel eine untergeordnete Rolle, sondern es seien vielmehr „die Schulungen auf der einen und die Handlungsspielräume auf der anderen Seite, die den Ehrenamtlichen das Gefühl vermitteln, dass den Organisationen sowohl an der Qualität der Arbeit gelegen ist, als auch dass sie ihnen diese Qualität zutrauen." In der vorliegenden Studie zeigt sich die Bedeutung der reziproken wie der organisationalen Wertschätzung insbesondere in den Ausführungen der Ehrenamtlichen Frau N, wenn sie für ihre Arbeit im stationären Hospiz problematisiert, die Hauptamtlichen versuchten sie zu ‚schützen', indem sie sie von vermeintlich schwierigen Begleitungssituationen am Lebensende abhielten, die aber gerade ihre Motivation bilden. Organisationale Wertschätzung würde an dieser Stelle eher dazu beitragen, „die vorhandenen Handlungsspielräume autonom und erfolgreich zu nutzen" (Goesmann 2016, S. 180f.).

Insgesamt bleibt nach Goesmann (2016, S. 199) die Entstehung von Wertschätzungsstrukturen für die Sorgearbeit also höchst voraussetzungsvoll. Denn hinter dem Begriff ‚Wertschätzung' verbirgt sich „nicht nur eine wohlwollende Haltung und eine regelmäßige Äußerung von Dank oder Lob, sondern eine komplexe Struktur" (Goesmann 2016, S. 199). Dadurch sei der instrumentelle Einsatz von Wertschätzung und Anerkennung so gut wie unmöglich; auch eine Steigerung an ‚sozialer Wertschätzung' des Ehrenamtes (im Sinne einer durch Dritte erfolgenden Bestätigung der eigenen Leistung) würde nicht zu einer Steigerung ehrenamtlicher Bereitschaft in der Gesellschaft führen, weil solche Maßnahmen das Wesen der Ehrenamtsbeziehung verfehlten (Goesmann 2016, S. 200).

Die Ergebnisse von Goesmann (2016) sind ohne Zweifel sehr plausibel, gleichwohl stellt sich aber auch hier die Frage, inwieweit sie zu generalisieren sind: Zwar sind die ehrenamtliche psychosoziale Demenzbetreuung und die ehrenamtliche Hospiz- und Palliativarbeit durchaus vergleichbar, das ändert aber nichts daran, dass Ehrenamtliche keine homogene, sondern gerade umgekehrt eine höchst heterogene Personengruppe bilden, die ganz verschiedene Persönlichkeiten und Motivationen in sich vereint (Schneider 2017, S. 72). Insofern ist es möglicherweise vor allem die Frage, wie man dieser Heterogenität des Ehrenamtes in der Weiterbildung der Hauptamtlichen Rechnung tragen kann.

Allerdings gibt das Material der vorliegenden Studie hierzu allenfalls wenige Hinweise. Zwar stimmen alle befragten Haupt- und Ehrenamtlichen darin überein, dass den Bildungsangeboten im Kontext der Hospiz- und Palliativarbeit eine besondere Rolle zukommt[155], vor allem auch mit Blick auf eine gelingende Zusammenarbeit; die Aussagen beschränken sich jedoch in erster Linie auf die Erstqualifizierung der Ehrenamtlichen, der allgemein ein hoher Stellenwert beigemessen wird. Dabei wird insbesondere die Ansicht vertreten, dass sich die Differenzierung in ambulante und stationäre Hospiz- und Palliativarbeit auch im Rahmen der Erstqualifizierung wiederspiegeln sollte. Insofern sei das in der Praxis vielfach genutzte Erstqualifizierungs-Curriculum für Ehrenamtliche in ambulanten Hospizdiensten (zum Beispiel das ‚Celler Modell') um die relevanten Bedarfe im stationären Palliativ- bzw. Hospizsetting zu ergänzen. Damit die Erstqualifizierung als Vorbereitung auf die spätere Zusammenarbeit mit dem Hauptamt fungieren könne, ist es vor allem aus Sicht der hauptamtlich tätigen Koordinator_innen wichtig, die hauptamtlich Pflegenden aktiv in die Erstqualifizierung einzubeziehen, um bereits zu diesem Zeitpunkt eine entsprechende Reflexivität zu ermöglichen. Insgesamt sind die Befragten der Ansicht, dass die Erstqualifizierung Ehrenamtlicher einen wesentlichen Beitrag zu einer gelingenden Zusammenarbeit der Akteure Ehrenamt und Hauptamt leiste, da sie neben der Entwicklung persönlicher und sozialer Fähigkeiten vor allem auch die Gelegenheit böte, Vertrauen zum Beispiel zwischen Koordinator_innen und Ehrenamtlichen aufzubauen.

Während die Befragten recht ausführlich auf die Erstqualifizierungen für Ehrenamtliche eingegangen sind, wurden die Weiterbildungen für Hauptamtliche – wie bereits gesagt – nur am Rande thematisiert.[156] Man kann dies so interpre-

---

[155] Diese Einordnung entspricht auch der Empfehlung der ‚Charta zur Betreuung schwerstkranker und sterbender Menschen' (DGP et al. 2016, S. 98ff.), die die „Bildungsqualität in den Berufsfeldern, die an der Behandlung schwerstkranker und sterbender Menschen unmittelbar beteiligt sind", als „prioritäres Handlungsfeld" benennt (DGP et al. 2016, S. 98).
[156] Einige wenige Befragte sehen hier die Möglichkeit, das Wissen und die Erfahrung Ehrenamtlicher in die Weiterbildung von Hauptamtlichen zu integrieren, wie es zum Beispiel Fischbeck et al. (2005) beschreiben.

tieren, dass diesen Weiterbildungen von den Befragten nur eine geringe Bedeutung in Bezug auf die Qualität des wechselseitigen Arbeitsverhältnisses von
Ehren- und Hauptamtlichen in Hospizarbeit und Palliative Care beigemessen
wird. Es könnte aber auch bedeuten, dass sich hier vor allem der Umstand abbildet, dass die Kooperation von Haupt- und Ehrenamt in den verbandlich zertifizierten Weiterbildungscurricula Palliative Care/Palliativmedizin (zum Beispiel
Kern et al. 2017; BÄK/DGP 2011; Federhenn et al. 2010; vgl. auch DGP 2017a)
praktisch nicht vorkommt, wie in Kapitel 2.4.3 ausführlich dargestellt wurde.
Dies gilt auch für das ‚EAPC-White Paper' (Gamondi et al. 2013a; 2013b) sowie
das ‚Weißbuch' (Krumm et al. 2015), die beide jene ‚Core competencies in palliative care' bzw. ‚Kernkompetenzen in der Palliativversorgung' beschreiben,
welche auf europäischer Ebene den Rahmen für „die Lehre in der Palliativversorgung" bilden sollen (Krumm et al. 2015, S. 152): In beiden Texten wird die
‚Praxis der Zusammenarbeit mit dem Ehrenamt' nicht als eine beruflich-
professionelle ‚Kernkompetenz' aufgefasst, die in die Weiterbildungscurricula
für Health Care Professionals (‚Hauptamtliche') aufgenommen werden soll.
Möglicherweise findet sich die ‚Kernkompetenz' der Zusammenarbeit von
Haupt- und Ehrenamt deshalb auch nicht in der jüngst vorgelegten ‚KomPaC'-
Matrix (DGP 2017c) wieder. Dies ist zumindest insoweit bemerkenswert, als
sich diese DGP-Publikation (DGP 2017c) als berufsgruppenübergreifende
Grundlage für berufsgruppenspezifische Weiterbildungscurricula in Palliative
Care/Palliativmedizin versteht. Es wäre meines Erachtens wünschenswert, wenn
dieser Punkt bei der vorgesehenen kontinuierlichen Weiterentwicklung der
‚KoMPaC'-Matrix berücksichtigt würde, denn gerade das Verhältnis von Ehrenamt und Hauptamt sollte im Rahmen der Weiterbildung von Hauptamtlichen
einen zentralen Gegenstand der (selbst-)reflexiven Professionalität bilden.

 ‚Professionalität' kann man dabei mit Dewe (2005, S. 264) verstehen „als
Synonym für *gekonnte Beruflichkeit* beziehungsweise für gewusste Handlungs-
form (im Sinne von ‚Ich weiß, was ich tue'). In diesem Sinne dient Professionalität zur Beschreibung der Güte beruflicher Aktivitäten über die unmittelbaren
Grenzen des jeweiligen Berufsfeldes hinweg." Dabei ist das ‚Professionswissen'
für Dewe (2006, S. 33) nicht im Kopf des einzelnen Handelnden aufzufinden,
sondern vielmehr „in den organisatorischen Kontext, in dem gehandelt wird",
eingeschrieben: „Es wird tradiert in den approbierten Lösungen, die in einer
langwierigen kollektiven Praxis zu Mustern entwickelt und als Routinen ange-
eignet wurden. In ihnen ist das Wissen über die tatsächlichen Handlungsmöglichkeiten aufgehoben". Um dieses ‚implizite Wissen' verfügbar zu machen und
um damit die Prozesse kontrollieren zu können, in die man selber involviert ist,
brauche es einen besonderen Lernprozess zur Steigerung der Reflexivität (Dewe
2005, S. 265). Im Sinne dieser Reflexivität können nicht nur problematisch ge-

wordene Lösungsstrategien, sondern mit Blick auf die Zusammenarbeit von Haupt- und Ehrenamt auch das Selbst- und Fremdverständnis, die Erwartungsstrukturen, die Logik der Zuordnung von Aufgaben oder die Macht- und Abhängigkeitsverhältnisse insgesamt überdacht werden. Diesen aktiven und fortlaufenden Reflexionsprozess, den man auch als (selbst-)reflexive Professionalisierung bezeichnen könnte, gilt es auch in den Weiterbildungen der Hauptamtlichen im Handlungsfeld von Hospizarbeit und Palliative Care anzuregen.

Reflexionen dieser Art anzuregen oder auch zu fordern, bedeutet allerdings nicht, dass entsprechende Überlegungen bei den befragten Ehren- und Hauptamtlichen nicht auch schon existieren würden. Im Gegenteil ist vielen der Befragten auch die gesellschaftspolitische Dimension der Zusammenarbeit von Ehren- und Hauptamt in Hospizarbeit und Palliative Care bewusst: So vertreten zum Beispiel alle Befragten die Ansicht, dass der Umgang mit Sterbenden im Sinne eines Ausbaus der Hospiz- und Palliativarbeit verbessert werden sollte, wobei es einige allerdings für notwendig erachten, die aktuellen Tendenzen der Medikalisierung und Ökonomisierung zu reflektieren und dies auch in der gesellschaftlichen und politischen Öffentlichkeit zu diskutieren. Das wechselseitige und komplementäre Arbeitsverhältnis von Haupt- und Ehrenamt ist für die Befragten dabei alternativlos, da sowohl die berufliche Fachlichkeit des Hauptamtes als auch die solidarische Rolle des Ehrenamtes für die Sorgepraxis unverzichtbar seien. Vor diesem Hintergrund werden die Schaffung institutionell guter Rahmenbedingungen für das Ehrenamt und besserer Arbeitsbedingungen für das Hauptamt, aber auch die Schaffung und Weiterentwicklung einer solidarischen Sorgepraxis, etwa im Sinne einer Verzahnung von nachbarschaftlicher und institutioneller Sorge thematisiert.

Insofern zeigen sich in der Praxis (zumindest in dem von mir erhobenen Material) durchaus Anschlussmöglichkeiten für die derzeit in der Literatur diskutierten neuen Ansätze und Überlegungen einer ‚kommunalisierten Sorge' (Heller/Wegleitner 2017), deren Philosophie „getragen ist von dem Bemühen, Sterbende und ihre Bezugspersonen im Lebenszusammenhang einer umfassenden Sorge zu sehen. Damit wird ‚das Sterben' ein Thema in der Diskussion um die Zukunft der öffentlichen Gesundheit (Public Health) und der gesellschaftlichen Solidarität" (Heller/Wegleitner 2017, S. 16). Dieser Ansatz geht auf Allan Kellehear (2005; 2013) zurück, der seine Idee der ‚Compassionate Communities' als einen „public health approach to palliative care" einordnet und an die WHO-Konzepte der ‚Healthy Cities' bzw. ‚Healthy Communities' rückbindet (vgl. Huber 2014, S. 38ff.). „Based on the ‚New' public health idea that health is more than mere absence of illness, the New Public Health of the 70s and 80s encouraged ordinary people everywhere to adopt an understanding that ‚health' was everyones responsibility – not just their doctors and their health services"

(Kellehear 2013, S. 2). In den späten 1990er und frühen 2000er Jahren erreichte diese Idee einer settingorientierten Gesundheitsförderung auch Palliative Care: „In the last few decades we have become accustomed to the idea – and the practice – that the achievement of optimal health and wellbeing in every nation must be a partnership with government, health services and the every major sector of the community. [...] Today the call for a ‚health promoting palliative care‘ or for the development of compassionate communities is a parallel call for just this type of engagement in matters to do with dying, death, loss and care. It is a movement towards the recognition that end-of-life care is everyone's responsibility. Everyone has a role to play, however modestly" (Kellehear 2013, S. 4).

Wegleitner (2015, S. 29) interpretiert diese Überlegungen dahingehend, dass den Einrichtungen der Hospiz- und Palliativarbeit eine wichtige Rolle in der Community zukomme: So könnten sie zum Beispiel Räume in der Gemeinde öffnen und Bürgerinnen und Bürger miteinander ins Gespräch bringen (etwa „zu Fragen der gesellschaftlichen Sorge und Solidarität, des gesellschaftlichen Umgangs mit Sterben, Tod und Trauer sowie der Organisation von Sorgenetzwerken") oder auch eine „ethische Reflexion ‚des Guten‘ im Leben und Sterben" ermöglichen (vgl. auch Schuchter/Heller 2016, S. 141ff.)[157]. Dies setze jedoch eine Veränderung und Erweiterung der professionellen ‚Sorgeangebote‘ der Hospiz- und Palliativarbeit voraus und „auch die Förderung von freiwilligem Engagement in der Sorge am Lebensende ist im Sinne einer sorgenden Gemeinde wesentlich vielfältiger zu verstehen als die koordinierte Organisation einer ehrenamtlichen Hospizgruppe" (Wegleitner 2015, S. 29).

Seit einigen Jahren werden zum Beispiel auch im St Christopher's Hospice (St Christopher's Group 2013; vgl. auch Fleckinger 2014) unterschiedlichste Community-Programme umgesetzt, die das koodinierte Ehrenamt in ‚Hospice Care‘ durch unterschiedlichste Formen des zivilgesellschaftlichen Engagements in nachbarschaftlichen Netzwerken ergänzen. Damit, so Wegleitner (2015, S. 29), stehe bei der Entwicklung einer kommunalen Sorgekultur oder auch von ‚Compassionate Communities‘ „nicht die *Ver*sorgung von Patienten und Patientinnen im Vordergrund, sondern die Sorge und Solidarität mit und für Bürger/-innen in geteilter Verantwortung von zivilgesellschaftlicher und professioneller Hilfe."

Klie (2015, S. 31) wiederum spricht nicht von ‚Compassionate‘, sondern von ‚Caring Communities‘, die er als „Perspektive für Sorge und Pflege in einer Gesellschaft des langen Lebens" versteht. Dabei möchte er „Pflege als Gemeinschaftsaufgabe neu verorten" (Klie 2015, S. 40) und insbesondere auch die generationenübergreifende Verantwortung im Sinne einer ‚gelebten Generationenso-

---

[157] Vgl. übergeordnet auch Nussbaum (1999); Bieri (2013). Konkret zum Ansatz der ‚Konvivialität‘ vgl. zum Beispiel Adloff/Heins (2015a; vgl. auch 2015b, S. 9ff.).

lidarität' stärker betonen: Darunter versteht Klie explizit nicht, von der jungen Generation zu fordern, das Pflegen der Älteren (und ‚Sterbenden') zur individuellen Familienangelegeheit zu machen, sondern vielmehr baue ein neuer Generationenvertrag „auf alte und neue Formen der Solidarität! Nachbarschaftshilfe, Selbsthilfegruppen, Hausgemeinschaften – analog zur Kinderbetreuung muss auch die Pflege der Älteren auf viele Schultern verteilt werden. Das Leitbild der geteilten Verantwortung ist subsidiär orientiert, berücksichtigt neue Wohn- und Arbeitsformen und umfasst sowohl die institutionelle Ebene als auch die Zivilgesellschaft, die Pflege als eine Kooperationsleistung versteht. Hier sind alle gefragt!"

6 Fazit

Die Arbeit hat gezeigt, dass das Verhältnis von Ehrenamt und Hauptamt in der Hospiz- und Palliativarbeit für alle Beteiligten eine große Bedeutung hat, die sich selbstverständlich nicht auf eine einzige Formel reduzieren lässt. Die Vielfältigkeit dieses wechselseitigen Arbeitsverhältnisses folgt dabei einerseits der Verschiedenheit der Versorgungsbereiche und andererseits der großen Heterogenität der Ausgestaltung dieses Verhältnisses in den jeweiligen Einrichtungen bzw. Settings, in denen die konkrete Sorgepraxis stattfindet. Darüber hinaus ist sie Ausdruck der Diversität der involvierten Individuen mit ihren unterschiedlichen Zielen, Motivationen, Bedürfnissen, Erwartungen und biographischen Erfahrungen. Dabei spiegeln die Ergebnisse dieser Arbeit sowohl die seit einiger Zeit zu beobachtende Etablierung und Institutionalisierung der Hospiz- und Palliativarbeit im deutschen Versorgungssystem als auch die weiterhin (durch die Weiterentwicklung rechtlicher und verbandlicher Vorgaben und Vereinbarungen) stattfindenden Veränderungen in den organisationalen Strukturen wider. Beide Entwicklungen stellen die beteiligten Akteure vor die Herausforderung, das gemeinsame Arbeitsverhältnis vor dem Hintergrund der sich wandelnden strukturellen, aber auch gesellschaftlichen Rahmenbedingen immer wieder neu zu reflektieren. Exemplarisch hierfür steht die konflikthafte Situation, die (nicht nur, aber auch) durch die inzwischen oft *formelle Einbindung* der Ehrenamtlichen in die Hospiz- und Palliativarbeit entsteht: Hier existiert dann auf der einen Seite nicht nur die Weisungsbefugnis des Hauptamtes gegenüber den Ehrenamtlichen, sondern zugleich auch der Wunsch und in gewissem Maße vielleicht sogar die Pflicht, den Ehrenamtlichen ein institutionell für notwendig gehaltenes Maß an Verbindlichkeit abzuverlangen; auf der anderen Seite aber stehen die Freiwilligkeit und Freiheit der Ehrenamtlichen, die sich mit einer solchen hierarchisch argumentierenden Inpflichtnahme nur mäßig vertragen. Dies umso mehr, als sich die Motive eines selbstbewusster auftretenden Ehrenamtes erweitert zu haben scheinen, was im Sinne einer ‚neuen Anspruchlichkeit‘ durchaus zu Irritationen auf Seiten der Hauptamtlichen führt. Durch die neue formelle Form der Einbindung des Ehrenamtes entstehen daher nicht nur neue wechselseitige Arbeitsverhältnisse unterschiedlicher Art, sondern zugleich auch strukturelle Ambivalenzen zwischen den Ansprüchen an die Ehrenamtlichen (im Sinne einer ‚Professionalisierung des Ehrenamtes‘) und deren eigener neuer ‚Anspruchlich-

© Springer Fachmedien Wiesbaden GmbH, ein Teil von Springer Nature 2018
S. Fleckinger, *Hospizarbeit und Palliative Care*, Sozialwissenschaftliche
Gesundheitsforschung, https://doi.org/10.1007/978-3-658-22440-0_6

keit', mithin zwischen Freiwilligkeit und Verbindlichkeit bzw. zwischen Freiheit und Kontrolle. Diese Ambivalenzen, Widersprüche und Irritationen gilt es in der konkreten Praxis auszutarieren; allerdings verweisen die Ergebnisse dieser Arbeit darauf, dass dies im Rahmen der derzeitigen organisationalen Strukturen nur begrenzt möglich ist.

Ein zentrales Ergebnis der vorliegenden Arbeit ist daher, dass dem wechselseitigen Arbeitsverhältnis von Ehrenamt und Hauptamt im Alltag und in der Routine der Sorgepraxis zu wenig reflektierende Aufmerksamkeit geschenkt wird. Dabei gilt den Befragten dieser Studie das Miteinander von Ehrenamt und Hauptamt als alternativlos, da sowohl die Qualität der beruflichen Fachlichkeit als auch die der solidarischen Sorge unverzichtbar sei. Vor diesem Hintergrund ergibt sich die Notwendigkeit eines reflexiven „Zueinander[s] von professionell-institutioneller und bürgerschaftlich-ehrenamtlicher Sorge" (Heller/Wegleitner 2017, S. 16), das auf eine Kommunikation auf gleicher Augenhöhe zielt und das einen kontinuierlichen Prozess des aktiven Aushandelns von Rollen, Zuständigkeiten, Kompetenzen und Verantwortlichkeiten in Gang hält. Damit eine solche Reflexion der genannten struktruellen Ambivalenzen und Widersprüche sowie der damit möglichen Probleme zum Bestandteil hauptamtlicher Professionalität werden kann, ist es meines Erachtens unabdingbar, den (selbst-)reflexiven Umgang mit der wechselseitigen Zusammenarbeit von Haupt- und Ehrenamt zu einer Kernkompetenz innerhalb der Curricula entsprechender Weiterbildungen für Hauptamtliche in der Hospiz- und Palliativarbeit zu machen. Dies ist umso wichtiger, weil die Entwicklung der Hospiz- und Palliativarbeit (national wie international) ja nicht bei den gegenwärtigen Strukturen stehen bleiben wird: Dabei ist zum gegenwärtigen Zeitpunkt nicht abzusehen, ob die Hospiz- und Palliativarbeit zukünftig eher den Tendenzen der Ökonomisierung, Bürokratisierung und Medikalisierung folgt oder ob sie sich eher in Richtung einer solidarischen Sorgepraxis im Sinne einer Verzahnung von nachbarschaftlicher und institutioneller Sorge entwickelt: Auf letzteres zumindest verweisen einige der jüngeren Überlegungen zu „Sorgenden Gemeinschaften" (Deutscher Bundestag 2016, S. 52) oder „Caring Communities" (Klie 2015), zu „Compassionate Cities" (Kellehear 2005) bzw. zum „public health approach to palliative care" (Kellehear 2013, S. 2) oder zu einer „kommunalisierten Sorge" (Heller/Wegleitner 2017, S. 16).

Insgesamt zeigen sich also vielfältige Möglichkeiten und Perspektiven für die zukünftige Entwicklung der hospizlich-palliativen Sorgepraxis im Besonderen und der Sorge für Alte und Kranke im Allgemeinen. Aber unabhängig davon, welche Richtung die Entwicklung in den nächsten Jahren im Einzelnen nehmen wird, sie wird auch das Verhältnis von Ehren- und Hauptamtlichen verändern. Insofern wird sich auch in der Hospiz- und Palliativarbeit die Frage der komplementären Zusammenarbeit der haupt- und ehrenamtlichen Akteure immer wieder neu stellen, deren Beantwortung ihnen aber nur gemeinsam gelingen kann.

Literaturverzeichnis

Adloff, Frank (2005): Zivilgesellschaft. Theorie und politische Praxis. Frankfurt am Main/New York: Campus Verlag

Adloff, Frank/Heins, Volker M. (2015b): Einleitung. Was könnte Konvivialismus sein? In: Dies. (Hrsg.): Konvivialismus. Eine Debatte. Bielefeld: transcript Verlag, S. 9-23

Adloff, Frank/Heins, Volker M. (Hrsg.) (2015a): Konvivialismus. Eine Debatte. Bielefeld: transcript Verlag

Akademie für Palliativmedizin (2017): Aus-, Fort- und Weiterbildungsangebote. Verfügbar unter: http://www.malteser-krankenhaus-bonn.de/fileadmin/Files_sites/ Kliniken/KH_Seliger_Gerhard_Bonn/Palliativ/Fortbildungsprogramm_Akademie_fuer_P alliativmedizin_2017.pdf (01.03.2018)

Albert-Zerlik, Annette (2003): Liturgie als Sterbebegleitung und Trauerhilfe. Spätmittelalterliches Erbe und pastorale Gegenwart unter besonderer Berücksichtigung des Ordens von Castellani (1523) und Sanctorius (1602). Tübingen/Basel: A. Francke Verlag

Angenendt, Arnold (2000): Geschichte der Religiosität im Mittelalter. 2., überarbeitete Auflage. Darmstadt: Primus-Verlag

Anheier, Helmut (2014): Vorwort. In: Zimmer, Annette/Simsa, Ruth (Hrsg.): Forschung zu Zivilgesellschaft, NPOs und Engagement. Quo vadis? In: Schriftenreihe Bürgergesellschaft und Demografie, Bd. 46. Wiesbaden: Springer VS, S. 9-11

Anheier, Helmut/Kehl, Konstantin/Mildenberger, Georg/Spengler, Norman (2011): Zivilgesellschafts- und Engagementforschung: Bilanz, Forschungsagenden und Perspektiven. In: Priller, Eckard/Alscher, Mareike/Dathe, Dietmar/Speth, Rudolf (Hrsg.): Zivilengagement. Herausforderungen für Gesellschaft, Politik und Wissenschaft. Philanthropie, Bd. 2. Berlin: LIT Verlag, S. 119-134

Antonovsky, Aaron (Hrsg.) (1997): Salutogenese. Zur Entmystifizierung der Gesundheit. Deutsche erweiterte Hrsg. von Alexa Franke. Tübingen: dgvt

Arendt, Hannah (1994): Freiheit und Politik. In: Dies.: Zwischen Vergangenheit und Zukunft. Übungen im politischen Denken I, hrsgg. von Ursula Ludz. München: Piper, S. 201-226

Ariès, Phillipe (2009): Geschichte des Todes. 12. Auflage. München: dtv

Aulenbacher, Brigitte/Riegraf, Birgit/Theobald, Hildegard (Hrsg.) (2014): Sorge: Arbeit, Verhältnisse, Regime. Care: Work, Relations, Regimes. Reihe Soziale Welt, Sonderheft 20. 1. Auflage. Baden-Baden: Nomos Verlag

Aumüller, Gerhard/Grundmann, Kornelia/Vanja, Christina (Hrsg.) (2007): Der Dienst am Kranken. Krankenversorgung zwischen Caritas, Medizin und Ökonomie vom Mit-

© Springer Fachmedien Wiesbaden GmbH, ein Teil von Springer Nature 2018
S. Fleckinger, *Hospizarbeit und Palliative Care* , Sozialwissenschaftliche Gesundheitsforschung, https://doi.org/10.1007/978-3-658-22440-0

telalter bis zur Neuzeit. Geschichte und Entwicklung der Krankenversorgung im sozioökonomischen Wandel. Marburg: N.G. Elwert Verlag
Babenderde, Yvette/Boß-Engelbrecht, Christine/Fleckinger, Susanne/Heiß, Kath-
rin/Meyer, Dorothee/Münch, Dirk/Ritterbusch, Ulrike (2015): DGP-AG Ehrenamtlichkeit – Positionspapier 2015. In: Zeitschrift für Palliativmedizin, 16(5). Verfügbar
unter: https://www.dgpalliativmedizin.de/images/stories/Positionspapier_AG_Ehren
amtlichkeit_Babenderde_Boss_Fleckinger_Heiss_Meyer_M%C3%BCnch_Ritter
busch_2015.pdf (01.03.2018)
Baur, Nina/Blasius, Jörg (2014): Methoden der empirischen Sozialforschung. In: Dies.
(Hrsg.): Handbuch Methoden der empirischen Sozialforschung. Wiesbaden: Springer VS, S. 41-60
Bayer, Hans (1976): Zur Soziologie des mittelalterlichen Individualisierungsprozesses. In:
Archiv für Kulturgeschichte. Band 58, S. 115-153
Beck, Ulrich (2000): Die Seele der Demokratie. Bezahlte Bürgerarbeit. In: Ders. (Hrsg.):
Die Zukunft von Arbeit und Demokratie. Frankfurt am Main: Suhrkamp Verlag, S.
416-447
Becker, Hansjakob/Fugger, Dominik/Pritzkat, Joachim/Süß, Katja (Hrsg.)(2004a): Litur-
gie im Angesicht des Todes. Reformatorische und katholische Traditionen der Neuzeit. Teil I (Reformatorische Traditionen). Tübingen/Basel: A. Francke Verlag
Becker, Hansjakob/Fugger, Dominik/Pritzkat, Joachim/Süß, Katja (Hrsg.) (2004b): Liturgie im Angesicht des Todes. Reformatorische und katholische Traditionen der Neuzeit. Teil II (Katholische Traditionen). Tübingen/Basel: A. Francke Verlag
Begemann, Verena/Seidel, Sabine (2015): Nachhaltige Qualifizierung des Ehrenamtes. In
der ambulanten Hospizarbeit und Palliativversorgung in Niedersachsen, hrgg. von
der Hospiz LAG Niedersachsen. Ludwigsburg: der hospiz verlag
Beher, Karin/Liebig, Reinhard (2012): Soziale Arbeit als Ehrenamt. In: Thole, Werner
(Hrsg.): Grundriss Soziale Arbeit. Ein einführendes Handbuch. Wiesbaden: VS Ver-
lag für Sozialwissenschaften, S. 975-985
Beher, Karin/Liebig, Reinhard/Rauschenbach, Thomas (2000): Strukturwandel des Ehrenamts. Gemeinwohlorientierung im Modernisierungsprozeß. Weinheim und München: Juventa
Bender, Roswitha/Boß-Engelbrecht, Christine/Feyerabend, Erika/Gerdes, Verena/Kunz,
Inge/Seitz, Hella/Textor, Gisela (2017): Qualifizierte Vorbereitung ehrenamtlicher
Mitarbeiterinnen und Mitarbeiter in der Hospizarbeit. Eine Handreichung des
DHPV. 2., von der ‚Fachgruppe Ehrenamt' des Deutschen Hospiz- und PalliativVer-
bands e.V. aktualisierte und vollständig überarbeitete Auflage, hrsgg. vom DHPV
am 24.10.2017. Verfügbar unter: http://www.dhpv.de/tl_files/public/Service/ Bro-
schueren/Broschu%CC%88re_QualifizierteVorbereitung_Ansicht.pdf (01.03.2018)
Bieri, Peter (2013): Eine Art zu leben. Über die Vielfalt menschlicher Würde. München:
Hanser
Blöcker, Susanne (1993): Studien zur Ikonographie der Sieben Todsünden. In der nieder-
ländischen und deutschen Malerei und Graphik von 1450-1560. Münster/Hamburg:
LIT Verlag

Blumer, Herbert (1973): Der methodologische Standort des Symbolischen Interaktionismus. In: Arbeitsgruppe Bielefelder Soziologen (Hrsg.): Alltagswissen, Interaktion und gesellschaftliche Wirklichkeit 1 + 2. Reinbek: Rowohlt, S. 80-146

Blumer, Herbert (2004 [1973]): Der methodologische Standort des Symbolischen Interaktionismus. In: Strübing, Jörg/Schnettler, Bernt (Hrsg.): Methodologie interpretativer Sozialforschung. Klassische Grundlagentexte. Weinheim, Basel [u.a.]: UVK Verlagsgesellschaft, S. 321-389

Blumer, Herbert (2013): Symbolischer Interaktionismus. Aufsätze zu einer Wissenschaft der Interpretation, hrgg. von Heinz Bude und Michael Dellwing. Aus dem Amerikanischen von Michael Dellwing unter Mitarbeit von Viola Abermet. 1. Auflage. Berlin: Suhrkamp Verlag

Blümke, Dirk/Hartwig, Carmencita/Fuchs-Entzminger, Helga/Neumann, Ursula/Otto, Peter/Rieffel, Adelheid (2005): Qualitätsanforderung zur Vorbereitung Ehrenamtlicher in der Hospizarbeit. Hrsgg. durch die Bundesarbeitsgemeinschaft Hospiz e.V.: Ludwigsburg: der hospiz verlag

Bogner, Alexander/Menz, Wolfgang (2009): Das theoriegenerierende Experteninterview. Erkenntnisinteresse, Wissensformen, Interaktion. In: Bogner, Alexander/Littig, Beate/Menz, Wolfgang (Hrsg.): Experteninterviews. Theorien, Methoden, Anwendungsfelder. Wiesbaden: Springer VS, S. 61-74

Bohnsack, Ralf (2014): Rekonstruktive Sozialforschung. Einführung in qualitative Methoden. 7., überarbeitete und erweiterte Auflage. Opladen und Toronto: Verlag Barbara Budrich

Borasio, Gian Domenico (2012): Über das Sterben. München: C.H. Beck Verlag

Boshof, Egon (1984): Armenfürsorge im Frühmittelalter. Xenodochium, matricula, hospitale pauperum. In: Vierteljahresschrift für Sozial- und Wirtschaftsgeschichte. Band 71, Heft 2, S. 153-174

Boulay, Shirley du (2007): Cicely Saunders. The Founder of the Modern Hospice Movement. 3. Auflage. Updated, with additional chapters by Marianne Rankin. London: Hodder & Stoughton

Brown, Mary V. (2011): The stresses of hospice volunteer work. In: American Journal of Hospice and Palliative Care, 28(3), S. 188-192

Bruno, Jacobus Pancratius (1682): Castellus Renovatus. Hoc est, Lexicon Medicum, quondam a Barth. Castello Messanensi inchoatum, per alios postmodo continuatum, nunc vero Ad vera nováque Artis Medicae Principia accommodatum, a plurimis mendis & vitiosis allegationibus correctum, & innumerabilium pene Vocabularum Accessione amplificatum. Nürnberg: Tauber Verlag, S. 875f. Einzusehen in der Bayrischen Staatsbibliothek. Verfügbar unter: http://reader.digitale-sammlungen.de/de/fs1/object/display/bsb11218828_00977.html (01.03.2018)

Brüsemeister, Thomas (2008): Qualitative Forschung. Ein Überblick. 2., überarbeitete Auflage. Wiesbaden: VS Verlag

Brussel, Leen van/Carpentier, Nico (2014): Introduction. In: Dies. (Hrsg.): The Social Construction of Death. Interdisciplinary Perspectives. Basingstoke, Hampshire: Palgrave Macmillan, S. 1-10

Bundesarbeitsgemeinschaft (BAG) Hospiz e.V./Deutscher Caritasverband e.V./Diako-
nisches Werk der Evangelischen Kirche in Deutschland e.V. (Hrsg.) (2004):
,Sorgsam'. Qualitätshandbuch für stationäre Hospize. Wuppertal: der hospiz verlag
Bundesärztekammer (BÄK)/Deutsche Gesellschaft für Palliativmedizin (DGP) (2011):
(Muster-)Kursbuch Palliativmedizin. Stand vom 21.10.2011. Verfügbar unter: http://
www.bundesaerztekammer.de/fileadmin/user_upload/downloads/MKB_Palliativme
dizin.pdf (01.03.2018)
Bundesministerium für Bildung und Forschung (BMBF) (2011): Deutscher Qualifikati-
onsrahmen für lebenslanges Lernen. Verabschiedet am 22.03.2011. Verfügbar unter:
https://www.dqr.de/media/content/Der_Deutsche_Qualifikationsrahmen_fue_lebensl
anges_Lernen.pdf (01.03.2018)
Bundesministerium für Familie, Senioren, Frauen und Jugend (BMFSFJ) (2009): Haupt-
bericht des Freiwilligensurveys 2009. Zivilgesellschaft, soziales Kapital und freiwilliges Engagement in Deutschland. 1999 – 2004 – 2009. München: TNS Infratest Sozialforschung
Bundesministerium für Familie, Senioren, Frauen und Jugend (BMFSFJ) (Hrsg.) (2017):
Zweiter Engagementbericht über die Entwicklung des bürgerschaftlichen Engagements in der Bundesrepublik Deutschland. „Demografischer Wandel und bürger-
schaftliches Engagement: Der Beitrag des Engagements zur lokalen Entwicklung."
Verfügbar unter: http://www.zweiterengagementbericht.de/ (01.03.2018)
Bundesministerium für Gesundheit (2016): Hospiz- und Palliativversorgung. Fragen und
Antworten zum Hospiz- und Palliativgesetz. Verfügbar unter: http://euritim.de/pdf-
herunterladen/Fragen_und_Antworten_zum_Hospiz-_und_Palliativgesetz-
Bundesgesundheitsministerium.pdf (01.03.2018)
Burbeck, Rachel/Candy, Bridget/Low, Joe/Rees, Rebecca (2014): Understanding the role
of the volunteer in specialist palliative care: a systematic review and thematic syn-
thesis of qualitative studies. In: BMC Palliative Care, 13(3), S. 1-12
Busemeyer, Marius R./Ebbinghaus, Bernhard/Leibfried, Stephan/Mayer-Ahuja, Ni-
cole/Obinga, Herbert/Pfau-Effinger, Birgit (Hrsg.) (2013): Wohlfahrtspolitik im 21.
Jahrhundert. Neue Wege der Forschung. Frankfurt am Main/New York: Campus
Carlin, Martha (1990): Medieval English hospitals. In: Granshaw, Lindsay/Porter, Roy
(Hrsg.): The Hospital in History. London/New York: Routledge, S. 21-39
Charbonnier, Ralph (2010): Seelsorge in der Palliativversorgung. Konzeptionelle, kom-
munikative und organisatorische Aspekte einer berufsübergreifenden Zusammenar-
beit. In: Burbach, Christiane (Hrsg.): ... bis an die Grenze. Hospizarbeit und Pallia-
tive Care. Göttingen: Vandenhoeck & Ruprecht, S. 165-189
Charbonnier, Ralph (2011): Chancen und Klippen ehrenamtlicher Arbeit im Gesund-
heitswesen. In: Arndt-Sandrock, Gabriele (Hrsg.): Loccumer Protokolle 08/10. Alte
Wege – Neue Pfade. Anfänge, Stationen, Perspektiven der Hospizarbeit. Rehburg-
Loccum: Ev. Akademie Loccum, S. 51-73
Chiesi, Antonio M. (2005): Soziale Kohäsion und verwandte Konzepte. In: Genov,
Nicolai (Hrsg.): Die Entwicklung des soziologischen Wissens. Ergebnisse eines hal-
ben Jahrhunderts. Wiesbaden: VS Verlag für Sozialwissenschaften, S. 239-256
Clark, David' (2000): Palliative care history: a ritual process? In: European Journal of
Palliative Care, 7(2), S. 50-55

Clark, David (2005): Cicely Saunders. Founder of the Hospice Movement. Selected Letters 1959-1999. Oxford/New York: Oxford University Press

Claxton-Oldfield, Stephen (2016): Hospice Palliative Care Volunteers. A Review of Commonly Encountered Stressors, How They Cope With them, and Implications for Volunteer Training/Management. In: American Journal of Hospice and Palliative Medicine, 33(2), S. 201-204

Claxton-Oldfield, Stephen/Claxton-Oldfield, Jane (2008): Some Common Problems Faced by Hospice Palliative Care Volunteers. In: American Journal of Hospice and Palliative Medicine, 25(2), S. 121-126

Claxton-Oldfield, Stephen/Claxton-Oldfield, Jane/Paulovic, Stefan/Wasylkiw, Louise (2012): A Study of the Motivation of British Hospice Volunteers. In: American Journal of Hospice and Palliative Medicine, 30(6), S. 579-586

Claxton-Oldfield, Stephen/Gosselin, Natasha/Schmidt-Chamberlain, Kirsten/Claxton-Oldfield, Jane (2009): A survey of family members' satisfaction with the services provided by hospice palliative care volunteers. In: American Journal of Hospice and Palliative Medicine, 27(3), S. 191-196

Claxton-Oldfield, Stephen/Hastings, Emily/Claxton-Oldfield, Jane (2008): Nurses Perceptions of Hospice Palliative Care Volunteers. In: American Journal of Hospice and Palliative Medicine, 25(3), S. 169-178

Council of Europe (2008): Palliative Care: A model for innovative health and social policies. Parliamentary Assembly, Document 11758, Strasbourg 04.11.2008. Verfügbar unter: http://assembly.coe.int/nw/xml/XRef/Xref-DocDetails-EN.asp?FileID=12060&lang=EN (01.03.2018)

Council of Europe (2010): A new Strategy and Council of Europe Action Plan for Social Cohesion. Strasbourg 2010. Verfügbar unter: http://www.coe.int/t/dg3/ socialpolicies/socialcohesiondev/source/2010Strategy_ActionPlan_SocialCohesion.pdf (01.03.2018)

Deutsche Gesellschaft für Palliativmedizin (DGP) (2016): Die Deutsche Gesellschaft für Palliativmedizin. Verfügbar unter: https://www.dgpalliativmedizin.de/diverses/ziele-und-aufgaben-der-dgp-satzung-mitgliedschaft-und-beitraege-vorstand.html (01.03.2018)

Deutsche Gesellschaft für Palliativmedizin (DGP) (2017a): Curricula Palliative Care/Palliativmedizin. Stand 04/2017. Verfügbar unter: https://www. dgpalliativmedizin.de/images/Curricula_%C3%9Cbersicht_04.2017.pdf (01.03.2018)

Deutsche Gesellschaft für Palliativmedizin (DGP) (2017b): ‚Wegweiser' Hospiz- und Palliativversorgung Deutschland. Verfügbar unter: http://www.wegweiser-hospiz-palliativmedizin.de/de/angebote/erwachsene (01.03.2018)

Deutsche Gesellschaft für Palliativmedizin (DGP) (2017c): Kompetenzorientierte berufsgruppenunabhängige Matrix zur Erstellung von Curricula für die Weiterbildung curricularer Bildungsinhalte in Palliative Care/Palliativmedizin (KoMPaC). Erstellt vom ‚Fachreferat Curricula der Arbeitsgruppe Bildung' (Becker, Dorothee/Kamp, Thorsten [Leitung]). Bonn: Pallia Med Verlag

Deutsche Gesellschaft für Palliativmedizin (DGP) (o.J.): Spezialisierte ambulante Palliativversorgung (SAPV). Verfügbar unter: https://www.dgpalliativmedizin.de/ allgemein/sapv.html (01.03.2018)

Deutsche Gesellschaft für Palliativmedizin (DGP)/Deutscher Hospiz- und PalliativVerband (DHPV)/Bundesärztekammer (BÄK) (Hrsg.) (2016): Charta zur Betreuung schwerstkranker und sterbender Menschen in Deutschland. Handlungsempfehlungen im Rahmen einer Nationalen Strategie. Verfügbar unter: http://www.charta-zur-betreuung-sterbender.de/files/bilder/neu2%20RZ_161004_ Handlungsempfehlungen_ONLINE.pdf (01.03.2018)

Deutsche Gesellschaft für Pflegewissenschaft e.V. (2016): Ethikkommission. Verfügbar unter: http://www.dg-pflegewissenschaft.de/2011DGP/ethikkommission (01.03.2018)

Deutscher Bundestag (2002): Bericht der Enquete-Kommission „Zukunft des Bürgerschaftlichen Engagements". Drucksache 14/8900. Verfügbar unter: http://dip21.bundestag.de/dip21/btd/14/089/1408900.pdf (01.03.2018)

Deutscher Bundestag (2016): Siebter Bericht zur Lage der älteren Generation in der Bundesrepublik Deutschland Sorge und Mitverantwortung in der Kommune – Aufbau und Sicherung zukunftsfähiger Gemeinschaften und Stellungnahme der Bundesregierung. Dokument v. 02.11.2016. Drucksache 18/10210. Verfügbar unter: http://www.demografie-portal.de/SharedDocs/Downloads/DE/Berichte Konzepte/Bund/Siebter-Altenbericht.pdf?__blob=publicationFile&v=2 (01.03.2018)

Deutscher Hospiz- und PalliativVerband (DHPV) (2012a): Ambulante Hospizdienste. Orientierungshilfe für Vorstände sowie Mitarbeiterinnen und Mitarbeiter vom 21.09.2012. Verfügbar unter: http://www.dhpv.de/tl_files/public/Service/ Broschueren/2012-09-21_Handreichung _AHDKoordination.pdf (01.03.2018)

Deutscher Hospiz- und PalliativVerband (DHPV) (2012b): Satzung des Deutschen Hospiz- und PalliativVerbandes vom 26.02.1992. Letzte Aktualisierung: 19.10.2012. Verfügbar unter: http://www.dhpv.de/ueber-uns_der-verband_satzung.html (01.03.2018)

Deutscher Hospiz- und PalliativVerband (DHPV) (2012c): Empfehlungen des GKV-Spitzenverbandes nach § 132d Abs. 2 SGB V für die spezialisierte ambulante Palliativversorgung vom 23.06.2008 in der Fassung vom 05.11.2012. Verfügbar unter: http://www.dhpv.de/service_gesetze-verordnungen.html (01.03.2018)

Deutscher Hospiz- und PalliativVerband (DHPV) (2012d): Spezialisierte Ambulante Palliativversorgung (SAPV). Verfügbar unter: http://www.dhpv.de/themen_sapv.html (01.03.2018)

Deutscher Hospiz- und PalliativVerband (DHPV) (2015a): Die Hospizbewegung. Verfügbar unter: http://www.dhpv.de/themen_hospizbewegung.html (01.03.2018)

Deutscher Hospiz- und PalliativVerband (DHPV) (2015b): Der Wissenschaftliche Beirat des DHPV zur Stellungnahme der Leopoldina zur Palliativversorgung in Deutschland. Vom 26.05.2015. Verfügbar unter: http://www.dhpv.de/stellungnahme_detail/items/der-wissenschaftliche-beirat-des-dhpv-zur-stellungnahme-der-leopoldina-zur-palliativversorgung-in-deutschland.html (01.03.2018)

Deutscher Hospiz- und PalliativVerband (DHPV) (2016a): Rahmenvereinbarung nach § 39a Abs. 2 Satz 8 SGB V zu den Voraussetzungen der Förderung sowie zu Inhalt, Qualität und Umfang der ambulanten Hospizarbeit vom 03.09.2002, i.d.F. vom 14.03.2016. Verfügbar unter: http://www.dhpv.de/service_gesetze-verordnungen.html (01.03.2018)

Deutscher Hospiz- und PalliativVerband (DHPV) (2016b): Handreichung des DHPV zu den Änderungen der Rahmenvereinbarung gem. § 39 a Abs. 2 SGB V für die ambulante Hospizarbeit sowie um weiteren Einbezug der Privaten Krankenversicherung und der Beihilfestellen in die Förderung der ambulanten Hospizdienste. Verfügbar unter: http://www.dhpv.de/tl_files/public/Service/Gesetze%20und%20Verordnung en/DHPVHrRvAmb160321.pdf (01.03.2018)

Deutscher Hospiz- und PalliativVerband (DHPV) (2017): Rahmenvereinbarung nach § 39a Abs. 1 Satz 4 SGB V über Art und Umfang sowie Sicherung der Qualität der stationären Hospizversorgung vom 13.03.1998, i.d.F. vom 31.03.2017. Verfügbar unter: http://www.dhpv.de/service_gesetze-verordnungen.html (01.03.2018)

Deutscher Hospiz- und PalliativVerband (DHPV) (o.J.): Palliativstationen. Definitionen und Merkmale. Verfügbar unter: http://www.dhpv.de/themen_palliativstationen.html (01.03.2018)

Deutscher Hospiz-und PalliativVerband e.V. (DHPV) (2015c): Leitsätze für die Hospiz- und Palliativarbeit. Beschluss der Mitgliederversammlung vom 05.10.2007. Verfügbar unter: http://www.dhpv.de/ueber-uns_der-verband_leitsaetze.html (01.03.2018)

Dewe, Bernd (2005): Perspektiven gelingender Professionalität. In: neue praxis. Zeitschrift für Sozialarbeit, Sozialpädagogik und Sozialpolitik, Jahrgang 35, S. 257-266

Dewe, Bernd (2006): Professionsverständnisse – eine berufssoziologische Betrachtung. In: Pundt, Johanne (Hrsg.): Professionalisierung im Gesundheitswesen. Positionen – Potenziale – Perspektiven. Bern: Verlag Hans Huber, S. 23-35

Dörnemann, Michael (2003): Krankheit und Heilung in der Theologie der frühen Kirchenväter. Studien und Texte zu Antike und Christentum. Tübingen: Mohr (Paul Siebeck) Verlag

Dörner, Klaus (2012): Leben und Sterben, wo ich hingehöre. Dritter Sozialraum und neues Hilfesystem. 7. Auflage. Neumünster: Paranus Verlag

Doyle, Derek (Hrsg.) (2002): Volunteers in Hospice and Palliative Care. A Handbook for Volunteer Service Managers. Oxford/New York: Oxford University Press

Dresing, Thorsten/Pehl, Thorsten (2013): Praxisbuch Interview, Transkription & Analyse. Anleitungen und Regelsysteme für qualitativ Forschende. 5. Auflage. Marburg

Dresing, Thorsten/Pehl, Thorsten (2018): Praxisbuch Interview, Transkription & Analyse. Anleitungen und Regelsysteme für qualitativ Forschende. 5. Auflage. Marburg. Verfügbar unter: www.audiotranskription.de/praxisbuch (01.03.2018)

Eckart, Wolfgang U. (2012): Verlorene Kunst: Altersgebrechen angesichts des Todes und ‚ars moriendi' aus kulturhistorischer Perspektive. In: Eckart, Wolfgang U./Anderheiden, Michael (Hrsg.): Handbuch Sterben und Menschenwürde. Berlin/Boston: De Gruyter, S. 51-70

Eigler, Friedrich Wilhelm (2003): Der hippokratische Eid. Ein zeitgemäßes Gelöbnis? In: Deutsches Ärzteblatt 100(34-35), S. A-2203-2204

Elias, Norbert ([1982] 1995): Über die Einsamkeit der Sterbenden in unseren Tagen. 8. Auflage. Frankfurt am Main: Suhrkamp Verlag

Ellershaw, John (2012): Opcare9. A European collaboration to optimise research for the care of cancer patients in the last days of life. March 2008-2011. Executive report. Liverpool: Marie Curie Palliative Care Institute Liverpool. Verfügbar unter:

http://www.mcpcil.org.uk/media/Doc%204%20OPCARE9%20Report.pdf (01.03.20
   18)
Engelmann, Fabian/Halkow, Anja (2008): Der Setting-Ansatz in der Gesundheitsförderung: Genealogie, Konzeption, Praxis, Evidenzbasierung, hrsgg. vom Wissenschaftszentrum Berlin für Sozialforschung, Forschungsschwerpunkt Bildung, Arbeit und
   Lebenschancen, Forschungsgruppe Public Health 2008-302. Verfügbar unter:
   http://nbn-resolving.de/urn:nbn:de:0168-ssoar-294064 (01.03.2018)
Ernst, Michael (2012): Ärztliches Handeln und ethische Fragen am Lebensende im Ven-
   tilabrum medico-theologicum von Michael Boudewyns (1666). Medizinhistorische
   Studien. Band 7. 1. Auflage. Köln/Duisburg: WiKu-Verlag Verlag für Wissenschaft
   und Kultur
Ertl-Schmuck, Roswitha/Unger, Angelika/Mibs, Michael/Lang, Christian (2015): Wissenschaftliches Arbeiten in Gesundheit und Pflege. Konstanz, München: UVK Verlagsgesellschaft mbH
European Association for Palliative Care (EAPC) (2010): About the EAPC. Definition
   and Aims. Verfügbar unter: http://www.eapcnet.eu/Themes/AbouttheEAPC/ Defini-
   tionandAims.aspx (01.03.2018)
Evangelische Kirche Deutschlands (EKD) (2014): Engagement und Indifferenz. Kir-
   chenmitgliedschaft als soziale Praxis. V. EKD-Erhebung über Kirchenmitglied-
   schaft. Verfügbar unter: https://www.ekd.de/ekd_de/ds_doc/ekd_v_kmu2014.pdf
   (01.03.2018)
Evans, Sioned/Davison, Andrew (2014): Care for the Dying. A Practical and Pastoral
   Guide. London: Canterbury Press Norwich
Evers, Adalbert/Klie, Thomas/Roß, Paul-Stefan (2015): Die Vielfalt des Engagements.
   Eine Herausforderung an Gesellschaft und Politik. In: Aus Politik und Zeitgeschich-
   te (APuZ). Beilage zur Wochenzeitung ‚Das Parlament‘, 65(14-15), S. 3-9
Evers, Adalbert/Olk, Thomas (1996): Wohlfahrtspluralismus – Analytische und normativ-
   politische Dimensionen eines Leitbegriffs. In: Dies. (Hrsg.): Wohlfahrtspluralismus.
   Vom Wohlfahrtsstaat zur Wohlfahrtsgesellschaft. Opladen: WVG, S. 9-60
Ewers, Michael/Grewe, Tanja/Höppner, Heidi/Huber, Walter/Sayn-Wittgenstein zu,
   Friederike/Stemmer, Renate/Voigt-Radloff, Sebastian/Walkenhorst, Ursula (2012):
   Forschung in den Gesundheitsfachberufen. Potenziale für eine bedarfsgerechte Ge-
   sundheitsversorgung in Deutschland. Konzeptpapier der Arbeitsgruppe Gesundheits-
   fachberufe des Gesundheitsforschungsrates. In: Deutsche Medizinische Wochen-
   schrift 2012, 137. Jahrgang, S. 37-73
Faubel, Ursula (2013): Haupt- und Ehrenamt in der Selbsthilfe: pro oder kontra? In: Ak-
   tuelle Rheumatologie, 38(06), S. 366-370
Federhenn, Linda/Kern, Martina/Graf, Gerda (2010): Basiscurriculum Palliative Care und
   Hospizarbeit. Fortbildung für Gesundheits- und Krankenpflegeassistenten, Altenpflegehelfer, medizinische Fachangestellte und weitere interessierte Berufsgruppen.
   Bonn: Pallia Med Verlag
Feldhammer, Barbara/Wauschkuhn, Karen (2009): Identität, Verantwortlichkeiten, Status.
   Diskussionsgrundlage zur Zusammenarbeit von Haupt- und Ehrenamt im Kontext
   ehrenamtlicher Hospizarbeit. Ein Projekt von ALPHA Rheinland mit Unterstützung
   der Landesregierung Nordrhein-Westfalen. Verfügbar unter: https://alpha-

nrw.de/wp-content/uploads/2014/05/identitaet-verantwortlichkeiten-status.pdf (01.03.2018)

Feldle, Phillip (2013): Palliativpflege im 18. Jahrhundert. Ignatius Zachs „De cura, quam moribundis debent, qui aegrotis sunt a ministerio". Medizinhistorische Studien. Band 8. 1. Auflage. Köln/Duisburg: WiKu-Verlag Verlag für Wissenschaft und Kultur

Fink, Michaela (2012): Von der Initiative zur Institution. Die Hospizbewegung zwischen lebendiger Begegnung und standardisierter Dienstleistung. Schriftenreihe des Wissenschaftlichen Beirats im DHPV e.V., Band V. Ludwigsburg: der hospiz verlag

Fischbeck, Sabine/Deister, Tonja/Gladisch, Katharina (2005): Hospizhelfer im medizinpsychologischen Unterricht: Effekte ihres Besuches. In: GMS Zeitschrift für Medizinische Ausbildung, 22(1), Doc09. Verfügbar unter: http://www.egms.de/static/pdf/journals/zma/2005-22/zma000009.pdf (01.03.2018)

Fischer, Ralf (2012): Freiwilligenengagement und soziale Ungleichheit. Eine sozialwissenschaftliche Studie. Stuttgart: Verlag W. Kohlhammer

Fischer, Ute Luise (2010): „Der Bäcker backt, der Maler malt, der Pfleger ..." – Soziologische Überlegungen zum Zusammenhang von Professionalität und Wertschätzung in der Kranken- und Altenpflege. In: Arbeit. Zeitschrift für Arbeitsforschung, Arbeitsgestaltung und Arbeitspolitik, Heft 4, Jahrgang 19, S. 239-252

Fleckinger, Susanne (2013a): Die Orchestrierung des Sterbens. Ehrenamtlichkeit zwischen Ökonomisierung und Professionalisierung. In: Praxis PalliativeCare, Heft 20, S. 12-13

Fleckinger, Susanne (2013b): Ehrenamtlichkeit in Palliative Care: Zwischen hospizlichpalliativer Sorgekultur und institutionalisierter Dienstleistung. Wiesbaden: Springer VS

Fleckinger, Susanne (2013c): Ehrenamt – die Brücke zum Sozialen. Zur zivilgesellschaftlichen Qualität ehrenamtlicher Arbeit in Palliative Care. In: Praxis PalliativeCare, Heft 18, S. 30-32

Fleckinger, Susanne (2014): Mitfühlende Gemeinden. Gemeinwesenorientierte Palliative Care in England. In: Praxis PalliativeCare, Heft 23, S. 30-34

Fleckinger, Susanne (2017a): „Alles, was darüber hinaus ist". Beziehungs-Weisen des Ehrenamtes in Hospiz und Palliative Care. In: Praxis PalliativeCare, Heft 34, S. 6-8

Fleckinger, Susanne (2017b): „Ohne Ehrenamtliche bräuchte ich diesen Job nicht zu machen, da würde ich etwas anderes machen!". Die Praxis der Zusammenarbeit von Ehrenamt und Hauptamt als Motivation. In: Praxis PalliativeCare, Heft 36, S. 19-23

Fleckinger, Susanne/Meyer, Dorothee (2015): Skizze des aktuellen „Positionspapiers" der DGP-AG Ehrenamtlichkeit. Neue Handlungsfelder für das Ehrenamt in Palliative Care. In: Zeitschrift für Palliativmedizin, 16(5), S. 196-197

Fleckinger, Susanne/Ritterbusch, Ulrike (2015): Ehrenamt und Hauptamt in Palliative Care – zur Bedeutsamkeit der jeweiligen Rollenverständnisse. In: Leidfaden. Fachmagazin für Krisen, Leid, Trauer, Heft 4, S. 52-56

Fleßa, Steffen (2014): Letztverlässlichkeit als Ressource – Der Wert der Palliativmedizin für die Volkswirtschaft. In: Zeitschrift für Palliativmedizin, 15(2), S. 78-83

Flick, Uwe (2010): Qualitative Sozialforschung. Eine Einführung. 3. Auflage. Reinbek: Rowohlt Verlag

Friedrich, Norbert (2007): Anfänge und Weiterentwicklung der Diakonie im 19. Jahrhundert. In: Aumüller, Gerhard/Grundmann, Kornelia/Vanja, Christina (Hrsg.): Der Dienst am Kranken. Krankenversorgung zwischen Caritas, Medizin und Ökonomie vom Mittelalter bis zur Neuzeit. Geschichte und Entwicklung der Krankenversorgung im sozioökonomischen Wandel. Marburg: N.G. Elwert Verlag, S. 271-286

Friesacher, Heiner (2008): Theorie und Praxis pflegerischen Handelns. Begründung und Entwurf einer kritischen Theorie der Pflegewissenschaft. Osnabrück: Universitätsverlag

Gamondi Claudia/Larkin, Philip/Payne, Sheila (2013b): Core competencies in palliative care: an EAPC White Paper on palliative care education – part 2. In: European Journal of Palliative Care, 20(2), S. 140-145

Gamondi, Claudia/Larkin, Philip/Payne, Sheila (2013a): Core competencies in palliative care: an EAPC White Paper on palliative care education – part 1. In: European Journal of Palliative Care, 20(2), S. 86-91

Gemeinsamer Bundesausschuss (G-BA) (2010): Richtlinie des Gemeinsamen Bundesausschusses zur Verordnung von spezialisierter ambulanter Palliativversorgung (Spezialisierte Ambulante Palliativversorgungs-Richtlinie/SAPV-RL) vom 20. Dezember 2007 [...], zuletzt geändert am 15. April 2010, veröffentlicht im Bundesanzeiger, S. 2 190, in Kraft getreten am 25. Juni 2010. Verfügbar unter: https://www.g-ba.de/downloads/62-492-437/SAPV-RL_2010-04-15.pdf (01.03.2018)

Gensicke, Thomas (2011): Notwendigkeit einer integrierten Theorie für die Beschreibung der Zivilgesellschaft. In: Priller, Eckard/Alscher, Mareike/Dathe, Dietmar/Speth, Rudolf (Hrsg.): Zivilengagement. Herausforderungen für Gesellschaft, Politik und Wissenschaft. Philantropie, Bd. 2. Berlin: LIT Verlag, S. 153-178

Gensicke, Thomas (2015): Freizeit und Ehrenamt/freiwilliges Engagement. In: Freericks, Renate/Brinkmann, Dieter (Hrsg.): Handbuch Freizeitsoziologie. Wiesbaden: Springer VS, S. 277-298

Gesetz zur Verbesserung der Hospiz- und Palliativversorgung in Deutschland (Hospiz- und Palliativgesetz, HPG) (2015): In: Bundesgesetzblatt Jahrgang 2015 Teil I Nr. 48, ausgegeben zu Bonn am 07. Dezember 2015, S. 2114-2118

Glaser, Barney G./Strauss, Anselm L. (1974 [1965]): Interaktionen mit Sterbenden. Beobachtungen für Ärzte, Schwestern, Seelsorger und Angehörige. Göttingen: Vandenhoeck und Ruprecht

Glaser, Barney G./Strauss, Anselm L. (2005 [1967]): Grounded Theory. Strategien qualitativer Forschung. 2. Auflage. Bern: Verlag Hans Huber

Godzik, Peter (1993): Der Stand der Hospizbewegung in Deutschland. In: Diakonisches Werk der Evangelischen Kirche Deutschlands (EKD) (Hrsg.): Dokumentation zur Hospizbewegung. EKD Hannover, S. 10-13

Godzik, Peter (2011): Hospizlich engagiert. Erfahrungen und Impulse aus drei Jahrzehnten. Rosengarten bei Hamburg: Steinmann Verlag

Goebel, Swantje (2012): Die eigene Sterblichkeit im Blick. Eine biographieanalytische Studie mit Hospizhelferinnen und Hospizhelfern. Paderborn: Wilhelm Fink Verlag

Goesmann, Christina (2016): Wertschätzung ehrenamtlicher Arbeit. Quellen der Wertschätzung in der psychosozialen Demenzbetreuung. Bielefeld: transcript Verlag

Goesmann, Christina/Fischer, Ute Luise (2014): Reziproke Wertschätzung im Dienstleistungshandeln – eine begriffliche Erweiterung zur Anerkennungstheorie. In: Arbeit. Zeitschrift für Arbeitsforschung, Arbeitsgestaltung und Arbeitspolitik, Heft 1, Jahrgang 23, S. 22-36

Goffman, Erving (2001): Die Interaktionsordnung. In: Ders.: Interaktion und Geschlecht. Herausgegeben und eingeleitet von Hubert A. Knoblauch. 2. Auflage. Frankfurt am Main: Campus Verlag, S. 50-104

Goldin, Grace (1981): A Protohospice at the Turn of the Century. St. Luke's House, London, from 1893 to 1921. In: Journal of the History of Medicine and Allied Sciences 1981, 3, S. 383-413

Goossensen, Anne/Somsen, Jos/Scott, Ros/Pelttari, Leena (2016): Defining volunteering in hospice and palliative care in Europe: an EAPC White Paper. In: European Journal of Palliative Care, 23(4), S. 184-191

Graf, Gerda (2011): Geschichtliches und Geschichten. In: Bödiker, Maria Luise/Graf, Gerda/Schmidbauer, Horst (Hrsg.): Hospiz ist Haltung. Kurshandbuch Ehrenamt. Ludwigsburg: der hospiz verlag, S. 10-21

Graf, Gerda/Höver, Gerhard (2006): Hospiz als Versprechen. Zur ethischen Grundlegung der Hospizidee. Schriftenreihe der BAG Hospiz, hrsgg. von der Bundesarbeitsgemeinschaft Hospiz e.V. Wuppertal: der hospiz verlag

Graf, Gerda/Klumpp, Martin/Neumann, Ursula/Schmidbauer, Horst (2011): Ehrenamt in der Hospizarbeit. Zehn Bausteine zur Erarbeitung eines Leitbildes. Ergebnis aus der DHPV-Arbeitsgruppe Ehrenamt vom 26.05.2011. Verfügbar unter: http://www.ehrenamtsbibliothek.de/literatur/pdf_427.pdf (01.03.2018)

Granshaw, Lindsay/Porter, Roy (Hrsg.) (1990): The Hospital in History. London/New York: Routledge

Gronemeyer, Reimer (2002): Die späte Institution. Das Hospiz als Fluchtburg. In: Gronemeyer, Reimer/Loewy, Erich H. (Hrsg.): Wohin mit den Sterbenden? Hospize in Europa – Ansätze zu einem Vergleich. Münster: LIT Verlag, S. 139-145

Gronemeyer, Reimer (2008): Sterben in Deutschland. Wie wir dem Tod wieder einen Platz in unserem Leben einräumen können. Frankfurt am Main: Fischer-Taschenbuch-Verlag

Gronemeyer, Reimer/Heller, Andreas (2007): Stirbt die Hospizbewegung am eigenen Erfolg? Ein Zwischenruf. In: Heller, Andreas/Heimerl, Katharina/Husebø, Stein (Hrsg.): Wenn nichts mehr zu machen ist, ist noch viel zu tun. Wie alte Menschen würdig sterben können. Freiburg im Breisgau: Lambertus Verlag, S. 576-586

Gronemeyer, Reimer/Heller, Andreas (2014a): Die Hospizidee – eine Frage der Haltung. Oder: wer hilft eigentlich wem? In: Bruhn, Ramona/Straßer, Benjamin (Hrsg.): Palliative Care für Menschen mit geistiger Behinderung. Interdisziplinäre Perspektiven für die Begleitung am Lebensende. Stuttgart: Kohlhammer Verlag, S. 48-52

Gronemeyer, Reimer/Heller, Andreas (2014b): In Ruhe sterben. Was wir uns wünschen und was die moderne Medizin nicht leisten kann. München: Pattloch Verlag

Haas, Ludwig (2000): Für kranke Menschen sorgen. Die Bedeutung der „Cura" für ethisches Handeln im Gesundheitswesen. Studien der Moraltheologie, Band 17. Münster: LIT Verlag

Habeck, Sandra (2008): Dienst an sich selber. Neues Ehrenamt und die Rolle hauptamtlicher Pädagog/inn/en. In: DIE Zeitschrift für Erwachsenenbildung. Ausg. 2008(2).
Verfügbar unter: http://www.diezeitschrift.de/22008/ehrenamtlichkeit-03.pdf (01.03.
2018)

Hamm, Berndt (2010): Der frühe Luther. Tübingen: Verlag Mohr Siebeck

Hanses, Andreas (2012): Gesundheit als soziale Praxis. Zur Relevanz von Interaktions-
und Wissensordnungen professionellen Handelns als soziale Praxis. In: Hanses, An-
dreas/Sander, Kirsten (Hrsg.): Interaktionsordnungen. Gesundheit als soziale Praxis.
Wiesbaden: Springer VS Verlag für Sozialwissenschaften, S. 35-52

Hanses, Andreas/Heuer, Katrin/Paul, Kathleen (2015): Zur Relevanz biographischer
Neukonzeptualisierungen. Theoretische Perspektiven zu empirischen Ergebnissen
aus einer Studie zu den „Konstruktionen des Sterbens". In: Dörr, Marg-
ret/Füssenhäuser, Cornelia/Schulze, Heidrun (Hrsg.): Biografie und Lebenswelt.
Perspektiven einer Kritischen Sozialen Arbeit. Wiesbaden: Springer VS Verlag für
Sozialwissenschaften, S. 141-156

Hartung, Susanne/Rosenbrock, Rolf (2015): Settingansatz/Lebensweltansatz. Letzte Aktualisierung am 05.08.2015. In: Bundeszentrale für gesundheitliche Aufklärung
(BZgA), Leitbegriffe der Gesundheitsförderung. Verfügbar unter: https://www. leit-
begriffe.bzga.de/alphabetisches-verzeichnis/settingansatz-lebensweltansatz/
(01.03.2018)

Haumann, Wilhelm (2014): Motive des bürgerschaftlichen Engagements. Kernergebnisse
einer bevölkerungsrepräsentativen Befragung durch das Institut für Demoskopie Allensbach im August 2013, hrssg. vom Bundesministerium für Familie, Senioren,
Frauen und Jugend (BMFSFJ), Berlin. Verfügbar unter: www.bmfsfj.de
(01.03.2018)

Hayek von, Julia/Pfeffer, Christine/Schneider, Werner (2011): Hospiz schafft Wissen.
Ehrenamtliche unter der Lupe der Wissenschaft. In: Bödiker, Marie Luise/Graf, Ger-
da/Schmidbauer, Horst (Hrsg.): Hospiz ist Haltung. Kurshandbuch Ehrenamt. Ludwigsburg: der hospiz verlag, S. 94-101

Heidbrink, Ludger (2006): Verantwortung in der Zivilgesellschaft: Zur Konjunktur eines
widersprüchlichen Prinzips. In: Heidbrink, Ludger/Hirsch, Alfred (Hrsg.): Verantwortung in der Zivilgesellschaft. Frankfurt am Main: Campus, S. 13-35

Heimerl, Katharina/Heller, Andreas/Wegleitner, Klaus/Wenzel, Claudia (2012): Organisationsethik und Palliative Care – partizipative Konzepte. In: Rosenbrock, Rolf/Har-
tung, Susanne (Hrsg.): Handbuch Partizipation und Gesundheit. Bern: Verlag Hans
Huber, S. 408-417

Helfferich, Cornelia (2009): Die Qualität qualitativer Daten. Manual für die Durchführung
qualitativer Interviews. 3., überarbeitete Auflage. Wiesbaden: VS Verlag für Sozialwissenschaften

Helfferich, Cornelia (2011): Die Qualität qualitativer Daten. Manual für die Durchführung
qualitativer Interviews. 4. Auflage. Wiesbaden: VS Verlag für Sozialwissenschaften

Heller, Andreas (2015): Cicely Saunders, Begründerin der modernen Hospizbewegung.
Ihr christliches Wirken für eine ‚hospizlich-palliative Sorgekultur in der Gesellschaft. In: Lichtblicke. 20 Jahre Engagement für ein Sterben in Würde. Ausgabe

03/August 2015, S. 20. Verfügbar unter: http://www.hospiz-nea.de/Lichtblicke09 2015.pdf (01.03.2018)

Heller, Andreas (2017): Sterben und Tod in den Zukünften europäischer Gesellschaften. In: Bundes-Hospiz-Anzeiger, Heft 5, 15. Jahrgang 2017, S. 11-13

Heller, Andreas/Heimerl, Katharina/Husebø, Stein (2007): Wenn nichts mehr zu machen ist, ist noch viel zu tun. Wie alte Menschen würdig sterben können. 3. Auflage. Freiburg im Breisgau: Lambertus

Heller, Andreas/Pleschberger, Sabine (2012): Zur Geschichte der Hospizbewegung. In: Bernatzky, Günther/Sittl, Reinhard/Likar, Rudolf (Hrsg.): Schmerzbehandlung in der Palliativmedizin. 3. Auflage. Wien/New York: Springer Verlag, S. 17-24

Heller, Andreas/Pleschberger, Sabine/Fink, Michaela/Gronemeyer, Reimer (2012): Die Geschichte der Hospizbewegung in Deutschland. Ludwigsburg: der hospiz verlag

Heller, Andreas/Schuchter, Patrick (2014): Sorgeethik. Die Hospizidee als kritische Differenz im Gesundheitsmarkt. In: Maio, Giovanni (Hrsg.): Ethik der Gabe. Humane Medizin zwischen Leistungserbringung und Sorge um den Anderen. Freiburg im Breisgau: Herder Verlag, S. 271-314

Heller, Andreas/Wegleitner, Klaus (2017): Sterben und Tod im gesellschaftlichen Wandel. In: Bundesgesundheitsblatt, 60(1), S. 11-17

Heuer, Katrin (2014): Die Bedeutung von habitussensiblen Zugängen in der Begleitung sterbender Menschen. In: Sander, Tobias (Hrsg.): Habitussensibilität. Eine neue Anforderung an professionelles Handeln. Wiesbaden: Springer VS Verlag, S. 87-102

Heuer, Katrin/Paul, Kathleen/Hanses, Andreas (2015): Professionalisierungskonstruktionen in der Arbeit mit sterbenden Menschen. Einblicke in ein laufendes Forschungsprojekt. In: In: Becker-Lenz, Roland/Busse, Stefan/Ehlert, Gudrun/Müller-Hermann, Silke (Hrsg.): Bedrohte Professionalität. Einschränkungen und aktuelle Herausforderungen für die soziale Arbeit. Wiesbaden: Springer VS Verlag für Sozialwissenschaften, S. 259-278

Hildebrandt, Jan/Ilse, Benjamin/Schiessl, Christine (2013): „Traumcurriculum" – Wünsche Medizinstudierender an die Ausbildung in Palliativmedizin. In: Zeitschrift für Palliativmedizin, 14(02), S. 80-84

Hoad, Peter (1991): Volunteers in the independent hospice movement. Sociology of Health & Illness, 13(2), S. 231-248

Hoof, Matthias (2010): Freiwilligenarbeit und Religiosität. Der Zusammenhang von religiösen Einstellungen und ehrenamtlichem Engagement. Dissertation. In: Kassel, Maria/Möller, Carl B. (Hrsg.): Forum Theologie und Psychologie, Band 12. Berlin/Münster: LIT Verlag

Hospice UK (2017): What is hospice care? Verfügbar unter: https://www.hospiceuk.org/about-hospice-care/what-is-hospice-care (01.03.2018)

Hustinx, Lesley/Handy, Femida/Cnaan, Ram A. (2010): Volunteering. In: Taylor, Rupert (Hrsg.): Third Sector Research. New York: Springer, S. 73-90

Illich, Ivan (1975): Die Enteignung der Gesundheit. Medical Nemesis. 1. Auflage. Reinbek bei Hamburg: Rowohlt Verlag

Imhof, Arthur E. (1999): Ars moriendi. Die Kunst des Sterbens einst und heute. Wien/Köln: Böhlau Verlag

James, Nicky/Field, David (1992): The Routinization of Hospice: Charisma and Bureau-cratization. In: Social Science & Medicine, 34(12), S. 1363-1375

Jetter, Dieter (1987): Das europäische Hospital. Von der Spätantike bis 1800. 2. Auflage. Köln: DuMont Buchverlag

Jordahn, Ottfried (2004): Sterbebegleitung und Begräbnis bei Martin Luther. In: Becker, Hansjakob/Fugger, Dominik/Pritzkat, Joachim/Süß, Katja (Hrsg.) (2004a): Liturgie im Angesicht des Todes. Reformatorische und katholische Traditionen der Neuzeit. Teil I (Reformatorische Traditionen). Tübingen/Basel: A. Francke Verlag, S. 1-22

Jordan, Isabella (2010): Von der Naturnotwendigkeit des Ablebens zur präventiven Sterbe-Gestaltung. Zum Wandel sozialer und medizinischer Sterbe-Debatten in den 80er Jahren. In: Gesundheitswesen 2010, Heft 72, S. e16-e21

Kälble, Karl (2012): Neue Entwicklungen und Herausforderungen im Wandel der Gesundheitsberufe. In: Public Health Forum, 20(4), S. 2.e1-2.e5

Kälble, Karl/Pundt, Johanne (2018): Erhalt und Weiterentwicklung einer hochwertigen-Gesundheitsversorgung als Ziel gesundheitsberuflicher Bildung und Beschäftigung. In: Public Health Forum, 26(1), S. 2-6

Kardoff, Ernst von (1995): Qualitative Sozialforschung – Versuch einer Standortbestimmung. In: Flick, Uwe/Kardoff, Ernst von/Keupp, Heiner/Rosenstiel, Lutz von/Wolff, Stefan (Hrsg.): Handbuch Qualitative Sozialforschung. Grundlagen, Konzepte, Methoden und Anwendungen. 2. Auflage. Weinheim: Beltz, Psychologie-Verlags-Union, S. 3-10

Kassenärztliche Bundesvereinigung (KBV) (2016): Vereinbarung nach § 87 Abs. 1b SGB V zur besonders qualifizierten und koordinierten palliativmedizinischen Versorgung vom 29.11.2016. Verfügbar unter: http://www.kbv.de/media/sp/Anlage_30_ Palliativversorgung.pdf (01.03.2018)

Kassenärztliche Bundesvereinigung (KBV) (2017): Gesundheitsdaten. Eigene Betriebs-stättennummer für SAPV-Teams. Verfügbar unter: http://gesundheitsdaten.kbv.de/cms/html/17067.php (01.03.2018)

Kaster, Marion (2007): Entwicklung der Pflege zum Beruf. In: Lauber, Annette (Hrsg.): Grundlagen beruflicher Pflege. 2. Auflage. Stuttgart: Thieme, S. 24-67

Kelle, Udo/Kluge, Susann (2010): Vom Einzelfall zum Typus: Fallvergleich und Fallkontrastierung in der qualitativen Sozialforschung. Wiesbaden: VS Verlag für Sozialwissenschaften

Kellehear, Allan (2005): Compassionate Communities: Public Health and End of Life Care. London: Routledge

Kellehear, Allan (2013): Compassionate communities: end-of-life care as everyone's responsibility. In: QJM. An International Journal of Medicine, 106(12), S. 1071-1075

Kern, Martina/Müller, Monika/Aurnhammer, Klaus (2004): Basiscurriculum Palliative Care. Eine Fortbildung für psychosoziale Berufsgruppen. Bonn: Pallia Med Verlag

Kern, Martina/Müller, Monika/Aurnhammer, Klaus (2017): Basiscurriculum Palliative Care. Eine Fortbildung für Pflegende in Palliative Care. 7. Auflage. Bonn: Pallia Med Verlag

Kiernan, Matthew (2011): The Hospital for Incurables: what's in a name? In: BMJ Blogs. Verfügbar unter: http://blogs.bmj.com/jnnp/2011/12/14/the-hospital-for-incurables-what%E2%80%99s-in-a-namef/ (01.03.2018)

Klaschik, Eberhard (2009): Palliativmedizin. In: Husebø, Stein/Klaschik, Eberhard (Hrsg.): Palliativmedizin. Grundlagen und Praxis. 5., aktualisierte Auflage. Berlin/Heidelberg/New York: Springer Verlag, S. 1-42

Kleemann, Frank/Krähnke, Uwe/Matuschek, Ingo (2013): Interpretative Sozialforschung. Eine Einführung in die Praxis des Interpretierens. 2., korrigierte und aktualisierte Auflage. Wiesbaden: Springer VS

Klein, Ansgar (2011): Zivilgesellschaft/Bürgergesellschaft. In: Olk, Thomas/Hartnuß, Birger (Hrsg.): Handbuch Bürgerschaftliches Engagement. Weinheim/Basel: Beltz Juventa Verlag, S. 29-40

Klie, Thomas (2007): Palliative Care und Welfare Mix. In: Heller, Andreas/Heimerl, Katharina/Husebø, Stein (Hrsg.): Wenn nichts mehr zu machen ist, ist noch viel zu tun. Wie alte Menschen würdig sterben können. 3., aktualisierte und erweiterte Auflage. Freiburg im Breisgau: Lambertus Verlag, S. 457-466

Klie, Thomas (2011a): Altenhilfe und Altenpflege. In: Olk, Thomas/Hartnuß, Birger (Hrsg.): Handbuch Bürgerschaftliches Engagement. Weinheim/Basel: Beltz Juventa, S. 391-404

Klie, Thomas (2011b): Zivilgesellschaft – mehr als Dritter Sektor. Zentrum für zivilgesellschaftliche Entwicklung (zze). Freiburg. Verfügbar unter: http://www.zze-freiburg.de/assets/pdf/Unser-Verstaendnis-von-Zivilgesellschaft-zze.pdf (01.03.2018)

Klie, Thomas (2013): Zivilgesellschaft und Aktivierung. In: Hüther, Michael/Naegele, Gerhard (Hrsg.): Demografiepolitik. Herausforderungen und Handlungsfelder. Wiesbaden: Springer VS, S. 344-362

Klie, Thomas (2014): Wen kümmern die Alten? Auf dem Weg in eine sorgende Gesellschaft. München: Pattloch

Klie, Thomas (2015): Caring Communities als Perspektive für Sorge und Pflege in einer Gesellschaft des langen Lebens. In: Freiräume für die Zukunft. Plädoyer für einen ‚Neuen Generationenvertrag'. Band 17 der Reihe Wirtschaft und Soziales, hrsgg. von der Heinrich-Böll-Stiftung, S. 31-44

Klie, Thomas (2016): Pflegereport 2016. Palliativversorgung: Wunsch, Wirklichkeit und Perspektiven, hrsgg. von Rebscher, Herbert, Vorsitzender des Vorstands der DAK-Gesundheit. Heidelberg: medhochzwei Verlag. Verfügbar unter: https://www.dak.de/dak/download/dak-pflegereport-2016-1851234.pdf (01.03.2018)

Klie, Thomas (2017): Der Siebte Altenbericht – was erfahren wir über das Thema gesundheitliche Versorgung älterer Menschen? In: Public Health Forum, 25(2), S. 106-108

Klie, Thomas/Klie, Anna Wiebke (Hesg.) (2018): Engagement und Zivilgesellschaft. Expertisen und Debatten zum Zweiten Engagementbericht. Wiesbaden: Springer VS

Klöckner, Jennifer (2016): Freiwillige Arbeit in gemeinnützigen Vereinen. Eine vergleichende Studie von Wohlfahrts- und Migrantenorganisationen. Wiesbaden: Springer VS

Knefelkamp, Ulrich (1999): Über die Pflege und medizinische Behandlung von Kranken in Spitälern vom 14. bis 16. Jahrhundert. In: Matheus, Michael (Hrsg.): Funktions- und Strukturwandel spätmittelalterlicher Hospitäler im europäischen Verglich. Alzeyer Kolloquium. Geschichtliche Landeskunde, Band 56. Stuttgart: Franz Steiner Verlag, S. 175-194

Kolling, Hubert (2007): „Die Sorge für die Kranken steht vor und über allen anderen Pflichten" – die mittelalterlichen Wurzeln der Krankenpflege. In: Aumüller, Gerhard/Grundmann, Kornelia/Vanja, Christina (Hrsg.): Der Dienst am Kranken. Krankenversorgung zwischen Caritas, Medizin und Ökonomie vom Mittelalter bis zur Neuzeit. Geschichte und Entwicklung der Krankenversorgung im sozioökonomischen Wandel. Marburg: N.G. Elwert Verlag, S. 65-86

Kopitzsch, Franziska/Kämper, Stefanie (2017): Die Kompetenzmatrix – ein Zusammenspiel von Bildung und Wissen. In: Zeitschrift für Palliativmedizin, 18(01), S. 13-15

Kreutzer, Susanne (2014): Arbeits- und Lebensalltag evangelischer Krankenpflege. Organisation, soziale Praxis und biographische Erfahrungen, 1945-1980. Göttingen: V&R unipress

Kreutzer, Susanne (Hrsg.) (2010): Transformationen pflegerischen Handelns. Institutionelle Kontexte und soziale Praxis vom 19. bis 21. Jahrhundert. Göttingen: V&R unipress

Krumm, Norbert/Schmidlin, Esther/Schulz, Christian/Elsner, Frank (2015): Core Competencies in Palliative Care – a White Paper on Palliative Care Education from the European Association for Palliative Care. In: Zeitschrift für Palliativmedizin, 16(4), S. 152-167

Kruse, Jan (2014): Qualitative Interviewforschung. Ein integrativer Ansatz. Weinheim und Basel: Beltz Juventa

Kübler-Ross, Elisabeth (2014): Interviews mit Sterbenden. Neuauflage der erweiterten Ausgabe 2009, 6. Auflage. Freiburg im Breisgau: Kreuz Verlag

Kukla, Gerd (2013): Die Nationale Strategie aus Sicht des GKV-Spitzenverbandes. In: Bundes-Hospiz-Anzeiger. Palliativversorgung am Lebensende im deutschen Gesundheitswesen. Ausgabe 5, 11. Jahrgang, S. 1-3

Kumar, Suresh (2007): Kerala, India: a regional community-based palliative care model. In: Journal of Pain and Symptom Management, 33(5), S. 623-627

Lamnek, Siegfried (2010): Qualitative Sozialforschung. Lehrbuch. 5., überarbeitete Auflage. Weinheim/Basel: Beltz

Lamnek, Siegfried/Krell, Claudia (2016): Qualitative Sozialforschung. Lehrbuch. 6., überarbeitete Auflage. Weinheim/Basel: Beltz

Leopoldina Nationale Akademie der Wissenschaften und Union der deutschen Akademien der Wissenschaften (Hrsg.) (2015): Palliativversorgung in Deutschland – Perspektiven für Praxis und Forschung. Eine Stellungnahme. 1. Auflage. Halle (Saale): Druckhaus Köthen

Leopoldina Nationale Akademie der Wissenschaften/Union der deutschen Akademien der Wissenschaften (2015): Palliativversorgung in Deutschland – Perspektiven. Verfügbar unter: http://www.akademienunion.de/fileadmin/redaktion/user_upload/ Publikationen/Stellungnahmen/2015_Palliativversorgung_LF_DE.pdf (01.03.2018)

Luhmann, Niklas ([1968] 2014): Vertrauen. 5. Auflage. Konstanz/München: UTB Verlagsgesellschaft mbH

Luther, Martin (1916): Martin Luthers Werke. Kritische Gesamtausgabe. Tischreden. 1531-1546. Bd. 4. Weimar: Metzler Verlag

Luther, Martin (1966): Ein Sermon von der Bereitung zum Sterben. In: Martin Luthers Werke. Kritische Gesamtausgabe. 2. Band. Unveränderter Nachdruck der Weimarer Ausgabe von 1884. Stuttgart: J.B. Metzler Verlag, S. 680-697

Lüttgenau, Maria/Grützmann, Tatjana (2011): Zur Entstehungsgeschichte der Hospizarbeit unter besonderer Berücksichtigung von Kinderhospizen in Deutschland. In: Groß, Dominik/Karenberg, Axel/Kaiser, Stefanie/Antweiler, Wolfgang (Hrsg.): Medizingeschichte in Schlaglichtern. Beiträge des „Rheinischen Kreises der Medizinhistoriker". Kassel: kassel university press, S. 253-268

Maio, Giovanni (2017a): Sorgerationalität als identitätsstiftendes Moment der Palliativmedizin. In: Zeitschrift für Palliativmedizin, 18(4), S. 175-178

Maio, Giovanni (2017b): Mittelpunkt Mensch. Lehrbuch der Ethik in der Medizin. Mit einer Einführung in die Ethik der Pflege. 2., überarbeitete Auflage. Stuttgart: Schattauer Verlag

Mardorf, Silke/Böhm, Karin (2009): Bedeutung der demografischen Alterung für das Ausgabengeschehen im Gesundheitswesen. In: Robert Koch-Institut (RKI) (Hrsg.): Beiträge zur Gesundheitsberichterstattung des Bundes. Gesundheit und Krankheit im Alter. Berlin, S. 247-266

Matuschek, Katrin/Niesyto, Johanna (2013): Freiwilligen-Engagement professionell gestalten. Engagierte und aktive Freiwillige gewinnen und beteiligen. 3. Auflage, hrsgg. von der Friedrich-Ebert-Stiftung (FES). Bonn: FES. Verfügbar unter: http://library.fes.de/pdf-files/akademie/mup/09534.pdf (01.03.2018)

Mayring, Philipp (2002): Einführung in die qualitative Sozialforschung. Eine Anleitung zu qualitativem Denken. 5., überarbeitete und neu ausgestattete Auflage. Weinheim/Basel: Beltz Verlag

Mayring, Philipp (2010): Qualitative Inhaltsanalyse. Grundlagen und Techniken. 11., aktualisierte und überarbeitete Auflage. Weinheim/Basel: Beltz Verlag

Mayring, Philipp (2015): Qualitative Inhaltsanalyse. Grundlagen und Techniken. 12., überarbeitete Auflage. Weinheim/Basel: Beltz Verlag

Mayring, Philipp/Gahleitner, Silke Birgitta (2010): Qualitative Inhaltsanalyse. In: Bock, Karin/Miethe, Ingrid (Hrsg.): Handbuch qualitative Methoden in der Sozialen Arbeit. Opladen/Farmington Hills, S. 295-304

Melching, Heiner (2015a): Palliativversorgung. Ende ohne Schrecken. In: Gesundheit und Gesellschaft. Ausgabe 4/2015, 18. Jahrgang, S. 25-29

Melching, Heiner (2015b): Faktencheck Gesundheit. Palliativversorgung. Modul 2. Strukturen und regionale Unterschiede in der Hospiz- und Palliativversorgung, hrsgg. v. Bertelsmann Stiftung. Verfügbar unter: http://faktencheck-gesundheit.de/de/ publikationen/publikation/did/faktencheck-palliativversorgung-modul-2/ (01.03.2018)

Melching, Heiner (2015c): Von der Kunst, das Ehrenamt zu kritisieren. In: Leidfaden. Fachmagazin für Krisen, Leid, Trauer, Heft 4, S. 62-70

Melching, Heiner (2017): Neue gesetzliche Regelungen für die Palliativversorgung und ihre Implikationen für Politik und Praxis. In: Bundesgesundheitsblatt, 60(1), S. 4-10

Meusel, Sandra (2016): Freiwilliges Engagement und soziale Benachteiligung. Eine bio-graphieanalytische Studie mit Akteuren in schwierigen Lebenslagen. Bielefeld: tan-script Verlag

Meuser, Michael/Nagel, Ulrike (2005): Expertenwissen und Experteninterview. In: Hitz-ler, Ronald/Honer, Anne/Maeder, Christoph (Hrsg.): Expertenwissen. Opladen: Budrich, S. 180-182

Meuser, Michael/Nagel, Ulrike (2009): Experteninterview und der Wandel der Wissens-produktion. In: Bogner, Alexander/Littig, Beate/Mentz, Wolfgang (Hrsg.): Exper-teninterviews. Theorien, Methoden, Anwendungsfelder. Wiesbaden: VS Verlag für Sozialwissenschaften, S. 35-60

Meyer, Dorothee/Schmidt, Pia/Zernikow, Boris/Wager, Julia (2014): Ehrenamtliche auf einer Kinderpalliativstation – Zwei Betrachtungsweisen. In: Zeitschrift für Pallia-tivmedizin, 15(6), S. 276-285

Meyer, Dorothee/Schmidt, Pia/Zernikow, Boris/Wagner, Julia (2018): It's All About Communication: A Mixed-Methods Approach to Collaboration Between Volunteers and Staff in Pediatric Palliative Care. In: American Journal of Hospice & Palliative Care. First Published January 9, 2018. DOI: 10.1177/1049909117751419

Mielke, Leonie (2007): Hospiz im Wohlfahrtsstaat. Unsere gesellschaftlichen Antworten auf Sterben und Tod. Eine soziologische Bestandsaufnahme in Deutschland. Lud-wigsburg: der hospiz verlag

Morris, Sara/Wilmot, Amanda/Hill, Matthew/Ockenden, Nick/Payne, Sheila (2013): A narrative literature review of the contribution of volunteers in end-of-life care ser-vices. In: Palliative Medicine. Research Journal of the European Association for Pal-liative Care, 27(5), S. 428-436

Mount, Balfour (2002): Foreword. In: Clark, David (2005): Cicely Saunders. Founder of the Hospice Movement. Selected Letters 1959-1999. Oxford/New York: Oxford University Press, S. V-VII

Müller, Klaus (2012): „Ich habe das Recht darauf, so zu sterben wie ich gelebt habe!" Die Geschichte der Aids-(Hospiz-)Versorgung in Deutschland. Ludwigsburg: der hospiz verlag

Müller, Monika (2015): Ehrenamtliche – Wort, Ort, Bedeutung. In: Leidfaden. Fachma-gazin für Krisen, Leid, Trauer, Heft 4, S. 40-45

Müller, Monika/Heinemann, Wolfgang (1996): Handreichung für Multiplikatoren. Kon-zept für die Befähigung Ehrenamtlicher. Schriftenreihe der Ansprechstellen des Landes NRW zur Pflege Sterbender, Hospizarbeit und Angehörigenbegleitung (AL-PHA). Bonn: ALPHA

Müller, Monika/Heinemann, Wolfgang (2009): Handreichung für Multiplikatoren zur Befähigung und Ermutigung ehrenamtlich Mitarbeitender in Hospiz(dienst)en. Voll-ständig überarbeitete Materialsammlung. Bonn: Pallia Med Verlag

Müller, Monika/Heinemann, Wolfgang (2014): Handbuch Ehrenamtliche Sterbebeglei-tung. Handbuch mit Übungsmodulen für Ausbildende. Göttingen: Vandenhoek & Ruprecht

Munsch, Chantal (2011): Engagement und soziale Ungleichheit. In: Olk, Thomas/Hart-nuß, Birger (Hrsg.): Handbuch Bürgerschaftliches Engagement. Weinheim/Basel: Beltz Juventa, S. 747-757

Murphy, Caroline C.S. (1990): From Friedenheim to hospice: a century of cancer hospitals. In: Granshaw, Lindsay/Porter, Roy (Hrsg.): The Hospital in History. London/New York: Routledge, S. 221-241

Nahmer, Dieter von der (2013): Der Heilige und sein Tod. Sterben im Mittelalter. Darmstadt: Wissenschaftliche Buchgesellschaft (WBG)

Nassehi, Armin/Weber, Georg (1989): Tod, Modernität und Gesellschaft. Entwurf einer Theorie der Todesverdrängung. Opladen: Westdeutscher Verlag

Neher, Peter (1989): „Ars Moriendi" Sterbebeistand durch Laien. Eine historisch-pastoraltheologische Analyse. Dissertation. St. Ottilien: EOS Verlag

Neumann, Daniela (2016): Das Ehrenamt nutzen. Zur Entstehung einer staatlichen Engagementpolitik in Deutschland. Bielefeld: Transkript Verlag

Nieden zur, Andrea (2008): Der Alltag der Mönche. Studien zum Klosterplan von St. Gallen. Hamburg: Diplomica Verlag

Nolte, Karen (2006a): Vom Umgang mit Tod und Sterben in der klinischen und häuslichen Krankenpflege des 19. Jahrhunderts. In: Braunschweig, Sabine (Hrsg.): Pflege – Räume, Macht und Alltag. Beiträge zur Geschichte der Pflege. Zürich: Chronos Verlag, S. 165-174

Nolte, Karen (2006b): Wege zu einer „Patientengeschichte" des Sterbens im 19. Jahrhundert. In: BIOS, Jahrgang 19, Heft 1, S. 36-50

Nolte, Karen (2010a): Pflege von Sterbenden im 19. Jahrhundert. Eine ethikgeschichtliche Annäherung. In: Kreutzer, Susanne (Hrsg.): Transformationen pflegerischen Handelns. Institutionelle Kontexte und soziale Praxis vom 19. bis 21. Jahrhundert. Göttingen: V&R unipress, S. 88-107

Nolte, Karen (2010b): Ärztliche Praxis am Sterbebett in der ersten Hälfte des 19. Jahrhunderts. In: Bruchhausen, Walter/Hofer, Hans-Georg (Hrsg.): Ärztliches Ethos im Kontext. Historische, phänomenologische und didaktische Analysen. Bonn: V&R unipress, S. 39-58

Nussbaum, Martha C. (1999): Gerechtigkeit oder das gute Leben. Gender Studies. Frankfurt am Main

Nutting, M. Adelaide/Dock, Lavinia L. (1913a): Geschichte der Krankenpflege: die Entwicklung der Krankenpflege-Systeme von Urzeiten bis zur Gründung der ersten englischen und amerikanischen Pflegerinnenschulen. Übersetzt von Schwester Agnes Karll. 1. Band. Berlin: Reimer Verlag

Nutting, M. Adelaide/Dock, Lavinia L. (1913b): Geschichte der Krankenpflege: die Entwicklung der Krankenpflege-Systeme von Urzeiten bis zur Gründung der ersten englischen und amerikanischen Pflegerinnenschulen. Übersetzt von Schwester Agnes Karll. 3. Band. Berlin: Reimer Verlag

Olk, Thomas/Gensicke, Thomas (2014): Bürgerschaftliches Engagement in Ostdeutschland. Stand und Perspektiven. Wiesbaden: Springer VS

Olk, Thomas/Hartnuß, Birger (Hrsg.) (2011): Handbuch Bürgerschaftliches Engagement. Weinheim/Basel: Beltz Juventa

Panke-Kochinke, Birgit (2003): Die Geschichte der Krankenpflege Die Geschichte der Krankenpflege (1679-2000). Ein Quellenbuch. 2. Auflage. Mabuse-Verlag

Paradis, Lenora Finn/Miller, Beverly/Runnion Vicki M. (1987): Volunteer Stress and Burnout: Issues for Administrators. In: The Hospice Journal, 3(2/3), S. 165-183

Paul, Kathleen/Heuer, Katrin/Hanses, Andreas (2012): Sterben – das Ende von Interaktion in biographischen Selbstpräsentationen? In: Hanses, Andreas/Sander, Kirsten (Hrsg.): Interaktionsordnungen. Gesundheit als soziale Praxis. Wiesbaden: Springer VS Verlag für Sozialwissenschaften, S. 259-278

Pesut, Barbara/Hooper, Brenda/Lehbauer, Suzanne/Dahlhuisen, Miranda (2014): Promoting Volunteer Capacity in Hospice Palliative Care: A Narrative Review. In: American Journal of Hospice and Palliative Care, 31(1), S. 69-78

Pfeffer, Christine/Hayek, Julia von/Schneider, Werner (2012): „Sterben dort, wo man zuhause ist ..." – Zur Organisation und Praxis von Sterbebegleitungen in der ambulanten Hospizarbeit. In: Wegleitner, Klaus/Heimerl, Katharina/Heller, Andreas (Hrsg.): Zu Hause sterben – der Tod hält sich nicht an Dienstpläne. Ludwigsburg: der hospiz verlag, S. 338-354

Phillips, Jane/Andrews, Lisa/Hickman, Louise (2014): Role ambiguity, role conflict or burnout: are these areas of concern for Australian palliative care volunteers? Pilot study results. In: American Journal of Hospice and Palliative Care, 31(7), S. 749-755

Pietzcker, Eva/Brockard, Hans (2010): Jean-Jacques Rousseau: Du contrat social ou Principes du droit politique. Vom Gesellschaftsvertrag oder Grundsätze des Staatsrechts. Französisch/Deutsch. Stuttgart: Reclam

Pleschberger, Sabine (2007): Die historische Entwicklung von Hospizarbeit und Palliative Care. In: Knipping, Cornelia (Hrsg.): Lehrbuch Palliative Care. 2., durchgesehene und korrigierte Auflage. Bern: Verlag Hans Huber, S. 24-29

Pleschberger, Sabine/Heller, Andreas (2011): Geschichte(n) über Hospiz – Hospizgeschichte in Deutschland. In: Arndt-Sandrock, Gabriele (Hrsg.): Loccumer Protokolle 08/10. Alte Wege – Neue Pfade. Anfänge, Stationen, Perspektiven der Hospizarbeit. Rehburg-Loccum: Evangelische Akademie Loccum, S. 23-32

Pleschberger, Sabine/Müller-Mundt, Gabriele (2017): Palliativversorgung von pflegebedürftigen Menschen. In: Jacobs, Klaus/Kuhlmey, Adelheid/Greß, Stefan/Klauber, Jürgen/Schwinger, Antje (Hrsg.): Pflege-Report 2017. Stuttgart: Schattauer, S. 165-186

Priller, Eckard/Alscher, Mareike/Dathe, Dietmar/Speth, Rudolf (Hrsg.) (2011): Zivilengagement. Herausforderungen für Gesellschaft, Politik und Wissenschaft. Philanthropie, Bd. 2. Berlin: LIT Verlag

Priller, Eckhard (2010): Stichwort: Vom Ehrenamt zum zivilgesellschaftlichen Engagement. In: Zeitschrift für Erziehungswissenschaften. Heft 13, S. 195-213

Priller, Eckhard (2011): Dynamik, Struktur und Wandel der Engagementforschung: Rückblick, Tendenzen und Anforderungen. In: Priller, Eckard/Alscher, Mareike/Dathe, Dietmar/Speth, Rudolf (Hrsg.): Zivilengagement. Herausforderungen für Gesellschaft, Politik und Wissenschaft. Philantropie, Bd. 2. Berlin: LIT Verlag, S. 11-40

Priller, Eckhard/Alscher, Mareike/Droß, Pattrick J./Paul, Franziska/Poldrack, Clemens J./Schmeißer, Claudia/Waitkus, Nora (2012): Dritte-Sektor-Organisationen heute: Eigene Ansprüche und ökonomische Herausforderungen. Ergebnisse einer Organisationsbefragung. Discussion Paper SP IV 2012-402. Projektgruppe Zivilengagement (Hrsg.). Wissenschaftszentrum Berlin für Sozialforschung (WZB). Berlin

Przyborski, Aglaja/Wohlrab-Sahr, Monika (2013): Qualitative Sozialforschung. Ein Arbeitsbuch. 4., erweiterte Auflage. München: Oldenbourg Verlag

Przyborski, Aglaja/Wohlrab-Sahr, Monika (2014): Forschungsdesigns für die qualitative Sozialforschung. In: Baur, Nina/Blasius, Jörg (Hrsg.): Handbuch Methoden der empirischen Sozialforschung. Wiesbaden: Springer VS, S. 117-133

Radbruch, Lukas/Payne, Sheila (2011a): White Paper on Standards and Norms for Hospice an Palliative Care in Europe: Part 1. In: Zeitschrift für Palliativmedizin, 12(5), S. 216-227

Radbruch, Lukas/Payne, Sheila (2011b): White Paper on Standards and Norms for Hospice and Palliative Care in Europe: Part 2. In: Zeitschrift für Palliativmedizin, 12(6), S. 260-270

Rammstedt, Otthein (2007): Vertrauen. In: Fuchs-Heinritz, Werner/Lautmann, Rüdiger/Rammstedt, Otthein/Wienold, Hanns (Hrsg): Lexikon zur Soziologie. 4., grundlegend überarbeitete Auflage. Wiesbaden: VS Verlag für Sozialwissenschaften, S. 708

Ramsenthaler, Christina (2011): Qualitative Analysemethoden im Fokus. Qualitative Inhaltsanalyse nach Mayring. In: Zeitschrift für Palliativmedizin 12(3), S. 106-108

Randall, Fiona (2014): Philosophie der Palliative Care. Philosophie – Kritik – Rekonstruktion. 1. Auflage. Bern: Verlag Hans Huber

Randall, Fiona/Downie, Robert Silcock (2006): The Philosophy of Palliative Care – Critique and Reconstruction. New York/Oxford: Oxford University Press

Rauschenbach, Thomas (1991): Gibt es ein „neues Ehrenamt"? Zum Stellenwert des Ehrenamtes in einem modernen System sozialer Dienste. In: Sozialpädagogik, 33(1), S. 2-10

Rauschenbach, Thomas (2001): Ehrenamt. In: Otto, Hans-Uwe/Thiersch, Hans (Hrsg.): Handbuch Sozialarbeit/Sozialpädagogik. Neuwied/Kriftel: Luchterhand Verlag, S. 344-360

Reckwitz, Andreas (2003): Grundelemente einer Theorie sozialer Praktiken. Eine sozialtheoretische Perspektive. In: Zeitschrift für Soziologie, 32(4), S. 282-301

Reinis, Austra (2007): Reforming ‚the' Art ‚of' Dying. The ‚ars moriendi' in the German Reformation (1519-1528). St. Andrews Studies in Reformation History. Aldershot/Burlington: Ashgate

Resch, Claudia (2006): Trost im Angesicht des Todes. Frühe reformatorische Anleitungen zur Seelsorge an Kranken und Sterbenden. Tübingen/Basel: A. Francke Verlag

Resch, Claudia (2009): Verwandtschaft oder Freundschaft im Angesicht des Todes. „Vmbstender" am Kranken- und Sterbebett. In: Krieger, Gerhard (Hrsg.): Verwandtschaft, Freundschaft, Bruderschaft. Soziale Lebens- und Kommunikationsformen im Mittelalter. Berlin: Akademie Verlag, S. 189-208

Resch, Claudia (2012): Über „zeyt unnd zil zuo sterben". Termine, Versäumnisse und Wünsche bei der frühneuzeitlichen Vorbereitung auf den Tod. In: Landwehr, Achim (Hrsg.): Frühe Neue Zeiten. Zeitwissen zwischen Reformation und Revolution. Bielefeld: transcript Verlag, S. 199-216

Ried, Walter (2012): Der Sterbekostenansatz – eine kritische Betrachtung. In: Eckart, Wolfgang U./Anderheiden, Michael (Hrsg): Handbuch Sterben und Menschenwürde. Band 3. Berlin/Boston: Walter de Gruyter, S. 1313-1328

Robert-Koch Institut (RKI) (Hrsg.) (2015): Wie viel geben wir für unsere Gesundheit aus? In: Gesundheit in Deutschland. Gesundheitsberichterstattung des Bundes. Gemeinsam getragen von RKI und Destatis. Verfügbar unter: https://www.rki.de (01.03.2018)

Röbke, Thomas (2012): Bürgerschaftliches Engagement und sozialstaatliche Daseinsvorsorge. Bemerkungen zu einer verwickelten Beziehung. In: Friedrich Ebert Stiftung (Hrsg.): Analyse-Reihe „betrifft: Bürgergesellschaft". Ausg. 38, 03/2012, S. 1-41. Verfügbar unter: http://library.fes.de/pdf-files/do/08956.pdf (01.03.2018)

Rolfes, Helmuth (1989): Ars moriendi. Eine Sterbekunst aus der Sorge um das ewige Heil. In: Wagner, Harald (Hrsg.): Ars moriendi. Erwägungen zur Kunst des Sterbens. Questiones disputatae, Bd. 118. Freiburg im Breisgau: Herder Verlag, S. 15-44

Rosen, Klaus (2013): Konstantin der Große. Kaiser zwischen Machtpolitik und Religion. Stuttgart: Klett-Cotta

Rosenbrock, Rolf/Gerlinger, Thomas (2014): Gesundheitspolitik. Eine systematische Einführung. 3., vollständig überarbeitete Auflage. Bern: Verlag Hans Huber

Rudolf, Rainer (1957): Ars moriendi. Von der Kunst des heilsamen Lebens und Sterbens. In: Schreiber, Georg (Hrsg.): Forschungen zur Volkskunde. Band 39. Köln/Graz: Böhlau

Ruess, Hans (1957): Gesundheit, Krankheit, Arzt bei Plato. Bedeutung und Funktion. Dissertation. Tübingen

Sabatowski, Rainer/Radbruch, Lukas/Nauck, Friedemann/Roß, Josef/Zernikow, Boris (2005): Was ist Palliativmedizin? In: Wegweiser Hospiz- und Palliativmedizin 2005. Verfügbar unter: https://www.dgpalliativmedizin.de/images/stories/Was_ist_Pallia tivmedizin_Definitionen_Radbruch_Nauck_Sabatowski..pdf (01.03.2018)

Sachße, Christoph (2011): Traditionslinien bürgerschaftlichen Engagements in Deutschland. In: Olk, Thomas/Hartnuß, Birger (Hrsg.): Handbuch Bürgerschaftliches Engagement. Weinheim/Basel: Beltz Juventa, S. 17-27

Sarasin, Philipp/Berger, Sylvia/Hänseler, Marianne/Spörri, Myriam (2007): Bakteriologie und Moderne. Eine Einleitung. In: Dies. (Hrsg.): Bakteriologie und Moderne. Studien zur Biopolitik des Unsichtbaren 1870-1920. Erste Auflage. Frankfurt am Main: Suhrkamp Verlag, S. 8-43

Saunders, Cicely ([2004] 2006): Foreword. In: Doyle, Derek/Hanks, Geoffrey/Cherny, Nathan I./Calman, Kenneth (2004): Oxford Textbook of Palliative Medicine, 3rd edition, S. XVII-XX. Im Original beibehalten und erneut abgedruckt in: Cicely Saunders (2006): Selected Writings. 1958-2004. Oxford/New York: Oxford University Press, S. 269-277

Saunders, Cicely (1959): Telling The Cancer Patient. In: The British Medical Journal (BMJ), 2(5151), S. 580-581

Saunders, Cicely (1965): The Last Stages of Life. In: The American Journal of Nursing, 65(3), S. 70-75

Saunders, Cicely (1972): A therapeutic community: St Christopher's Hospice. In: Psychosocial aspects of terminal care. Columbia University Press, New York/London, S. 275-289

Saunders, Cicely (1988): The evolution of the hospices. In: Mann, Ronald D. (Hrsg.): The history of the management of pain. From early principles to present practice. The proceedings of a conference organized by the Section of the History of Medicine, London. Lancs/New Jersey: The Parthenon Publishing Group, S. 167-178

Saunders, Cicely (1993): Hospiz und Begleitung im Schmerz. Wie wir sinnlose Apparatemedizin und einsames Sterben vermeiden können. Freiburg/Basel/Wien: Herder Verlag

Saunders, Cicely (1996): A Personal Therapeutic Journey. In: The British Medical Journal (BMJ), Vol. 313, No. 7072, S. 1599-1601

Saunders, Cicely (2001): The hospice care innovations. In: The Visions for Life. DVD. London

Saunders, Cicely (2006): Selected Writings. 1958-2004. Oxford/New York: Oxford University Press

Saunders, Dame Cicely (1997): Hospices Worldwide: A Mission Statement. In: Saunders, Dame Cicely/Kastenbaum, Robert (Hrsg.): Hospice Care on the International Scene. New York: Springer Verlag, S. 3-12

Schade, Jeanette (2002): ‚Zivilgesellschaft' – eine vielschichtige Debatte. INEF Report, Heft 59/2002. Institut für Entwicklung und Frieden der Gerhard-Mercator-Universität Duisburg

Schadewaldt, Hans (1986): Einführung. In: Wunderli, Peter (Hrsg.): Der kranke Mensch in Mittelalter und Renaissance. Forschungsinstitut für Mittelalter und Renaissance. Studia humaniora. Band 5. Düsseldorf: Droste Verlag, S. 13-27

Schilling, Katharina (2011): Ach gieb mir doch nur etwas Luft, Du hast der Luft so viel! Pallativmedizin im frühen 19. Jahrhundert. Medizinhistorische Studien. Band 5. 1. Auflage. Köln/Duisburg: WiKu-Verlag Verlag für Wissenschaft und Kultur

Schlaugat, Sigrid (2010): Soziales Ehrenamt. Motive freiwilliger sozialer Tätigkeiten unter Berücksichtigung der Hypothese einer bestehenden eigenen Betroffenheit als Auswahlkriterium in Bezug auf das Tätigkeitsfeld. Dissertation. Universität Bonn

Schmidt, Jürgen (2007): Bürgerschaftliches Engagement von der Antike bis zur Gegenwart. Texte und Kommentare. Hamburg: Rowohlt Taschenbuch Verlag

Schmidt, Robert (2017): Praxistheorie. In: Gugutzer, Robert/Klein, Gabriele/Meuser, Michael (Hrsg.): Handbuch Körpersoziologie. Band 1: Grundbegriffe und theoretische Perspektiven. Wiesbaden: Springer VS, S. 335-344

Schmidt-Semisch, Henning (2016): Das Strafjustizsystem als Setting, Gesundheitswissenschaftliche Überlegungen zur strafrechtlichen Konfliktbearbeitung. In: Ochmann, Nadine/Schmidt-Semisch, Henning/Temme, Gaby (Hrsg.): Healthy Justice. Überlegungen zu einem gesundheitsförderlichen Rechtswesen. 1. Auflage. Wiesbaden: Springer VS, S. 113-140

Schmitz, Gerhard (1995): Edition und Erschließung eines frühmittelalterlichen Gesetzbuches: die Kapitulariensammlung des Abtes Ansegis. In: Historical Social Research 20 (1995), 2, S. 283-285. Verfügbar unter: http://nbn-resolving.de/urn:nbn:de:0168-ssoar-51116 (06.03.2018)

Schneider, Werner (2005): Der ‚gesicherte' Tod. Zur diskursiven Ordnung des Lebensendes in der Moderne. In: Knoblauch, Hubert/Zingerle, Arnold (Hrsg.): Thanatosoziologie – Tod, Hospiz und Institutionalisierung des Sterbens. Band 27. Berlin: Duncker & Humblot, S. 55-79

Schneider, Werner (2017): Bürgerbewegte Ehrenamtlichkeit in der Betreuung am Lebensende. Herausforderungen, Probleme, Perspektiven. In: Bundesgesundheitsblatt, 60(1), S. 69-75

Schnell, Martin W. (2015): Die Grounded Theory im Licht der Wissenschaftstheorie. In: Schnell, Martin W./Schulz, Christian/Heller, Andreas/Dunger, Christine (Hrsg.): Palliative Care und Hospiz. Eine Grounded Theory. Wiesbaden: Springer VS Verlag, S. 11-34

Schnell, Martin W./Heinritz, Charlotte (2006): Forschungsethik. Ein Grundlagen- und Arbeitsbuch für die Gesundheits- und Pflegewissenschaft. Bern: Verlag Hans Huber

Schnell, Martin W./Schulz, Christian/Heller, Andreas/Dunger, Christine (2015): Vorwort. In: Dies. (Hrsg.): Palliative Care und Hospiz. Eine Grounded Theory. Wiesbaden: Springer VS Verlag, S. 7-9

Schölper, Elke (Hrsg.) (2017): Sterbende begleiten lernen. Das Celler Modell zur Vorbereitung Ehrenamtlicher in der Sterbebegleitung. Im Auftrag des Gemeindekollegs der VELKD. 5. Auflage. Gütersloh: Gütersloher Verlagshaus

Schottroff, Luise (2012 [1958]): Die Bereitung zum Sterben. Studien zu den frühen reformatorischen Sterbebüchern. Göttingen: Vandenhoeck & Ruprecht. Die Publikation entspricht der im Jahre 1958 unter dem Namen ‚Luise Klein' verfassten Dissertation: Klein, Luise (1958): Die Bereitung zum Sterben. Studien zu den frühen reformatorischen Trost- und Sterbebüchern. Dissertationsschrift (maschinenschriftlich), Göttingen

Schreier, Margrit (2014): Varianten qualitativer Inhaltsanalyse: Ein Wegweiser im Dickicht der Begrifflichkeiten. In: FQS 15(1), Art. 18. Verfügbar unter: http://www.qualitative-research.net/index.php/fqs/article/viewFile/2043/3636 (01.03.2018)

Schuchter, Patrick/Heller, Andreas (2016): Von der klinischen zur politischen Ethik. Sorge- und Organisationsethik empirisch. In: Großschädl/Platzer, Johann (Hrsg.): Entscheidungen am Lebensende. Medizinische und empirische Forschung im Dialog. 1. Auflage. Baden-Baden: Nomos Verlagsgesellschaft, S. 141-162

Schumacher, Jürgen (2015): Kooperation von Haupt- und Ehrenamtlichen als Gestaltungsaufgabe. Ein Leitfaden für die Praxis, hrsgg. vom Bundesministerium für Familie, Senioren, Frauen und Jugend (BMFSFJ), Berlin. Verfügbar unter: https://www.bmfsfj.de/bmfsfj/service/publikationen/kooperation-von-haupt--und-ehrenamtlichen-als-gestaltungsaufgabe/96152 (01.03.2018)

Schweer, Martin K.W. (2013): Vertraut Euch! Berlin: Frank & Timme GmbH, Verlag für wissenschaftliche Literatur

Schweer, Martin K.W. (Hrsg.) (2010): Vertrauensforschung 2010: A State of the Art. Psychologie und Gesellschaft, Band 9. Frankfurt am Main: Verlag Peter Lang

Schweer, Martin K.W./Thies, Barbara (1999): Vertrauen. Die unterschätzte Kraft. Zürich/Düsseldorf: Walter Verlag

Schweer, Martin K.W./Thies, Barbara (2003): Vertrauen als Organisationsprinzip. Perspektiven für komplexe soziale Systeme. Bern: Verlag Hans Huber

Scott, Ros (2015): ‚We cannot do it without you' – the impact of volunteers in UK hospices. In: European Journal of Palliative Care, 22(2), S. 80-83

Scott, Rosalind (2013): Strategic asset or optional extra? The impact pf volunteers on hospice sustainability. Dissertation. Dundee: University of Dundee

Seidelmann, Stephan (2012): Evangelische engagiert – Tendenz steigend. Sonderauswertung des dritten Freiwilligensurveys für die evangelische Kirche. Sozialwissenschaftliches Institut der EKD. Verfügbar unter: http://www.ehrenamtsbibliothek.de/literatur/pdf_510.pdf (01.03.2018)

Seitz, Oliver/Seitz, Dieter (2002): Die moderne Hospizbewegung in Deutschland auf dem Weg ins öffentliche Bewusstsein. Ursprünge, kontroverse Diskussionen, Perspektiven. Herbolzheim: Centaurus Verlag

Selting, Margret/Auer, Peter/Barth-Weingarten, Dagmar /Bergmann, Jörg/ Bergmann, Pia/Birkner, Karin/Couper-Kuhlen, Elizabeth/Deppermann, Arnulf/Gilles, Peter/Günthner, Susanne/Hartung, Martin/Kern, Friederike/Mertzlufft, Christine/ Meyer, Christian/Morek, Miriam/ Oberzaucher, Frank/ Peters, Jörg/ Quasthoff, Uta/ Schütte, Wilfried/ Stukenbrock, Anja/Uhmann, Susanne (2009): Gesprächsanalytisches Transkriptionssystem 2 (GAT 2). In: Gesprächsforschung – Online-Zeitschrift zur verbalen Interaktion, Ausgabe 10/2009, S. 353-402. Verfügbar unter: http://www.gespraechsforschung-ozs.de/heft2009/px-gat2.pdf (01.03.2018)

Seymour, Jane (2012): Mortality. Looking back, looking forward: the evolution of palliative and end-of-life care in England. In: Mortality, 17(1), S. 1-17

Simon, Michael (2012): Entwicklung der Beschäftigungsstrukturen in den Pflegeberufen. In: Public Health Forum, 20(77), S. 13.e1-13.e3

Simsa, Ruth/Zimmer, Annette (2014): Quo vadis? In: Dies. (Hrsg.): Forschung zu Zivilgesellschaft, NPOs und Engagement. Quo vadis? In: Schriftenreihe Bürgergesellschaft und Demografie, Bd. 46. Wiesbaden: Springer VS, S. 11-37

Sinnemann, Maria (2017): Engagement mit Potenzial. Sonderauswertung des vierten Freiwilligensurveys für die evangelische Kirche. Verfügbar unter: https://www.si-ekd.de/download/2017_Freiwilligensurvey_Web.pdf (01.03.2018)

St Christopher's Group (2013): Making good care happen. Good care needs compassionate communities. In: Annual review 2012/13, S. 8-10. Verfügbar unter: https://www.stchristophers.org.uk/wp-content/uploads/2015/11/Annual_Review_20 13.pdf (01.03.2018)

Stähli, Andreas (2010): Antike philosophische Ars moriendi und ihre Gegenwart in der Hospizpraxis. Münsteraner Philosophische Schriften, Bd. 12. Berlin/Münster/Wien/ Zürich/London: LIT Verlag

Stamann, Christoph/Janssen, Markus/Schreier, Margrit (2016): Qualitative Inhaltsanalyse – Versuch einer Begriffsbestimmung und Systematisierung. In: FQS 17(3), Art. 16. Verfügbar unter: http://www.qualitative-research.net/ (01.03.2018)

Stelzer, Eva-Maria/Lang, Frieder R. (2014): Motivations of German hospice volunteers. How do they compare to nonhospice volunteers and US hospice volunteers? In: American Journal of Hospice and Palliative Medicine, 33(2), S. 154-163

Sticker, Anna (Hrsg.) (1960): Die Entstehung der neuzeitlichen Krankenpflege. Deutsche Quellenstücke aus der ersten Hälfte des 19. Jahrhunderts. Stuttgart: Kohlhammer Verlag

Stoddard, Sandol (1987): Die Hospizbewegung. Ein anderer Umgang mit Sterbenden. Freiburg im Breisgau: Lambertus Verlag

Stolberg, Michael (2007): Editorial. „Cura palliativa". Begriff und Diskussion der pallia-
tiven Krankheitsbehandlung in der vormodernen Medizin (ca. 1500-1850). In: Me-
dizinhistorisches Journal, 42(1), S. 7-29
Stolberg, Michael (2009): Europas ältestes Sterbehospiz? Das Nürnberger Krankenhaus
‚Hundertsuppe', 1770-1813. In: Jütte, Robert (Hrsg.) (2010): Medizin, Gesellschaft
und Geschichte. Jahrbuch des Instituts für Geschichte der Medizin der Robert Bosch
Stiftung, Bd. 28. Stuttgart: Franz Steiner Verlag, S. 153-178
Stolberg, Michael (2011): Fürsorgliche Ausgrenzung. Die Geschichte der Unheilbaren-
häuser (1500-1900). In: Stollberg, Gunnar/Vanja, Christina/Kraas, Ernst (Hrsg.):
Krankenhausgeschichte heute. Was heißt und zu welchem Ende studiert man Hospi-
tal- und Krankenhausgeschichte? Berlin: LIT Verlag Dr. W. Hopf, S. 71-78
Stolberg, Michael (2013): Die Geschichte der Palliativmedizin. Medizinische Sterbebe-
gleitung von 1500 bis heute. 2. Auflage. Frankfurt am Main: Mabuse Verlag
Stolberg, Michael (2015): „You Have No Good Blood In Your Body". Oral Communica-
tion in Sixteenth-Century Physicians' Medical Practice. In: Medical History, 59(1),
S. 63-82
Strachwitz, Rupert Graf (2015): Zivilgesellschaft und Engagement konvivialistisch ge-
dacht. In: Adloff, Frank/Heins, Volker M. (Hrsg.): Konvivialismus. Eine Debatte.
Bielefeld: transcript Verlag, S., 59-70
Stricker, Michael (2011): Ehrenamt. In: Olk, Thomas/Hartnuß, Birger (Hrsg.): Handbuch
Bürgerschaftliches Engagement. Weinheim/Basel: Beltz Juventa Verlag, S. 163-184
Student, Johann-Christoph (1997): Die Zukunft und die Bedeutung der ehrenamtlichen
Hospizarbeit. In: Klie, Thomas/Roloff, Sighard (Hrsg.): Hospiz und Marketing. Fi-
nanzierungsstrategien für soziale Initiativen am Beispiel der ambulanten Hospizar-
beit. Stuttgart: Kontaktstelle für praxisorientierte Forschung, S. 32-45
Student, Johann-Christoph (2004): Ehrenamtliche. In: Ders. (Hrsg.): Sterben, Tod und
Trauer. Handbuch für Begleitende. Freiburg im Breisgau: Verlag Herder, S. 61-66
Student, Johann-Christoph/Mühlum, Albert/Student, Ute (2007): Soziale Arbeit in Hospiz
und Palliative Care. 2., überarbeitete Auflage. München/Basel: Ernst Reinhardt Verlag
Student, Johann-Christoph/Napiwotzky, Annedore (2011): Palliative Care. Wahrnehmen
– verstehen – schützen. 2. Auflage. Stuttgart: Thieme Verlag
Tausch-Flammer, Daniela (1992): Jahresbericht 1992 der Dienststelle Hospiz – Beglei-
tung Sterbender und ihrer Angehörigen. In: Diakonisches Werk der EKD (Hrsg.)
(1993): Dokumentation zur Hospizbewegung. Hannover: EKD, S. 29-34
Taylor, Rupert (Hrsg.) (2010): Third Sector Research. New York: Springer Verlag
Tronto, Joan C. (1993): Moral Boundaries. A Political Argument for an Ethic of Care.
New York/London: Rotledge
Tronto, Joan C. (2014): The Ethics of Care, Democracy and Social Inequalities. An Inter-
view. In: Aulenbacher, Brigitte/Riegraf, Birgit/Theobald, Hildegard (Hrsg.): Sorge:
Arbeit, Verhältnisse, Regime. Care: Work, Relations, Regimes. Reihe Soziale Welt,
Sonderheft 20. 1. Auflage. Baden-Baden: Nomos Verlag, S. 41-47
TU Berlin, Fak. V, Institut für Psychologie und Arbeitswissenschaft – FG Klinische- und
Gesundheitspsychologie (11/2002): Transkriptionsempfehlungen und Formatie-

rungsangaben. Verfügbar unter: https://www.klips.tu-berlin.de/fileadmin/i14/KliPs/ Formulare/Transkriptionsregeln-IPA.pdf (01.03.2018)

Türmer, Beatrix (2004): Johann Leisentritt. Catolisch Pfarbuch. In: Becker, Hansjakob/Fugger, Dominik/Süß, Katja (Hrsg.): Liturgie im Angesicht des Todes. Reformatorische und katholische Traditionen der Neuzeit. Teil II (Katholische Traditionen). Tübingen/Basel: A. Francke Verlag, S. 567-600

Unger, Hella von (2014): Forschungsethik in der qualitativen Forschung: Grundsätze, Debatten und offene Fragen. In: Unger, Hella von/Narimani, Petra/M'Bayo, Rosaline (Hrsg.): Forschungsethik in der qualitativen Forschung. Reflexivität, Perspektiven, Positionen. Wiesbaden: Springer VS, S. 15-39

Wagenblass, Sabine (2001): Vertrauen. In: Otto, Hans Uwe/Thiersch, Hans (Hrsg.): Handbuch der Sozialarbeit/Sozialpädagogik, 2., völlig neu überarbeitete und aktualisierte Auflage. Neuwied/Kriftel: Luchterhand Verlag, S. 1934-1942

Watzlawick, Paul/Beavin, Janet H./Jackson, Don D. (2011): Menschliche Kommunikation. Formen, Störungen, Paradoxien. 12., unveränderte Auflage. Bern: Verlag Hans Huber

Wegleitner, Klaus/Heimerl, Katharina/Kellehear, Allan (Hrsg.) (2016): Compassionate Communities. Case studies from Britain and Europe. New York: Routledge

Wegner, Gerhard (2011): Zwischen Aufbruch und Gestaltung. Wenn eine Bewegung zur Institution wird. In: Arndt-Sandrock, Gabriele (Hrsg.): Loccumer Protokolle 08/10. Alte Wege – Neue Pfade. Anfänge, Stationen, Perspektiven der Hospizarbeit. Rehburg-Loccum: Evangelische Akademie Loccum, S. 33-50

Wehner, Theo/Güntert, Stefan T. (2015): Freiwilligenarbeit. In: Wirtz, Markus Antonius (Hrsg.): Dorsch – Lexikon der Psychologie. 17., überarbeitete Auflage. Verfügbar unter: https://portal.hogrefe.com/dorsch/freiwilligenarbeit/ (01.03.2018)

Weiß, Wolfgang (1999): Im Sterben nicht allein. Hospiz. Ein Handbuch für Angehörige und Gemeinden. Berlin: Wichern-Verlag

Wettreck, Rainer (2001): „Am Bett ist alles anders" – Perspektiven professioneller Pflegeethik. Münster: LIT Verlag

Wils, Jean-Pierre (2007): Ars moriendi. Über das Sterben Frankfurt am Main, Berlin: Insel Verlag

Wils, Jean-Pierre (2010): Moral und Ritualisierung. Anmerkungen über die neue „ars moriendi". In: Rosentreter, Michael/Groß, Dominik/Kaiser, Stephanie (Hrsg.): Sterbeprozesse. Annäherungen an den Tod. Kassel: University Press, S. 103-114

Witzel, Andreas (2000): Das problemzentrierte Interview [25 Absätze]. In: Forum: Qualitative Social Research, Volume 1, No. 1, Art. 22, Januar 2000. Verfügbar unter: http://www.qualitative-research.net/index.php/fqs/article/view/1132/2519.%5D (01.03.2018)

Woitha, Kathrin/Hasselaar, Jeroen/Beek, Karen van/Radbruch, Lukas/Jaspers, Birgit/Engels, Yvonne/Vissers, Chris (2015): Volunteers in Palliative Care – A Comparison of Seven European Countries: A Descriptive Study. In: Pain Practice, 15(6), S. 572-579

World Health Organization (WHO) (1986): Ottawa-Charta zur Gesundheitsförderung. WHO Europa, Kopenhagen. Verfügbar unter: http://www.euro.who.int/de/who-we-are/policy-documents/ottawa-charter-for-health-promotion,-1986 (01.03.2018)

World Health Organization (WHO) (1990): WHO Definition of Palliative Care. Cancer pain relief and palliative care. Report of a WHO Expert Committee. In: WHO Technical Report Series, No. 804. Geneva: World Health Organization

World Health Organization (WHO) (2002): WHO Definition of Palliative Care. Geneva. Verfügbar unter: http://www.who.int/cancer/palliative/definition/en/ (01.03.2018)

Zeeden, Walter (1994): Vom Mönch zum Reformator. Luther und der Beginn der Reformation (1517-1521). In: Handbuch der europäischen Geschichte. Band 3. 4. Auflage. Stuttgart: Klett-Cotta, S. 502-508

Zimmer, Annette/Priller, Eckhard (2007): Gemeinnützige Organisationen im gesellschaftlichen Wandel. Ergebnisse der Dritte-Sektor-Forschung. Unter Mitarbeit von Thorsten Hallmann und Lilian Schwalb. 2. Auflage. Wiesbaden: VS Verlag für Sozialwissenschaften

Zimmer, Annette/Simsa, Ruth (Hrsg.) (2014): Forschung zu Zivilgesellschaft, NPOs und Engagement. Quo vadis? In: Schriftenreihe Bürgergesellschaft und Demografie, Bd. 46. Wiesbaden: Springer VS

Zola, Irving Kenneth (1979): Gesundheitsmanie und entmündigende Medikalisierung. In: Illich, Ivan/Mc Knight, John/Zola, Kenneth Irving/Borremans, Valentina/Caplan, Jonathan/Shaiken, Harley (Hrsg.): Entmündigung durch Experten. Zur Kritik der Dienstleistungsberufe. Reinbek bei Hamburg: Rowohlt Verlag, S. 57-80

Transkriptionsregeln

Thema	Darstellung im Transkript/Beispiele	Erläuterung
Absatz	Leerzeile bei Sprecher_innenwechsel/ Themawechsel	Untergliederung längerer Interviewpassagen
Anonymisierung	I:	Interviewerin
	P:	Proband_in
	[Nennung Chefin Frau X], [Nennung A-Stadt], [Nennung A-Institution]	Anonymisierte Personen, Orte und Institutionen
Ausgelassene Buchstaben	Wie groß isn das?	Auslassungen durch Apostroph ersetzt
Auslassung im Transkript	[...]	--
Betonung	UNmöglich	Großschreibung der betonten Silbe
Dehnung	viiiel	--
Groß- und Kleinschreibung	Das Hospiz ist ein Ort.	Konventionelle Benutzung
Interpunktion	, . : ; ! ?	Konventionelle Benutzung
Kommentar	(lacht) (seufzt) (räuspert sich)	Sprachbegleitende Handlungen in runden Klammern
Lautgerechte Schreibung	Dat Dach is auf der Palliativstation, nich unbedingt über'm Hospiz.	Deutsche Orthographie
Pausen (mit Leerzeichen vom Wort getrennt)	( )	Kurze Pause (</- 1 Sekunde)
	(..)	Längere Pause (cirka 2 Sekunden)
	(3)	Dauer der Pause in Sekunden (genannte Zahl der Sekunden)
Simultansprechen, Überlappungen	[mhm, ahja]	Sprecher_innenüberlappungen sind mit eckigen Klammern gekennzeichnet. Bei Beginn des Einwurfes folgt eine öffnende Klammer, am Ende eine geschlossene. Der Text, der gleichzeitig gesprochen wird, liegt dann innerhalb dieser Zeichen: [ ]
	Bin dann [Wann sind Sie] nach Hause gekommen	
Unverständlicher Redebeitrag	(?unv. 3 Sek.)	Unverständliche Passagen mit Angabe deren Dauer in Sekunden
Vermuteter Wortlaut	(?meint?), (?erkunden?)	Das vermutete Wort wird in runden Klammern in Fragezeichen gesetzt
Wort- und Satzabbruch	Pro// Problem	An ein abgebrochenes Wort ist dieses Zeichen angehängt: //
Verschleifung	Da ham=se mich gefragt.	Zusammengezogene Worte werden mit diesem Zeichen verbunden: =
Zitat	Da sagte sie zu mir: ‚Ich habe keine Lust dazu!'.	Einfache Anführungszeichen werden gesetzt bei wörtlicher Rede

© Springer Fachmedien Wiesbaden GmbH, ein Teil von Springer Nature 2018
S. Fleckinger, *Hospizarbeit und Palliative Care* , Sozialwissenschaftliche
Gesundheitsforschung, https://doi.org/10.1007/978-3-658-22440-0

Printed in the United States
By Bookmasters